Bianca Sukrow – Der Fall des Falle

Germanistische Texte und Studien

Band 95

Bianca Sukrow

Der Fall des Falles

Georg Olms Verlag
Hildesheim · Zürich · New York
2015

Bianca Sukrow

Der Fall des Falles

Literarische Phänomene in psychiatrischen, neurowissenschaftlichen und autobiografischen Fallgeschichten

Georg Olms Verlag
Hildesheim · Zürich · New York
2015

Umschlagmotiv: © Bianca Sukrow

Die Deutsche Nationalbibliothek verzeichnet diese Publikation in der Deutschen Nationalbibliografie; detaillierte bibliografische Daten sind im Internet über *http://dnb.d-nb.de* abrufbar.

D 82 (Diss. RWTH Aachen University, 2014)

(∞) ISO 9706
Gedruckt auf säurefreiem und alterungsbeständigem Papier
Umschlaggestaltung: Inga Günther, Hildesheim
Herstellung: Strauss Druck GmbH, 69509 Mörlenbach

Printed in Germany

www.olms.de
ISBN 978-3-487-15378-0
ISSN 0175-9388

Lz

Obwohl sich nach vierhundert Jahren Betrug also eigentlich die Erkenntnis durchgesetzt haben müßte, daß alle Literatur auf Simulation und Mimikry gründet, und sogar die Wissenschaft inzwischen so ehrlich ist, ihre Methoden als zumindest teilweise fiktional zu enttarnen, ist das Verlangen vieler Leser nach Spuren der Deckungsgleichheit von Leben und Werk, Welt und Beschreibung ungebrochen.

Christoph Peters, *Stadt Land Fluß*

Inhalt

1 Einleitung

1.1 Ein Fall für die Literaturwissenschaft

Fallgeschichten: Bei diesem Stichwort kommen den meisten Menschen als erstes die berühmten Fälle Freuds in den Sinn, z. B. Anna O., der Rattenmann oder der Fall Schreber. Eng verknüpft sind hiermit die skandalträchtigen Auseinandersetzungen Freuds mit seinen Schülern, Kollegen und Patienten und – bis heute – die Kontroversen über die Validität von Freuds Behandlungsmethoden. Wie umstritten Freuds Methoden auch sind, und wie sehr seine Falldarstellungen von seinen Nachfolgern auch als „literarisch" (gemeint ist damit meistens „unwissenschaftlich") belächelt werden, sie üben nach wie vor einen morbiden Reiz auf ihre Leser aus. Von der kranken Psyche und dem (durch sie?) gestörten Körper geht eine sonderbare Faszination aus. Die Vorstellung, die Kontrolle über den eigenen Körper zu verlieren, Dinge wahrzunehmen, die für andere unsichtbar sind, von geheimnisvollen Kräften gelenkt zu werden oder Schäden an diesem mysteriösen Organ, dem Gehirn, zu erleiden bzw. unbemerkt schon zu haben, jagt dem Empathiebegabten Schauer über den Rücken – wohlige Schauer, sofern Kontrollverlust, Hirnschaden, Halluzination oder Wahn nicht den eigenen Organismus betreffen, sondern den eines nicht näher bekannten Menschen, einer Romanfigur oder eines armen Irren aus der Zeitung. Wie sehr uns der Fall eines Kranken fesselt, ob wir beim Lesen oder Zuhören eine Gänsehaut bekommen und wie sehr wir das Erzählte mit uns selbst verbinden, hängt aber natürlich nicht nur vom Inhalt ab, sondern auch von dessen Darreichungsform. Auch hier setzen die freudschen Fälle noch immer Maßstäbe, denn was sie angreifbar macht, macht sie zugleich unsterblich: ihre Literarizität.

Aber wer zieht sie, die Grenze zwischen Fachtext und literarischem Kunstwerk? Und wo? Nicht nur unser Gefühl sagt uns, eine wissenschaftlich fundierte Darstellung dürfe keinen literarischen Charakter haben: In nahezu allen Zweigen der Wissenschaft gilt die Direktive, wissenschaftliches Schreiben müsse ‚objektiv', sachlich, ‚durchschaubar'[1] sein, was auch immer im Einzelnen darunter zu verstehen ist. Die Verwendung poetisch-narrativer Verfahren, so scheint es, steht diesem Postulat entgegen. Doch je genauer man hinschaut, desto schwie-

1 Dahinter steht die Vorstellung, man könne durch „ein Medium hindurchsehen auf ein Objekt dahinter", Felix Steiner: *Dargestellte Autorschaft: Autorkonzept und Autorsubjekt in wissenschaftlichen Texten*. – Tübingen: 2009, S. 72. Das Konzept der *perspicuitas* als Gestaltungsideal hatte bereits in der antiken Rhetorik große Bedeutung, allerdings avancierte es erst in der Aufklärung zur Maxime für wissenschaftliches Schreiben. Vgl. Steiner: Autorschaft, S. 72 ff.

riger sind die vorgeblich so klaren Grenzen auszumachen. Ausgehend von der These, dass wissenschaftliches Schreiben nicht nur sprachliche Transformation von zuvor ermittelter Erkenntnis sei, sondern selbst ein Erkenntniswerkzeug, konstituiert sich sogar ein eigenes, vornehmlich linguistisches Forschungsfeld, die *Rhetoric of Science*:

> Den wesentlichsten Beitrag liefert die Disziplin mit der Einsicht, dass wissenschaftliche Texte [...] nicht ‚fertige' Erkenntnis medial ‚übersetzen' und dass die Funktion des Textes auch gar nicht primär in der Darstellung einer präexistenten Welt der Erkenntnis und der Tatsachen bestehen kann, sondern dass Erkenntnis- und Tatsachenkonstruktion im Text hergestellt werden. Die Textauffassung der „Rhetorik of Science" divergiert damit vor allem mit der alltagsweltlichen und ‚normalwissenschaftlichen' Vorstellung von einer ‚Referenz-Mimesis'.[2]

Sind Fachtexte also tatsächlich per se unliterarisch? Und woran lässt sich das festmachen? Sind die Unterschiede graduell oder fundamental? Die Grenzen zwischen Literatur und faktualen Texten werden auch in der Literatur- und Kulturwissenschaft immer deutlicher hinterfragt. Das zeigt sich unter anderem daran, dass sich Erzählforscher und Literaturhistoriker nicht mehr auf die Analyse von Romanen, Erzählungen oder Dramen beschränken, sondern vermehrt nicht-fiktionale Texte zu Untersuchungsobjekten machen. Seit dem Aufkommen des *New Historicism* werden Fach- und Sachtexte, Zeitzeugenberichte und andere historische Quellen, Pressetexte und weitere faktuale Textformen bei der literaturwissenschaftlichen Analyse nicht mehr nur als Vergleichsfolien herangezogen, sie werden selbst als gestaltete Werke in den Blick genommen.[3] Die Perspektive auf die jeweiligen Texte bzw. Textkorpora kann dabei sehr unterschiedlich ausfallen. So zeigt etwa Susanne Scholz

---

2 Steiner: Autorschaft, S. 60. Hier ist unter *Rhetoric of Science* nicht die gesamte, von Thomas Kuhn ausgehende wissenschaftstheoretische Strömung gemeint, sondern spezifischer deren radikalere Spielart, die ihre Grundlegung in Alan Gross' *The Rhetoric of Science* (Cambridge: 1996 [zuerst 1990]) findet. Lutz Danneberg und Jürg Niederhauser versammeln in ihrem Herausgeberband *Darstellungsformen der Wissenschaften im Kontrast. Aspekte der Methodik, Theorie und Empirie* (Tübingen: 1998) Beiträge, aus denen ersichtlich wird, wie verschieden der Zugriff auf wissenschaftliche bzw. faktuale Texte erfolgen kann.

3 Vgl. z. B. den Eintrag *New Historicism* in: *Metzler Lexikon Literatur- und Kulturtheorie.* – 3. Aufl. Stuttgart: 2004, S. 494ff. Dass die Neubewertung sprachlicher Darstellungen Konjunktur hat, ist auch an Bewegungen in den Nachbarfächern zu erkennen, zum Beispiel an den Bestrebungen in den Geschichtswissenschaften, zu einem neuen Wahrheitsbegriff zu finden. So beschäftigt sich z. B. der Frankfurter Historiker Johannes Fried seit einigen Jahren mit der Integration neuer Gedächtnistheorien in die Geschichtswissenschaft. Damit sind natürlich auch die veränderte Beurteilung von historischen Überlieferungen und die Revision des Wahrheitsbegriffs verbunden. Vgl. Johannes Fried: *Der Schleier der Erinnerung: Grundzüge einer historischen Memorik.* – München: 2004.

in einem Lehrbuch für Historiker am Beispiel eines elisabethanischen Dokuments auf, welche Zugriffsmöglichkeiten auf historisches Quellenmaterial sich durch den Einsatz eines literaturwissenschaftlichen Instrumentariums bieten.[4] Silvia Mergenthal forscht an der Universität Konstanz an der Verquickung von Kriminalfiktion mit historischen Falldokumenten, eine längere Studie hierzu ist in Arbeit.[5] Sogar der Anwendungsfall wird geprobt: z. B. von Annette Leurs, die in ihrer Dissertation den Einfluss von narrativen Strukturen auf die Rezeption von Geschäftsberichten untersucht und damit narratologische und kommunikationswissenschaftliche Aspekte vermischt.[6] Und auch naturwissenschaftliche Texte rücken in den Fokus;[7] allerdings, so Lutz Danneberg und Jürg Niederhauser, gehe es bei den entsprechenden Studien seltener darum, den künstlerisch-ästhetischen Charakter wissenschaftlicher Texte zu betonen. Vielmehr werde oftmals eher der artifizielle (im Sinne von ‚nicht natürlich') Charakter naturwissenschaftlicher Darstellungsformen herausgestellt, sie also als „Produkt spezifischer Darstellungsvorstellungen und -mittel" gezeigt – „selbst wenn Analyseinstrumente zur Untersuchung wissenschaftlicher Texte verwendet werden, die (zunächst) zur Untersuchung als literarisch angesehener Texte entwickelt worden sind wie etwa Unterscheidungen zu Formen der Erzählerfiktion."[8]

---

4 Vgl. Susanne Scholz: *Literaturwissenschaft: Quellen als Texte gelesen.* – In: Anette Völker-Rasor (Hrsg.): *Oldenbourg Lehrbuch Geschichte: Die frühe Neuzeit.* München: 2000, S. 217–235.

5 Alle in dem genannten Buchprojekt behandelten Fälle sind in Edinburgh angesiedelt, Ortsbezug und narrative Raumkonstruktion spielen deshalb auch bei der Analyse eine große Rolle. Einen Eindruck von der Ausrichtung des projektierten Bandes bietet die Aufsatzauskopplung *Kulturwissenschaftliche Perspektiven in der Beschäftigung mit Kriminalliteratur*, in der Mergenthal die Transformation eines historischen Gerichtsfalles in Zeitzeugenberichten, Chroniken, Gerichtsfallsammlungen und literarischen Bearbeitungen untersucht. Die Autorin nimmt dabei die verschiedenen Diskurse in den Blick, die für die unterschiedlichen Darstellungen des Falles Thomas Weir bestimmend sind. Bezeichnend ist, dass Mergenthal den Begriff „Kriminalliteratur" nicht ausschließlich auf fiktionale Texte bezieht, sondern alle Prosatexte einbegreift, die von Verbrechen handeln. Vgl. Silvia Mergenthal: *Kulturwissenschaftliche Perspektiven in der Beschäftigung mit Kriminalliteratur.* – In: Barbara Korte (Hrsg.): *Geschichte im Krimi: Beiträge aus den Kulturwissenschaften.* Köln: 2009, S. 95–104.

6 Vgl. Annette Leurs: *Geschäftsberichte: Können narrative Strukturen die Memorabilität steigern?* – Düsseldorf: 2006.

7 Diesbezüglich muss die oben bereits zitierte Dissertation von Felix Steiner noch einmal explizit genannt werden, in der die Autorkonstruktionen in wissenschaftlichen Texten untersucht werden (Steiner: Autorschaft).

8 Lutz Danneberg und Jürg Niederhauser: „*... daß die Papierersparnis gänzlich zurücktrete gegenüber der schönen Form.*" *Darstellungsformen der Wissenschaften im Wandel der Zeit und im Zugriff verschiedener Disziplinen.* – In: Danneberg: Darstellungsformen, S. 23–102, hier

Zweifel an der trennscharfen Unterscheidbarkeit zwischen faktualem und fiktionalem Schreiben werden natürlich umso mehr von Werken geschürt, die sich *expressis verbis* der Einordnung widersetzen: populärwissenschaftliche Veröffentlichungen, journalistische Sonderformate zwischen Reportage und Erzählung, Hybriden aus Erzähltext und Fachbuch und Autobiographien.[9] Auch die Fallgeschichte lässt sich als hybrides Genre auffassen; zum einen, weil sie sowohl als Forschungsinstrument als auch als literarisierte Erzählform erscheint, zum anderen, weil sie fach- und funktionsübergreifend Verwendung findet. Sie bietet ihren Autoren die Möglichkeit, die Aspekte wissenschaftlicher Forschung zu konkretisieren, die sich nicht auf formelhafte Sprache reduzieren lassen. Vertreter der hier berücksichtigten Disziplinen (vor allem Psychologie, Psychiatrie und Neurowissenschaften) arbeiten auch über 70 Jahre nach Freud noch mit und an der Fallgeschichte, Patienten machen sie sich als Ausdrucksform zu eigen und passen sie ihren Bedürfnissen an, und Literaten pflegen von je her einen lockeren, aber freundschaftlichen Umgang mit ihr. Funktion, Gestaltung und Publikationsweise der Fallbeschreibungen variieren dabei. In manchen Teilbereichen der Psychologie (hier vor allem in der Psychoanalyse) repräsentiert die Falldarstellung eines der wenigen Forschungsmittel, veröffentlicht werden diese Fälle verstärkt in Fachzeitschriften.[10] In der klini-

---

S. 56f. Zur vorangegangenen Paraphrase und zum wissenschaftlichen Text als Kunstwerk vgl. ebd. S. 54ff.

9 Forschungsarbeit zum Status von Autobiographien wird unter anderem an der FU Berlin geleistet; Robert Walter-Jochum arbeitet derzeit an einem narratologischen Promotionsprojekt mit dem Arbeitstitel *Autor-Suggestionen – Beitrag zu einer Theorie des Autors im Text anhand von Texten der Gegenwartsliteratur (Thomas Bernhard, Josef Winkler, Thomas Glavinic, Paul Auster)*. Walter-Jochum untersucht, ob sich Autobiographien durch textuelle Merkmale von Fiktion unterscheiden lassen. Seine Forschungsergebnisse bis dato legen nahe, dass es keine qualitativen Unterschiede zwischen den Textsorten gibt, die Klassifikation also rein auf paratextuelle Angaben beruht.

10 Neben dem in der vorliegenden Arbeit analysierten Beispiel *Die Reminiszenz in der Halluzination* (besprochen im gleichnamigen Kapitel ab S. 70) seien die folgenden Veröffentlichungen als weitere Beispiele genannt (die Auswahl erfolgt recht willkürlich, da Artikel mit Fallvignetten oder längere Einzelfallanalysen in fast allen psychologischen Fachmagazinen regelmäßig vertreten sind): Roger Chaffin und Topher Logan: *Practicing Perfection: How Concert Soloists Prepare for Performance.* – In: *Advances in Cognitive Psychology* [2|2–3] 2006, S. 113–130 [enthält das Fallbeispiel der Konzertpianistin Gabriela Imreh]; Christoph Seidler: *Väter in Not: Notizen aus dem Osten Deutschlands.* – In: *Psyche* [67|3] 2013, S. 209–237 [umfasst die Einzelfalldarstellung einer Patientin]; Emily A. Kerner [u. a.]: *Mechanisms of Chance in a Group Career Exploration Intervention: The Case of "Brian" / Mécanismes du changement lor d'une intervention d'exploration de carrière en groupe: le cas de «Brian».* – In: *Canadian Journal of Counselling and Psychotherapy / Revue canadienne de counseling et de psychothérapie* [46|2] 2012, S. 141–160.

schen Psychiatrie und Psychologie spielen Fälle für die Medizinerausbildung und die Diagnosestellung eine große Rolle. Sie werden Fachpublikationen als Illustrationen beigegeben und liegen in Lehrbüchern vor, um Indikationen für bestimmte Diagnosen zu verdeutlichen.[11] Aber auch stärker literarisierte Aufbereitungen psychiatrischer und psychologischer Fälle werden reichlich publiziert, vor allem im anglo-amerikanischen Raum.[12] Ebenso großer Beliebtheit erfreut sich die öffentlichkeitswirksame Aufbereitung von Patientengeschichte in den Neurowissenschaften, auch wenn die Falldarstellung hier nicht Teil des eigentlichen Forschungsprozesses ist.[13] Autobiographische Falldarstellungen („Betroffenheitsberichte" oder „Verständigungstexte") wurden in den 1970er Jahren von Verlagen als Genre entdeckt und finden nach wie vor eine eifrige Leserschaft.[14] Die Übergänge zu literarischen Fällen sind dabei oftmals flie-

---

11 Vgl. neben den untersuchten Fällen im Kapitel *Zwischen Theorie und Praxis: Der Lehrbuchfall* (in dieser Arbeit ab S. 81) z. B.: Gerhard Dieter Ruf und Arnold Retzer: *Systemische Psychiatrie: ein ressourcenorientiertes Lehrbuch*. – Stuttgart: 2005; Sidney Bloch und Bruce S. Singh: *Foundations of Clinical Psychiatry*. – 3. Aufl. Melbourne: 2007; Robyn E. Cosford: *PANDAS (Pediatric Autoimmune Neuropsychiatric Disease Associated with Streptococcus) in Autism? A Case History*. – In: *Electronic Journal of Applied Psychology: Innovations in Autism* [5 | 1] 2009, S. 39–48. Auch diese Auswahl erfolgte willkürlich, da den meisten vergleichbaren Werken Fallbeispiele beigegeben sind.

12 Als Ergänzung zu den in der zweiten Hälfte des Hauptteils *Persönlichkeitsentwicklung: Geschichte und Gesichter der Fallerzählung in Psychoanalyse und Psychiatrie* (ab S. 45) untersuchten Fällen seien als Beispiele Stephen Grosz' Fallgeschichtensammlung *The Examined Life: How We Lose and Find Ourselves* (New York: 2013), der Fallgeschichtenband *Falling Into the Fire: A Psychiatrist's Encounters with the Mind in Crisis* von Christine Montross (New York: 2013), Lillian Rubins *The Man with the Beautiful Voice. And More Stories From the Other Side of the Couch* (London: 2009) genannt. Eine Sonderform stellen die beiden Kinderbücher *Pias lebt gefährlich* (Bonn: 2000) und *Die Bettelkönigin* (gemeinsam mit Irene Stratenwerth, Freiburg im Breisgau: 1998) des Sozialpsychiaters Thomas Bock dar.

13 Oliver Sacks und Alexander Lurija, den Wegbereitern der neueren neurologischen Fallgeschichte, sind in dieser Arbeit eigene Kapitel gewidmet (ab S. 165), ebenso den populärwissenschaftlichen Darstellungen von Vilayanur Ramachandran (ab S. 250). Aber auch andere Fachkollegen haben ihre Patienten (oder sich selbst!) zu Protagonisten von ‚Neuro-Krimis' gemacht, z. B. Paul Broks mit seinem literarisierten Streifzug *Into the Silent Land: Travels in Neuropsychology* (New York: 2003), die Hirnforscherin Jill Taylor mit ihrer autobiographischen Fallbeschreibung *My Stroke of Insight* (New York: 2006), oder ganz aktuell, der Greifswalder Neurologe Christof Kessler mit seiner Fallgeschichtensammlung *Wahn: Stories* (Köln: 2013).

14 Siehe hierzu den 4. Hauptteil *Im Spiegel der Seele* ab S. 273, speziell das Kapitel *Vom Mund in die Hand: Autobiographische Verständigungstexte*, S. 292. Es finden sich neben den in dieser Arbeit untersuchten Beispielen zahlreiche Lebensberichte von Betroffenen. Eine besondere Konzentration autobiographischer Publikationen aber scheint es derzeit zu den Themen Autismus und Essstörung zu geben. Folgende seien aus der Menge der Veröffentlichungen herausgegriffen: Marya Hornbacher: *Wasted: A Memoir of Anorexia and Bulimia*. – New

ßend, wie Sylvia Plaths *In the Bell Jar*, Susanna Kaysens *Girl, interrupted* oder auch die in der vorliegenden Arbeit besprochenen Werke von Axel Brauns und Maria Erlenberger zeigen.[15] Ebenso durchlässig ist die Membran zwischen Fachpublikation und Autobiographie.[16] Doch natürlich gibt es auch zahlreiche genuin literarische Werke, in denen die psychische Störung des Protagonisten oder seine Hirnkrankheit eine zentrale Rolle spielt.[17]

So verschieden wie die Fallgeschichten ist die Reflexion über sie in den jeweiligen Disziplinen. In den Fächern, in denen sie den Status eines Forschungsmittels hat (Psychologie, vor allem Psychoanalyse), findet auf metadiskursiver Ebene reger Austausch zur Falldarstellung, ihren historischen Wurzeln und ihrem Stellenwert statt. Auch die Wirkmächtigkeit narrativer Sprache wird von den Autoren kontrovers diskutiert. Während von einigen die literarisierte, freie Form als einzige Möglichkeit zur Vermittlung intersubjektiver Prozesse und

York: 1998; Christian Frommert: *„Dann iss halt was!" Meine Magersucht – wie ich gekämpft habe – wie ich überlebe.* – München: 2013; Emma Woolf: *An Apple a Day: A Memoir of Love and Recovery from Anorexia* – Chichester: 2012; Gabrijela Mecky Zaragoza: *Meine andere Welt: Mit Autismus leben.* – Göttingen: 2012; Dawn Prince-Hughes: *Songs of the Gorilla Nation: My Journey Through Autism.* – New York: 2004. Als weiteres ‚Trendthema' kristallisiert sich die Demenz heraus, allerdings sind es hierbei natürlich vorrangig die Angehörigen, die als Verfasser in Erscheinung treten. Dazu gehören auch profilierte Autoren wie Arno Geiger, der die Alzheimer-Erkrankung seines Vaters in *Der alte König in seinem Exil* (München: 2011) verarbeitete.

15 Sylvia Plath: *The Bell Jar.* – London: 1966; Susanna Kaysen: *Girl, interrupted.* – New York: 1993. Siehe des Weiteren die Kapitel *Autistische Wahrnehmung und Wahrnehmung des Autismus: Axel Brauns Buntschatten und Fledermäuse* ab S. 333 und *Exkurs: Die Frau zum Verschwinden bringen. Maria Erlenbergers Der Hunger nach Wahnsinn* ab S. 315.

16 Das beweisen neben Sacks' *A Leg to Stand On* (siehe in dieser Arbeit S. 214ff.) die autobiographische Schrift *The Center Cannot Hold* (New York: 2007) der Psychologie- und Psychiatrieprofessorin Elyn Saks und Nicole Schusters Autismus-Handbuch *Ein guter Tag ist ein Tag mit Wirsing: (m)ein Leben in Extremen: das Asperger-Syndrom aus der Sicht einer Betroffenen* (Berlin: 2007).

17 Verrückte sind seit jeher bei Autoren als Protagonisten beliebt, man denke an Georg Büchners *Lenz* (Hamburg: 1839), Elias Canettis *Die Blendung* (Wien, Leipzig, Zürich: 1935) oder E. T. A. Hoffmanns *Sandmann* (als Bestandteil von *Nachtstücke*, Berlin: 1816). Aber auch in der jüngeren und jüngsten Literatur finden sich etliche ‚Fälle', so lässt sich zum Beispiel Daniel Kehlmanns Physiker Mahler aus *Mahlers Zeit* (Frankfurt am Main: 1999) als Psychotiker verstehen, Christoph Peters' pedantischer Protagonist in der Erzählung *Heinrich Grewents Arbeit und Liebe* (München: 2004) fällt einer Paranoia zum Opfer, Matt Ruff erzählt in *Set this House in Order* die Geschichte eines Multiplen (London: 2004) und Stefan Merrill Block macht in seinem Roman *The Story of Forgetting* (New York: 2008) eine erbliche Form von Demenz zum Thema. Die Liste ließe sich beliebig verlängern. Einen Überblick über die jüngere Literatur bis 1989 liefert Thomas Anz' Standardwerk *Gesund oder*

subjektiver Wahrnehmungen gewertet wird, betonen andere die Notwendigkeit von objektiven Standards und zusätzlichen Datenquellen (z. B. Tonaufnahmen).[18] In der Psychoanalyse- und Psychologieforschung haben sich unter anderem Horst Kächele, Gerd Overbeck, Ulrich Stuhr, Helmut Thomä, Marianne Leuzinger-Bohleber und Horst Buchholz als Analysten der Fallgeschichte hervorgetan.[19] Auch im klinischen Bereich wird das Schreiben von Fallgeschichten inzwischen einer Reflexion unterzogen. Hier dient die Fallbeschreibung allerdings nicht als Mittel, um neues Wissen zu generieren, sondern vor allem zur knappen, fachinternen Kommunikation und zu Ausbildungszwecken. Entsprechend beschränken sich viele Autoren von Veröffentlichungen *über* die Fallgeschichte auf veröffentlichungspraktische Fragen, Strukturvorschriften und Schreibanleitungen.[20] Ausnahmen stellen hier Oliver Sacks und Alexander Lurija dar, die sich – auch im regen Austausch miteinander – intensiv mit dem Stellenwert der Fallgeschichte und ihrem Wert für Forschung und klinische Praxis beschäftigt haben.[21] Doch die Auseinandersetzung mit der Fallgeschichte ist nicht begrenzt auf die Fächer, in denen sie produziert wird. Vor allem die Fälle Freuds werden immer wieder als Gegenstand neuer Untersuchungen herangezogen.[22] Wissenschaftshistoriker, Philosophen, Soziologen, Kultur- und

---

krank? Medizin, Moral und Ästhetik in der deutschen Gegenwartsliteratur – Stuttgart: 1989.

18 Vgl. hierzu das Kapitel *Zustand kritisch: Wissenschaftshistorisches Intermezzo zur Überlebensfähigkeit der Fallerzählung* ab S. 87.

19 Als Ergänzung zu den Texten der genannten Autoren, die alle in der vorliegenden Arbeit zitiert werden, seien einige Aufsätze und Herausgeberschaften weiterer Autoren genannt: Ronald Pies und Judy Leopold Kantrowitz: *Case Studies and the Therapeutic Relationship.* – In: *American Medical Association Journal of Ethics* [13 | 7] 2011, S. 425–434; Judy Leopold Kantrowitz: *Writing About Patients: Responsibilities, Risks, and Ramifications.* – New York: 2006; Mechthild Zeul (Hrsg.): *Krankengeschichte als Lebensgeschichte.* – Stuttgart: 1996.

20 Vgl. z. B. L. Özçakar [u. a.]: *Writing a case report for the American Journal of Physical Medicine and Rehabilitation and the European Journal of Physical and Rehabilitation Medicine.* – In: *European Journal of Physical and Rehabilitation Medicine* [49 | 2] 2013, S. 223–226; Heather A. Carleton und Matthew L. Webb: *The Case Report in Context.* – In: *Yale Journal of Biology and Medicine* [85], S. 93–96; Michael Perloff, José-Rafael Zuzuárregui, Samuel A. Frank: *Writing from the Wards: Advice for Residents.* – In: *The Neurologist* [18 | 2] 2012, S. 96–98.

21 Eine ausführliche Darstellung von Sacks' und Lurijas Haltung zur Fallgeschichte erfolgt im Kapitel *Oliver Sacks, Alexander Lurija und die Romantische Wissenschaft* ab S. 165.

22 Vgl. hierzu das Kapitel *19. Jahrhundert und erste Hälfte des 20. Jahrhunderts. Fokus: Freuds Fallnovellen* ab S. 45 sowie die entsprechenden Literaturangaben ebendort. Ergänzend seien Folgende angeführt: John O'Neill: *The Domestic Economy of the Soul. Freud's Five Case Studies.* – London: 2011; Marianne Brentzel: *Sigmund Freuds Anna O.: Das Leben der Bertha Pappenheim.* – Leipzig: 2004; Susan Winnett: *Sich krank schreiben lassen. Dora und Ottilie in den Handlungen der Meister.* – In: Hiltrud Bontrup und Jan Christian Metzler

Literaturwissenschaftler befassen sich gleichermaßen fasziniert wie kritisch mit Freuds (aber auch z. B. Jungs oder Adlers) Schriften und deren Wirkung auf gesellschaftliche Diskurse, die Literatur und letztlich das Selbst- und Menschenbild; die Literatur ist so umfangreich, dass es nicht möglich ist, im Rahmen der vorliegenden Untersuchung einen Überblick hierüber zu geben.[23] Und auch zu den Fallgeschichtenautoren des 18. und 19. Jahrhunderts gibt es inzwischen dezidierte literaturhistorische Untersuchungen. Allen voran machen sich die Medizinerin und Literaturwissenschaftlerin Yvonne Wübben und der Germanist Carsten Zelle um die Aufarbeitung der Verquickung von Literatur und Psychiatrie in der frühen medizinischen Fallgeschichtenproduktion verdient.[24] Literaturwissenschaftliche Forschung zu neueren Falldarstellungen findet sich jedoch nur vereinzelt.[25] Eine typologische Erfassung verschiedener Darstellungsformen von Fällen psychischer bzw. neurogener Auffälligkeit fehlt allerdings gänzlich, ebenso exemplarische Untersuchungen der jeweiligen textuellen Verfahren.[26] Zweck des Projekts *Der Fall des Falles* ist es, diese Lücke zu schließen.

(Hrsg.): *Aus dem Verborgenen zur Avantgarde: ausgewählte Beiträge zur feministischen Literaturwissenschaft der 90er Jahre.* Hamburg: 2000, S. 158–176; Matthias Bauer: *Der unheimliche Fall der Psychoanalyse. Wie Sigmund Freud im historischen Kriminalroman erst als Detektivfigur eingesetzt und dann des ›Seelenmords‹ verdächtigt wird.* – In: Barbara Korte (Hrsg.): *Geschichte im Krimi: Beiträge aus den Kulturwissenschaften.* Köln: 2009, S. 59–76.

23 Die bereits erreichte Materialdichte ist der Grund dafür, dass dieser Bereich in der vorliegenden Arbeit weitgehend ausgeklammert wird. Sofern einzelne Aspekte der geisteswissenschaftlichen Auseinandersetzung mit den Gründervätern therapeutischer Strömungen für die hier angestrebten Analysen relevant sind, werden sie, gemeinsam mit entsprechenden Literaturangaben, direkt im jeweiligen Kontext genannt.

24 Vgl. z. B. Yvonne Wübben: *Verrückte Sprache. Psychiater und Dichter in der Anstalt des 19. Jahrhunderts.* – Konstanz: 2012, oder Yvonne Wübbens und Carsten Zelles Herausgeberschaft *Krankheit schreiben. Aufzeichnungsverfahren in Medizin und Literatur.* – Stuttgart, Weimar: 2013. Aus kulturhistorischer wie germanistischer Sicht ebenso interessant ist der von Rudolf Behrens und Carsten Zelle herausgegebene Sammelband *Der ärztliche Fallbericht*, der ebenfalls den Fokus auf das 19. Jahrhundert legt; Rudolf Behrens und Carsten Zelle (Hrsg.): *Der ärztliche Fallbericht. Epistemische Grundlagen und textuelle Strukturen dargestellter Beobachtung.* – Wiesbaden: 2012.

25 Zu den wenigen Untersuchungen zu neueren Fallgeschichten gehören drei Aufsätze zu Oliver Sacks: Debra Journet: *Forms of Discourse and the Sciences of the Mind: Luria, Sacks and the Role of Narrative in Neurological Case Histories.* – In: *Written Communication* [7|2] 1990, S. 171–199; Lisa Kerr: *Always the Same Story: Familiar Narrative Structures in Oliver Sacks and Nancy Mairs.* – In: *Family Medicine* [42|2] 2010, S. 97–99; Leonardo Cassuto: *Oliver Sacks: The P. T. Barnum of the Postmodern World?* – In: *American Quarterly* [52|2] 2000, S. 326–333.

26 Die interdisziplinäre, vergleichende Fallgeschichtenforschung macht mit dem 2014 erschienenen Sammelband »*Der Fall*« einen Fortschritt; für einen Sammelband typisch bietet das

Die Sicht, die in der vorliegenden Arbeit auf die Fallgeschichten eröffnet wird, ist eine vorrangig literaturwissenschaftliche. So unterschiedlich sie in den verschiedenen Disziplinen[27] auch gestaltet und verwendet werden, zweierlei ist allen hier behandelten Falldarstellungen gemein: Ihr (u. U. fiktiver) Erzählanlass ist die neurogene und/oder psychische Auffälligkeit eines Menschen, und ihr Hauptvermittlungsmodus ist Prosa.[28] Denn, so fachwissenschaftlich sie manches Mal auch daher kommen mag, die Fallgeschichte ist immer eine Patienten*geschichte*, und meistens zugleich die Geschichte des behandelnden Arztes oder Therapeuten. Sofern man voraussetzt, dass die Grenze zwischen Fachfallveröffentlichung und literarischen Fallgeschichtenformen fließend ist, darf man erwarten, dass sich die Falldarstellungen unabhängig von ihrer Deszendenz mit dem Vokabular der Erzählforschung beschreiben lassen. Um den Einsatz literaturwissenschaftlicher Werkzeuge an einem nicht genuin literarischen Korpus sinnvoll werden zu lassen, ist eine Präsumtion essentiell: Die gewählten Beispiele werden, jedes für sich, als bewusst gestaltete Werke, als Artefakte betrachtet. Beispiele verschiedener Fallgeschichtentypen werden im Folgenden induktiven Einzelanalysen unterzogen. Zentral wird es dabei sein, die Konstruktion der Erzählinstanz sowie die Gestaltung fallgeschichtentypischer Motive (z. B. Arzt-Patienten-Verhältnis; Symptomatik; Körper-, Krankheits-, Selbst- und Weltwahrnehmung) zu untersuchen und die Abhängigkeit gestalterischer Spezifika von der gewählten Perspektive (Arzt- oder Patientensicht?) zu ermitteln. Die Analyse struktureller Aspekte wird dabei stets mit der Untersuchung narrativer, stilistischer und semantischer Besonderheiten verschränkt. Dabei wird sichtbar werden, ob, und wenn ja, welche dichterischen Verfahren sich die Autoren von Fallgeschichten zu eigen machen – aber auch, in welchen Fällen die Verfasser den Einsatz narrativ-poetischer Sprache vermeiden. Literaturanalytische Konzepte ermöglichen außerdem Aus-

---

Werk jedoch keinen systematischen Zugang, sondern versammelt methodisch divergente Aufsätze zum Fall in verschiedenen Berufsfeldern (vor allem Recht, Medizin und Psychiatrie). Die Perspektive ist vorrangig eine soziologisch-linguistische, aber auch Erfahrungen aus der therapeutischen bzw. juristischen Praxis fließen ein. Vgl. Jörg R. Bergmann, Ulrich Dausendschön-Gay und Frank Oberzaucher (Hrsg.): *»Der Fall«. Studien zur epistemischen Praxis professionellen Handelns.* – Bielefeld: 2014.

27 Wird hier und im Folgenden allgemein von Disziplinen gesprochen, sind nicht nur die medizinisch-therapeutischen Fächer gemeint, sondern immer auch die Domänen autobiographischen und genuin literarischen Schreibens.

28 *Haupt*vermittlungsmodus deshalb, weil einige Urheber von Fallgeschichten auch von anderen Medien Gebrauch machen. So werden manche Falldarstellungen durch Videomitschnitte oder Tonbandaufzeichnungen ergänzt, und einige Falldarstellungen werden im Nachgang an die Textveröffentlichung filmisch bzw. dokumentarfilmisch weiterverarbeitet.

sagen über die erzielte (= intendierte?) Textwirkung. Weitere Fragen schließen sich an: Wie und mit welchen Mitteln wird (Fach-)Wissen in Falldarstellungen integriert, transformiert oder vielleicht sogar erst generiert? Beziehen (Fach-)Fallgeschichten einen ‚Mehrwert' aus einer Sprache, die man in anderen Kontexten als literarisch einstufen würde? Wie wird in autobiographischen und literarischen Fallbeschreibungen mit Fachsprache, medizinischem Expertenwissen und therapeutischen Schreib- und Sprechkonventionen gearbeitet (oder auch gespielt)? Wie werden, hier wie dort, Klischees, Stereotype und tradierte Rollen- und Handlungsmuster reflektiert und vielleicht auch aufgebrochen? Wie selbstreflexiv sind Fallgeschichten, thematisieren sie ihre Entstehensbedingungen? Aufschlussreich, insbesondere in Hinsicht auf die Übergänge zwischen Fachsprache und poetischem Werk, ist auch, bei welchen Falldarstellungen das Instrumentarium der Erzählforschung versagt, da in ihnen überhaupt nicht im eigentlichen Sinne erzählt wird.

Ohnehin reichen literaturwissenschaftlich-narratologische Werkzeuge nicht aus, um alle Facetten der Fallgeschichte zu begreifen. Denn mit induktiven Einzeluntersuchungen ist es nicht möglich zu erfassen, wozu und auf Grundlage welcher Fachkonventionen Fallgeschichten geschrieben werden. Die Studie wird deshalb um wissenschaftshistorische und medientheoretische Gesichtspunkte erweitert. Hierdurch ist es zum einen möglich zu eruieren, welchen Stellenwert das Schreiben von Fallgeschichten in den jeweiligen Disziplinen einnimmt; zum anderen lässt sich dank der Erweiterung des Untersuchungsspektrums freilegen, wie stark die Gestaltung mancher Fallgeschichtentypen an – implizite oder explizite – Gepflogenheiten in den jeweiligen Disziplinen gebunden ist. Also werden die Fallbeispiele vor der Einzelanalyse kontextualisiert und auf ihre historisch-fachspezifische Bedingtheit hin befragt. Auf diese Weise ist es möglich zu bestimmen, welche Merkmale auf schöpferischen Gestaltungsentscheidungen der Autoren beruhen, welcher Subtext ggf. von Fachkollegen mitgelesen wird und wie frei die Verfasser mit Fachkonventionen umgehen.

Aus der Kombination verschiedener Blickwinkel – aus der Verknüpfung genauer, induktiver Detailanalysen mit einer weitwinkligen wissenschaftshistorischen bzw. medienkritischen Einordnung – ergibt sich ein Panorama der Fallgeschichte als Genre. Einen Pol bilden dabei standardisierte Lehrbuchkasuistiken, den anderen explizit fiktionale Werke. Die typologische Ordnung soll Literaturwissenschaftlern und Vertretern benachbarter Fächer einen Hintergrund bieten, vor dem sie auch andere Fallgeschichten bzw. Falldarstellungstypen beurteilen und interpretieren können. Das Nebeneinander einer Vielfalt von Fallgeschichten aus der Sicht Behandelnder sowie Fallgeschichten aus der Perspektive Betroffener mag, ergänzt durch die Metaperspektive auf die Fallgeschichte als gestaltetem Werk, auch Fallgeschichtenautoren als Anlass dienen, den Blick über die Grenzen der eigenen Disziplin hinaus schweifen zu lassen. Die Fallgeschichte selbst präsentiert sich jedenfalls als von Grund auf interdisziplinäres Phänomen. Die Untersuchung sowohl prototypischer wie exzentrischer Beispiele macht das ungeheure Spektrum sichtbar, in dem Falldarstellung erscheinen kann. Darüber hinaus werden die Übergangsbereiche zwischen einer künstlerisch-poetischen und der fachkonventionellen Gestaltung des Hybrids Fallgeschichte kartiert – und damit auch die Grauzonen zwischen fiktionalem und faktualem Schreiben. Zugleich, und hier greife ich den Ergebnissen der Analysen vor, wird die Leistungsgrenze formalisierter Darstellungen wahrnehmbar – und im Umkehrschluss die Potenz schöpferischen Ausdrucks.

1.2 Körperbau: Darlegung des Korpus und der Gliederung

Bleibt die Frage, nach welchen Kriterien die Texte für das Korpus ausgewählt wurden. Hier ist zu unterscheiden zwischen „harten" Merkmalen, die auf alle Texte anwendbar sind, und „weichen" Merkmalen, die nur auf Werke einzelner Untergruppen zutreffen. Ein Kriterium gilt für ausnahmslos alle Texte des Korpus: Sie sind veröffentlicht. Kasuistiken, die rein zum Zweck des internen Gebrauchs in einer Klinik oder Praxis verfasst wurden, werden konsequent ausgeschlossen.[29] Gleiches gilt für autobiographische Aufzeichnungen, die vom Autor nicht zur Publikation bestimmt wurden.[30] Die Beschränkung auf publizierte Texte soll sicherstellen, dass die Autoren ein Darstellungsinteresse verfolgen und ihr Werk einer bewussten Gestaltung unterziehen. Ein zweites übergeordnetes Kriterium betrifft den Zeitraum, innerhalb dessen die Fallgeschichten veröffentlicht wurden. Bis auf wenige Sonderfälle wurden alle hier untersuchten Werke innerhalb der letzten vierzig Jahre publiziert. Ausnahmen sind einzelne Werke, die als programmatisch oder einzigartig innerhalb ihrer jeweiligen Kategorie gelten müssen oder als Vergleichsfolien fungieren, mit Hilfe derer sich die historische Entwicklung des Genres demonstrieren lässt.[31] Darüber hinaus wurden „weiche" Merkmale herangezogen, um zu bestimmen,

29 Fraglos kann die Untersuchung von Krankenakten und Arztnotizen zu interessanten Erkenntnissen führen, nicht zuletzt aus kulturhistorischer Sicht. Karen Nolte beweist dies in ihrer Dissertation *Gelebte Hysterie: Erfahrung, Eigensinn und psychiatrische Diskurse im Anstaltsalltag um 1900*. – Frankfurt am Main: 2003.

30 Beispielsweise Funde aus Nachlässen.

31 Hierunter fallen z. B. die Freudschen Fälle, die im ersten Hauptkapitel eine Rolle spielen.

welche Texte aus den jeweiligen Subkategorien (psychoanalytische Fallgeschichte, Lehrbuchkasuistik, neurowissenschaftliche Fallgeschichte etc.) sich für die Untersuchung eignen. Hier wurden vor allem Werke ausgesucht, die als prototypisch für ihre Gruppe bezeichnet werden können, oder extreme Beispiele, an denen sich die Bandbreite der jeweiligen Kategorie zeigen lässt. Andere Werke fanden aufgrund sprachlich-gestalterischer Besonderheiten Eingang in das Korpus. Die ausschlaggebenden Spezifika ändern sich naturgemäß mit dem Fallgeschichtentypus. Die Auswahl wird deshalb in den einzelnen Kapiteln näher begründet.

Um dem Leser die Perspektive zu erschließen, aus der die psychoanalytischen, psychiatrischen, neurowissenschaftlichen, autobiographischen und genuin literarischen Falldarstellungen betrachtet werden, ist der Untersuchung das Methodenkapitel *Operationsbesteck: Literaturwissenschaftliche Vorüberlegungen* vorangestellt. Literaturwissenschaftliche Grundbegriffe wie „Autor", „Erzähler", „Rezeption" oder „Wirkung" werden im Hinblick auf ihre Verwendung in der vorliegenden Arbeit erläutert. Zum anderen werden mit der Metapher und der sprachlichen Glättung zwei Konzepte näher in den Blick genommen, auf die im Verlauf der Analysen immer wieder rekurriert wird.

Sodann schließt sich mit *Persönlichkeitsentwicklung: Geschichte und Gesichter der Fallerzählung in Psychoanalyse und Psychiatrie* der erste Hauptteil an. Da Psychiatrie und Psychoanalyse, so unterschiedlich sie heute sind, gemeinsame Wurzeln haben, ist es sinnvoll, sie gemeinsam in einem Kapitel zu behandeln. Es ist sowohl aus wissenschaftshistorischer als auch aus literaturwissenschaftlicher Sicht interessant zu sehen, welch unterschiedliche Fallgeschichtentypen sich aus demselben Ursprung entwickelt haben. Die Bandbreite reicht von der halbseitigen Lehrbuchkasuistik bis zur romanlangen Fallnovelle. Die große fachspezifische Divergenz zwischen den Beispieltexten macht plausibel, warum der häufige Seitenblick auf wissenschaftshistorische und fachtheoretische Aspekte auch bei der narratologisch ausgerichteten Analyse von Fallgeschichten unerlässlich ist. Um beurteilen zu können, wie viel schöpferische Freiheit sich die Autoren bei der Gestaltung ihrer Fälle nehmen, muss der Leser sich darüber klar sein, welche Vorgaben im jeweiligen Fach greifen und welche Funktion die Falldarstellung erfüllen soll.

Die Funktion bzw. Instrumentalisierung der Falldarstellung ist auch im nächsten Hauptkapitel *Patient Gehirn: Die Fallgeschichte in den Neurowissenschaften* zentral. Der Begriff „Instrumentalisierung" deutet bereits an, warum die wissenschaftshistorischen Reflexionen in diesem Teil der Arbeit durch medienkritische Ansätze ergänzt werden müssen. Viele der Texte, die hier untersucht werden, dienen einem anderen Zweck als die Falldarstellungen von Analytikern und Psychiatern. Neurowissenschaftliche Fallgeschichten sollen nicht mehr in erster Linie Wissen über die Natur eines Störungsbildes vermitteln oder Fachkollegen praktische Handreichung beim Erlernen neuer Therapieverfahren oder Diagnosewege sein; vielmehr scheint die Gestaltung vieler neurowissenschaftlicher Fallgeschichten dahingehend optimiert zu sein, die Neurowissenschaften als Fach ins Licht der Öffentlichkeit zu rücken. Viele Neurowissenschaftler greifen dementsprechend auf andere Darstellungsverfahren zurück als die Autoren der zuvor besprochenen Texte. Und auch die Vorbilder, auf die sie sich beziehen, sind andere. Wie Psychiatrie und Psychoanalyse haben Psychiatrie und Neurowissenschaften historisch gemeinsame Vorläufer; um aber die populäre neurowissenschaftliche Fallgeschichte zu beurteilen, wie wir sie etwa heute bei Oliver Sacks finden, ist es notwendig, auch noch weitere Einflussgrößen einzubeziehen. Eine breite Spur führt dabei zum russischen Neurobiologen Alexander Lurija, dessen Fallnovellen unter den Autoren neurowissenschaftlicher Fallgeschichten als vorbildlich gelten.

Waren in den ersten beiden Hauptkapiteln zumeist Perspektive und Urteil der Behandelnden maßgeblich, kommen im dritten Teil der Arbeit schließlich die Behandelten zu Wort. Ihre Selbstdarstellungen dienen als Folie, durch welche die Gebundenheit von Fachfalldarstellungen an Schreibkonventionen noch einmal besonders deutlich zu Tage tritt. Eine Aufgabe wird es sein zu untersuchen, ob sich die Patienten die Sprache ihrer Therapeuten bzw. Ärzte aneignen oder ob sie sich dem Fachduktus widersetzen. Außerdem muss gefragt werden, ob der Perspektivwechsel auch impliziert, dass die Texte eine fundamental andere Art von Wissen transportieren. Wenn dies der Fall ist, steht zu ermitteln, ob und auf welche Weise diese Inhalte von der speziellen (poetischen?) Sprache abhängen, von der sie mitgeführt werden.

Noch ein paar Sätze zur Begriffsverwendung: Ein Problem bei der Unterscheidung der unterschiedlichen Fallgeschichtentypen besteht darin, dass die Begriffe „Fallgeschichte", „Fallerzählung", „Fallnovelle", „Fallbeschreibung", „Falldarstellung", „Lehrbuchfall" und „Kasuistik" nicht allgemeingültig definiert sind. In der vorliegenden Arbeit werden die genannten Bezeichnungen wie folgt verwendet: Alle hier aufgeführten Fallgeschichtentypen lassen sich unter dem Begriff „Falldarstellung" bzw. „Fallbeschreibung" zusammenfassen. Dazu gehören ausführliche Darstellungen wie die Fallgeschichten Freuds ebenso wie die Kurzkasuistiken aus Lehrbüchern. Die Begriffe „Fallgeschichte", „Fallerzählung" und „Fallnovelle" werden synonym verwendet und bezeichnen alle Formen von Falldarstellungen, in denen die Geschichte eines einzelnen

Patienten in einiger Ausführlichkeit – das heißt unter Einbezug seines Umfeldes, seiner Beziehung zum behandelnden Therapeuten, seiner Erlebnisperspektive und/oder seiner Vorgeschichte – behandelt wird.[32] Unter „Kasuistik“ werden in dieser Arbeit klinische Falldokumentationen verstanden, also in der Regel unveröffentlichte Sitzungs- bzw. Behandlungsprotokolle in Krankenakten. Davon abgrenzen lässt sich die „Kurzkasuistik“, die hier gleichbedeutend mit „Lehrbuchfall“ benutzt wird.[33] Hierunter wird die Darstellung eines Krankheitsbildes in Form einer verallgemeinerten, idealtypischen Patientenbeschreibung verstanden.

32 Die Bezeichnungen „Fall*novelle*“ und „Fall*erzählung*“ legen nahe, dass sich eine Unterscheidung im Sinne der literarischen Gattungen Novelle und Erzählung vornehmen ließe. Tatsächlich wird aber von den Fallgeschichtenautoren keine solche Differenzierung vorgenommen, und es konnten bei der Analyse der Falldarstellung keine verlässlichen Unterscheidungsmerkmale festgemacht werden. Es wäre sicherlich möglich, Abgrenzungskriterien für die genannten Begriffe festzulegen, dies ginge aber an der Verwendungspraxis der Fallgeschichtenautoren vorbei und wäre damit bestenfalls von theoretischem Interesse.

33 Streng genommen stellt der Lehrbuchfall – also die Kurzdarstellung eines Krankheitsbildes in medizinischen Lehrbüchern – eine Unterkategorie der Kurzkasuistik dar. Da im Folgenden aber ausschließlich Kurzkasuistiken aus Lehrbüchern besprochen werden, müssen die Begriffe nicht weiter unterschieden werden.

2 Operationsbesteck: Vorbemerkungen zur Behandlung (nicht-)literarischer Texte

Beim Umgang mit einem heterogenen Korpus aus literarischen und (zumindest nominell) nicht-literarischen Fallgeschichten stellt sich schnell die Frage nach einem geeigneten Instrumentarium, das die sachgerechte Analyse beider Textsorten und ihrer Mischformen erlaubt. Im Folgenden sollen einige grundlegende Begriffe und Konzepte beleuchtet werden, deren Verwendung sich bei der Untersuchung der Fallgeschichten als hilfreich oder – im Gegenteil – als problematisch bzw. definitionsbedürftig dargestellt hat.[34] Hierbei soll neben verschiedenen Lösungsansätzen auch die Haltung der Verfasserin hierzu reflektiert werden, um dem Leser das Nachvollziehen der Analysewege und -ergebnisse zu ermöglichen.

2.1 Wenn die Sprache Körper hat: Die Metapher

Wenn man versucht, im Rahmen ein und desselben Projekts Texte zu untersuchen, deren Bandbreite so groß ist wie die der unterschiedlichen Fallgeschichtentypen, ist es essentiell, eine Basis zu finden, an die sich das gesamte Korpus anbinden lässt. Diese Basis muss nicht notwendigerweise eine vermeintlich allumfassende Theorie sein, sondern kann – wie in diesem Fall – in einer bestimmten Perspektive oder wissenschaftlichen Haltung begründet sein. Das vorliegende Projekt ist von der Überzeugung getragen, dass Sprache nicht nur als Werkzeug zum Transport sprach- und sprecherunabhängiger Inhalte dient, sondern *etwas* mit dem Sprechenden, Schreibenden, Lesenden, Verstehenden *macht* – und zwar nicht nur auf intellektueller oder emotionaler, sondern auch auf sinnlich-körperlicher Ebene. Das ist soweit nichts Neues. Die von geistigen Sphären ins Materielle reichende *Macht des Wortes* ist spätestens nach 2000 Jahren Bibellektüre und -exegese hinlänglich bekannt, befragt und umstritten. In diesem Kapitel soll dennoch der Versuch unternommen werden, der Körper und Geist verbindenden Kraft der Sprache nachzuspüren, da dieses eines der wenigen Untersuchungsfelder ist, auf denen fruchtbare, genuin interdisziplinäre Arbeit möglich ist.[35] Im Mittelpunkt der Betrachtung steht hierbei die Metapher, die nicht nur in der literaturwissenschaftlichen und linguistischen

---

34 Begriffe, die nur für eine einzelne Falldarstellung relevant sind, werden an Ort und Stelle definiert.

35 Vgl. hierzu Bianca Sukrow: *Die sinnliche Metapher. Zur interdisziplinären Anschlussfähigkeit eines erneuerten Konzepts.* – In: Karin Herrmann (Hrsg.): *Neuroästhetik. Perspektiven auf ein interdisziplinäres Forschungsgebiet.* Kassel: 2011, S. 96–102.

Tradition verankert ist, sondern auch ihren Platz in der Medizintheorie, der Psychologie und der Kognitionsforschung einfordert.[36] Das im Folgenden erläuterte Metaphernkonzept, das sich unter anderem auf psychologische und kognitionslinguistische Arbeiten von Lakoff, Johnson und Buchholz stützt, stellt eine Erweiterung der gängigen literaturwissenschaftlichen Metaphernauffassungen dar. Ein aus der Philologie entlehntes Konzept soll also zusammen mit seinem in der Fremde erworbenen Mehrwert in die literaturwissenschaftliche Hermeneutik reintegriert werden.[37]

Im Vorwort zur deutschen Ausgabe einer der meist rezipierten Studien zur Metapher, Lakoffs und Johnsons *Metaphors We Live By*, schreibt Michael Buchholz:

> Was [an metaphorischen Ausdrücken, BS] so unseren Alltag, unsere kommunikative und seelische Welt bestimmt, ist meist der Poesie zugerechnet worden, bestenfalls galt es als Ornament einer eigentlichen Rede, die wissenschaftlich und wahrheitsfähig zu sein habe. Und dann formulieren Metapherngegner gerne die Metapher, daß die Metapher den Verstand *verdunkle*, und fordern statt dessen das *Licht* der Aufklärung. [...] Die Autoren lenken unser Augenmerk auf die universelle Verbreitung der Metapher und auf deren Unverzichtbarkeit, und sie liefern eine ungemein ansprechende und überzeugende Theorie, warum die Metapher als das zentrale Sinnesorgan für unsere soziale und kognitive Welt bezeichnet werden muß. [...] Die Metapher der Analyse bekommt dabei eine eminent praktische Bedeutung, denn sie hilft uns, uns aus dem Griff unserer Metaphern zu befreien. Dabei treten wir in andere metaphorische Welten ein und lernen dann, daß die Alternative zur Metapher nicht der akademisch gereinigte Begriff, sondern die alternative Metapher ist.[38]

Lakoff und Johnson weisen in ihren Arbeiten nach, dass die Metapher nicht nur als sprachliches Stilmittel zu begreifen ist, sondern auch als Grundlage kognitiver Prozesse und wahrnehmungsstrukturierendes Mittel, als „Sinnesorgan“. Die Beziehung zwischen der Metapher und unserer Wahrnehmung bzw. unserem Denken ist von gegenseitiger Beeinflussung geprägt. Lakoff und Johnson demonstrieren das am Beispiel der konzeptuellen Metapher[39] „Argumentieren

36 Eine konzise Zusammenfassung verschiedener Metaphernkonzepte unterschiedlicher Disziplinen liefert Juliana Goschler in ihrer Dissertation *Metaphern für das Gehirn: eine kognitivlinguistische Untersuchung* (Berlin: 2008).

37 Die klassische Sichtweise der Metapher als Redefigur wird als bekannt vorausgesetzt.

38 Michael Buchholz: *Vorwort*. – In: George Lakoff und Mark Johnson: *Leben in Metaphern: Konstruktion und Gebrauch von Sprachbildern*. 6. Aufl. Heidelberg: 2008, S. 7–10, hier S. 8, Hervorhebungen Buchholz.

39 Mit ‚konzeptioneller Metapher‘ ist keine konkrete sprachlich realisierte Metapher gemeint, sondern eine „metaphorische Projektion“, die „auf der konzeptuellen Ebene zwischen zwei

ist Krieg"; an Beispielsätzen wie „Er *griff* jeden *Schwachpunkt* in meiner Argumentation *an*", „Ich *schmetterte* sein Argument *ab*" und „Er *machte* alle meine Argumente *nieder*"[40] zeigen sie, wie deutlich sich die Vorstellung von der Argumentation als kriegerischer Auseinandersetzung in der Alltagssprache spiegelt und zugleich unsere Wahrnehmung der Argumentationssituation vorstrukturiert und unser Argumentationsverhalten mitbestimmt:

> Allerdings ist es so, daß wir über das Argumentieren nicht nur in Kriegsbegriffen *sprechen*: Wir können beim Argumentieren auch gewinnen oder verlieren. Wir betrachten die Person, mit der wir argumentieren, als Gegner. Wir greifen seine Positionen an und verteidigen die unsrigen. [...] Viele unserer Argumentations*handlungen* sind nach dem Kriegskonzept strukturiert. Auch wenn es sich nicht um einen physischen Kampf handelt, so ist es doch ein verbaler Kampf; und die Argumentationsstruktur spiegelt dieses Kampfgeschehen – Angriff, Verteidigung, Gegenangriff usw. – wider. In diesem Sinne ist die konzeptuelle Metapher ARGUMENTIEREN IST KRIEG eine Metapher, nach der wir in unserer Kultur leben; sie strukturiert die Handlungen, die wir beim Argumentieren ausführen. [...]
>
> Stellen wir uns einmal eine Kultur vor, in der man den Argumentationsvorgang als Tanz betrachtet, bei dem die Argumentierenden als Künstler auftreten und das Ziel haben, sich harmonisch und ästhetisch ansprechend zu präsentieren. In einer solchen Kultur würden die Menschen die Argumentationshandlung in einem anderen Licht sehen, sie anders erleben, anders ausführen und anders darüber sprechen.[41]

Erst der Vorschlag, das Argumentieren einmal als Tanz zu betrachten, weist das Konzept „Argumentieren ist Krieg" als kultur- und kontextabhängig aus. Es ist *eine* Form, den Vorgang des Argumentierens zu begreifen. Während die Eigenschaft der Metapher, austauschbar zu sein,[42] dem Wissenschaftler bei der Arbeit mit literarischen Texten in der Regel bewusst ist, tritt sie bei der

---

ganzen Begriffsdomänen lokalisiert" ist und „auf der »Sprachoberfläche« ihren Ausdruck in verschiedenen konventionell-metaphorischen Redewendungen" findet. Olaf Jäkel: *Wie Metaphern Wissen schaffen: die kognitive Metapherntheorie und ihre Anwendung in Modell-Analysen der Diskursbereiche Geistestätigkeit, Wirtschaft, Wissenschaft und Religion.* – Hamburg: 2003, S. 23. Die konzeptionelle Metapher ist also eine grundlegende Übertragungsbewegung (hier von Krieg hin zur Argumentation), von der sowohl die emotionale und intellektuelle Auffassung der metaphorisch gefassten Situation (Argumentieren) als auch die Wortwahl innerhalb der Situation und die Gestaltung einer späteren Beschreibung abhängen.

40 George Lakoff und Mark Johnson: *Leben in Metaphern: Konstruktion und Gebrauch von Sprachbildern.* – 6. Aufl. Heidelberg: 2008, S. 12. Hervorhebungen Lakoff/Johnson.

41 Lakoff/Johnson: Metaphern, S. 12f. Hervorhebungen Lakoff/Johnson.

42 Die Option, Metaphern auszutauschen, ist zugleich Grundlage dafür, dass Metaphern mit einem bestimmten Darstellungsinteresse eingesetzt werden können und spezielle poetische

Lektüre nicht literarischer Texte oftmals in den Hintergrund. Dabei wird leicht übersehen, dass auch die meisten ‚harten' wissenschaftlichen Ergebnisse nicht anders als metaphorisch beschreibbar sind, weil sonst schlicht das Vokabular fehlt. Wird für eine neue Erkenntnis ein Terminus gesucht, muss dieser neu geschaffen oder aus einem bestehenden Sprachsystem entlehnt werden. Entlehnte Benennungen müssen fast zwangsläufig metaphorischen Charakter haben, denn das entlehnte Wort überträgt automatisch die mit ihm bereits verbundenen kollektiven und individuellen Vorstellungen auf den zu benennenden Gegenstand. Ein Beispiel ist der Begriff Quanten*sprung*, der von Beginn an unter Physikern umstritten war und heute unter Fachleuten nur noch selten verwendet wird. Das Wort *Sprung* erzeugt die bildhafte Vorstellung von einer ausgreifenden Bewegung, die allerdings nichts mit dem beschriebenen Vorgang gemein hat, nämlich der *kleinsten* möglichen Zustandsänderung in einem physikalischen System. Die Tatsache, dass das Konzept des Quantensprungs für die Physik eine revolutionäre Bedeutung hatte, begünstigt, dass in der Umgangssprache die Bildassoziation Vorrang einnimmt vor dem eigentlich bezeichneten physikalischen Phänomen.[43] An Lakoffs und Johnsons Kriegs- und Tanzvergleich wird deutlich, dass die Reichweite und Passgenauigkeit des verwendeten metaphorischen Konzepts durchaus Auswirkungen darauf haben kann, welche Ideen ein Forscher bei seinem Erkenntnisprozess hat und wie schnell er zu einem Ergebnis gelangt. Die Vorstellung vom Gehirn als einem Archiv etwa legt andere Schlüsse nahe als die Aussage, das Gehirn sei ein Computer.

Wenn Lakoff und Johnson schreiben, die Metapher strukturiere nicht nur unsere Wahrnehmung, sondern auch unser Verhalten in der Argumentationssituation, deuten sie darauf hin, dass die Metapher eine körperliche Komponente besitzt. Wie sehr die Metapher an die physische Welterfahrung gekoppelt ist, beschreibt Michael Buchholz in Anlehnung an den Anthropologen Michael Tomasello:

> Ein Kind nimmt sich einen Schlüsselbund und sagt dazu „brumm". Es kreiert handelnd eine Metapher DER SCHLÜSSELBUND IST EIN AUTO. Die Mutter geht nun aber nicht her und erklärt dem Kind seinen falschen Sprachgebrauch; vielmehr nimmt sie einen Bleistift und bewegt ihn so, daß dem Kind klar wird: sie spielt mit. Die Mutter antwortet also mit einer anderen Metapher DER BLEISTIFT IST

Effekte erzeugen.

43 Das belegen alleine die zahlreichen Glossen und Leserbriefe zur inflationären und missverständlichen Verwendung des Begriffs in Tageszeitungen und Feuilletons. Hier sei exemplarisch der Leserbrief *Quanten sind bloß große Füße* von Ulrich Werner aus der *Zeit* [10] 2002 erwähnt.

EIN FUSSGÄNGER. Ein Spiel kann beginnen, weit vor aller sprachlichen Artikulation. Das kleine paradoxe Wunder ist, dass beide gleichsam in einem „falschen" Sprachgebrauch feststecken, und das Kind es irgendwann dennoch richtig lernt. Aber das ist ja nur solange falsch, als man Sprache als System der Repräsentation auffasst. Sprechen ist aber weit mehr Bestandteil einer gemeinsamen interaktiven und kulturellen Praxis, in die sich die Bewegungen und Schemata des Körpers mit unterschiedlichen Akzentuierungen einschreiben.[44]

Dieser Auffassung nach ist die Metapher also nicht nur ein Mittel zur nachträglichen Welt*strukturierung*, sondern auch eines zur primären Welt*aneignung*, eine Sprache vor der Sprache. Das Kleiden der Metapher in Worte ist der zweite Schritt, der erste ist eine konkrete Sinneswahrnehmung bzw. Körpererfahrung. Das heißt nicht, dass die Bildung von Metaphern bei erwachsenen Menschen mit ausgebildeten Artikulationsfähigkeiten ausschließlich über physische Handlungen erfolgen kann, aber die Fähigkeit zum Erfassen des metaphorischen Bildes ist eine durch den Körper erworbene, vorintellektuelle Fertigkeit. Das macht die Metapher zu einer ursprünglichen, unhintergehbaren Form des Denkens und Erlebens. Tatsächlich erteilt Buchholz denjenigen eine Absage, die hinter der Metapher einen *eigentlichen* Sinn oder Gehalt vermuten. Er verwendet zur Illustration das Beispiel unterschiedlicher Auffassungen von Ehe, das er von Naomi Quinn übernimmt:

> Ein Mann sieht die Beziehung zu seiner Frau gemäß dem Bürgerlichen Gesetzbuch mittels der konzeptuellen Metapher MEINE EHE IST EIN ÖKONOMISCHES UNTERNEHMEN. Und was wird entstehen, wenn seine Frau eine andere Bildgebung vornimmt, etwa DIE EHE IST EINE SPIRITUELLE REISE? Die Ehe ist hier derselbe Bildempfänger, aber er wird mit höchst unterschiedlichen Bildspendern besetzt. [...] Aber kann man festlegen, was eine EHE *wirklich* ist? Sozusagen jenseits der metaphorischen Projektion? Die Antwort ist, daß es zentrale Themen des menschlichen Lebens gibt, die nicht ohne Metaphern gedacht werden können – und denken heißt hier soviel wie imaginieren, ausphantasieren, ausmalen. Denken und imaginieren fallen hier zusammen.[45]

Zu diesen zentralen Themen zählt Buchholz zufolge die Möglichkeit, mit der Hilfe von Metaphern Paradoxien zu versprachlichen.[46] Die Metapher erlaubt also etwas auszudrücken, das wir zwar nicht rational analysieren können, aber täglich er*leben*. Damit erweitert sie den Fundus sprachlich fassbarer Inhalte um ein Vielfaches, um den Preis der Eindeutigkeit und unbedingten Widerspruchsfreiheit. Das gleichzeitige Empfinden gegensätzlicher Gefühle etwa, moralische

44 Michael Buchholz: *Innere Bewegung und Metaphern der Bewegung in der Psychotherapie* [Vortragsmanuskript]. – Lindau: 2006, S. 15. Hervorhebungen Buchholz.

45 Buchholz: Bewegung, S. 7f. Hervorhebungen Buchholz.

46 Vgl. Buchholz: Bewegung, S. 1.

Di*lemmata*, Hassliebe, innere *Zerrissenheit*, lassen sich metaphorisch fassen.

Der Vorteil eines Metaphernkonzepts, das die Verankerung der Metapher in der Körper- und Sinneswahrnehmung ebenso berücksichtigt wie ihr poetisches Potential und ihre sprachliche Raffinesse, liegt nicht zuletzt in seiner genuinen Interdisziplinarität. Ähnlich wie die Theorien des Konstruktivismus ist die Metaphernforschung inzwischen in auf den ersten Blick nicht verwandten Fächern (etwa Medizin und Literaturwissenschaft) beheimatet. Anders als beispielsweise die Ergebnisse der Neurowissenschaften, deren Übertragung auf traditionell geisteswissenschaftliche Untersuchungsgegenstände bekanntlich anfällig für Missverständnisse und Kategorienfehler ist, ergänzen sich die verschiedenen Theorien zur Metapher ohne große Widerstände und ergeben ein schlüssiges Bild. Am Beispiel der philosophischen Überlegungen von Noël Carroll zum *paradox of fiction*, nämlich der Frage, „in which [...] way nonexistent fictions can affect actual audiences“[47] (oder: „How can we grieve for King Lear?“[48]), lässt sich veranschaulichen, dass das Metaphernkonzept nicht nur an die Literaturwissenschaft, sondern auch an andere geisteswissenschaftliche Richtungen anschließbar ist. Carroll zufolge beruht die Wirkung von Fiktion auf der Verknüpfung von Gedanken bzw. Vorstellungsinhalten mit emotional-körperlichen Reaktionen. Der Wahrheitsgehalt des Gedankens ist dabei irrelevant:

> Standing on a precipice, though in no way precariously, one might fleetingly entertain the thought of falling over the edge. Commonly, this can be accompanied by a sudden chill or a tremor which is brought about, I submit, not by our belief that we are about to fall over the edge of the precipice, but by our thought of falling, which, of course, we regard as a particularly uninviting prospect. It need not be a prospect we believe is probable; our footing is secure, there is no one around to push us, and we have no intention of jumping. But we can scare ourselves by imagining a sequence of events that we know to be highly unlikely. Moreover, we are not frightened by the *event* of our thinking of falling, but by the *content* of our thought of falling – perhaps the mental image of plummeting through space.[49]

Es ist die (bildliche) Vorstellung, die Fiktion des Fallens, die körperliche Reaktionen auslöst. Äußere Wahrnehmung, Denken und Empfindung sind nicht mehr voneinander zu trennen, die Abfolge von Ursache und Wirkung ist aufgehoben. Die Metapher ermöglicht also die Integration der Sinnesebene in die geisteswissenschaftliche Betrachtung, ohne reduktionistische Verkürzungen zu

---

47 Noël Carroll: *The Philosophy of Horror or Paradoxes of the Heart.* – New York, London: 1990, S. 59.

48 Carroll: Horror, S. 60.

49 Carroll: Horror, S. 80.

erfordern. Viele andere Ansätze führen entweder den Körper auf den Geist (Solipsismus) oder den Geist auf den Körper (Hirnforschung) zurück und subsummieren hierdurch fachfremde Denkweisen unter die eigene. Ähnlich wie der Konstruktgedanke eröffnet die Metapher hier einen Ausweg. Vor dem Hintergrund der dargelegten Konzepte wird in der vorliegenden Arbeit die bildhafte Darstellung, das Metaphorische, immer auch als das in den Sinnen Verankerte und sich damit potentiell an Verstand *und* Sinne Richtende verstanden.[50] Das dichterische Bild kann als eines der wirkmächtigsten literarischen Verfahren betrachtet werden, da es sowohl auf intellektueller als auch auf emotionaler und rhetorischer Ebene erkannt werden kann. Es ruft eine unmittelbare Reaktion hervor, kann aber zudem von einer Metaebene aus analysiert und in ein anderes Bild überführt werden.[51] Die Integration der sinnlich-körperlichen Seite der Metapher in die literaturwissenschaftliche Untersuchung erweitert den möglichen Deutungsraum um eine weitere Dimension. Die Metapher ist nicht bloß als uneigentlicher Ausdruck eines eigentlichen Gegenstandes zu sehen, sondern als ein ursprüngliches, poetisches Grundelement, das die Wirkung von Sprache auf Geist, Seele und Körper entscheidend mitbestimmt.

Versteht man die Metapher als grundlegend für das Erleben, Verstehen und Sprechen, kann auch das Sprechen *über* Texte kein unmetaphorisches, erst recht kein eineindeutiges sein. Das Ziel bei der Annäherung an einen lebendigen, sich permanent in Wandlung befindlichen Gegenstand ist nicht seine Zerlegung in Bestandteile und damit die Aufhebung seiner Integrität, sondern das Erlangen von Verständnis für seine wesentlichen Merkmale und Eigenschaften. Essentiell ist bei dieser Arbeitsweise nicht die Ausschließlichkeit der getroffenen Aussagen, sondern deren Plausibilität.

---

50 Hier muss noch einmal betont werden, dass nicht alle Metaphern über Körpererfahrung generiert werden. Aber der Erwerb der Fähigkeit, Metaphern zu bilden und zu entschlüsseln, setzt die sinnliche Weltwahrnehmung und das Sich-selbst-Erfahren in der Welt voraus.

51 Das Finden alternativer Metaphern etwa steht im Zentrum metapherngestützer therapeutischer Analysetechniken. Die Grenzen des von den Patienten verwendeten Bildraumes werden aufgezeigt und durch alternative Bildräume ersetzt oder ergänzt, die dem Patienten mehr Handlungsspielraum eröffnen. Vgl. Buchholz: Bewegung.

2.2 Mitfiebern: Ein Wort zu Wirkung, Rezeption und Identifikation

Von den Überlegungen zur Metapher ist der Weg nicht weit zu der Frage, welche Wirkung von den untersuchten Sprachphänomenen, der Textstruktur, der Konstruktion der Figuren und anderen poetischen Spezifika ausgeht. Um genau einzugrenzen, welche Untersuchungsfelder von Seiten der Literaturwissenschaft überhaupt abgedeckt werden können, ist es zweckmäßig, zwischen rezeptions- und wirkungsästhetischen Gesichtspunkten zu unterscheiden. Wirkungs- und Rezeptionsästhetik werden oft synonym verwendet. Diese Praxis führt allerdings zu Ungenauigkeiten und zwingt den Leser unnötig zur Interpretation des Sekundärtexts. In dieser Arbeit wird unter „Wirkung" der im Werk angelegte Effekt verstanden, also textuelle Merkmale und Verfahren, deren Analyse plausibel macht, dass sie der Lesersteuerung dienen und bestimmte Reaktionen beim Rezipienten hervorrufen sollen. Ein gutes Beispiel hierfür sind Techniken der Spannungssteigerung wie Retardierungen und das Erzeugen von (scheinbaren) Wissensvorsprüngen oder Vorahnungen. Derartige Verfahren lassen sich literaturwissenschaftlich beschreiben und im Werkkontext deuten. Die Wirkung ist also eine Art rekonstruierbarer Absicht zur Beeinflussung (ob es sich dabei um die tatsächliche Absicht des Autors handelt, ist dabei irrelevant). Die Rezeption hingegen, wie sie hier verstanden wird, bleibt mit den in der vorliegenden Arbeit verwendeten literaturwissenschaftlichen Mitteln unbeschreibbar, da sie im Bewusstsein des empirischen Lesers stattfindet. Ihre Untersuchung ist ein Betätigungsfeld etwa für (Neuro-)Psychologen oder Vertreter der empirischen Rezeptionsforschung. Die Beschränkung auf die Wirkung bedingt folglich ein Verständnis von „Leser" bzw. „Rezipient" nicht als Mensch aus Fleisch und Blut, sondern als Textinstanz, an die sich das Werk richtet, die es implizit anspricht. Ob die oben erwähnten Techniken zur Spannungssteigerung bei jedem faktischen Leser zu erhöhter Aufmerksamkeit, dem Anstieg der Pulsfrequenz oder emotionaler Beteiligung führen, der angelegte Mechanismus also bei einer signifikanten Anzahl von lesenden Menschen funktioniert, bleibt im Dunkeln. Erhellt werden kann aber durchaus, welche Effekte die Verfahren auf *einen* – den im Text selbst angelegten – Leser mutmaßlich haben *sollen*, also auf welche Weise der Text sich an den Leser richtet.

Bei der Frage nach dem Effekt, den die Wirkmechanismen von Literatur auf den Leser haben, lautet das Stichwort oft: Identifikation. Noël Carroll weist zu Recht darauf hin, dass – sofern man Aussagen über die Rezeption treffen will – die Verwendung des Begriffes problematisch ist, da die Reaktion des Rezipienten nie mit der Reaktion der Figur identisch ist:

> "Identification" suggests that we fuse with characters or become one with them which would suggest, at least, that we duplicate their emotional states. [...] But generally, the relation is asymmetrical; the characters, in part through their emotions, cause different emotions in spectators.[52]

Die Todesangst des Protagonisten wird beim Rezipienten vermutlich keine Panik verursachen, sondern vielleicht einen Schauer, möglicherweise begleitet von Mitleid mit der Figur, gespannte Erwartungen bezüglich des Fortgangs der Handlung oder Reflexionen über Textdeutungen und poetische Effekte. (Vielleicht lässt den Rezipienten das Schicksal der Figur auch völlig kalt, gegebenenfalls aus Gründen, die nicht auf Handlungsebene zu suchen sind, sondern in seiner persönlichen Disposition oder in der sprachlichen Konstitution des Werks.) Carroll schlägt deshalb vor, statt von „Identifikation" von „Assimilation" zu sprechen.[53] Er versteht darunter „a sense of how the character assesses the situation":[54]

> We can assimilate her [the protagonists, BS] internal evaluation of the situation without becoming, so to speak, possessed by her.
>
> But in assimilating the situation, I also take an external view of it. That is, I assimilate features of the situation that for various reasons are not focused by the protagonist either because she does not know about them or because they are not plausible objects of her concern.[55]

Der Begriff Identifikation wirkt allerdings gleich weniger problematisch, wenn man ihn in seinem gesamten Bedeutungsumfang erfasst und sich bei der Analyse auf Aussagen über die Wirkung des Textes beschränkt. Identifikation bedeutet nicht nur das Verschmelzen mit einem geeigneten Objekt (reflexiver Gebrauch), sondern auch das Wiedererkennen, Benennen oder Bestimmen desselben oder seiner Lage. Identifikation erlaubt also, die Perspektive eines anderen (in diesem Fall die einer Figur im fiktionalen Werk) einzunehmen, ohne den eigenen Standpunkt verlassen zu müssen. Wie sehr sich der Rezipient die Sache zu eigen macht und wie stark dabei seine emotionale Beteiligung ist, muss für die Untersuchung der Text*wirkung* nicht näher eruiert werden. Wichtig ist es allerdings festzustellen, welche Mechanismen im Werk wirksam werden, um das Einnehmen der Figurenperspektive bzw. das sich Eindenken in die Handlung überhaupt zu ermöglichen (Erzählhaltung, Aufbau von Spannungsbögen, sprachliche Gestaltung etc.), und wie sie konstruiert sind. Die analysierten

52 Carroll: Horror, S. 96.
53 Vgl. Carroll: Horror, S. 95.
54 Carroll: Horror, S. 95.
55 Carroll: Horror, S. 95.

Mechanismen sind als Einladung an uns zu verstehen, in einer bestimmten Art auf den Text zu reagieren. Anhand der Aufmachung und Formulierung des Einladungsschreibens kann der Literaturwissenschaftler vermuten, welche Erwiderungen zu erwarten sind; mit welchem Ton der empirische Leser jedoch tatsächlich antwortet, ob er (fristgerecht? höflich? im Einklang mit gesellschaftlichen Konventionen?) annimmt oder ablehnt, bleibt offen. Als „Leser", „Rezipient" oder auch „wir" bzw. „uns" (als Adressaten) wird in dieser Arbeit folglich immer eine Textinstanz verstanden: die Annahme über die Natur der Leserschaft, die der Erzähler im Werk durchscheinen lässt.[56] Der adressierte Rezipient kann relativ klar umrissen sein,[57] aber auch als unbestimmtes Konstrukt hinter den Text zurücktreten.

2.3 Arzt, Autor, Erzähler, Ich und Co. Unbekannte Instanzen in bekannten Rollen

Bei Fragen zum Autor bzw. zur Autorfigur der Fallgeschichte ist die Literaturwissenschaft mit ähnlichen Begriffsproblemen konfrontiert wie bei der Analyse autobiographischer Werke. Schließlich umfasst die Fallgeschichte nicht nur die biographische Beschreibung des Patienten, sondern immer auch die autobiographische Darstellung der mit dem Patienten verbrachten Zeit des Therapeuten. Mit der Autobiographie ist die Fallgeschichte auch deshalb verwandt,

---

56 Auf eingehendere Rekapitulation der Theorien zum impliziten Autor und Leser wird an dieser Stelle verzichtet, da der Fokus nicht von der Analyse der Falldarstellungen auf ein scharf umkämpftes Theoriefeld gelenkt werden soll. Eine sachliche Zusammenfassung der verschiedenen theoretischen Ansätze von Wayne C. Booths Konzept zum impliziten Autor bis hin zu Wolfgang Isers impliziten Leser liefern Tom Kindt und Hans-Harald Müller in *The Implied Author: Concept and Controversy* (Berlin: 2006).

57 Dies ist z. B. bei Vilayanur Ramachandrans und Sandra Blakeslees *Phantoms in the Brain* der Fall, in dem der Leser die Rolle des Schülers einnehmen soll. Der Erzähler gibt zahlreiche Hinweise darauf, an welche Rezipienten er sich richtet. Bei der Schilderung eines einfachen Experiments zur Funktionsweise von Abwehrmechanismen bei Paralysepatienten stellt er z. B. fest: „Specifically, patients were told that they could earn five dollars if they threaded a light bulb into a bare socket on a heavy table lamp or ten dollars if they could tie a pair of shoelaces. You or I would naturally go for the shoelaces, but most paralyzed stroke patients – who do not suffer from denial – choose the light bulb, knowing their limitations." Vilayanur S. Ramachandran und Sandra Blakeslee: *Phantoms in the brain. Probing the mysteries of the human mind.* – New York: 1999, S. 138. Der Erzähler legt damit offen, dass er sich seine Leser als sich selbst ähnlich und seinen Patienten unähnlich vorstellt. Der Rezipient hat keine körperlichen Einschränkungen und folgt der gleichen Logik wie der Erzähler. Derart deutliche Hinweise auf das Konstruktionsprinzip des Rezipienten als Textinstanz finden sich allerdings auch in Fallgeschichten selten.

weil sie (mutmaßliche) Fakten mit einer narrativen Gestaltung verknüpft. Als nicht-literarischer narrativer Text beansprucht sie für sich, naturwissenschaftliche, medizinische oder psychologische Tatbestände zu vermitteln, empfiehlt sich aber schon allein durch ihre äußere Form als potentieller Gegenstand literaturwissenschaftlicher Untersuchungen. Anders als bei den meisten genuin literarischen Texten können in der Fallgeschichte Status und Funktion von Autor, Erzähler und Figur nicht klar voneinander unterschieden werden. Der Autor – bei fast allen Fallgeschichten der behandelnde Arzt oder Therapeut – nimmt sowohl bei der Textproduktion und in deren Vorfeld als auch in der Geschichte selbst verschiedene Rollen ein. Er ist gemeinsam mit dem Patienten der (oft einzige) Zeuge und Teilhabender am zu beschreibenden Geschehen und muss zugleich beim Verfassen der Fallgeschichte einen Autor-Erzähler erschaffen, der innerhalb des literarisch-textuellen Kosmos eine Zeugen- und Teilhaberschaft erfüllt. Anders als im persönlichen Gespräch oder Vortrag muss der Autor gewissermaßen einen Stellvertreter er*zeugen*, der als ‚Kontaktfigur' den Transport von Fachwissen und Therapieabläufen zum Leser übernimmt. Daneben existiert in der Fallgeschichte in fast allen Fällen noch eine vom Autor-Erzähler unterscheidbare Autor-Figur, die als handelnder Charakter mit einer Patienten-Figur in der Geschichte interagiert. Im literarischen Text ist die Differenz zwischen Autor und Erzähler in der Regel unproblematisch, während bei der Unterscheidung zwischen Erzähler und Figur auch hier bekanntermaßen Schwierigkeiten auftreten können. Diese Problematik kommt bei der Autorenfrage in Fallgeschichten noch erschwerend hinzu.

Die Nähe des Autors zum Autor-Erzähler ist deshalb prekär, weil im Fachtext – und als solche können z. B. psychoanalytische Fallgeschichten gelten – die vermittelten Erkenntnisse automatisch dem Verfasser als physischer Person zugeschrieben werden. Wenn wir etwa Heisenbergs *Die physikalischen Prinzipien der Quantentheorie* lesen, denken wir kaum darüber nach, dass es *zwischen* Heisenberg und uns als Leser eine vermittelnde Erzählerinstanz geben könnte. Wir *lesen Heisenberg*. Hierbei handelt es sich nicht bloß um eine metonymische Wendung. Nicht ein Erzähler in einem fiktiven Raum hat die physikalischen Experimente und Berechnungen gemacht, von denen wir bei der Lektüre erfahren, sondern der Mensch Werner Heisenberg. Ob es am Ende wissenschaftlich haltbar ist oder nicht, zunächst begreift der Leser intuitiv das Dargestellte als Gegebenes: Heisenbergs Quantenphysik *ist*, wie der Autor (nicht ein Erzähler!) sie beschreibt.[58] Der Fachtext erfüllt erst einmal nur die Funktion eines

58 Ein Fachmann ist in der Lage, sofort einen Schritt weiter zu gehen und die Quantenphysik

Transportmittels für Erkenntnisse vom Autor vermeintlich *direkt* zu uns; er ist keine *écriture* im Sinne Roland Barthes', sondern bleibt an die Intention des Autors, den Transport von Wissen, gekoppelt.[59] Die Tatsache, dass auch die wissenschaftliche Abhandlung eine vermittelnde Instanz enthalten *muss*, ist im Alltag für das Verständnis des Inhalts meistens sekundär bzw. aus der Sicht des Adressaten nicht relevant. Dieser Auffassung nach (be-)schreibt der Forscher im wissenschaftlichen Text eine ‚Wahrheit', die im außertextuellen Raum – sprich: in der physischen Welt – Gültigkeit besitzt. Der Leser trägt also eine andere Erwartungshaltung an den Fachtext heran als an ein literarisches Werk, weshalb die Sicht auf die Gemachtheit des Fachtextes oft verstellt ist. Dahinter steht die von positivistischen Idealen geprägte Vorstellung, dass gerade Naturwissenschaftler ein nach den Regeln ihrer Zunft ‚objektiv' gewonnenes Ergebnis ebenso objektiv darzustellen in der Lage seien. Die sprachliche Umsetzung ist aus diesem Blickwinkel reines Handwerk, das von jedem Wissenschaftler mit mehr oder minder gleichem Ergebnis zu verrichten sei (ob der eine Biologe den Aufbau einer Zelle beschreibt oder der andere, ist unerheblich, das Ergebnis ist im Wesentlichen gleich). Gewertet wird die wissenschaftliche Entdeckung, nicht deren sprachliche Transformation. Gesteht man auch solchen Texten zu, dass sie eine Vermittlungsinstanz besitzen, nimmt man ihnen die Aura der Objektivität.

In vielen (natur)wissenschaftlichen Disziplinen wird das Vorhandensein einer subjektiven Vermittlungsinstanz nicht thematisiert, weil die sprachliche Konstitution des vermittelten Wissens den Fachvertretern als irrelevant für ihre Forschung erscheint.[60] Untersucht man allerdings verschiedene Fallgeschichtentypen, wird schnell deutlich, dass man sich hierbei nicht auf eine solche Position zurückziehen kann. Ähnlich wie die von Gabriele Schabacher gattungstheoretisch durchleuchteten Autobiographien verheißen Fallbeschreibungen „einen Durchgriff auf die Wirklichkeit."[61] Doch die Fall*geschichte* hat narrativen Charakter und stellt ihre Gebundenheit an poetische Mittel – und damit an die

Heisenbergs – wiederum nicht die einer vermittelnden Instanz! – mit seinen eigenen Auffassungen der physikalischen Gegebenheiten abzugleichen.

59 Vgl. Roland Barthes: *Der Tod des Autors*. – In: Fotis Jannidis [u. a.] (Hrsg.): *Texte zur Theorie der Autorschaft*. Stuttgart: 2000, S. 185–193.

60 Dass Erfolg und Verbreitung einer wissenschaftlichen Abhandlung durchaus mit ihren textuellen Qualitäten verbunden sein kann, bleibt dabei meistens unberücksichtigt. Der Aspekt der öffentlichkeitswirksamen Gestaltung wird besonders im Zusammenhang mit neurowissenschaftlichen Falldarstellungen genauer zu untersuchen sein.

61 Gabriele Schabacher: *Topik der Referenz: Theorie der Autobiographie, die Funktion ‚Gattung' und Roland Barthes' „Über mich selbst"*. – Würzburg: 2007, S. 104.

individuelle schöpferische Leistung ihres Verfassers – zur Schau. Ihr Inhalt lässt sich nicht auf Axiome reduzieren und mit Hilfe formalisierter Darstellungsmittel eineindeutig abbilden.[62] Zugleich wird die vermittelnde Instanz, der Erzähler, automatisch von der wissenschaftlichen Haltung des Autors mitbestimmt. Ein Verhaltenstherapeut wird eine andere Fallgeschichte schreiben als ein Psychoanalytiker, dessen Darstellung wiederum von der eines Neurowissenschaftlers abweichen mag – selbst wenn alle über denselben Patienten berichten. Für die Analyse heißt das, dass eine rein textimmanente Interpretation kaum möglich ist. Die Information darüber, welcher Fachrichtung der Autor angehört, und zum Teil auch, welche wissenschaftlichen Standpunkte er vertritt, muss in die Untersuchung einbezogen werden. Denn der wissenschaftliche Hintergrund des Autors durchdringt die Darstellung, auch wenn dies schlicht darauf zurückführbar sein mag, dass in unterschiedlichen Fachrichtungen verschiedene Standards und Gepflogenheiten für das Verfassen einer Falldarstellung anerkannt sind. Das Einbeziehen inter- und extratextueller Informationen ist also unerlässlich, sofern man bei der Einzelanalyse der Fallgeschichten Fachstereotype von eigenständigen poetischen Verfahren unterscheiden will.

Doch wie ist nun mit Autor, Erzähler und Autor-Figur in Fallgeschichten umzugehen? Man stößt hier schnell auf begriffliche Schwierigkeiten. Sagt man bei der Lektüre einer Fallgeschichte „Der (reale) Arzt hat den (realen) Patienten behandelt“, oder muss es heißen „Der Erzähler beschreibt, wie er oder die Arzt-Figur den Patienten behandelt“? Für den Leser ist diese Frage in Fallgeschichten oft nicht eindeutig zu beantworten, denn er erhält von der realen Behandlung ausschließlich *durch* die Vermittlung der Erzählinstanz Kenntnis. Er hat im Normalfall keine Möglichkeit, den geschilderten Behandlungsverlauf anhand externer Beweismittel zu überprüfen. Zwar wird zu Forschungs- und Ausbildungszwecken in der Psychoanalyseforschung seit einiger Zeit versucht, eine externe Kontrolle durch den Einsatz von Tonbandmitschnitten und -transkriptionen zu ermöglichen.[63] Doch selbst wenn Tonband- und Filmmit-

62 Das ist, wenn überhaupt, nur in der Mathematik selbst möglich, da diese sich nicht auf mathematikexterne Realitäten bezieht. In Wissenschaften, die Aussagen über die empirische Realität formulieren, ist eine Transformation der Erkenntnisse über den Untersuchungsgegenstand in Sprache (und eventuell Abbildungen) notwendig, die per se erkenntnismodifizierenden Charakter hat.

63 Vorreiter hierfür sind in Deutschland Horst Kächele und seine Mitarbeiter, die das Konzept des sogenannten „Musterfalles“ vertreten. Ein Beispiel liefern sie selbst mit der Veröffentlichung des Falles „Amalie X“. Die Therapie der Amalie X wird nicht nur aus der

schnitte oder ausführliche Selbstzeugnisse von Arzt und Patient hinzugezogen werden, ist keine „wahre“ und lückenlose Darstellung des Therapiegeschehens möglich. Eine objektive Darstellung der subjektiven Wahrnehmung der Therapieteilnehmer kann auch die Summe aller Aufzeichnungen nicht leisten. Zudem können derartige externe Beweismittel veröffentlichten Fallgeschichten nicht standardmäßig beigegeben werden, da die Anonymität der Patienten geschützt werden muss.

Arzt und Patient sowie die Behandlungssituation sind uns also immer nur so weit bekannt, wie die vorliegenden Texte dies zulassen. Der sprachlich-lineare Durchgriff auf die unendlich komplexe Wirklichkeit des Behandlungsgeschehens käme der Quadratur der Kugel gleich. Aus diesem Grund wird das Bewusstsein über die mediale Konstitution der Fallgeschichten durchgehend vorausgesetzt. Werden in dieser Arbeit Aussagen über den Arzt getätigt, können dies zwangsläufig nur Aussagen über den Arzt sein, wie er sich in der und durch die Geschichte präsentiert. Wird etwa bei der Analyse einer Fallgeschichte von Oliver Sacks gesagt, Sacks untersuche einen Patienten oder er trete als Protagonist der Geschichte auf, ist damit nicht der Autor gemeint, sondern die Figur bzw. der Erzähler Sacks. Die Angaben „Der Arzt behandelt den Patienten“ und „Der Erzähler beschreibt, wie der Arzt den Patienten behandelt“ werden also synonym verwendet, ohne dass hiermit eine naive Identifikation der verschiedenen Instanzen vorgenommen würde. Die Unterscheidung zwischen Autor und Erzähler (und damit die Entscheidung, ob es sich bei der Fallgeschichte per se um ein referentielles oder ein fiktionales Werk handelt) kann nicht durch textuelle Marker erfolgen, sondern liegt in der jeweiligen Lesart begründet. Wie Cornelia Hild es in ihrer Dissertation zum Verhältnis von Autobiografie und Fiktion formuliert, beruht die „Einordnung in den literarischen Kanon [...] auf Präsuppositionen, welche der Entscheidung vorausgehen, etwas als Literatur zu klassifizieren.“[64] Mit „Autor“ wird im Folgenden die physisch existente Person identifiziert, über die wir aus extratextuellen Quellen erfahren.[65] Es

Sicht des behandelnden Analytikers beschrieben, sondern unter verschiedenen theoretischen Leitlinien nachbearbeitet. Andere Analytiker überprüfen z. B. die Darstellung des Therapieverlaufs anhand der Tonbandtranskriptionen. Vgl. das von Horst Kächele, Marianne Leuzinger-Bohleber, Anna Buchheim und Helmut Thomä verfasste Kapitel *Amalie X – ein deutscher Musterfall.* in: Helmut Thomä und Horst Kächele (Hrsg.): *Psychoanalytische Therapie: Forschung.* – 3. Aufl. Heidelberg: 2006, S. 121-174.

64 Cornelia Hild: *“Not Blood Relations, Ink Relations”. Autobiographie und Fiktion.* – München: 2007, S. 28.

65 Dass auch diese Quellen oftmals Texte sind und dass auch die Summe der Quellen den Autor nicht als vollständige Person abzubilden in der Lage sind, wird als gegeben hingenommen und nicht weiter problematisiert.

gehört zum komplexen Charakter narrativer Texte, dass eine zweifelsfreie Differenzierung aller Instanzen nicht in allen Fällen durchführbar ist. Da von der medialen Beschaffenheit aller Fallgeschichten ausgegangen wird, ist eine solche Unterscheidung auch nicht mit einem signifikanten Erkenntnisgewinn für die vorliegenden Fragestellungen verbunden. Es gilt, einen Mittelweg zwischen der Klassifikation der Fallgeschichte als medizinhistorischem Dokument und ihrer Einordnung als reine (fiktionale) Erzählliteratur zu finden. Wieder wird die Nähe zur Autobiographie deutlich; folgende Formulierung von Gabriele Schabacher lässt sich gänzlich auf die Fallgeschichte übertragen:

> Zwei Disziplinen also – Geschichtswissenschaft und Literaturwissenschaft – reklamieren die Autobiographie als ihren Gegenstand. Dieser Gegenstand firmiert gemäß der Unterscheidung von Faktizität und Fiktion dabei im einen Fall als Geschichte, im anderen Fall als Literatur. Genau aufgrund dieser doppelten Adressierung hat die Autobiographie [...] als ‚Grenzgänger' par excellence zu gelten: Die Autobiographie stellt genuin die Frage nach der Unterscheidbarkeit von Faktizität und Fiktion. Dabei ist es [...] der Umstand, dass diese Unterscheidbarkeit nicht letztgültig herzustellen ist, der die Autobiographie zu einer ‚Bedrohung' der Reinheit der Differenz von Faktizität und Fiktion und der daran gekoppelten Entscheidungssysteme macht.[66]

In der vorliegenden Arbeit wird das Problem pragmatisch gelöst: Die Perspektive ist eine literaturwissenschaftliche, also werden die textuellen Verfahren, die in den Fachfallgeschichten Anwendung finden, mit dem gleichen Vokabular beschrieben wie die Verfahren in genuin literarischen Texten.[67] Allerdings schwingt bei der Analyse der Fachfalldarstellungen stets das Bewusstsein mit, dass sie *als* Fachtexte konzipiert sind. Eine Wechselwirkung zwischen der Fallgeschichte, dem Bild der jeweiligen Disziplin in der Öffentlichkeit und der Behandlungspraxis ist intendiert und in vielen Fällen sogar konkret nachweisbar. Ignorierte man diese Wechselwirkung, würde man vielleicht den Strömungen in der Literaturwissenschaft gerecht, die jeden Autor- und Wirklichkeitsbezug von Texten hinter der Schrift verschwinden sehen.[68] Damit ließe man aber außer Acht, dass Fallgeschichten de facto nicht nur als literarische Werke betrachtet, sondern auch als Gebrauchstexte *verwendet* werden, dass sie also – als

66 Schabacher: Topik, S. 106.

67 Wobei auch hier die trennscharfe Unterscheidung nicht immer möglich ist, wie sich im Verlauf der Analysen zeigen wird.

68 Hierzu noch einmal Schabacher zur Autobiographie: „Die ‚limiting conditions of writing' werden allerdings nicht nur auf die textuelle Generiertheit von Subjekt-, Selbst- und Autorkonzeption bezogen, sondern auch auf das der Autobiographie in ihrer Schriftlichkeit grundlegend eingeschriebene Verhältnis zu Abwesenheit und Nicht-Präsenz." Schabacher: Topik, S. 124.

Anleitung, Handlungsvorbild oder Reibungsgegenstand – die Funktion von narrativen *Werkzeugen* übernehmen können. Die Bedrohung der klaren Unterscheidbarkeit zwischen Faktizität und Fiktion, die Schabacher zufolge von der Autobiographie hervorgerufen wird, geht genauso von der Fallgeschichte aus.

Für viele Fallerzählungen bieten sich zur feineren Bestimmung der Erzählsituation die Begriffe „erzählendes" und „erlebendes Ich" an.[69] Zwar ist die Arzt-Figur oftmals mit dem erlebenden Ich zu identifizieren, während der Erzähler in vielen Fällen mit dem erzählenden Ich zusammenfällt; doch die Differenzierung „erzählendes" / „erlebendes Ich" findet auf einer anderen Ebene statt als die Unterscheidung zwischen Autor, Erzähler und Figur. Die Begriffe „erzählendes" und „erlebendes Ich" beschreiben nicht die Funktion einer Textinstanz, sondern die Position der Instanz zum Geschehen. Mit Hilfe des Begriffspaars ist es deshalb möglich, die narrativen Verfahren präziser zu fassen, die zur Erzeugung einer speziellen Erzählsituation eingesetzt werden. Erneut lohnt sich ein Blick auf die Autobiographieforschung, um die Potenz der Termini „erzählendes Ich" und „erlebendes Ich" für die avisierten Untersuchungen zu ersehen:

> Die ‚klassische' erzählerische Vermittlungsform von Erinnerungen in Erzähltexten ist die der Ich-Erzählung (etwa in der Autobiographie). ‚Jemand' erzählt, was er oder sie zu bestimmten Zeiten erlebt hat, in welchem Zusammenhang das Erlebte steht und welche Konsequenzen sich daraus ergeben haben. Somit ist dieser ‚Jemand' gleichzeitig Erzähler und Figur seiner Geschichte. [...] Dass es mit dieser Unterscheidung jedoch bei weitem nicht getan ist, wird schnell deutlich an der Frage: ‚Aus wessen Perspektive wird das Geschehen geschildert, aus der des erzählenden / erinnernden Ich oder aus der des erinnerten / erlebenden Ich?' [...] Für Texte mit Ich-Erzählern ist es charakteristisch, dass der Leser sich mit den unterschiedlichen Perspektiven des erzählenden und des erlebenden Ich konfrontiert sieht.[70]

In ein und demselben Text können also verschiedene Ichs auftreten, die jeweils eine eigene Haltung zum Geschehen einnehmen:

> Das zeigt sich meist daran, dass die ‚Figur als Erzähler' der ‚Figur als Charakter' gegenüber einen informationellen sowie oft auch moralischen und psychologischen Vorteil hat und die Wahrnehmungen letzterer entsprechend kommentiert

69 Die Unterscheidung findet sich auch bei Genette, hier wird dem erzählenden Ich allerdings ein „erzähltes Ich" gegenüber gestellt. Vgl. Gérard Genette: *Die Erzählung*. – 3. Aufl. Paderborn: 2010, S. 164f.

70 Michael Basseler und Dorothee Birke: *Mimesis des Erinnerns*. – In: Astrid Erll und Hanne

> und wertet. Das erzählende / erinnernde Ich steht dabei in einem mehr oder weniger starken Spannungsverhältnis zum erinnerten Ich, auf das es im Sinne eines „Objekt-Ich" [...] zurückschaut.[71]

Auch in der Fallgeschichte werden wir häufig mit diesem Phänomen konfrontiert. Der Arzt kommentiert fast immer das eigene therapeutische Vorgehen aus einer zeitlich und innerlich distanzierten Position heraus. Er beurteilt, wie er selbst in der länger zurückliegenden Behandlung gehandelt hat. Parallel hierzu wird der Leser meistens mit einem zweiten Ich konfrontiert, das auf Interaktionsebene mit der Patientenfigur zusammentrifft und keinen Abstand zum Geschehen hat. Diese Erzählerkonstruktion ist nicht nur aus literaturwissenschaftlicher Sicht relevant, denn gerade bei Fallgeschichten, die zu Lehrzwecken verwendet werden, kann die hierdurch implizit vermittelte Technik der narrativen Selbstreflexion von großem Wert sein. Der Autor demonstriert nicht nur, welche Behandlungsmethoden zum Erfolg führen (oder gerade nicht), sondern auch, wie im Licht wachsender Erfahrung sich zunächst als absolut eingestufte Urteile als kontextabhängig herausstellen oder vermeintlich sichere therapeutische Überzeugungen relativiert werden müssen. Das lässt sich besonders gut an Texten wie Hermann Argelanders Fallstudie *Der Flieger* demonstrieren.

2.4 Schönheitschirurgie: Sprachliche Glättung

Wie im vorherigen Kapitel deutlich geworden ist, stellt der versuchte Durchgriff auf die Wirklichkeit ein zentrales Problem beim Schreiben und Interpretieren von Fallgeschichten dar. Es ist nicht möglich, die simultanen Abläufe während der Behandlung – die Gesten, Gefühle, Stimmungen, Dynamiken, Bilder und Mehrdeutigkeiten – eins zu eins zu versprachlichen.[72] Im übertragenen Sinne handelt es sich bei einer Fallgeschichte also stets um die Übersetzung einer im Vergleich zum Ausgangstext bereits stark gekürzten und vereinfachten Fassung. Die Linearität der Sprache zwingt die Autoren dazu, komplexe Prozesse in einzelne Stränge zu zergliedern, die sich in eine Reihenfolge bringen lassen. Es obliegt dem Leser, vor dem Hintergrund seines eigenen Kenntnisstandes und seiner momentanen Empfindungsweise eine Rückübersetzung vorzunehmen, um eine Vorstellung vom komplexen Erfahrungsraum „Therapie" oder „Behand-

---

Birk (Hrsg.): *Gedächtniskonzepte der Literaturwissenschaft: theoretische Grundlegung und Anwendungsperspektiven.* Berlin: 2005, S. 123–147, hier S. 134.

71 Basseler: Mimesis, S. 134.

72 Geschweige denn, die Gesamtpersönlichkeit eines Patienten und das Beziehungsgefüge zwischen ihm und seinem Therapeuten.

lung" zu bekommen. Ob der Leser sich dabei neue Kenntnisse aneignet, sich eine bislang unbekannte Erfahrung erschließt oder zumindest einen atmosphärischen Eindruck vom Geschehen erhält, hängt entscheidend von der sprachlichen und gestalterischen Qualität der Fallgeschichte ab. Im Umkehrschluss sind es Defizite in der Darstellung, welche die sinnvolle Dekodierbarkeit und damit den Nutzen der Fallgeschichte gefährden. Allerdings sind nicht alle Unzulänglichkeiten in der Umsetzung mangelndem Talent oder fehlender Übung der Autoren zuzuschreiben, zuweilen steckt auch Methode dahinter. In der psychologischen und psychoanalytischen Fallgeschichtenforschung hat sich die Untersuchung der sogenannten narrativen Glättung (*narrative smoothing*) bewährt, um die Darstellungsschwächen in Fallgeschichten zu ermitteln. Donald Spence ist maßgeblich für die Entwicklung der Theorie zur narrativen Glättung verantwortlich. Sein Konzept soll an dieser Stelle kurz erläutert werden, da es auch für die literaturwissenschaftliche Analyse von Fallgeschichten eine nützliche Handreichung darstellt und bei einigen der späteren Untersuchungen Erwähnung findet.

Spence unterscheidet zwei verschiedene Arten der narrativen Glättung.[73] *Level I smoothing* findet bereits im Behandlungsraum statt:

> This kind of smoothing begins with leading suggestions ("Could you have been jealous of your brother when he came home as an infant from the hospital?") and continues, in more subtle form, in a variety of guises – pressing certain interpretations more than others, supporting the patient in certain kinds of explanations, or "hearing" one meaning in a tone of voice or a dream as opposed to others, to name only a few.[74]

Diese Art der narrativen Glättung ist bei der Lektüre der hier behandelten Fallgeschichten nur selten feststellbar, da hierzu in der Regel ein Abgleich der veröffentlichten Fallerzählung mit Behandlungsprotokollen, Tonbandmitschnitten oder Videosequenzen notwendig wäre.[75] Auch wenn solche Vergleiche für die psychologische Fallgeschichtenforschung von großem Nutzen sind, wären sie für die vorliegende Untersuchung von untergeordnetem Wert. Da der Blick hier auf die Darstellungsverfahren in publizierten Texten gerichtet ist, ist die zweite von Spence beschriebene Art der Glättung viel relevanter. Ob in einer

---

73 Vgl. Donald P. Spence: *Narrative Smoothing and Clinical Wisdom.* – In: Theodore R. Sarbin (Hrsg.): *Narrative Psychology: The Storied Nature of Human Conduct.* New York: 1986, S. 211-232.

74 Spence: Smoothing, S. 213.

75 In manchen Fällen lässt sich anhand der wörtlichen Wiedergabe von Dialogpassagen ablesen, ob etwa suggestiv auf den Patienten eingewirkt wurde.

Falldarstellung überhaupt sichtbar wird, dass *level I smoothing* stattgefunden hat, hängt nämlich entscheidend davon ab, wie weit das *level II smoothing*, „das *editorische Glätten im Dienste der Rechtfertigung*",[76], zur Anwendung kommt. Donald Spence erklärt, Glättung Level II sei heimtückischer als Level I, denn: „So long as Level II smoothing is in effect, [...] we will *never* be aware of how much damage is done by Level I."[77] Zur zweiten Art der sprachlichen Glättung zählen zwei Verfahren: Erstens die Ausrichtung der Falldarstellung an Darstellungsstandards und (Fach-)Stereotypen und die damit verbundene Konformisierung des ‚Materials'. Dazu gehört auch das Arrangement ausgewählter Ausschnitte (*selective reporting*), um eine spezielle Theorie zu untermauern.[78] Zweitens das Auslassen der Begleitumstände einer therapeutischen Begegnung (*lack of context*):

> By failing to provide the background information and context surrounding a particular clinical event, by failing to "unpack" the event in such a way that all its implications become transparent, the author runs the risk of telling a story that is quite different from the original experience. This kind of narrative smoothing comes about because we fail to realize that the facts are not fixed, that the referents are never unambiguous, and that each reading will depend on the preconceptions and prejudices of the reader.[79]

Ein gewisses Maß an sprachlicher Glättung ist beim Verfassen von Fallgeschichten praktisch kaum zu vermeiden. Allerdings ist es für den Informationsgehalt, den die Fallgeschichte vermittelt, von Bedeutung, wie stark geglättet wird und und wie weit sich die Glättung zurückverfolgen lässt:

> Seit FREUDS Zeiten scheinen die Glättungen im Dienste der Rechtfertigung signifikant zuzunehmen. Die narrativen Strukturen des durchschnittlichen Fallberichtes in einer heutigen Fachzeitschrift wird lediglich durch eine Handvoll eingestreuter Behandlungsausschnitte garniert (im Gegensatz zu den sehr detaillierten Berichten z. B. über Doras zwei Träume und deren Analyse). Mit solchen Glättungen konfrontiert, stehen wir vor klinischen Eindrücken, die fast ausschließlich auf Treu und Glauben akzeptiert werden müssen; sie wurden durch Schlußfolgerungen gewonnen, die durch nicht beschriebene technische Prozeduren zustande kamen, und es handelt sich um Beobachtungen, die so massiv mit Theorie durchsetzt sind, daß es fast unmöglich ist, sich eine eigene Meinung zu bilden.[80]

---

76 Donald P. Spence: *Die Sherlock-Holmes-Tradition: Die narrative Metapher.* – In: Michael Buchholz (Hrsg.): *Metaphernanalyse.* Göttingen: 1993, S. 72–120, hier S. 92. Hervorhebung Spence.

77 Spence Smoothing, S. 215, Hervorhebung Spence.

78 Vgl. Spence: Smoothing, S. 212f. und Spence: Tradition, S. 92f.

79 Spence: Smoothing, S. 213.

80 Spence: Tradition, S. 93f.

Bei der Analyse der verschiedenen Fallgeschichtentypen zeigt sich, dass Umfang und Auswirkung der narrativen Glättung je nach Fachrichtung und Fallgeschichtentypus variieren. Zudem belegt die Untersuchung von Fallgeschichten wie *Der Flieger* oder *Der Mann, dessen Welt in Scherben ging*, dass die Offenlegung der verwendeten Glättungsmechanismen durch den Erzähler sich positiv auf den literarischen Wert der Darstellung auswirken kann. Mit der Reflexion seiner Herstellungsbedingungen erschließt der Text uns neue interpretatorische Freiheiten. Die Geschichte öffnet sich einer multidimensionalen Betrachtung und erhält in manchen Fällen erst hierdurch poetische Strahlkraft. Dahingehend bewirkt der stillschweigende Einsatz von Glättungstechniken zuweilen, dass der Text an Lebendigkeit verliert und sich dem spielerischen Umgang verschließt (z. B. bei *Die Reminiszenz in der Halluzination*).

3 Persönlichkeitsentwicklung: Geschichte und Gesichter der Fallerzählung in Psychoanalyse und Psychiatrie

Mit der Entwicklung der medizinisch-therapeutischen Disziplinen geht auch die Ausdifferenzierung verschiedener Fallgeschichtenformen einher. Die Bedeutung der Falldarstellung für das jeweilige Fach wandelt sich; und es bilden sich in jedem Fach spezielle Fallgeschichtentypen heraus, die sich in Bezug auf ihren Umfang, die Bandbreite der verwendeten literarisch-textuellen Verfahren, ihre Konstruktion sowie ihren Stellenwert für die klinische und theoretische Arbeit deutlich voneinander unterscheiden. Aus diesem Grund wird im vorliegenden Kapitel nicht nur auf die poetischen Merkmale hingewiesen, die den Falldarstellungen eigen sind, sondern auch auf die wissenschaftshistorischen Bedingungen, unter denen sich die verschiedenen Typen entwickelt haben. Obwohl das Korpus nominell auf die letzten vier Dekaden begrenzt ist, ist der Blick zurück auf die Ursprünge der Fallgeschichtentradition also unerlässlich. Die Geschichten Freuds dienen als Folie, mit deren Hilfe sich die jüngeren Falldarstellungsformen einordnen lassen.

Es sei an dieser Stelle noch einmal betont, dass in der vorliegenden Studie nur veröffentlichte Texte untersucht werden. Anders als beispielsweise in der Untersuchung von Karen Nolte,[81] die aus medizinhistorischer Perspektive Krankenakten aus der Zeit um 1900 auf die Diskursformen im Anstaltsalltag hin befragt, geht es hier ausschließlich um publizierte und damit einem breiteren Rezipientenkreis zugängliche Fallbeschreibungen. Bei veröffentlichten Texten kann davon ausgegangen werden, dass ihre Autoren gezielt Gebrauch von textuellen Verfahren machen, während dieser Schluss nicht ohne weiteres für unpublizierte Krankenakten gezogen werden kann.

3.1 19. Jahrhundert und erste Hälfte des 20. Jahrhunderts Fokus: Freuds Fallnovellen

Historisch betrachtet geht die Tradition der Fallgeschichte zurück auf die großen wissenschaftlichen Erzählungen des 18. und 19. Jahrhunderts.[82] Wie

81 Vgl. Nolte: Hysterie.

82 Selbstverständlich sind auch zuvor Fallbeschreibungen verfasst worden. So werden in den *Edwin-Smith-Papyrus-Rollen* von ca. 1700 v. Chr. „48 klinische Fälle beschrieben, darunter 27 dezidierte Beschreibungen von Hirnverletzungen.“ Der Inhalt der Rollen geht vermutlich sogar auf die Zeit von 3000–2500 v. Chr. zurück. Da allerdings durch viele Jahrhunderte hindurch ein Sektionstabu herrschte, konnte sich die Fallgeschichte nicht als Genre etablieren. Erst die Ende des 18. bzw. Anfang des 19. Jahrhunderts von Gall und Spurzheim

in anderen Zweigen der Wissenschaft[83] war es damals auch in der Medizin üblich, theoretische Überlegungen an empirisches Material zu koppeln und auf erzählerische Weise dem Fachpublikum und der Öffentlichkeit zugänglich zu machen: „There was no distinction at this time between academic and popular writing, but rather the notion that one could be deep and serious but completely accessible, all at once.“[84] Besonders die Falldarstellung besaß einen hohen Stellenwert, der jedoch mit dem Einzug des Reduktionismus und technisierter Untersuchungsmethoden in die Medizin schwand; ein Umstand, den der sowjetische Neuropsychologe Alexander Lurija[85] wiederholt beklagte:

> In the [nineteenth] century, when auxiliary laboratory methods were rare, the art of clinical observation and description reached its height. One is unable to read the classical descriptions of the great physicians J. Lourdat, A. Trousseau, P. Marie, J. Charcot, Wernicke, S. Korsakoff, Head and A. Meyer without seeing the beauty of the art of science. Now this art of observation and description ist nearly lost.[86]
>
> Since the beginning of [the twentieth] century there has been enormous technical progress, which has changed the very structure of the scientific enterprise. It can be assumed that this progress began in the first half of the nineteenth century

---

entwickelte Phrenologie führte zu einer Popularisierung anatomischer Beschreibungen auch in Laienkreisen. S. u. vgl. Lutz Jäncke: *Methoden der Bildgebung in der Psychologie und den kognitiven Neurowissenschaften*. – Stuttgart: 2005, S. 12f.

83 Man denke bspw. an die brillanten Berichte forschungsreisender Wissenschaftler, denen es auf meisterhafte Art gelang, empirisches Datenmaterial und die daraus hervorgehenden theoretischen Ableitungen in die Narrative einzubetten.

84 Oliver Sacks: *Foreword*. – In: Ramachandran: Phantoms, S. vii–ix, hier S. ix.

85 Da der Name für die Übersetzung aus dem kyrillischen ins lateinische Alphabet übertragen wurde, finden sich verschiedene Schreibweisen. In anlgo-amerikanischen Veröffentlichungen wird „Luria“ bevorzugt, während in deutschen Ausgaben fast durchgängig „Lurija“ zu lesen ist. Ähnlich verhält es sich mit „Aleksandr“ bzw. „Alexander“. In Zitaten wird die vorhandene Schreibweise übernommen, im Fließtext wird in dieser Arbeit durchgehend die Schreibweise „Lurija“ verwendet. Hieraus resultieren auch die unterschiedlichen Varianten in den Literaturangaben.

86 Michael Cole, Karl Levitin und Alexander Lurija: *The Autobiography of Alexander Luria. A Dialogue with The Making of Mind.*. – Mahwah, London: 2006, S. 177. [Kommentierte Neuausgabe von Lurijas 1979 veröffentlichter Autobiographie *The Making of Mind*] Es ist bezeichnend, dass Lurija von der Wissenschafts*kunst* spricht, deren Kunstcharakter im Lauf der Wissenschaftsentwicklung verloren gegangen sei. Die Formulierung unterstreicht die immer größer werdende Kluft zwischen den Naturwissenschaften und den Kultur- bzw. Geisteswissenschaften, da sich mit dem *Charakter* der Primärtexte, also Fachtexten und Literatur, zwangsläufig auch der *Zugriff* der jeweiligen Wissenschaft auf die Primärtexte ändert. Wächst der Unterschied zwischen „academic und popular writing“, ist parallel ein Auseinanderdriften von Natur- und Geisteswissenschaften zu erwarten. Felix Steiner bringt die Veränderungen im Duktus wissenschaftlicher Prosa mit der Entwicklung des Wissenschaftlers als sozialem Typus zusammen. Vgl. das Kapitel *Kommunikationsgeschichte als Geschichte eines sozialen*

> with the discovery that single cells constitute the elementary particles of all living organisms. This discovery paved the way for Virchow's cellular physiology and pathology. Reductionism, the effort to reduce complex phenomena to their elementary particles, became the guiding principle of scientific efforts.[87]

Auch der Neuropathologe Jürgen Peiffer beschreibt die Umwälzungen in Medizin und Naturwissenschaften im ausgehenden 19. Jahrhundert, deren Auswirkungen sich nicht zuletzt im Duktus wissenschaftlicher Texte niederschlagen:

> Die Zeit der romantischen Medizin war im Ausklingen, die Lehren vom Seelenorgan eines Samuel Thomas Soemmerring (1755–1830), von der Kraniologie oder Phrenologie eines Franz Joseph Gall (1758–1828) und Johann Caspar Spurzheim (1776–1832), von der Physiognomie eines Johann Caspar Lavater (1741–1801) oder der „wissenschaftlichen Kranioskopie" von Carl Gustav Carus wichen einer experimentell orientierten Naturwissenschaft und Medizin.[88]

Aus wissenschaftshistorischer Sicht ließen sich sicherlich auch andere Phasen ausmachen, in denen ein Auseinanderdriften von Natur- und Geisteswissenschaften spürbar wird, dennoch ist die qualitative Veränderung des wissenschaftlichen Schreibens um 1900 besonders gut greifbar.

Die zunehmende Entfremdung von nomothetischer und idiographischer Forschung ist auch in den Fallgeschichten Sigmund Freuds spürbar, die an der Nahtlinie zwischen Geistes- und Naturwissenschaften bzw. der experimentellen Medizin angesiedelt sind. Überdies erfreuen sich Freuds Falldarstellungen nach wie vor einer derartig großen Bekanntheit, dass auf der Spur der Geschichte der Fallerzählung kaum ein Weg an ihnen vorbei führt.[89] Für die literaturwissenschaftliche Untersuchung späterer Fallgeschichten sind sie aus drei Gründen wegweisend: Erstens formulieren viele spätere Fallgeschichtenerzähler ihre eigenen Texte in Anlehnung an oder in Auseinandersetzung mit Struktur und Duktus der freudschen Fälle; zweitens haben die Begriffe und Konzepte aus der freudschen Psychoanalyse längst Eingang sowohl in das therapeutisch-medizinische

---

Typus' [sic]: Vom „Gelehrten" zum „Wissenschaftler" in Steiner: Autorschaft, S. 125–136.

87 Cole: Autobiography, S. 175.

88 Jürgen Peiffer: *Hirnforschung in Deutschland 1849 bis 1974: Briefe zur Entwicklung von Psychiatrie und Neurowissenschaften sowie zum Einfluss des politischen Umfeldes auf Wissenschaftler*. – Berlin: 2004, S. 3.

89 Im Rahmen der vorliegenden Arbeit soll jedoch keine umfassende Analyse von Freuds Fallbeschreibungen, deren Publikationsgeschichte oder Freuds Theorien zur Psychoanalyse erfolgen. Hierzu liegen bereits etliche Werke vor, deren Zahl jährlich steigt. Allein die Publikationen zum Fall Anna O. (alias Bertha Pappenheim) füllen Regalfächer (als Beispiele seien genannt: Richard A. Skues: *Sigmund Freud and the History of Anna O.: Re-Opening a Closed Case*. – Basingstoke: 2006; Lucy Freeman: *Die Geschichte der Anna O.: der Fall, der*

als auch in das alltagssprachliche, kultur- und gesellschaftswissenschaftliche Vokabular gefunden; und drittens reflektiert Freud in seinen Texten auf seine Haltung zum Schreiben und damit auch auf die Funktion des Erzählens für die Theoriebildung. Freud besetzt ein wissenschaftliches Grenzgebiet: Er ist der Ausbildung nach Mediziner und Neurologe, verlagert seinen Tätigkeitsschwerpunkt aber zunehmend auf die Psychologie. Erst um die Jahrhundertwende etabliert sich die Psychologie als eigenständige universitäre Wissenschaft, und ihre Wurzeln sind tief in der geisteswissenschaftlichen Tradition verankert. Die von Freud entwickelte Psychoanalyse nimmt von Beginn an eine Mittelstellung zwischen Psychologie, Medizin und verschiedenen Geisteswissenschaften wie der Philosophie und der ebenfalls im Entstehen begriffenen Soziologie ein. Von der Schwierigkeit, die Psychoanalyse eindeutig einem Fach zuzuordnen, zeugt bereits die von C. G. Jung verfasste *Vorbemerkung der Redaktion* in der ersten Ausgabe des *Jahrbuchs für psychoanalytische und psychopathologische Forschungen* von 1909. Darin bemerkt Jung über die Gründungsversammlung der Wiener Psychoanalytischen Vereinigung in Salzburg 1908:

> In dieser Versammlung wurde anerkannt, daß die Bearbeitung der betreffenden Probleme sich bereits anschicke, die Grenzen des medizinischen Interessenkreises zu überschreiten, und es wurde dem Bedürfnisse nach einem Periodikum Ausdruck verliehen, welches die bisher überall zerstreuten Arbeiten dieser Richtung sammeln könnte. [...] Auf diese Weise wird das Jahrbuch nicht nur einen Einblick in den steten Fortschritt der Arbeit auf diesem zukunftsreichen Gebiete, sondern auch eine Orientierung über den jeweiligen Stand und Umfang der für jede Geisteswissenschaft wichtigen Fragen ermöglichen.[90]

Die Auseinandersetzung mit der eigenen Stellung innerhalb der Forschungslandschaft und die ausführliche Methodenreflexion sind bis heute kennzeichnend für die Psychoanalyse, wie sich auch in späteren Kapiteln zeigen wird. Als Sigmund Freud seine berühmten Fallgeschichten schreibt, ist er sich bewusst, dass er sich nicht nur mit seiner Haltung als Arzt und Therapeut, sondern auch mit seinem erzählerischen Duktus in einer Grauzone befindet. In den vielzitierten *Studien über Hysterie* bemerkt er:

> Ich bin nicht immer Psychotherapeut gewesen, sondern bin bei Lokaldiagnosen und Elektroprognostik erzogen worden wie andere Neuropathologen, und es berührt mich selbst noch eigentümlich, daß die Krankengeschichten, die ich

---

Sigmund Freud zur Psychoanalyse führte. – München: 1973; Mikkel Borch-Jacobsen: *Anna O. zum Gedächtnis: eine hundertjährige Irreführung*. – München: 1997.)

90 Carl Gustav Jung: *Vorbemerkung der Redaktion*. – In: *Jahrbuch für psychoanalytische und psychopathologische Forschungen* [1] 1909, o. P.

schreibe, wie Novellen zu lesen sind, und daß sie sozusagen des ernsten Gepränges der Wissenschaftlichkeit entbehren. Ich muß mich damit trösten, daß für dieses Ergebnis die Natur des Gegenstandes offenbar eher verantwortlich zu machen ist als meine Vorliebe; Lokaldiagnostik und elektrische Reaktionen kommen bei dem Studium der Hysterie eben nicht zur Geltung, während eine eingehende Darstellung der seelischen Vorgänge, wie man sie vom Dichter zu erhalten gewohnt ist, mir gestattet, [...] doch eine Art von Einsicht in den Hergang einer Hysterie zu gewinnen.[91]

Freud wirkt bemüht, seinen novellistischen Schreibstil zu rechtfertigen. Er hebt hervor, dass das narrative Schreiben eine „Einsicht" in seelische Vorgänge eröffnet, die dem rein naturwissenschaftlichen Blick verschlossen bleibt; das Erzählen hat also nicht nur darstellenden Charakter, sondern fungiert als Erkenntnismittel – ein Potential, das die Fallgeschichte besonders für die Psychoanalyse unentbehrlich macht.[92] Auch Christian Schneider bemerkt, Freuds spezifische Wahrnehmungsbereitschaft, was den Erkenntniswert des Narrativen anbelangt, sei „*kein* naturwissenschaftliches Derivat".[93] Vielmehr sei diese Wahrnehmungsbereitschaft „untrennbar mit einem »Formgefühl« verbunden, das nicht den Arzt Freud" kennzeichne, sondern „den akademischen Außenseiter, der die großen Erzähler, Goethe und Shakespeare zu seinen Hausgöttern erkoren"[94] habe. Doch im gleichen Atemzug, in dem er den narrativen Charakter seiner Falldarstellungen hervorhebt, leistet Freud dem Vorwurf der Unwissenschaftlichkeit Vorschub; er begründet seine Schreibhaltung allein mit den Anforderungen seines *sujets*, in diesem Fall der Hysterie. Das Erzählen als Forschungsmittel wird nach und nach aus den medizinischen Fächern verdrängt und erscheint Freud offenbar selbst als nicht mehr ganz hoffähig. Freuds Fallgeschichten und seine Reflexionen über deren Stil dokumentieren nicht nur die Entwicklung einer neuen psychologischen Disziplin, sondern spiegeln auch ein wissenschaftliches Schisma wieder, das von Freud eindeutig als problematisch begriffen wird.[95]

---

91 Sigmund Freud und Joseph Breuer: *Studien über Hysterie.* – Frankfurt am Main: 1970 [zuerst Wien, Leipzig: 1895], S. 131.

92 Hierzu siehe in dieser Arbeit *Freuds Erben: Zwei psychoanalytische Fallgeschichten* ab S. 54.

93 Christian Schneider: *Ist die Welt alles, was der Fall ist? Zu einigen Problemen der Einzelfallstudie, insbesondere der psychoanalytischen.* – In: Gerd Kimmerle (Hrsg.): *Zur Theorie der psychoanalytischen Fallgeschichte.* Tübingen: 1998, S. 85–109, hier S. 95. Hier ist Naturwissenschaft im Sinne des naturwissenschaftlichen Positivismus gemeint, nicht die eingangs erwähnten wissenschaftlichen Erzählungen, die letztlich dem Positivismus weichen mussten.

94 Schneider: Welt, S. 95.

95 Symptomatisch hierfür ist auch Freuds Tendenz, bei seinen Zeitgenossen mehr Widerstände

Freuds narrativer Stil ist gewiss einer der Gründe, weshalb seine Fallnovellen immer noch gelesen werden. Zugleich bieten der novellistische Duktus, die Theoriebildung aus dem Einzelfall und die zum Teil hieraus resultierende Verflechtung von Freuds Person mit der Psychoanalyse Anlass zur kritischen Auseinandersetzung mit seinem Werk.[96] Freuds Omnipräsenz in Öffentlichkeit und Wissenschaft führte bereits zu seiner Zeit dazu, dass Begriffe und Konzepte aus der Psychoanalyse in den allgemeinen Sprachgebrauch übergingen. In „den zeitgenössischen Diskursen über Medizin, Psychologie, Literatur, Kriminalität oder das Okkulte"[97] wurde genauso auf Freud Bezug genommen wie in der Presse:

> Immer wieder finden sich hier in den zahlreichen Feuilletons, Buchrezensionen, Theaterkritiken und anderen Zeitungsartikeln Begriffe und/oder Gedankengänge, die eindeutig der Psychoanalyse entstammen, ohne daß diese selbst beim Namen genannt würden – wenn beispielsweise das Unbewußte eines Dichters, das eines Verbrechers im Leben oder auf der Bühne oder das der rebellischen Jugend zur Debatte steht.[98]

Anders als von den Biographen noch immer behauptet – und auch im Widerspruch zu dem Bild, das Freud gerne selbst von sich vermittelte – wurden Freuds Veröffentlichungen zur Psychoanalyse und speziell seine Falldarstellungen seinerzeit von Fachwelt und Öffentlichkeit also lebhaft diskutiert.[99] Neben den von Freud entwickelten Konzepten und Begriffen war auch der Duktus

und Ignoranz seinem Werk gegenüber zu vermuten, als diese tatsächlich aufbrachten. Vgl. Marina Tichy und Sylvia Zwettler-Otte: *Freud in der Presse. Rezeption Sigmund Freuds und der Psychoanalyse in Österreich 1895-1938.* – Wien: 1999, S. 19ff. Wie Freud müssen sich auch die folgenden Generationen von Fallgeschichtenerzählern der Frage stellen, wie sie sich in der Grauzone zwischen den Wissenschaften positionieren. Da sich inzwischen auch Disziplinen mit geisteswissenschaftlichen Wurzeln reduktiver Methoden bedienen, bietet sich neben der Unterscheidung zwischen einer natur- und einer geisteswissenschaftlichen Haltung die Differenzierung zwischen einem positivistisch-reduktiven und einem ganzheitlichen Zugang an.

96 Allein die Titel der folgenden Werke bezeichnen die kontroverse Diskussion um Freud und die Psychoanalyse: Han Israels: *Der Fall Freud. Die Geburt der Psychoanalyse aus der Lüge.* – Hamburg: 1999; Thomas Köhler: *Abwege der Psychoanalyse-Kritik. Zur Unwissenschaftlichkeit der Anti-Freud-Literatur.* – Frankfurt am Main: 1989; Herbert Selg: *Sigmund Freud – Genie oder Scharlatan? Eine kritische Einführung in Leben und Werk.* – Stuttgart: 2002; Sieglinde Eva Tömmel: *Wer hat Angst vor Sigmund Freud? Wie und warum die Psychoanalyse heilt.* – Frankfurt am Main: 2006; Michel Onfray: *Anti Freud: Die Psychoanalyse wird entzaubert.* – 2. Aufl. München: 2011.

97 Tichy: Freud, S. 22.

98 Tichy: Freud, S. 23.

99 Vgl. Tichy: Freud, S. 19ff.

seiner Fallnovellen für spätere Falldarstellungen prägend. Zwar verschwand die Narrative mehr und mehr aus der medizinischen Fachliteratur, doch wird sie in der von Freud begründeten Psychoanalyse nach wie vor gepflegt; die Fallgeschichte stellt sogar das zentrale Forschungsinstrument für Analytiker dar. Freuds Falldarstellungen sind auch heute „immer noch der Wetzstein für den Scharfsinn späterer Analytiker-Generationen und haben z. T. ganze Forschungsrichtungen innerhalb der Psychoanalyse begründet“.[100] Zwar knüpft Freud an die wissenschaftlichen Erzählungen des 19. Jahrhunderts an, dennoch besitzen seine Fallnovellen eine neue inhaltliche Qualität:

> Der Offenbarung des Patienten ist nun auch die Selbstentdeckung des Therapeuten gefolgt. Unter dem Stichwort der Übertragung ist die Beziehung der beiden Subjekte in den Mittelpunkt der Aufmerksamkeit gerückt. So ist ein Regelwerk des Psychischen geschaffen worden, das zusammen mit der aus der Psychiatrie stammenden nosologischen Systematik vieles zu ordnen und zu erklären vermag [...]. Zugleich beschränkt sich die Fallgeschichte nicht mehr auf die Beschreibung des Kranken und der Krankheit, aus der Krankheitsbeschreibung wurde der „Behandlungsbericht“. [...] Waren in Moritz'ens Fallgeschichten die Autoren als Berichterstatter und Chronisten im Hintergrund geblieben, so spricht der Autor Freud als Gestalter und Interpret seines Materials zum Leser. Die Fallgeschichte wird zum literarisch gestalteten Werkstattbericht[.][101]

In Freuds Fallgeschichten wird die Doppelrolle des schreibenden Arztes offenbar: Der Therapeut fungiert einerseits als Erzähler, also als beschreibende bzw. interpretierende Instanz;[102] zugleich wird er in den freudschen Fallgeschichten

100 Michael Buchholz und Ludwig Reiter: *Auf dem Weg zu einem empirischen Vergleich epistemischer Kulturen in der Psychotherapie.* – In: Georg Bruns (Hrsg.): *Psychoanalyse im Kontext. Soziologische Ansichten der Psychoanalyse.* Opladen: 1996, S. 75–100, hier S. 78.

101 Gerd Rudolf: *Aufbau und Funktion von Fallgeschichten im Wandel der Zeit.* – In: Ulrich Stuhr und Friedrich-Wilhelm Deneke: *Die Fallgeschichte: Beiträge zu ihrer Bedeutung als Forschungsinstrument.* Heidelberg: 1993, S. 17–31, hier S. 20.

102 Gerd Rudolf verwendet oben den Ausdruck des Autors, der „als Gestalter und Interpret seines Materials zum Leser“ spricht, und setzt damit Autor und Erzähler gleich. Obwohl die Identifizierung von Autor / Arzt und Erzähler / Arzt bei Fallgeschichten näher liegen mag als bei genuin literarischen Texten, wird die Unterscheidung zwischen beiden Instanzen in der vorliegenden Untersuchung beibehalten. Für die Psychoanalysegeschichte und -theorie ist der Unterschied marginal, da es hier aber gerade um die textuellen Verfahren geht, müssen sowohl die medizinischen als auch die literarischen Fallgeschichten mit den gleichen literaturwissenschaftlichen Mitteln untersucht werden. Das schließt eine einheitliche Begrifflichkeit ein. Vgl. hierzu das Kapitel *Arzt, Autor, Erzähler, Ich und Co.* in dieser Arbeit S. 34. Auf fiktionalen Charakter des Arztes, wie er in der Fallgeschichte erscheint, weist auch Horst Thomé in einem Aufsatz zu *Bruchstück einer Hysterie-Analyse* hin: „Im Falle des “*Bruchstücks*”, wie in anderen vergleichbaren Fällen auch, hat das Ich ein reales

aber auch immer als Teil der therapeutischen Beziehung gezeigt, also als Figur, deren Handlungen vom Erzähler genauso arrangiert und kommentiert werden wie die Handlungen des Patienten. Ein Beispiel findet sich in Freuds Bericht über die Behandlung von Emmy von N. Unter Hypnose äußert die Patientin Furcht vor den Vorgängen in psychiatrischen Anstalten. Freud schreibt:

> Zu meiner Überraschung beginnt sie [...] von dem Fürsten von L... zu reden, dessen Entweichung aus einem Irrenhause damals von sich reden machte, kramt neue Angstvorstellungen über Irrenhäuser aus, daß dort die Leute mit eiskalten Duschen auf den Kopf behandelt, in einen Apparat gesetzt und so lange gedreht würden, bis sie ruhig sind. Ich hatte sie vor drei Tagen, als sie über die Irrenhausfurcht zuerst klagte, nach der Erzählung, daß die Kranken dort auf Sessel gebunden würden, unterbrochen. Ich merke, daß ich dadurch nichts erreiche, daß ich mir's doch nicht ersparen kann, sie in jedem Punkte bis zum Ende anzuhören. Nachdem dies nachgeholt ist, nehme ich ihr auch die neuen Schreckbilder weg, appellierte an ihre Aufklärung, und daß sie mir doch mehr glauben darf als dem dummen Mädchen, von dem sie die Schauergeschichten über die Einrichtung der Irrenhäuser hat. Da ich bei diesen Nachträgen doch gelegentlich etwas Stottern bemerke, frage ich sie von neuem, woher das Stottern rührt. – Keine Antwort. – Wissen Sie es nicht? – Nein. – Ja, warum nicht? – Warum? Weil ich nicht darf (was heftig und ärgerlich hervorgestoßen wird). Ich glaube in dieser Äußerung einen Erfolg meiner Suggestion zu sehen, sie äußert aber das Verlangen, aus der Hypnose geweckt zu werden, dem ich willfahre.[103]

In einer Fußnote ergänzt Freud:

> Ich verstand diese kleine Szene erst am nächsten Tag. Ihre ungebärdige Natur, die sich im Wachen wie im künstlichen Schlaf gegen jeden Zwang aufbäumte, hatte sie darüber zornig werden lassen, daß ich ihre Erzählung für vollendet nahm und sie durch meine abschließende Suggestion unterbrach. Ich habe viele andere Beweise dafür, daß sie meine Arbeit in ihrem hypnotischen Bewußtsein kritisch überwachte. Wahrscheinlich wollte sie mir den Vorwurf machen, daß ich sie heute in der Erzählung störe, wie ich sie vorhin bei den Irrenhausgreueln gestört hatte, getraute sich dessen aber nicht, sondern brachte diese Nachträge anscheinend unvermittelt vor, ohne den verbindenden Gedankengang zu verraten. Am nächsten Tag klärte mich dann eine verweisende Bemerkung über meinen Fehlgriff auf.[104]

Referenzobjekt, eben den Professor Sigmund Freud, zeigt aber gleichwohl fiktionale Züge, da ihm der Text explizit oder implizit so viele Merkmale zuschreibt, daß ein Portrait des Wissenschaftlers erzeugt wird. Dieses kann ohne Personalkenntnis des Autors rezipiert werden, muß auch mit seiner tatsächlichen Persönlichkeit nicht übereinstimmen und kann sogar zum Ursprung für allerlei Legenden um den Stifter der neuen Wissenschaft werden." Horst Thomé: *Freud als Erzähler. Zu literarischen Elementen im „Bruchstück einer Hysterie-Analyse"*. – In: Danneberg: Darstellungsformen, S. 471–492, hier S. 478.

103 Freud: Hysterie, S. 51.

104 Freud: Hysterie, S. 51.

An diesen Auszügen zeigt sich die zweifache Funktion, die Freud als Arzt in der Fallgeschichte einnimmt: Freud erscheint in der ersten „Szene“ als Figur, als erlebendes Ich, das mit der Figur Emmy von N. in Interaktion tritt. Sowohl die Verwendung des Präsens als auch der zum Teil dialogische Charakter der Passage unterstreichen die eingeschränkte personale Wahrnehmung der Figur Freud. Sie ist zunächst nicht dazu in der Lage, die Situation zu überblicken und die nächsten Schritte zu antizipieren. Sie ist Teil der Handlung und muss – genau wie der Leser, der durch die Ich-Perspektive zur Identifikation mit der Freud-Figur angeregt wird – das Verhalten der Patientin abwarten, um dann darauf zu reagieren. Eine Abstraktion erfolgt erst in der Fußnote. Hier tritt Freud als erzählendes Ich auf. Er analysiert die Situation im Rückblick und kommentiert sowohl das Verhalten der Patientin als auch das der Freud-Figur. Der Ebenen- und Perspektivwechsel wird sowohl durch den Wechsel ins Präteritum verdeutlicht als auch durch die Klammer „Ich verstand diese Szene erst am nächsten Tag“ und „Am nächsten Tag klärte mich dann eine verweisende Bemerkung über meinen Fehlgriff auf“. Beide Elemente illustrieren die zeitliche und mental-emotionale Distanz, die zur Analyse des Therapiegeschehens notwendig ist. Da der Kommentar in diesem Fall in der Fußnote angesiedelt ist, kommt ein räumlicher Abstand auf der Seite hinzu. Freud ermöglicht dem Leser hierdurch, aktiv an den verschiedenen Phasen seines eigenen Verständnisprozesses teilzunehmen: Zuerst erlaubt er dem Rezipienten, mit der Freud-Figur auf die Patientin zu reagieren. Die Schilderung der Irrenhausphantasien gestattet es dem Leser, mit der Freud-Figur die emotionale Bewegung der Patientin nachzufühlen. Gleichzeitig dient die Darstellung der „Schreckbilder“ dazu, den Widerstand der Freud-Figur selbst nachzuvollziehen, die sich die Details der Erzählung lieber erspart hätte. Durch die distanzschaffenden Mittel erschließt Freud dem Rezipienten dann die Perspektive des Erzählers. Die Aufteilung der Seite mit dem Kommentar in der Fußnote zwingt den Leser, wortwörtlich Abstand vom im Fließtext geschilderten Geschehen zu nehmen und analog zur Freud-Figur in die analytische Erzählerperspektive zu wechseln.

Dieses Vorgehen ist typisch für die frühen Fallgeschichten Freuds. Narrativ-dialogische Abschnitte werden – entweder in Fußnoten oder direkt im Fließtext – von Freud aus der Erzählerposition heraus kommentiert und eingeordnet. Der Leser wird Zeuge eines hermeneutischen Aktes von Wissens- und Theorieneubildung; er folgt zunächst der Figur Freud auf unbekanntes Terrain und betrachtet anschließend zusammen mit dem Erzähler Freud das durchforstete Gebiet auf einer frisch erstellten Landkarte. In späteren Falldarstellungen geht die unmittelbare Anschaulichkeit des Wissensschöpfungsprozesses zum Teil verloren. Freud konzentriert sich nicht mehr darauf darzustellen, wie Konzepte aus dem zweistufigen Erlebens- und Reflexionsvorgang heraus entstehen, sondern verwendet Fallmaterial, um bereits bestehende Konzepte zu illustrieren. Dabei besteht die Gefahr von Zirkelschlüssen:

> Auch wenn Freuds Fallgeschichte wissenschaftlicher Status eingeräumt wird [...], läßt ihre Entwicklung doch erkennen, daß sich Selektionsprozesse einschleichen, in denen klinische Daten so aufgegriffen und referiert werden, daß sich das Konzept nur noch bestätigen kann.
>
> Etwas salopp definiert, handelt es sich um das erkenntnistheoretische Bild vom „texanischen Scharfschützen" [...], in dem dieser in der Gegend herumschießt, aber erst im Nachhinein um die Treffer eine Zielscheibe malt.[105]

Allerdings stellen die Zirkelschlüsse innerhalb der späteren Falldarstellungen hauptsächlich für die Psychoanalyseforschung ein Problem dar. Auf eine literaturwissenschaftlichen Analyse, die sich eines Urteils über den therapeutischen Erfolg der Behandlung, den praktischen Nutzen der aus den Fallgeschichten erwachsenen Theorien und die Qualität des erzeugten Wissens weitgehend enthalten muss, kann sie nur marginalen Einfluss haben. Die Darstellung des eigentlichen Falles und der Therapiesituation verliert auch in den späten Fallgeschichten nicht an Lebendigkeit. Unterschiede zwischen den frühen und den späten Darstellungen sind also hauptsächlich bei der theoretischen Fundierung der Fallanalyse und der Bewertung des Materials nach Kriterien der Psychologie zu verzeichnen.

3.2 Freuds Erben: Zwei psychoanalytische Fallgeschichten

In der Psychologie hängt es von der Therapie- und Forschungsmethode ab, welchen Stellenwert die Fallgeschichte einnimmt. Während die Einzelfallnovelle für die Psychoanalyse grundlegende Bedeutung besitzt, nimmt sie beispielsweise in der Verhaltenstherapie, einer immer beliebter werdenden Therapieform,[106]

105 Ulrich Stuhr: *Die Bedeutung der Fallgeschichte für die Entwicklung der Psychoanalyse und heutige Schlußfolgerungen.* – In: *Psyche* [61 | 9/10] 2007, S. 943–965, hier S. 949.

106 Die Verhaltenstherapie fußt historisch auf die Untersuchungen Pavlows zur klassischen und operanten Konditionierung, die von dem amerikanischen Behavioristen Watson auf die Klinik übertragen wurden. Die Wirksamkeit der Verhaltenstherapie ist im Vergleich zu anderen Verfahren besonders gut empirisch belegt. Vgl. Theodor Spoerri (Begr.) und Harald Freiberger (Hrsg.): *Kompendium Psychiatrie, Psychotherapie, Psychosomatische Medizin.* – 11. Aufl. Basel [u. a.]: 2002, S. 260. Neben psychoanalytischen und tiefenpsychologisch fundierten Therapien ist die Verhaltenstherapie auch die einzige Therapieform, die von der Krankenkasse anerkannt wird. Die Anwendungshäufigkeit einer Therapieform ist somit auch strukturell bedingt. Eine Therapieform, die nicht über die Kassen abgerechnet werden

eine marginale Stellung ein. Die unterschiedliche Gewichtung der Fallnovelle ist eng mit den theoretischen Prämissen der Disziplinen verknüpft: Die Psychoanalyse geht z. B. davon aus, dass die Gründe für Befindlichkeit und Handeln des Klienten in seiner Vergangenheit und damit in seiner Geschichte zu suchen sind, während die Verhaltenstherapie gegenwärtige Handlungsdeterminanten und -systeme im Fokus hat. Bei einer therapeutischen Kurzintervention (z. B. verhaltenstherapeutische Konfrontationsmethode) spielen die Lebensgeschichte und der narrative Zugriff naturgemäß eine untergeordnete Rolle, bei den verschiedenen Formen der Gesprächspsychotherapie[107] und den tiefenpsychologisch begründeten Therapieformen hingegen stellen sie einen wichtigen Hebel für Behandlung und Theoriebildung dar. Einzeluntersuchungen für alle psychotherapeutischen Interventionsformen durchzuführen, würde den Rahmen der vorliegenden Arbeit sprengen.[108] Für die beiden folgenden Unterkapitel wurden deshalb zwei extreme Beispiele aus dem Spektrum psychoanalytischer Fallgeschichtenschreibung ausgewählt. Im Anschluss werden als Kontrastfolien Kurzkasuistiken aus psychiatrischen Lehrbüchern untersucht.

Die Tradition der narrativen Fallnovelle wurde lange Zeit von Psychoanalytikern gepflegt und als Forschungsinstrument entwickelt, während sie in

---

kann, muss in Deutschland eine Randstellung behalten, da es nur wenige Privatzahler unter den Patienten gibt. Anders stellt sich die Lage im amerikanischen Raum dar, wo erstens die private Finanzierung von Gesundheitsleistungen gang und gäbe ist und zweitens der Besuch eines Therapeuten nicht so stark stigmatisierend wirkt.

107 Fast alle Formen der Gesprächspsychotherapie gehen auf den amerikanischen Psychologen C. R. Rogers zurück. Anders als die Vertreter der tiefenpsychologischen Schulen stellt Rogers die Selbstexploration des Patienten ins Zentrum seiner Arbeit: „Charakteristisch für alle Varianten der GPT [Gesprächspsychotherapie] ist die Betonung einer *Therapeut-Patient-Beziehung*, die den Patienten als Experten für sein eigenes Erleben und den Therapeuten als Experten für die Herstellung günstiger Veränderungsbedingungen sieht." Spoerri: Kompendium, S. 272. Ein Beispiel für einen derartigen therapeutischen Beziehungsaufbau findet sich im Kapitel *Irving D. Yalom: Literarisierung auf Amerikanisch*. Die Gesprächspsychotherapie ist zwar wissenschaftlich als Behandlungsmethode anerkannt, die Kassenzulassung wird Gesprächstherapeuten aber in Deutschland nach wie vor verwehrt. Vgl. den Beschluss der AOLG zur Einbeziehung der Gesprächspsychotherapie und der Systemischen Therapie in die Reform des Psychotherapeutengesetzes der Arbeitsgemeinschaft der obersten Landesgesundheitsbehörden vom 18./19. November 2010 und das Schreiben zur Gesprächspsychotherapie des Gemeinsamen Bundesausschusses vom 3. Juli 2012.

108 Schon die Aufgabe, sauber zwischen den derzeit angewandten Therapieformen zu differenzieren, würde ein fortlaufendes Forschungsprojekt erforderlich machen, da ständig neue Unter- und Mischformen bestehender Interventionsarten entwickelt werden. Nur wenige dieser „neuen" Formen haben dauerhaft Bestand und finden Eingang in die theoretisch-wissenschaftliche Auseinandersetzung.

den medizinischen Fächern immer mehr an Bedeutung verliert. Und selbst innerhalb der Psychoanalytikerzunft herrscht ein Grundsatzstreit über den Stellenwert der Fallnovelle und die Frage nach einer möglichen Standardisierung von Fallbeschreibungen.[109] Gerd Overbeck definiert in diesem Zusammenhang zwei grundsätzlich verschiedene Formen der Fallgeschichte. Er schreibt, Fallgeschichten müssten entweder

> in Richtung der empirischen wissenschaftlichen Einzelfallstudie angelegt sein, mit ausführlich vorgelegtem Originalmaterial, an dem die Möglichkeit zur Nachvollziehbarkeit und Nachprüfbarkeit von Erhebung, Auswertung und Schlußfolgerungen besteht, um auf diesem Weg eine möglichst hohe **Objektivierbarkeit** vorgelegter Hypothesen zu erreichen, oder aber eine Kasuistik zielt genau in die entgegengesetzte Richtung, nämlich auf nachvollziehbare Erlebbarkeit der dargestellten Behandlung und die Möglichkeit der subjektiv emotionalen Teilnahme daran.[110]

Von verschiedenen Psychoanalytikern wird der Versuch unternommen, objektive Richtlinien für das Verfassen von Fallgeschichten zu formulieren. Andere hingegen lehnen ein solches Vorgehen prinzipiell ab, da es notwendigerweise zu einer Reduktion der Fallkomplexität führen muss. Peter Wegner vermerkt hierzu, es dränge sich der Verdacht auf, „daß das Aufgeben genuin (intra-)klinisch-psychoanalytischer Forschungsstrategien die Psychoanalyse hoffähig macht, sie aber gleichzeitig ihrer Bedeutung generierender, [sic] Möglichkeiten beraubt."[111] An diesem Konflikt wird die schwierige Stellung der Psychoanalyse zwischen Natur- und Geisteswissenschaft deutlich. Viele Psychoanalytiker wirken bemüht, ihre Methoden den Gepflogenheiten der naturwissenschaftlichen Fächer anzunähern, um dem Objektivitätsanspruch der Naturwissenschaften zu genügen. Andere jedoch formulieren die Befürchtung, durch die Reduktion von Fachinformationen auf standardisierte oder sogar statistisch erfassbare Bestandteile werde der eigenen Wissenschaft die Existenzberechtigung entzogen.[112] Ein weiterer Aspekt, der zur schwierigen Stellung der Psychoanalyse und

---

109 Einen Einstieg in die kritische Auseinandersetzung zu psychoanalytischen Fallgeschichtenpraxis liefert Stuhr: Bedeutung.

110 Gerd Overbeck: *Die Fallnovelle als literarische Verständigungs- und Untersuchungsmethode. - Ein Beitrag zur Subjektivierung.* – In: Stuhr: Bedeutung, S. 43–60, hier S. 43 f. Hervorhebung Overbeck.

111 Peter Wegner: *Die Fallgeschichte als Instrument psychoanalytischer Forschung.* – In: Gerd Kimmerle (Hrsg.): *Zur Theorie der psychoanalytischen Fallgeschichte.* Tübingen: 1998, S. 9–44, hier S. 10.

112 Vgl. hierzu z. B.: Horst Kächele, Joseph Schachter und Helmut Thomä: *From Psychoanalytic Narrative to Empirical Single Case Research: Implications for Psychoanalytic Practice.* –

damit auch zum Methodenstreit in der Fallgeschichtenforschung beiträgt, ist die in Deutschland besonders ausgeprägte Kluft zwischen psychotherapeutischer Forschung und Praxis sowie zwischen stationärer und ambulanter Therapie.[113]

Die Beispielfälle der folgenden Kapitel sind im Einzelnen Hermann Argelanders Einzelfallstudie *Der Flieger* von 1972 und Susann Heenen-Wolffs Fachaufsatz *Die Reminiszenz in der Halluzination* aus dem Jahr 2009. Die Auswahl der beiden Falldarstellungen erfolgte unter drei Gesichtspunkten. Erstens erlaubt der mit 37 Jahren große zeitliche Abstand zwischen den Veröffentlichungen eine zumindest tendenzielle Aussage über die Entwicklung psychoanalytischer Falldarstellungen in den letzten Jahrzehnten. Zweitens wählten Argelander und Heenen-Wolff fundamental unterschiedliche Publikationsmodi; *Der Flieger* ist eine der wenigen als Monographie veröffentlichten psychoanalytischen Einzelfallgeschichten aus dem letzten halben Jahrhundert, während *Die Reminiszenz in der Halluzination* der allgemeinen Veröffentlichungspraxis entsprechend als Fachzeitschriftenartikel in der *Psyche* publiziert wurde.[114] Und drittens zeigt die Gegenüberstellung der beiden in vielen Punkten ungleichen Texte, dass sich uns selbst bei der isolierten Betrachtung ausschließlich psychoanalytischer Fallgeschichten ein breites Spektrum unterschiedlicher Darstellungsformen bietet. Da der Adressatenkreis und die Wahl des Veröffentlichungsmediums erhebliche Auswirkungen auf die Darstellung haben, wird in den folgenden Untersuchungen besonderes Augenmerk auf wirkungsästhetische Gesichtspunkte gelegt.

A. *Der Flieger*

Die erste Auflage von *Der Flieger. Eine charakteranalytische Fallstudie* veröffentlichte Hermann Argelander 1972 bei Suhrkamp. Mit 112 Seiten ist die Monographie für eine psychoanalytische Falldarstellung sehr umfangreich. Zum Vergleich: *Die Reminiszenz in der Halluzination*, die psychoanalytische Falldarstellung, die im Anschluss an *Der Flieger* untersucht werden soll, umfasst gerade einmal 12 Seiten. Damit ist sie dem Durchschnitt der psychoanalytischen

London [u. a.]: 2008; Marianne Leuzinger-Bohleber: *Die Einzelfallstudie als psychoanalytisches Forschungsinstrument.* – In: *Psyche* [49 | 5] 1995, S. 434–481; Thomä: Forschung oder Overbeck: Fallnovelle.

113 Vgl. hierzu: Horst Kächele: *Forscher und Praktiker – wer lernt von wem?* – In: *Persönlichkeitsstörungen. Theorie und Therapie* [12] 2008, S. 54–64.

114 Die *Psyche* stellt eines der wichtigsten Organe der Psychoanalyseforschung dar. Die Zeitschrift wurde 1947 unter anderen von Alexander Mitscherlich, dem „Vater" des Sigmund-Freud-Institutes, begründet.

Falldarstellungen deutlich näher als Argelanders Studie. Horst Kächele bemerkt hierzu: „Begrenzt auf die nach-freudsche psychoanalytische Literatur, so ergab meine Suche nur wenige Darstellungen, die – nur um ein grobes Maß des Umfanges zu nennen – mehr als 30 Seiten einer Veröffentlichung ausmachen."[115] Auch wenn der theoretische Schwerpunkt der Fallstudie – die Unterscheidung von Symptomneurose und Charakter am Beispiel des Narzissmus – inzwischen randständig geworden ist, gilt *Der Flieger* immer noch als Muster einer gelungenen Falldarstellung. Hieran wird deutlich, dass der Erkenntniswert von Falldarstellungen für die therapeutische Arbeit nicht darin bestehen kann, allgemeingültige Theorien mit Wahrheitsanspruch aufzustellen. Vielmehr lässt sich an guten Fallgeschichten nachvollziehen, wie *überhaupt* Erkenntnis im Therapiegeschehen entsteht. Argelander beschreibt in *Der Flieger* die Analyse eines erfolgreichen und zielstrebigen Geschäftsmannes. Mit großer Sorgfalt arbeitet Argelander die dauerhafte Charakterprägung des Patienten durch frühe narzisstische Kränkungen heraus; nach der Geburt seines Bruders in früher Kindheit fühlt sich der Patient vom Schoß der Mutter verdrängt. Hieraus resultiert eine Kontaktstörung, die den Aufbau dauerhafter emotionaler Beziehungen behindert. Die titelgebende Passion des Patienten für das Segelfliegen[116] wird – genau wie seine ambivalent-erotische Vorliebe für Badewasser[117] – mit der Sehnsucht nach dem Geborgensein in einer uterusähnlichen Umgebung in Verbindung gebracht.

Für die weiteren Überlegungen in dieser Arbeit ist *Der Flieger* vor allem deshalb aufschlussreich, weil Argelander gezielt Gebrauch von poetischen Verfahren macht; die Sprache der Fallerzählung ist hochgradig verdichtet. An *Der Flieger* lässt sich demonstrieren, wie literarische Mittel dazu eingesetzt werden können, zwischenmenschliche Dynamik auf mehreren Ebenen gleichzeitig abzubilden (hier ist vor allem die Arzt-Patienten-Beziehung zu nennen). Helmut Thomä und Horst Kächele charakterisieren *Der Flieger* wie folgt:

> Argelanders explizit formulierte Überlegungen zur Form seiner Darstellungen, die chronologische Protokollierung der Ereignisse in der Analyse, die streng systematische Wiedergabe zahlreicher wörtlicher Zitate und die sehr sachlich und von theoretischen und persönlichen Voreingenommenheiten distanziert wirkenden zusammenfassenden Berichte lassen das Bestreben des Autors deutlich werden,

115 Horst Kächele: *Der lange Weg von der Novelle zur Einzelfallanalyse*. – In: Stuhr: Fallgeschichte, S. 32–42, hier S. 37.

116 z. B. Hermann Argelander: *Der Flieger. Eine charakteranalytische Fallstudie*. – Frankfurt am Main 1980 [1972], hier S. 36.

117 z. B. Argelander: Flieger, S. 47f.

> seiner Falldarstellung mehr Durchsichtigkeit zu geben, als das in früheren Krankengeschichten oft der Fall war.[118]

Wenn Thomä und Kächele von „streng systematisch", „sachlich" und „distanziert" sprechen, entsteht leicht der Eindruck, Argelander folge genau dem wissenschaftlichen Reduktionismus, der in den Fallnovellen aufgehoben werden soll. Diese Schlussfolgerung griffe aber zu kurz, da Argelander die ästhetische Wirkung seines Textes nie aus dem Blick verliert. Struktur, sprachliche Mittel, Inhalt und Wirkung greifen präzise ineinander. Dennoch kann *Der Flieger* – auch im Sinne Thomäs und Kächeles – in mehrererlei Hinsicht systematisch und distanziert genannt werden: Theoretische Vorannahmen und Schlussfolgerungen werden strukturell von der eigentlichen Fallerzählung getrennt. Sie bilden eine Klammer um die Darstellung der Analyse und verankern diese in einem theoretischen Fundament.[119] Diese theoretischen Passagen wirken naturgemäß distanziert; sie behandeln die Themen „Narzissmus" und „Charakter" in abstrakter Form und enthalten kaum Anschauungsmaterial. Unabhängig vom konkreten Fall seines Patienten bietet Argelander dem Leser hier einen Überblick über den Stand der Forschung und markiert seine eigene Position in der Forschungslandschaft. Auch in der eigentlichen Darstellung des Therapieverlaufs verfährt Argelander systematisch und strukturiert. Zwischen den Redeanteilen des Patienten und den Deutungsversuchen bzw. Wahrnehmungen des Erzählers wird mit Hilfe immer gleich bleibender Interpunktion und einleitender Kommentare deutlich unterschieden: Direkte Rede des Patienten steht in Anführungszeichen;[120] in der Sitzung laut geäußerte Deutungsversuche des Therapeuten werden durch „Deutung:" eingeleitet;[121] nicht geäußerte Überlegungen und Wahrnehmungen des Therapeuten stehen in Klammern;[122] Paraphrasen, Kommentare und zusammenfassende Passagen bilden den Fließtext dazwischen.[123] Die eindeutige Zuordenbarkeit von Redeanteilen erleichtert dem Leser die Orientierung und vermittelt den Eindruck, die Therapieereignisse könnten sachlich und unverzerrt wiedergegeben werden. Ein ähnlicher Effekt entsteht durch die (scheinbar) schonungslose Offenlegung der Innensicht des Therapeuten. Das folgende Zitat schließt an die Bemerkung des Patienten

118 Thomä: Forschung, S. 154.
119 Vgl. Argelander: Flieger, S. 9–30 und 103–109.
120 z. B. Argelander: Flieger, S . 54.
121 z. B. Argelander: Flieger, S. 56.
122 z. B. Argelander: Flieger, S. 55.
123 z. B. Argelander: Flieger, S. 53.

an, er habe stets die Assoziation gehabt, dass dunkelhaarige und braunäugige Personen schlecht röchen:[124]

> „[...] Mein zweiter Bruder, der wie ich nach der Familie der Mutter geraten ist [blond und blauäugig, BS], fing eines Tages an, sich seltener zu waschen und seine Waschungen im Notizbuch zu vermerken. Eine ähnliche Entwicklung hätte ja auch bei mir einsetzen können."
>
> Deutung: Trotzdem roch dieser Bruder, als der blonde, nicht unangenehm.
>
> „Nein, das war nicht der Fall. [...] Ich kann auch keine Erinnerung dafür bringen, daß braunäugige Menschen wirklich unangenehm riechen. Es ist eine seltsame fixe Idee, die sich auf keine reale Person und Erfahrung bezieht."
>
> (An dieser Stelle fiel mir eine Bemerkung aus den vorigen Stunden über Wildschweine ein, die sich im Schmutz wälzen. Dieser Einfall brachte mich auf die Idee, der Patient könne als Kind angenommen haben, die dunkelbraune Farbe wäre der sichtbare Ausdruck von Schmutz oder Kot.)
>
> Deutung: Vielleicht hatten Sie die Vorstellung, daß braune Augen und schwarze Haare daher rühren, daß sich diese Menschen wie Wildschweine mit Kot beschmieren und riechen. [...]
>
> „Daran habe ich auch schon gedacht, es kann schon möglich sein." – Längere Pause –
>
> (Wie so oft bestätigt der Patient etwas ohne erkennbare emotionelle Bewegung und hüllt sich in Schweigen.)
>
> „Ich kann mich gar nicht darauf besinnen, wie mein Großvater väterlicherseits in dieser Hinsicht aussah. Ich erinnere ihn nur weißhaarig, aber mit blauen Augen." – Längere Pause –
>
> (Ich spüre, wie der Patient mich, weißhaarig mit blauen Augen, beschnüffelt, als wenn er fragen wollte, wie ist das eigentlich mit Ihnen, machen Sie auch so etwas?)[125]

Die Reaktionen des Therapeuten wirken authentisch und nicht durch spätere Reflexion bereinigt. Die Deutungsansätze werden als spontane Erwiderungen auf die Schilderungen des Patienten gezeigt, auch Schamgefühle oder Animositäten werden nicht ausgespart. Es mag zunächst paradox erscheinen, doch gerade dadurch, dass die subjektive Innensicht des Therapeuten und dessen oft zwiespältige Emotionen dem Patienten gegenüber in die Schilderung einbezogen werden, verstärkt sich der sachlich-objektive Charakter der Darstellung; alle Vorgänge, die für den Therapieverlauf möglicherweise relevant sein könnten, werden augenscheinlich offen gelegt. Dem Leser wird vermittelt, der Erzähler halte keine Informationen zurück und bemühe sich, alle Ebenen der therapeutischen Interaktion ohne Rücksicht auf persönliche Befindlichkeiten abzubilden. Unterstützt wird dieser Eindruck durch die häufige Verwendung des Präsens in

124 Vgl. Argelander: Flieger, S. 58f.

125 Argelander: Flieger, S. 59f.

den zusammenfassenden Schilderungen von Therapiesitzungen sowie in den psychoanalytischen Interpretationen des Erzählers. Die Schlussfolgerungen des Therapeuten erhalten durch die Darbietung in der Gegenwart den Charakter von Beobachtungen:

> Im Verlaufe der zunehmenden Triebregression konstelliert sich ein Phänomen, dem ich vorher zu wenig Beachtung geschenkt habe. Der Patient hat die Angewohnheit, nach dem Aufstehen eigenhändig die Papierserviette vom Kopfkissen zu ziehen und in den Papierkorb zu werfen. [...] Er vertritt hartnäckig die Ansicht, jeder Patient müsse die Serviette einem Dispenser neben der Couch entnehmen. Unter dieser Bedingung sei es selbstverständlich, die benutzte Serviette eigenhändig in den Papierkorb zu werfen. Er empfindet mein System als Zumutung für mich, eine vom Patienten benutzte Serviette anfassen zu müssen. Erst bei dieser Gelegenheit wird mir voll bewußt, daß sich hinter dem bisher unauffälligen Serviettenritual ein ausgeprägtes und rigides Zwangssystem verbirgt.[126]

Das Präsens indiziert in wissenschaftlichen Veröffentlichungen, die getroffenen Aussagen seien allgemeingültig. Auch in dem zitierten Abschnitt aus *Der Flieger* evoziert die Verwendung des Präsens keinen unmittelbaren Erlebniseindruck – hierzu dient ein Wechsel in die Gegenwart oft in literarischen Werken –, sondern zeigt die Übertragbarkeit einer Beobachtung auf andere Fälle, Versuchsanordnungen oder Beispiele an. Der konkrete Fall bei Argelander: Das „Serviettenritual". Die übertragbare Schlussfolgerung: Triebregression kann zu Zwangsphänomenen führen. Da das Präsens auch in den Folgesätzen verwendet wird, strahlt der Anschein von Wissenschaftlichkeit und Objektivität automatisch ab auf die sich anschließende Beschreibung der Vorstellungen des Patienten sowie die Schlussfolgerung des Erzählers. Obwohl die Schilderung durch die Ich-Perspektive als subjektive Darstellung gekennzeichnet ist und Sätze wie „Er empfindet mein System als Zumutung für mich" durchaus Fragen aufwerfen,[127] dämpft das Präsens das Bedürfnis des Lesers, die Wertneutralität der Darstellung zu hinterfragen.

Das Gefühl, der Therapieverlauf werde tatsachengetreu wiedergegeben, persistiert über den gesamten Handlungsverlauf hinweg, *obwohl* Argelander zu Beginn des Kapitels angibt, dass die Protokolle der Sitzungen für die Fallgeschichte bearbeitet wurden.[128] Im Vorwort weist Argelander darauf hin, dass die Fallgeschichte „auf dem Material einer psychoanalytischen Behandlung von mehreren hundert Stunden" basiere und er „zwischen einer zusammenfas-

126 Argelander: Flieger, S. 53.
127 Handelt es sich hier um indirekte Rede oder eine Deutung des Erzählers?
128 Vgl. Argelander: Flieger, S. 53.

send berichtenden Form und wörtlich wiedergegebenen Protokollausschnitten" wechseln müsse, um dem Thema zu entsprechen.[129] Später bemerkt er:

> Alle im folgenden dargestellten Gesprächspassagen wurden [...] protokolliert, wobei die Äußerungen des Patienten sinngemäß zusammengefaßt wurden. Aus dieser Technik resultiert leider ein Artefakt. Die Stunden täuschen ein schnelles Wechselgespräch vor. In Wirklichkeit berichtet der Patient viel ausführlicher und macht Pausen. [...] Der Vorteil dieser Technik besteht für den Leser darin, daß er durch die dialogische Verdichtung ein besseres Verständnis für das Geschehen gewinnt.[130]

Argelander legt damit offen, dass seine Fallgeschichte nach wirkungsästhetischen Gesichtspunkten angelegt ist. Sie ist ein „Artefakt", ein Kunsterzeugnis. Auch wenn Argelander den Verlust der dokumentarischen Genauigkeit bedauert; die Bearbeitung des Materials nach wirkungsästhetischen Grundsätzen bewirkt ihm zufolge einen Erkenntnisgewinn, der durch die Wiedergabe der wortgenauen Gesprächsprotokolle nicht erreicht worden wäre. Die literarische Überformung – die „dialogische Verdichtung" – erlaubt in diesem Fall ein genaueres Begreifen der Zusammenhänge als die wortwörtliche Dokumentation des Ablaufs. Durch die Bereinigung und Selektion des Quellenmaterials sind die Informationen auf das Wesentliche reduziert. Wir werden dazu angeregt, vom konkreten Fall zu abstrahieren und Gesetzmäßigkeiten abzuleiten. Zugleich erlauben die schnelle Wechselrede, das Erzählen aus der Ich-Perspektive und die bildreiche Sprache, die Beziehung von Therapeuten- und Patientenfigur auch emotional zu erfassen. Das Resultat ist eine qualifizierte Teilhabe am Geschehen. Die

129 Vgl. Argelander: Flieger, S. 10. Auch seine Anonymisierungsstrategie – eine zwingende Notwendigkeit bei der Verwendung von Patientenmaterial – legt Argelander offen: „Ich habe mich bemüht, seine [des Patienten, BS] Anonymität nicht durch die Veränderung von Daten, sondern durch das Weglassen *verräterischer* Daten zu wahren, um der Darstellung nichts von ihrem nativen Wahrheitsgehalt zu nehmen. Dabei stellt sich die interessante Tatsache heraus, daß die intimsten unbewußten Vorgänge kaum mit einer bekannten Person in Zusammenhang gebracht werden können." Argelander: Flieger, S. 11, Hervorhebung BS. Die in einer Falldarstellung verwendete Anonymisierungstaktik lässt zuweilen Rückschlüsse auf die therapeutische Haltung und das der Geschichte unterliegende Wahrheitsverständnis zu. So ist aus der Sicht des klassischen Psychoanalytikers die Ursache für psychische Störungen in der Vergangenheit der Patienten zu suchen, also in den individuellen Reminiszenzen. Dem entsprechend definiert Argelander die Vermittlung semantischer Inhalte als entscheidend für den „nativen Wahrheitsgehalt" der Falldarstellung. Im Vergleich dazu nimmt Irvin Yalom, der prozess- und gegenwartsorientiert arbeitet, eine andere Haltung ein. Yalom hält die konkreten Inhalte für austauschbar, da sich aus seiner Sicht die in einer Fallgeschichte zu transportierenden Wahrheiten auf die Erkenntnis struktureller Prinzipien beschränken. Vgl. das Kapitel *Irving D. Yalom: Literarisierung auf Amerikanisch* (S. ??ff.).

130 Argelander: Flieger, S. 53.

Reaktionen des Erzählers werden mitempfunden, können aber gleichzeitig von einer Metaebene aus eingeordnet und bewertet werden. Das erzählende Ich geht in *Der Flieger* zum Verhalten des erlebenden Ich so weit in Distanz, dass es dessen Involviertheit in das Therapiegeschehen wahrnehmen, begreifen und sprachlich gestalten kann. Genauso finden sich aber auch Passagen, in denen Argelander beide Ich-Instanzen gezielt ineinander übergehen lässt und die Distanz aufhebt. Er provoziert damit eine empathische Reaktion beim Leser. Eine Stelle aus dem Kapitel *Das Erstinterview*[131] ist hierfür beispielhaft:

> Schon bei der ersten Begegnung [mit dem Patienten, BS] fiel mir sein strahlend verbindliches Lächeln auf. Unauffällig gekleidet wirkte er sehr gepflegt und äußerst sympathisch. Sein Verhaltensstil war angenehm kontrolliert und seine Sprechweise verbindlich und überzeugend. Man spürte schnell die persönliche Begabung, weil er mit minuziöser Anpassung Gedanken aufgriff und sie selbst weiterentwickeln konnte. Nur einmal irritierte er mich, als er mit diesem gleichbleibenden Lächeln von einer sehr ernsten Angelegenheit sprach. Bei dieser Gelegenheit versuchte ich, das Lächeln zu thematisieren. *Sofort schlug seine Stimmung für eine kurze Zeitspanne um, wobei er mich schweigend mit einem bohrenden Blick fixierte, dem ausgesetzt ich mich plötzlich wie gelähmt fühlte.*[132]

Im ersten Teil des Ausschnitts wirkt die Schilderung des Erzählers kontrolliert und distanziert. Die vorwiegend parataktische Syntax unterstreicht diesen Eindruck. Inhaltlich legt der Erzähler die eigene Taktik offen; er macht seine Intervention, das irritierende Lächeln zu thematisieren, als Versuch kenntlich, was analytische Distanz voraussetzt. Dennoch präsentiert der Erzähler die Charakterisierung des Patienten nicht als objektive Beschreibung, sondern setzt sie stets in Relation zur Wahrnehmung der Analytikerfigur (also zu sich selbst als erlebender Instanz). Diese Haltung entspricht der inzwischen gängigen Vorstellung, die therapeutische Wirkung entspringe zu einem großen Teil der zwischenmenschlichen Dynamik zweier kompetenter Partner.[133] Das Scheinparadox vom objektiven Charakter der subjektzentrierten Darstellung löst sich damit auf. Gerade die Kennzeichnung der Therapeutenwahrnehmung als

131 Argelander: Flieger, S 31ff.

132 Argelander: Flieger, S. 31, Hervorhebung Argelander.

133 Diese Vorstellung spielt bei Freud kaum eine Rolle. In seinen Falldarstellungen zeigt sich Freud oft als tonangebend, während er in seinen theoretischen Schriften die Neutralität des Therapeuten fordert. Die Vorstellung vom Patienten als kompetenten Interaktionspartner setzt sich erst später durch und findet in den 1980er Jahren in den Arbeiten zur Intersubjektivität von Stolorow, Brandchaft, Atwood und Yalom ihre theoretische Fundierung. Vgl. z. B. Robert D. Stolorow: *Psychoanalytic Treatment. An Intersubjective Approach.* – Hillsdale: 1987. Vor allem in der Gesprächspsychotherapie und neueren psychoanalytischen Richtun-

subjektiv – markiert durch die häufige Verwendung der Personalpronomina „mir" und „mich" und durch Verben wie „spüren" und „wirken" – kann als besonders ‚objektive' Bewertung des therapeutischen Geschehens betrachtet werden. Umso beeindruckender wirkt dann auch der jähe Wechsel in die Erlebnisperspektive, der den plötzlichen Umschlag der Stimmung nachzeichnet. Aus der scheinbar sicheren Perspektive des analytisch-distanzierten erzählenden Ichs wird der Leser direkt ins Erleben hinein katapultiert. Die Ich-Perspektive lädt zur Identifikation mit dem Erzähler ein, so dass sich der Leser der abrupten Distanzverringerung kaum entziehen kann. Er muss die Irritation und die Lähmung empathisch mitvollziehen, welche die unvorhersehbare Verhaltensänderung des Patienten bei der Analytikerfigur hervorruft. Äußerlich wird das Umkippen der Atmosphäre durch die Kursivierung des Schriftschnitts hervorgehoben und graphisch imitiert. Einer unheilschwangeren musikalischen Untermalung beim Film ähnlich erregt die Hervorhebung die Aufmerksamkeit. Auf semantischer Ebene ruft das Begriffsfeld „schweigen" – „bohren" – „fixieren" – „lähmen" Assoziationen von Zwangsmaßnahmen oder gar Folter wach. Die Diskrepanz zu Formulierungen wie „strahlend verbindliches Lächeln", „äußerst sympathisch" oder „angenehm kontrolliert", die der Erzähler zuvor zur Charakterisierung des Patienten verwendet hat, macht den Stimmungswechsel noch markanter.

Wie präzise Handlung, sprachliche Gestaltung und Motivik in *Der Flieger* verschränkt sind und wie weit Argelander Metaphern auszubauen versteht, lässt sich am Motiv des Fallens demonstrieren. Das „Fallen" und „Fallenlassen" von Menschen nennt der Erzähler zu Beginn der Falldarstellung als Movens des Patienten, sich in Therapie zu begeben:

> Seine Kontaktbemühungen und auch seine Fähigkeit, mit anderen Menschen umzugehen, standen in einem erschreckenden Kontrast zu einem spezifischen Verhalten, bei bestimmten Gelegenheiten seine Mitmenschen „fallenzulassen". Er konnte die Richtigkeit dieser Vorhaltungen sofort einsehen und sich, einem Rat folgend, kurzerhand zu einer Analyse entschließen.[134]

Im Verlauf der Handlung zeigt sich, dass das Motiv des „Fallens" und „Fallenlassens" im Leben des Patienten immer wieder eine Rolle spielt. Einerseits lässt der Patient Menschen im übertragenen Sinne fallen, indem er den Kontakt zu ihnen abbricht. Andererseits berichtet er von verschiedenen Situationen, in

gen wird der Interaktion zwischen Therapeut und Patient große Bedeutung beigemessen.

134 Argelander: Flieger, S. 32.

denen er wortwörtlich den Fall seiner Gegner verursacht haben will. So stiftet er etwa einen Freund an, seinen (des Patienten) verhassten jüngeren Bruder zum Stolpern zu bringen, und auch den tödlichen Gebirgsabsturz des Bruders betrachtet der Patient als Verwirklichung seiner magischen Machtphantasien.[135]

> »Auf diese Weise ist mein Bruder umgekommen. Zwei Jahre später ist mein Nachfolger in meiner ersten Tätigkeit auf die gleiche Weise gestorben.«
>
> Deutung: Die Nachfolger.
>
> »Ja, sehr eigenartig, aber immer erfolgt der Absturz, nachdem die Rivalität beendet ist. [...] Trotz der Ähnlichkeit hat nur der eine meine Stelle eingenommen, der andere nicht. Immerhin, beide haben es zumindest versucht. Vielleicht ist schon der Versuch todeswürdig.“[136]

Die Tendenz des Patienten, Menschen fallenzulassen, steht motivisch in einem Spannungsverhältnis zu seiner Gewissheit, „in symbiotischer Vereinigung mit einer elementaren Welt, in diesem Falle der Luft“ zu sein, „bei der die Bedrohung fallengelassen zu werden grundsätzlich zwar in gleicher Weise gegeben ist, aber anscheinend für den Patienten nicht gilt.“[137] „Fallenlassen“ bedeutet also auch „sich vertrauensvoll und selbstsicher hinein begeben“ in dieses an sich nicht tragfähige Element Luft. Inwieweit die Perspektive des Patienten mit den Naturgesetzen vereinbar ist, wird vom Erzähler nicht hinterfragt. Der Erzähler deklariert weder die Phantasie des Patienten, in Konkurrenz zu ihm [dem Patienten] zu treten sei gefährlich, noch dessen Aussage, die Gravitation sei für ihn aufgehoben, als Teil eines Wahnsystems. Beides wird als gegeben hingenommen. Der bestimmende Charakter, der dem Weltbild des Patienten für die Erzählung zukommt, wird durch die Wahl des Titels *Der Flieger* noch unterstrichen. Die Omnipotenz des Patienten hebt also nicht nur aus dessen eigener Sicht Naturgesetze auf, sie durchdringt auch die gesamte Darstellung. Die Fallgeschichte folgt nicht den Konstruktionsprinzipien der naturwissenschaftlich beschreibbaren Welt oder den Konventionen der Alltagsrealität, sondern dem Weltbild des Patienten. Dies schließt den Erzähler als behandelnden Therapeuten ein. Das erzählende Ich muss am Ende feststellen, dass das erlebende Ich aus der Sicht des Patienten nur ein weiteres Objekt darstellt, das nach dem Gebrauch zurückgelassen, fallengelassen werden kann. Hier laufen die inhaltliche Entwicklung der Fallgeschichte und die Würdigung aller Facetten des Begriffs „Fallenlassen“ zusammen. Der Patient fällt nicht, er lässt fallen.

---

135 Vgl. Argelander: Flieger, S. 49.
136 Argelander: Flieger, S. 69f.
137 Argelander: Flieger, S. 39.

Der Flieger ist nach wirkungsästhetischen Gesichtspunkten optimiert. Sowohl mit Hilfe strukturgebender Mechanismen als auch durch den gezielten Einsatz von Sprachbildern und Wortfeldern schürt und steuert Argelander die Erwartung des Lesers. Der frühe Hinweis auf die Unberechenbarkeit des Patienten erzeugt einen flachen, aber konstanten Spannungsbogen. Gleichwohl erlaubt das zugrunde liegende Quellenmaterial offenbar keine dramatische Zuspitzung, wie sie in einem genuin literarischen Text zu erwarten wäre;[138] es kommt weder zu tätlichen Angriffen auf den Therapeuten noch zu lauten verbalen Auseinandersetzungen oder spektakulären emotionalen Ausbrüchen. Argelander kompensiert die Spannungsarmut des Materials, indem er den Leser zur Antizipation anregt – eine der gängigsten und wirkungsvollsten Techniken zur Spannungssteigerung. Allerdings nimmt der Erzähler selbst an keiner Stelle explizit Analyseergebnisse vorweg, und auch die chronologische Abfolge bleibt durchgängig erhalten.[139] Obgleich es nie zu einer direkten Konfrontation zwischen den beiden Figuren kommt, wird von Anfang an das Konfliktpotential zwischen Therapeut und Patient angedeutet. Der Erzähler fängt schon bei der Wiedergabe des Erstgesprächs[140] seine grundlegende Ambivalenz dem Patienten gegenüber ein. Wiederholt wird er im Verlauf der Erzählung die emotionale Reaktion des erlebenden Ichs auf die manipulativen Fähigkeiten des Patienten thematisieren und damit das dem Leser zu Anfang vermittelte Unbehagen in Bezug auf den Patienten auffrischen; das erlebende Ich vermerkt, es fühle sich von den Blicken des Patienten gelähmt[141] und durchschaut.[142] Anstatt die inhaltliche Entwicklung der Erzählung zu antizipieren, sorgt der Erzähler dafür, dass sich das Grundgefühl, von dem die Beziehung zwischen den Figuren bestimmt ist, auf den Leser überträgt. Dem Rezipienten wird es auf diese Art fast unmöglich gemacht, emotional unbeteiligt zu bleiben, obwohl er die Deutungen des Erzählers immer noch distanziert-intellektuell verfolgen

---

138 Im Allgemeinen erschweren die Beschaffenheit des Materials (in der Regel Mitschriften, Gedächtnisprotokolle oder Tonbandaufnahmen der Therapiesitzungen) und die Rahmenbedingungen (Adressaten, Darstellungsabsicht, Patientenschutz) die Ausgestaltung von psychoanalytischen Fallgeschichten. Natürlich ist der Autor inhaltlich an das vorliegende Material gebunden und kann nur bedingt hiervon abweichen, ohne den Darstellungszweck aus den Augen zu verlieren. Gleichzeitig ist er zur Verfremdung des Geschehens gezwungen, um die Privatsphäre des Patienten zu schützen.

139 Ausnahmen bilden nur Rückgriffe auf Informationen aus nicht in die Darstellung einbezogenen Sitzungen.

140 Vgl. die weiter oben zitierte Passage aus Argelander: Flieger, S. 31.

141 Vgl. Argelander: Flieger, S. 32.

142 Vgl. Argelander: Flieger, S. 41.

kann. Argelander konstruiert die Therapie als subtiles Machtspiel, in das der Leser unweigerlich einbezogen wird. Früh klingt die Neigung des Patienten an, andere Menschen zu instrumentalisieren, so dass sich der Leser leicht mit dem Therapeuten solidarisiert. Bereits zu Beginn der Behandlung offenbaren sich Widerstände, die metaphorisch eingekleidet werden:

> Ein weiteres Widerstandselement, das die ganze Analyse beherrscht, stellt sein Schweigen dar. Es kam in dieser ersten Stunde nur andeutungsweise zum Vorschein, wurde, für ihn atypisch, durch einen Mitteilungsdrang überschwemmt. Dieses Widerstandsphänomen schaltete meine eigene Aktivität vollkommen aus.[143]

Der Therapeut nimmt die Widerstände des Patienten als Machtmittel wahr, welche die Analyse „beherrschen". Dem Wortschwall, der ihn „überschwemmt", hat der Therapeut nichts entgegenzusetzen. Kurzschluss. Der Therapeut fühlt sich ausgeschaltet, wie ein technisches Gerät. In den beiden zitierten Sätzen deuten sich Leitlinien an, welche die gesamte Fallerzählung durchziehen; die Vorliebe des Patienten für Technik und seine Ambition, andere Menschen zu beherrschen und zu manipulieren, werden in der Metapher des Ausschaltens von Mitmenschen miteinander verknüpft. Beide Aspekte werden im Verlauf der Erzählung immer wieder aufgegriffen: Der Patient tastet „sensibel wie ein Radar, die Außenwelt ab, stellt sich mit einer unwahrscheinlichen Perfektion auf diese ein und versucht sie zu manipulieren."[144] Nach eigener Aussage entwickelt er eine „Technik" für den Umgang mit schwierigen Kunden.[145] Und auch die Analyse der infantilen Entwicklung enthüllt Neigungen zur Machtausübung und technischen Manipulation:

> Er spielte für sich in einer Ecke, ganz davon in Anspruch genommen, die Spielsachen seiner Macht und seinem Willen zu unterwerfen. [...] [Er sammelte] alle möglichen Dinge, hielt sein Spielzeug extrem sauber und funktionsfähig und wachte darüber, daß der kleine Bruder nicht an seine Spielsachen herankam. [...] Von frühester Kindheit an versuchte der Patient mit Hilfe seines hochentwickelten Sinnes für Sachfunktionen, das Problem des Perpetuum mobile zu lösen.[146]

Erst am Ende der Erzählung wird offenbar, dass die Bestrebungen des Patienten zur Machtausübung nicht nur auf die Motiv- und Figurenebene beschränkt bleiben. Die ganze Handlung sowie die Erzählstruktur sind darauf ausgerichtet, einen möglichst großen Spielraum für das Manipulationsgeschick der Patientenfigur zu eröffnen. Es stellt sich heraus, dass der Patient über die gesamte

143 Argelander: Flieger, S. 40.
144 Argelander: Flieger, S. 32.
145 Argelander: Flieger, S. 35.
146 Argelander: Flieger, S. 42.

Therapie hinweg stets die Kontrolle behält, auch wenn dies dem Therapeuten wie dem Leser erst im Nachhinein bewusst wird:

> Erinnern wir uns aber, mit welchem Anspruch er die Analyse ursprünglich aufgesucht hatte. Er wollte die Kontaktstörungen beseitigt wissen, auf die andere ihn aufmerksam gemacht hatten. [...] Es muß ihn in seinem Narzißmus schwer gekränkt haben, wenn andere ihn auf eine Schwäche oder Auffälligkeit seines Verhaltens aufmerksam machten, das ihm selbst nicht zugänglich war. Vielleicht hat die Analyse auch diesen Wunsch erfüllt, denn er scheint mit dem Ergebnis zufrieden zu sein. Alle Anzeichen sprechen dafür, daß er nach der Analyse noch erfolgreicher wurde.
>
> Meine Vorstellungen von einem guten Ergebnis der Analyse gingen in eine völlig andere Richtung. Ich fand es aus anderen Gründen unerträglich, wie er mit seinen Mitmenschen umging, sie manipulierte und fallenließ, als ob sie leblose Gegenstände wären. Ich hoffte, seine innere Gefühlswelt für andere Menschen so weit aufschließen zu können, daß er mit ihnen glücklicher und verständnisvoller zusammenleben könnte. [...] Leider mußte ich von ihm lernen, daß mein Wunsch von einem nicht zu verwirklichenden und damit falschen Anspruch ausging. Seine Vorstellung von dem Ergebnis der Analyse war den gegebenen Möglichkeiten nach viel angemessener. [147]

> Die Hilflosigkeit, unter der andere Menschen ihr Leben lang leiden müssen, hatte der Patient längst gegen seinen narzißtischen Charakter eingetauscht, der ihn sicher und unabhängig machte. Er braucht jetzt keine Liebe mehr, sondern weiß sich Bewunderung und Erfolg bei anderen Menschen zu verschaffen.[148]

Rückblickend wird deutlich, dass Therapeut und Patient über den ganzen Therapieverlauf hinweg entgegengesetzte Ziele verfolgt haben. Die Vorstellungen des Analytikers vom Zweck der Therapie werden von Anfang an unterlaufen; seine Wertvorstellungen haben keine Wirkung auf die Welt des Patienten. Dieser hingegen subsumiert die Deutungen des Therapeuten (und zugleich die Perspektive, die uns einzunehmen nahegelegt wird) unter sein eigenes Weltbild und bringt sie damit unter seine Kontrolle. Der Patient, dessen Motivation sich hauptsächlich aus dem Drang nach Machterweiterung und -sicherung speist, triumphiert. Das unangenehme Grundgefühl, das der Erzähler von Beginn der Handlung an beim Leser schürt, bestätigt sich, während die meisten intellektuellen Deutungs- und Vorausdeutungsversuche von Therapeut und Leser ins Leere laufen. Aufgrund des chronologischen Aufbaus kann der Leser genau wie der Analytiker erst retrospektiv den tatsächlichen Verlauf der „Therapie" und das Beziehungs- und Machtgefüge zwischen Therapeut und Patient erkennen. Das führt zu einer Umdeutung des Geschehens, wie sie sonst etwa aus Kri-

147 Argelander: Flieger, S. 91.

148 Argelander: Flieger, S .92.

minalgeschichten oder Thrillern bekannt ist. Nach der „Auflösung" erhalten viele Handlungsdetails und Motive eine neue Bedeutung. Das Resultat ist ein Aha-Erlebnis beim Rezipienten: Es ist der Patient, der „Widersacher", der am Ende die Fäden in der Hand behält. Das erlebende Ich, der „Protagonist", ist dem Schema des Gegenspielers gefolgt, ohne es zu bemerken. Die Erwartung, die Analytikerfigur müsse qua ihrer fachlichen Expertise das Spiel des Patienten durchschauen, wird nicht erfüllt. Der Patient ist stets einen Zug voraus und weiß den Therapeuten im Sinne seiner eigenen Spielstrategie zu manipulieren. Die Neuinterpretation der Zusammenhänge wird vom erzählenden Ich geleistet, das dazu wieder in Distanz zum Geschehen und zum erlebenden Ich tritt. Der Kreis schließt sich, die Fallgeschichte kann mit geänderten Vorzeichen erneut gelesen werden.

Nicht zuletzt die ausgeklügelte Konstruktion des Erzählers und der Struktur belegt, wie groß die Berührungsflächen zwischen der Fallerzählung *Der Flieger* und literarischen Erzählungen sind. Es wird deutlich, dass die Fallgeschichte vor allem eine Darstellungs*form* ist, ein gestalteter Text mit einem Darstellungsziel, das entsprechende textuelle Verfahren erfordert. Der mimetische Aspekt, das Abbilden eines Symptoms oder Syndroms, tritt in den Hintergrund. Die Gestaltung wird zum entscheidenden Vehikel für das in der Fallgeschichte eingeschlossene Wissen. Da Argelander der eigentlichen Fallbeschreibung eine Darstellung der theoretischen Fundamente der Narzissmusforschung voranstellt, entsteht ein mehrdimensionales Bild der Auswirkungen narzisstischer Kompensationsmechanismen auf die Charakterbildung. *Der Flieger* spricht damit neben dem Intellekt und der wissenschaftlichen Neugier auch das ästhetische Empfinden, das Moralempfinden und die Affekte an. Der Leser wird gleichzeitig mit dem erlebenden Ich getäuscht und begreift mit ihm gemeinsam die der Täuschung zugrunde liegenden Mechanismen. Das Zusammentreffen mit einer narzisstischen Persönlichkeit wird erlebbar gemacht. Argelander arbeitet beim Verfassen seiner Fallgeschichte bewusst mit der Tatsache, dass die Sprache das zentrale Mittel der Psychoanalyse darstellt. Jede Deutung, jede Intervention des Therapeuten erfolgt sprachlich. Bezeichnend für dieses Bewusstsein ist, dass Argelander sich nicht nur als Autor literarischer Verfahren bedient, sondern diese auch für die therapeutische Arbeit nutzbar macht. Er etabliert etwa die Szene als Konzept in der Psychoanalyse,[149] das sich als Folie

149 Parallel wurde ein ähnliches Szene-Konzept von Alfred Lorenzer entwickelt. Offenbar besaß die Vorstellung der Inszenierung von Bewusstseinsinhalten in den 1970er Jahren eine

zur Unterscheidung von „Symptomneurosen“[150] und Charaktereigenschaften und damit zugleich zur Differenzierung zwischen pathologischem und charakterbedingtem Ausagieren von Konflikten verwenden lässt.[151] Symptome manifestieren sich diesem Konzept zur Folge szenisch, kommen hierdurch als charakterfremd zur Anschauung und werden für therapeutische Interventionen empfindlich.[152] Bestandteile des Charakters hingegen sind statisch und werden als der eigenen Psyche zugehörig empfunden (Ich-synton), wie Argelander am Beispiel des Geschäftsmannes in *Der Flieger* herausarbeitet. Das Konzept der Szene hilft hier, eine Struktur sichtbar zu machen, die sonst im Verborgenen bliebe. Dabei wird der Begriff Szene in der Psychoanalysetheorie bewusst metaphorisch verwendet (die Therapie *ist* keine Szene), während die Szene in der konkreten Fallerzählung auch als textuelles Verfahren zum Einsatz kommt (dialogische Darstellung).

B. *Die Reminiszenz in der Halluzination*

Die psychoanalytische Fallgeschichte, die nun als Vergleichsfolie zu Argelanders *Der Flieger* herangezogen wird, ist Susann Heenen-Wolffs Fallbericht *Die Reminiszenz in der Halluzination. Der Fall eines vormals versteckten jüdischen Kindes* aus dem Jahr 2009. Heenen-Wolffs Fallgeschichte bildet sowohl inhaltlich als auch formal einen starken Kontrast zu Argelanders monographischer Fallveröffentlichung und zeigt somit die andere Seite des Spektrums psychoanalytischer Falldarstellungen auf.[153] Ein Vergleich der beiden Fallgeschichten verdeutlicht, dass es sich bei der psychoanalytischen Fallgeschichte keinesfalls um eine homogene Gruppe von Texten handelt. Während sich *Der Flieger* in Veröffentlichungsart und Umfang von der Masse der psychoanalytischen Fallpublikationen absetzt, liegt Heenen-Wolffs Fallbeschreibung *Die Reminiszenz in der Halluzination* in beiden Punkten im Durchschnitt: Sie erschien in Form eines Artikels in der Fachzeitschrift *Psyche*, die gezielt Leser aus Psychologen- und Analytikerkreisen anspricht, und umfasst zwölf Seiten. *Die Reminiszenz in*

gewisse Virulenz. Vgl. Alfred Lorenzer: *Sprachzerstörung und Rekonstruktion: Vorarbeiten zu einer Metatheorie der Psychoanalyse.* – Frankfurt am Main: 1970.

150 Die Nennung erfolgt in Anführungszeichen gesetzt, da die Bezeichnungen „Neurose“ und „Psychose“ inzwischen offiziell als veraltet gelten. In den Diagnosemanualen werden stattdessen die Begriffe „leichte und schwere Störung“ verwendet.

151 Vgl. Hermann Argelander: *Die szenische Funktion des Ichs und ihre Anteile an der Symptom- und Charakterbildung.* – In: *Psyche* [24|5] 1970, S. 325–345.

152 Vgl. Argelander: Flieger, S. 12ff.

153 Zudem bewegen sich Argelander und Heenen-Wolff in weit voneinander entfernten Forschungsfeldern und arbeiten mit verschiedenen Techniken, so dass gleichzeitig das Spektrum

der Halluzination ist in der *Psyche* unter *Klinische Werkstatt*[154] abgelegt, was große Praxisnähe erwarten lässt.[155]

Heenen-Wolff beschreibt den Fall einer älteren Frau, die als jüdisches Mädchen die deutsche Okkupation in Belgien versteckt überlebt. Als Jugendliche konvertiert Frau B dann zum Christentum, wodurch sie sich in einen dauerhaften Loyalitätskonflikt mit ihren im KZ ermordeten Eltern begibt. Anlass der Fallerzählung ist eine psychotische Episode, die Frau B mit 63 Jahren durchlebt; Frau B leidet vorübergehend unter akustischen Halluzinationen, die eindeutig einen Bezug zu ihren traumatischen Erlebnissen während des zweiten Weltkrieges und ihren Gewissenskonflikten aufweisen.[156] Schon die Rahmenbedingungen der Therapie unterscheiden sich im Fall von Frau B deutlich von der Psychoanalyse des flugbegeisterten Geschäftsmannes, dessen Geschichte in *Der Flieger* portraitiert wird. Frau Bs Lebensgeschichte ist einer von 60 Berichten jüdischer Holocaustüberlebender, die als Kinder den Krieg im Versteck überstanden. Die Lebensgeschichten wurden für ein Forschungsprojekt an der Universität Louvain-La-Neuve auf Tonband aufgezeichnet und im Anschluss transkribiert.[157] Zwölf der Betroffenen, darunter Frau B, nahmen danach an einer psychoanalytisch orientierten Gruppenarbeit teil, „realisiert mit dem Ziel, die latenten psychischen Prozesse eingehender zu verstehen und zugleich den Teilnehmern eine zusätzliche Verarbeitung der traumatischen Vergangenheit zu ermöglichen."[158] Ein Textausschnitt vermittelt einen Eindruck des vorherrschenden Duktus':

> Ab 1942 wurden im Rahmen der nationalsozialistischen Vernichtungspläne Razzien zur Erfassung der Juden in Belgien immer systematischer durchgeführt. Frau B.s Vater wird endgültig gefaßt, deportiert und schließlich ermordet. Die Situation wird immer bedrohlicher, und Frau B wird deshalb von ihrer Mutter in einem Kloster in der Region Brüssels untergebracht.

---

psychoanalytischer Forschung angedeutet wird.

154 Susann Heenen-Wolff: *Die Reminiszenz in der Halluzination. Der Fall eines vormals versteckten jüdischen Kindes.* – In: *Psyche* [63 | 1] 2009, S. 73–85, hier S. 73.

155 Der Aufsatz ist allerdings kein „Werkstattbericht" im Sinne eines vorläufigen Zwischenergebnisses. Die Geschichte von Frau B, die nur in Bezug auf die späte psychotische Episode hin untersucht wird, stellt eine abgeschlossene Fallveröffentlichung dar (vgl. hierzu die Einleitung des Aufsatzes, Heenen-Wolff: Reminiszenz, S. 73). Eine weitere geplante Publikation der Forschergruppe zum Schicksal der versteckten jüdischen Kinder wird sich mit der langen Latenzzeit zwischen Traumatisierung und Aufarbeitung beschäftigen (vgl. Heenen-Wolff: Reminiszenz, S. 81.)

156 Vgl. Heenen-Wolff: Reminiszenz, S. 80.

157 Vgl. Heenen-Wolff: Reminiszenz, S. 74.

158 Heenen-Wolff: Reminiszenz, S. 74.

> »Ich habe mich im Stich gelassen gefühlt und war meiner Mutter sehr böse. Ich war ihr böse, weil ich nicht verstand, daß sie mich – ich gebrauche hier ein hartes Wort, das ich inzwischen so nicht mehr sagen würde –, daß sie mich da einfach ›abgesetzt‹ hat! Ohne zu wissen, ob ich gerettet würde, denn ich war schließlich in Gefahr. Viele Jahre lang war das für mich ein Verlassenwerden.«
>
> Dieser Eindruck war um so stärker, als Frau B kurz nach ihrer Unterbringung im Kloster von ihrem Onkel erfuhr, daß die Mutter auf der Flucht war, ohne Zweifel, um ihre Tochter so bald wie möglich nachzuholen.
>
> »Das war der schwerste Moment für mich als Kind. Meine Mutter ist fort, wollte in die Schweiz fliehen, aber ohne mir dies zu sagen.« Dazu kam erschwerend hinzu, daß ihr Onkel sie gewarnt hatte: »›Weißt du, Mama ist fort, um in die Schweiz zu gelangen, aber sage es nicht den Schwestern, das wird einen schlechten Eindruck machen.‹ Ich mußte also alles für mich behalten.« »[sic] Die Schwestern haben natürlich doch gesehen, daß etwas geschehen war, und da habe ich gesagt: ›Mama ist verhaftet worden.‹ Ich habe gelogen. Und acht Tage später ist mein Onkel mich besuchen gekommen und hat mir gesagt, daß Mama wirklich verhaftet worden ist. Und da, also da konnte ich gar nichts mehr sagen, da ich ja vorher gelogen hatte. Ja, und da, da konnte ich nicht mehr weinen... gar nichts mehr, nichts mehr, ich mußte alles für mich behalten.«[159]

Strukturell folgt *Die Reminiszenz in der Halluzination* herkömmlichen Schemata. Im Einleitungskapitel wird die Situation der versteckten jüdischen Kinder generell angesprochen, zudem werden die Rahmenbedingungen des Forschungsprojekts und einige Grundlagen zur Forschungsmethode (hier die narrative Methode) skizziert.[160] Es schließt sich ein Kapitel über Frau Bs Lebensgeschichte an, gefolgt von einem Kapitel über Bedeutung und Inhalt von Frau Bs psychotischer Episode. Ein separates Fazit gibt es nicht, die kurze Schlussdeutung ist in den Abschnitt zur psychotischen Episode integriert. Ein Großteil des Textes ist aus Transkriptionszitaten und Zusammenfassungen ebensolcher zusammengesetzt. Nur selten wird der Bericht von Deutungen unterbrochen, Interpretationsansätze finden sich vor allem im Psychose-Kapitel. Das Ziel ihrer Falldarstellung charakterisiert Heenen-Wolff wie folgt:

> Über das Interesse an der Geschichte von Frau B hinaus versteht sich der vorliegende Artikel als klinischer Forschungsbeitrag zu kurz andauernden, dann vollkommen abklingenden psychotischen Zuständen im fortgeschrittenen Lebensalter, die in der Art, wie sie bei Frau B auftraten, in psychiatrischen und psychoanalytisch orientierten Beiträgen selten beschrieben worden sind.[161]

---

159 Heenen-Wolff: Reminiszenz, S. 76. Im Original sind die direkten Zitate kleiner gesetzt als der Fließtext. Um die Lesbarkeit zu erhalten, werden sie in den Belegstellen in dieser Arbeit nicht noch einmal verkleinert. Einwürfe wie „Dazu kam erschwerend hinzu, daß ihr Onkel sie gewarnt hatte" stehen allerdings auch im Original in der gleichen Schriftgröße wie das Zitat.

160 Vgl. Heenen-Wolff: Reminiszenz, S. 73-75.

161 Heenen-Wolff: Reminiszenz, S. 73.

Der Text gibt weder Aufschluss über die Dauer der Gruppentherapie noch über die Intensität der Therapeuten-Patienten-Beziehungen, die im Verlauf der psychoanalytischen Arbeit entstanden sind. Heenen-Wolff schreibt über ihre persönliche Beziehung zu Frau B knapp:

> Wir [Susann Heenen-Wolff, der Psychoanalytiker Denis Hirsch und zwei weitere Mitarbeiterinnen des Forschungsprojekts, BS][162] haben Frau B im Rahmen des Aufzeichnens dieser »Lebensberichte« kennengelernt und kurze Zeit später auch in der psychoanalytischen Gruppenarbeit erlebt. Ich habe drei weitere individuelle klinische Gespräche mit ihr geführt, um ihr mein Verständnis ihrer Geschichte darzulegen und zu verifizieren, ob sie sich darin wiedererkannte. [...] Frau B hat den vorliegenden Text in meiner Gegenwart erstmalig gelesen. Auf diese Weise bestand die Möglichkeit, ein eventuelles Gefühl von Überwältigung infolge einer neuerlichen – nachträglichen – Traumatisierung angesichts ihrer niedergeschriebenen Geschichte aufzufangen. Eine Woche später haben wir uns zu einem abschließenden Gespräch getroffen.[163]

Es gibt nur zwei weitere Hinweise auf den Ablauf der Sitzungen, beide im letzten Drittel der Falldarstellung: Im Zusammenhang mit der Feststellung, dass Frau Bs akustische Halluzinationen auf Deutsch ablaufen, obwohl sie seit ihrer Kindheit kein Deutsch mehr spricht, bemerkt Heenen-Wolff: „Auch an mich hat Frau B kein einziges Wort auf deutsch gerichtet." Kurz darauf folgt die einzige Darstellung einer Reaktion Frau Bs auf die Deutungen ihrer Therapeutin:

> Frau B hat in unserem klinischen Gespräch diese ihr vorgeschlagenen Verbindungen [zwischen den Inhalten der Halluzinationen und Schuldgefühlen ihren Kindern gegenüber, BS] verstehend und erleichtert angenommen. Mehrere Male sagte sie nach einer kurzen Pause: »Daran habe ich noch nie gedacht!« Wir wissen von Freud und aus unserer klinischen Erfahrung, daß diese Reaktion in den allermeisten Fällen die Deutung bestätigt.[164]

Darüber hinaus bleibt die Therapeutin völlig im Hintergrund.[165] Anders als in *Der Flieger* bildet sich in *Die Reminiszenz in der Halluzination* keine Analytikerfigur heraus. Das Gegenteil von dem, was Gerd Rudolf in der weiter oben zitierten Passage über die qualitative Veränderung der Fallgeschichten vermerkt – „[w]aren in Moritz'ens Fallgeschichten die Autoren als Berichterstatter und

162 Vgl. Heenen-Wolff: Reminiszenz, S. 75, Fußnote 3.

163 Heenen-Wolff: Reminiszenz, S. 75.

164 Heenen-Wolff: Reminiszenz, S. 81.

165 Die erzählende Instanz taucht ansonsten nur noch in zwei Varianten eines verallgemeinernden „Wir" auf. In Formulierungen wie „Wir sehen hier eine Reaktionsbildung" (Heenen-Wolff: Reminiszenz, S. 79) schließt das „Wir" die Leserschaft mit ein, während in Sätzen wie „Frau B hat uns die folgenden Abläufe geschildert." nur die Forschergruppe gemeint ist.

Chronisten im Hintergrund geblieben, so spricht der Autor Freud als Gestalter und Interpret seines Materials zum Leser"[166] – trifft auf *Die Reminiszenz in der Halluzination* zu. Außer in den genannten Ausnahmen verschanzt sich die erzählende Instanz hinter einer neutral-objektivierenden Erzählhaltung. Das persönliche Verhältnis von Frau B und ihrer Therapeutin wird nicht ausgestaltet. Interpersonelle Prozesse generell – also auch die zwischenmenschliche Dynamik unter den Patienten der Analysegruppe – werden nicht berücksichtigt. Das mag zum einen daran liegen, dass die Lebensgeschichte der Patientin *vor* der psychoanalytischen Arbeit aufgezeichnet wurde und nicht – wie bei Argelander und Freud – im Verlauf der Analyse entschlüsselt wird. Zum anderen wird in *Die Reminiszenz in der Halluzination* eine andere Grundhaltung gegenüber der Fallgeschichte und deren sprachlicher Gestaltung transportiert.

Wie Argelander reflektiert auch Heenen-Wolff die Bedeutung von Sprache für ihre Falldarstellung. Das Erzählen hat für das Forschungsprojekt der Autorin und damit auch für die Fallgeschichte der Frau B eine besondere Funktion: Die Forschergruppe verwendet bei der Arbeit mit den Betroffenen die sogenannte „narrative Methode":[167]

> Die spezifische Funktion narrativer Prozesse im Rahmen von »Lebensberichten«, aber auch in der Psychotherapie, hat in letzter Zeit zunehmend Aufmerksamkeit unter Psychoanalytikern gefunden. Obwohl die Narration – im Gegensatz zur freien Assoziation im klassischen analytischen Setting – in erster Linie dem Sekundärprozeß und den entsprechenden Abwehrmechanismen zuzuordnen ist, erlaubt sie gleichwohl einen Subjektivierungsprozeß, eine Aneignung insbesondere von schwer zu verarbeitenden Erfahrungen.[168]

166 Rudolf: Aufbau, S. 20. Zur Verwendung des Autorbegriffs siehe in dieser Arbeit S. 34ff.

167 Die narrative Methode basiert auf der Überzeugung, dass die Lebensgeschichte eines Patienten in der Analyse nicht entdeckt, sondern rekonstruiert wird. Wichtig (und heilwirksam) ist dabei nicht, dass die Rekonstruktion überprüfbar den (lebens-)historischen Tatsachen entspricht, sondern dass sie es dem Patienten ermöglicht, Kontinuität und Kohärenz herzustellen, wo er sie zuvor nicht zu erkennen vermochte. Theodore Sarbin, dessen Herausgeberschrift *Narrative Psychology. The Storied Nature of Human Conduct* (New York: 1986) für die psychologische Narrationsforschung als wegweisend gilt, versteht die narrative Psychologie explizit als „alternative to the positivist paradigm", Sarbin: Psychology, S. vii. Beflügelt von der postmodernen Kritik am positivistischen Wahrheitsbegriff entwickelte sich die narrative Psychologie verstärkt ab der Mitte der 1980er Jahre. Anders als bei Heenen-Wolff angedeutet, die vermerkt, die Funktion narrativer Prozesse habe erst *„in letzter Zeit* zunehmend Aufmerksamkeit unter Psychoanalytikern gefunden" (Heenen-Wolff: Reminiszenz, S. 74, Hervorhebung BS), handelt es sich bei der narrativen Methode also keineswegs um eine neue Entwicklung.

168 Heenen-Wolff: Reminiszenz, S. 74.

Allerdings erörtert Heenen-Wolff ausschließlich die Funktion der Sprache für die *Patienten*, nicht aber das Potential narrativer Gestaltung beim *Verfassen* von Fallgeschichten. Die Narration ist hier in erster Linie als Heilmittel zu sehen. Die Rolle, die das Erzählen allein schon aufgrund seiner ästhetischen Dimension beim Vermitteln und Generieren von Wissen in der Fallgeschichte selbst spielt, bleibt unberücksichtigt. Inwieweit z. B. die Zusammenfassung von Teilen der Patientenerzählung einen gestalterischen Eingriff darstellt, wird nicht kommentiert. Ein Wechsel zwischen empathischem Mitschwingen und analytischer Distanz, wie ihn die Sprache in Argelanders Text oder in den Fallgeschichten Freuds erlaubt, stellt sich bei Heenen-Wolffs Darstellung kaum ein. Der Leser verharrt mit der Erzählerin in einer distanziert-wissenschaftlichen Haltung.

In Kombination führen die zurückgenommene Erzählinstanz, der Wechsel von Zitaten und Zusammenfassungen und die sprachliche Nähe zum wissenschaftlichen Fachtext zu einem kuriosen Effekt bei der Gestaltung der ‚Figur Frau B'. Anders als in den meisten anderen Fallgeschichten bietet sich die Figur der Therapeutin selbst nicht als Identifikationsgestalt an. Es stünde zu vermuten, dass sich der Leser stattdessen mit der Patientin solidarisiert – zumal diese aus der Ich-Perspektive berichtet und auf schwere, unschuldig erlittene Schicksalsschläge zurückblickt. Doch auch diese Solidarisierung wird durch die Erzählhaltung der Therapeutin aufgehoben: Die Passagen zwischen den Zitaten von Frau B haben einen summarisch-unpersönlichen Charakter. Die kurzen Momente empathischen Mitschwingens, die bei der Lektüre der Patientinnenerzählung aufkommen, werden hierdurch relativiert. Zudem – und dies ist für die Konstruktion der Figur der Patientin von noch entscheidenderer Bedeutung – weisen die Zusammenfassungen der Analytikerin Frau B als Reflektorfigur einer personalen Erzählung aus. Besonders die raren Passagen, in denen die Therapeutin als Figur in Erscheinung tritt, zeigen, dass die Deutungshoheit über das Erzählte bei ihr liegt und nicht bei der Patientin.[169] Dieser Eindruck verhärtet sich bei der Lektüre des Kapitels *Die »Reminiszenz« im psychotischen Erleben*,[170] in dem der Inhalt von Frau Bs Psychose beschrieben und gedeutet

169 Zur Erinnerung sei die markanteste dieser Passagen noch einmal wiederholt: „Frau B hat in unserem klinischen Gespräch diese ihr vorgeschlagenen Verbindungen verstehend und erleichtert angenommen. Mehrere Male sagte sie nach einer kurzen Pause: »Daran habe ich noch nie gedacht!« Wir wissen von Freud und aus unserer klinischen Erfahrung, daß diese Reaktion in den allermeisten Fällen die Deutung bestätigt." Heenen-Wolff: Reminiszenz, S. 81.

170 Heenen-Wolff: Reminszenz S. 80ff.

wird. Zur Illustration ein Auszug aus der Erzählung Frau Bs über ihr psychotisches Erleben, das ihrer eigenen Aussage nach durch das Wiederaufkeimen des Rechtsextremismus vor allem in Österreich in den frühen 1990er Jahren ausgelöst wird,[171] und die korrespondierende Deutungssequenz:

> »[...] Mit diesen Halluzinationen konnte ich keinen Wasserhahn mehr aufdrehen, ohne daß Beschimpfungen und andere Dinge für mich daraus zu hören waren ... das war ganz, ganz, ganz schlimm. Ich war an einem Punkt, daß ich ..., manchmal gab es Stimmen, die mir sagten, ich solle aus dem Fenster springen. Es gab auch Stimmen, die sagten mir: ›Wenn du nicht alle Juden, die du kennst, denunzierst, wirst du bestrahlt werden.‹ [...] Es ging so weit, daß ich mich mit den harmlosen Nachbarn angelegt habe: Ich habe mit dem Besen an die Decke geklopft, da ich sie schreien hörte ›Saujuden!‹, wobei sie in Wirklichkeit überhaupt nichts getan hatten. [...]«
>
> [...] In der Thematik ihres [Frau Bs, BS] Erlebens kann man das mehr oder weniger verkleidete Wiederauftauchen von früheren Erfahrungen, Ängsten und Vorstellungen sehen: sich als »Saujüdin« beschimpft sehen, sich als »fehlgehend« empfinden, die Juden denunzieren zu müssen bzw. sie »verraten« zu haben (wie ihre Mutter), so wie ihr ja auch die »Aufgabe« auferlegt worden war, die Juden um sich herum zu bekehren, da diese angeblich heimtückisch den »Fehler« begangen hatten, Jesus zu kreuzigen. Diese unlösbar widersprüchlichen Botschaften der »Stimmen« nehmen eben diejenigen auf, die Frau B als junge Adoleszentin bereits zerrissen hatten: sie hatte sich als »Saujüdin« verstecken müssen, nach ihrer Konversion dann den Auftrag erhalten, die anderen (ihre Eltern) zu bekehren, denen die »Gnade« noch nicht zuteil geworden war.[172]

Die deutende Erzählinstanz verwendet Formulierungen Frau Bs als Textbausteine, integriert sie in die eigene Rekonstruktion der Zusammenhänge und eignet sie sich hierdurch an. Damit *ent*eignet sie Frau B. Die Patientin ist nicht mehr Erzählerin ihrer Geschichte, sondern nur noch Stichwortgeberin für die personale Erzählung einer übergeordneten Instanz. In die 3. Person verbannt wird Frau B zum Objekt einer fremden Betrachtung. Die narrative Methode soll die subjektive Aneignung der erlebten Geschichte ermöglichen, die Darstellungsform der vorliegenden Fallerzählung wirkt aber in Bezug hierauf kontrafaktisch. Frau Bs Erzählung dient in erster Linie als Belegmaterial für die Metaerzählung der Therapeutin. Während bei *Der Flieger* die Verflechtung von Strukturelementen (theoretische Passagen, Dialoge, Deutungen, Zusammenfassungen), Sprachduktus und Inhalt synergetisch wirkt und zu einem komplexen Verständnis für Störungsbild, Patient und Therapeut verhilft, bleibt das vermittelte Wissen in *Die Reminiszenz in der Halluzination* eindimensional.

171 Vgl. Heenen-Wolff: Reminiszenz, S. 80.
172 Heenen-Wolff: Reminiszenz, S. 80f.

Zusätzlich hindert der rohe Charakter der unredigierten Sprache den Leser daran, sich in die Vorgänge hineinzuversetzen, die in den Zitaten geschildert werden. Die zahlreichen Einschübe, Ellipsen und Zäsuren („Ja, und da, da konnte ich nicht mehr weinen ... gar nichts mehr, nichts mehr, ich mußte alles für mich behalten"[173]) widersetzen sich der Leseroutine derjenigen Rezipienten, die an die ästhetisch überformte Sprache in narrativen Texten gewöhnt sind. Die unbereinigten Zitate, die das Geschriebene eigentlich näher an das gesprochene Wort, die direkte, persönliche Erzählung, die Quelle bringen sollen, bewirken im Gegenteil eine größere Distanz. Das Stottern und Stolpern, das in gesprochener Rede (oder wohldosiert in den Text eingestreut) Ausdruck und Anlass innerer Bewegung sein kann, bringt hier den Lesefluss zum Stocken. Was dem Gegenüber im direkten zwischenmenschlichen Kontakt über die Stolperstellen hinweg hilft – Mimik, Gestik, Tonfall, Erscheinung des Sprechers –, fehlt und wird anders als bei Argelander nicht durch eine poetische Gestaltung der Sprache kompensiert. Hieran wird deutlich, dass auch die wortgenaue Wiedergabe den verlustfreien Transport von Wissen nicht sicherstellen kann, vor allem, wenn sie ausschnitthaft und dekontextualisierend erfolgt.

Zudem lassen sich in *Die Reminiszenz in der Halluzination* verschiedene Formen narrativer Glättung nachweisen.[174] Spences Konzept des *narrative smoothing* eignet sich nicht zuletzt deswegen besonders gut für die Anwendung auf *Die Reminiszenz in der Halluzination*, weil Spence als einer der Wegbereiter der von Heenen-Wolff favorisierten narrativen Methode gilt. Beide Formen von *level II smoothing* – die unzureichende Beschreibung des Kontextes und die selektive Darstellung (*selective reporting*) – lassen sich in *Die Reminiszenz in der Halluzination* ermitteln. Dem Aufsatz ist nicht zu entnehmen, unter welchen Bedingungen die Aussagen der Patientin sowie die Deutungen der Therapeutin zustande gekommen sind (Setting, Atmosphäre etc.), und die Schilderung der Beziehung zwischen den Beteiligten fehlt. Auch *selective reporting*, der Zusammenschnitt von genau den Passagen aus dem Analysetranskript, welche die zugrunde liegende Argumentationsstruktur stützen, lässt sich feststellen. Heenen-Wolff präsentiert fast ausschließlich unzweideutiges Material, das kaum andere Schlüsse als die der Analytikerinnenfigur zulässt. Die Abwesenheit von Mehrdeutigkeiten, Verwunderung und Unsicherheit in *Die Reminiszenz in der Halluzination* ist auffällig, und die ausgewählten Zitatpassagen, Zusammen-

173 Heenen-Wolff: Reminiszenz, S. 76.

174 Donald Spences Konzept der narrativen Glättung (*narrative smoothing*) wird in dieser Arbeit im Kapitel *Schönheitschirurgie: Narrative Glättung* ab S. 41 vorgestellt.

fassungen und Deutungen lassen keine alternative Interpretation zu, sondern verengen den Blick auf einen einzigen Befund. Auch dies ist Spence zufolge keine Ausnahme in psychoanalytischen Fallgeschichten:

> Edelson (1983) correctly reminds us that "a psychoanalysis without surprises cannot properly be termed psychoanalysis at all" (p. 93), but the number of surprises in the average case report tends to approach the vanishing point. [...] A full report of the context of discovery would also make us aware of the creative component in good interpretations and the variety of choices which are available at any given time. The standard case report makes it seem as if the interpretations cited are necessarily the right answers; alternative explanations or "readings" of the material are almost never provided.[175]

Die Falldarstellung wird zu einem hermetischen Gebilde, das zwar in sich schlüssig scheint, aber weder die Aufgabe des Transports von Wissen zu erfüllen vermag noch den Leser als qualifizierten Teilhaber am Geschehen beteiligt. Spence nennt das Vorgehen, das zu derartigen Fallbeschreibungen führt, „a conspiracy of silence which perpetuates several unwarranted assumptions".[176]

> First, it seems as if technique is so well understood and sufficiently refined that no discussion is in order. Second, it seems as if all trained analysts are largely in agreement on how to listen and how to interpret. [...] Creative, insightful clinical work is also buried behind abstraction and other kinds of Level II smoothing, and as a result, little of the clinical wisdom generated by experienced analysts in the course of their careers will ever be documented or passed on to younger colleagues.[177]

Horst Kächele kommentiert den hermetischen Charakter vieler Fallgeschichten unter ähnlichen Gesichtspunkten:

> Die in der Psychoanalyse besonders enge Verbindung von Therapie, Forschung und Ausbildung führte zur Pflege des Fallberichtes als Mitteilungsform, der in der besonders beliebten Fall-Vignette allerdings zu einer Zwergwuchsform degenerierte, die auch der Erzählaufgabe nur noch unter wirklich Eingeweihten gerecht wird, die sich schon über den kategorialen Rahmen des Erzählten im Voraus verständigt haben.[178]

Auch Heenen-Wolff ‚vergräbt', wie Spence es ausdrückt, individuelle Therapieeindrücke unter Abstrakta und etablierten Konventionen. Wenn sie zum Beispiel schreibt, die Narration sei „– im Gegensatz zur freien Assoziation im klassischen analytischen Setting – in erster Linie dem Sekundärprozess

175 Spence: Smoothing, S. 227.
176 Spence: Smoothing, S. 218.
177 Spence: Smoothing, S. 218.
178 Kächele: Novelle, S. 34.

und den entsprechenden Abwehrmechanismen zuzuordnen", setzt sie voraus, dass ihre Leser ein (zumindest in Grundzügen) ähnliches Verständnis von Begriffen wie „klassisches analytisches Setting", „Sekundärprozess" oder „Abwehrmechanismus" haben. Eine Darstellung, wie sich der Leser Setting, Sekundärprozesse oder Abwehr im speziellen Fall der Frau B in genau dieser einen Behandlungsgruppe mit eben jenen Therapeuten vorzustellen hat, fehlt. Kritikwürdig an dieser Art der sprachlichen Glättung ist nach Spence vor allem, dass sie dem mutmaßlich lebendigen therapeutischen Prozess, dem „[c]reative, insightful clinical work", nicht entspricht. Wohlgemerkt ist mit sprachlicher Glättung nicht die unerlässliche sprachliche Verdichtung gemeint, ohne die es kaum möglich wäre, die bedeutungstragenden Elemente aus dem Material zu extrahieren. Ulrich Stuhr, der die Verfassung der Fallerzählung durchaus kritisch betrachtet, vermerkt hierzu:

> Bei aller Genauigkeit findet eine Landkarte ihre Grenze in der 1:1-Abbildung der Kartographie. Auch eine Erzählung bedarf einer Verdichtung bzw. gezielten Verkürzung oder Abstraktion des Gegenstandes in einer Fallgeschichte. Dekontextualisierung und spätere Rekontextualisierung des zu beschreibenden Forschungsprozesses machen die Verstehbarkeit von Beschreibungen aus und nicht irgend eine Art der Vollständigkeit [...]. Die »wortgetreue« Wiedergabe muß (nach Overbeck 1993, S. 44) mit Erlebnistreue einhergehen, damit »etwas 'rüber kommt«.[179]

Doch genau die Erlebnistreue ist es, die Heenen-Wolffs Text vermissen lässt. Es scheint, als versuche die Autorin, kein Risiko einzugehen – weder in Bezug auf die von ihr verwendeten Erzähltechniken noch im Hinblick auf die Überprüfbarkeit ihrer Ergebnisse. Wieder dient *Der Flieger* als Gegenbeispiel. Zwar arbeitet auch Argelander den Charakter der narzisstischen Störung seines Patienten heraus und trifft somit eine Auswahl aus dem ihm vorliegenden Material. Aber er gibt dem Leser durch die Fülle und Komplexität des dargebotenen Materials die Handhabe selbst zu entscheiden, ob er der Deutung des Therapeuten folgen will oder nicht. Das schließt natürlich auch die Möglichkeit ein, dass der auf diese Weise qualifizierte Leser eigene Schlüsse zieht und der Arbeit des Therapeuten gegenüber eine kritische oder sogar ablehnende Haltung einnimmt.[180] Heenen-Wolff hingegen vermeidet in *Die Reminiszenz in der Halluzination* jede Form von Experimenten. Die Autorin orientiert sich an den gegenwärtigen Gepflogenheiten des psychologischen Fachjournalismus, kann dabei aber kaum an die Tradition der Fall*erzählung* anknüpfen.

179 Stuhr: Bedeutung, S. 959.
180 Es ist z. B. denkbar, dass Leser die Tatsache, dass der Analytiker die Taktik des Patienten

Obwohl es auch unter den aktuellen psychoanalytischen Falldarstellungen Ausnahmeerzählungen wie Argelanders *Flieger* geben mag, ähnelt das *gros* der in Deutschland veröffentlichten Fachfalldarstellungen in Aufbau, Duktus und Veröffentlichungsmodus *Der Reminiszenz in der Halluzination*. Diese Fallgeschichten dienen in erster Linie der Fachkommunikation und haben aufgrund des großen Anteils an als bekannt vorausgesetzten Konzepten einen hermetischen Charakter. Auch wenn die Falldarstellungen Argelanders (1972) und Heenen-Wolffs (2009) nur zwei Einzelbeispiele sind, markieren sie dennoch einen Trend, der sich in den letzten Jahrzehnten abzeichnet: Obwohl sie zu den wenigen genuin psychoanalytischen Forschungsmitteln gehört, verliert die ausführliche und mit literarischen Mitteln ausgestaltete Fallerzählung an Boden. Werner Bohleber hält fest, „daß in den meisten der heutigen psychoanalytischen Behandlungskonzeptionen die autobiographische Erinnerung und die Rekonstruktion der Geschichte des Patienten randständig geworden ist.“[181] Diese Entwicklung stellt sich allerdings regional sehr unterschiedlich dar, was nicht zuletzt abweichenden Ausbildungs- und Behandlungssystemen und dem Stellenwert geschuldet ist, den die jeweilige Gesellschaft der Psychotherapie zuschreibt. So lässt sich statuieren, dass vor allem im amerikanischen Raum die Inanspruchnahme einer psychotherapeutischen Behandlung weit weniger als Zeichen persönlicher Schwäche angesehen wird als in Deutschland.[182] Des Weiteren ist es in den USA nicht unüblich, dass Mediziner eine psychoanalytische Zusatzausbildung durchlaufen und hauptsächlich als Analytiker praktizieren, während in Deutschland nur selten Psychiater anzutreffen sind, die sich auf langfristige psychotherapeutische Begleitung spezialisieren anstatt auf medikamentöse Therapie.[183] Als drittes, wichtiges Kriterium bei einem internationalen Vergleich von Fallgeschichten

---

nicht durchschaut, als fachliche Unzulänglichkeit auslegt.

181 Werner Bohleber: *Einführung in das Thema der PSYCHE-Tagung 2004: »Vergangenes im Hier-und-Jetzt oder: Wozu noch lebensgeschichtliche Erinnerung im psychoanalytischen Prozeß?«* – In: *Psyche* [59|Beiheft] 2004, S. 2–10, hier S. 6.

182 Symptomatisch hierfür ist die große Anzahl von Analytikerfiguren im amerikanischen Kino und Fernsehen. Zu den bekanntesten Beispielen gehören die Werke des Regisseurs, Schauspielers und Autors Woody Allen, der die Beziehung zwischen Analytiker und Patient immer wieder zum zentralen Motiv macht.

183 Dies ist vermutlich in den stark voneinander abweichenden Gesundheitssystemen begründet. Da eine Krankenversicherung in den U.S.A. noch immer nicht selbstverständlich ist, sind die Patienten eher daran gewöhnt, die Verantwortung für medizinische Behandlungen selbst zu übernehmen. In Verbindung mit der hohen gesellschaftlichen Akzeptanz von Psychotherapie scheint damit die Bereitschaft zu steigen, Kosten auch für eine psychotherapeutische Betreuung selbst zu tragen. Eine Praxis als niedergelassener Psychotherapeut wird hierdurch auch für Mediziner rentabel und ist nicht mit Imageproblemen verknüpft.

ist die traditionell große Akzeptanz populärwissenschaftlicher Formate im englischsprachigen Raum. Die veränderten Rahmenbedingungen begünstigen auch eine andere Art psychiatrisch-psychoanalytischer Falldarstellungen. Im Kapitel *Irving D. Yalom: Literarisierung auf Amerikanisch*, das ebenfalls zum vorliegenden Hauptteil gehört, wird exemplarisch eine Falldarstellung eines amerikanischen Therapeuten untersucht. Zunächst aber soll der Blick weiter verengt werden: Im Folgenden wird in aller Kürze die am stärksten reduzierte Form der Falldarstellung vorgestellt, der Lehrbuchfall.

3.3 Zwischen Theorie und Praxis: Der Lehrbuchfall

Mit Einzug des Reduktionismus in die Wissenschaften im ersten Drittel des 20. Jahrhunderts rückte die wissenschaftliche Erzählung in den Hintergrund. In den medizinischen Fächern wurden Patientengeschichten nunmehr in anonymisierter, standardisierter und auf das Wesentliche reduzierter Form den Fachtexten beigegeben.[184] Dies gilt natürlich auch für die Fallgeschichten in Psychiatrie und Neurowissenschaften. Besonders für diese Fachgebiete liegt die Vermutung nahe, dass die zunehmende Schematisierung von Falldarstellungen mit den Erfolgen auf den Gebieten der Psychopharmakologie seit den 1950er Jahren und dem Erkenntniszuwachs über die Hirnphysiologie durch die bildgebenden Verfahren verknüpft ist. Sobald eine somatische Ursache für normabweichendes Verhalten oder Erleben festgemacht werden kann, verliert die individuelle Lebens- und Leidensgeschichte eines Patienten für Diagnose und Therapie an Wichtigkeit.

Ein weiterer Grund für die Reduktion könnte die verbindliche Klassifizierung von Krankheiten darstellen, der in der Medizin ein immer größerer Stellenwert zukommt. Bereits 1893 stellte der französische Statistiker Jacques Bertillon eine systematische Klassifikation von Todesursachen vor, die später um ein Krankheitenverzeichnis erweitert wurde. Daraus entwickelte sich der Diagnoseschlüssel ICD (*International Classification of Diseases*) der Weltgesundheitsorganisation. Im ICD werden Krankheiten in Gruppen unterteilt und nach ihrer Ätiologie und Pathologie codiert.[185] In den USA existiert für die Codierung von psy-

---

184 Ausnahmen bestätigen hier die Regel.

185 Der ICD wurde im Verlauf des 20. Jahrhunderts immer weiter ausgebaut und liegt mittlerweile in der 10. Revision vor. Vgl. WHO: History. *History of the Development of the ICD.* – o. O. u. J. Die 11. Revision ist in Arbeit und wird voraussichtlich 2015 erscheinen. Yvonne Wübben beschreibt weitere frühe Klassifikationssysteme, z. B. das von Karl Ludwig Kahlbaum. Vgl. Yvonne Wübben: *Mikrotom der Klinik. Der Aufstieg des Lehrbuchs in der Psy-*

chischen Störungen ein konkurrierendes System, das DSM (*Diagnostic and Statistical Manual of Mental Disorders*). Derartige Klassifikationssysteme dienten zunächst nur dem Zweck, bereits gestellte Diagnosen statistisch darstellbar zu machen. Im Lauf der Zeit wurden die Codierungssysteme aber immer öfter als Grundlage für die Diagnose*stellung* verwendet. Sie entwickelten sich von deskriptiven Systemen zu normativen Werkzeugen. Inzwischen ist in Deutschland die Verschlüsselung der Diagnose mit Hilfe des ICD bei der kassenärztlichen Abrechnung sogar verbindlich vorgeschrieben.[186] Das führt zwangsläufig dazu, dass Diagnosen, die nicht mit dem ICD verschlüsselbar sind, praktisch nicht mehr gestellt werden (können), da sie nicht mit der Krankenkasse abrechenbar sind.[187] Wünschenswert wäre eine medizin- bzw. sozialhistorische Untersuchung der Entwicklung von ICD und DSM. Dabei wäre neben den Auswirkungen der Klassifikationen auf Diagnosestellung, Behandlungs- und Abrechnungsabläufe auch zu hinterfragen, ob die Codierung von Krankheiten zu einem veränderten Krankheitsverständnis in der Öffentlichkeit respektive bei Ärzten und Patienten führt.

Auch in Bezug auf den Forschungsstil lässt sich eine Entwicklung verzeichnen, die mit der oben angesprochenen Schematisierung von Falldarstellungen und der normativen Funktion von Klassifikationssystemen zu korrelieren scheint; der niederländische Psychologe und Psychologiehistoriker Douwe Draaisma arbeitet am Beispiel der beiden Gedächtnisforscher Sir Francis Galton und Hermann Ebbinghaus die bereits um 1900 erfolgte Entwicklung zweier unterschiedlicher Forschungsstile in der Psychologie heraus. Draaisma differenziert zwischen qualitativen und quantitativen Methoden und stellt fest, dass im Lauf des 20. Jahrhunderts die Erforschung quantifizierbarer Faktoren immer mehr in den Vordergrund gerückt ist:

> Für viele Psychologen – und da nehme ich mich nicht aus – ist es zur zweiten Natur geworden, ausschließlich den Fragen, die zu den Instrumenten passen, die das Fach nun einmal zur Verfügung hat, ein »Kommen Sie ruhig herein« zuzuwinken. Dazu

---

chiatrie (um 1890). – In: Yvonne Wübben und Carsten Zelle (Hrsg.): *Krankheit schreiben. Aufzeichnungsverfahren in Medizin und Literatur.* Göttingen: 2013, S. 149–175, hier S. 154f.

186 Vgl. hierzu Kurt Kieselbach: *Der „gläserne Patient" wird zum Zankapfel*. – In: *Die Welt* [Ausgabe vom 22.07.1999].

187 Selbstverständlich werden bei Änderungen des Forschungsstandes Anpassungen am Codierungsschlüssel vorgenommen. Das zeigt schon die große Anzahl an Revisionen, die der ICD bereits durchlaufen hat. Allerdings erfolgen derartige Anpassungen – wie die meisten Änderungen an einer prinzipiell funktionstauglichen Systematik – mit einiger Verzögerung. In Deutschland wird derzeit der ICD-10-GM (GM = German Modification) für die Kassenabrechnung eingesetzt.

> gehören das Experiment, die Umfrage, die Messung begleitender physiologischer oder neurologischer Prozesse, heutzutage auch bildliche Techniken wie der PET-Scan und noch eine Handvoll andere Instrumente. Diese Methoden definieren die Grenzen dessen, was sich untersuchen läßt. Mit dem, was darüber hinausgeht, haben wir lieber nichts zu tun. Es paßt nicht zu unserer Art der Forschung. Das ist der Reflex.[188]

Eine detailliertere Untersuchung dazu, welche Mechanismen zu Selbstbeschränkung bei der Wahl der Forschungsmethoden in der Psychologie führen, bleibt bislang ein Forschungsdesiderat, dem nicht mit den Mitteln der Literaturwissenschaft begegnet werden kann. Die Untersuchung der Kurzkasuistiken, wie sie heute in fast allen einschlägigen Fach- und Lehrbuch zu finden sind, legt jedoch nahe, dass eine Korrelation zwischen der Verschiebung hin zu quantitativen Methoden und kodierten Diagnosen und der zunehmenden Schematisierung von Falldarstellungen besteht. Deshalb sei im Folgenden kurz der typische Aufbau solcher Kasuistiken nachgezeichnet.

Bei der Betrachtung von Kurzkasuistiken, die heute in fast jedem medizinischen Fach- und Lehrbuch zu finden sind, ergibt sich ein einfaches Muster, das an der medizinischen Anamnese orientiert ist. Im Folgenden wird dieses Schema anhand zweier Lehrbuchfälle aus einem Lehrwerk für Ärzte in der Facharztausbildung zum Psychiater verdeutlicht.[189] Die Struktur dieser und der meisten anderen Lehrbuchfälle besteht aus einer schlichten Einteilung in Einleitung (1.), Hauptteil (2.-4.) und Fazit (5.):

1a. Kurze Angabe zur Biographie des Patienten und Schilderung des Erstkontakts mit dem behandelnden Arzt bzw. der aufnehmenden Institution.

> Fall I: Ein 68-jähriger ehemaliger leitender Angestellter kommt zusammen mit seiner Ehefrau in die Gedächtnissprechstunde.[190]

1b. Alternativ: Schilderung der Einlieferungs- bzw. Einweisungsumstände.

> Fall II: Eine 22-jährige Patientin wird vom Notarzt in die Notaufnahme einer Akutklinik gebracht, nachdem sie von Passanten bewusstlos unter einer Brücke liegend gefunden worden war.[191]

---

188 Douwe Draaisma: *Warum das Leben schneller vergeht, wenn man älter wird: von den Rätseln unserer Erinnerung*. – Frankfurt am Main: 2004, S. 23.

189 Stefan Brunnhuber [u. a.]: *Intensivkurs Psychiatrie und Psychotherapie*. – 5. Aufl. München, Jena: 2005. Die Kasuistiken werden beide in Gänze wiedergegeben.

190 Kasuistik zum Thema „Alzheimer-Demenz" in: Brunnhuber: Intensivkurs, S. 126.

191 Kasuistik zum Thema „Opiatentzugssyndrom" in: Brunnhuber: Intensivkurs, S. 223.

2a+b. Angabe der Symptome bzw. des Zustandes des Patienten nach der Eigen- und Fremdanamnese.

Fall I: [Der leitende Angestellte, BS] klagt, dass er so vergesslich sei und dass es ihm beim Einkaufen kaum noch möglich sei, die Preise aufzusummieren. Auch möge er nicht mehr gerne Freunde einladen, da er ihren Gesprächen nicht mehr folgen könne. Er kam sich schon richtig nutzlos vor und hatte das Gefühl, seiner gehbehinderten Frau zur Last zu fallen. Die Ehefrau bestätigte, dass sich die Vergesslichkeit schleichend entwickelt habe. Eigentlich könne sie gar nicht mehr genau sagen, wann ihr klar geworden war, dass ihr Mann nicht in Ordnung war. Erst habe er über Vergesslichkeit geklagt, dann habe er sich mit dem Auto öfters verfahren, danach Rechenprobleme entwickelt und sei später auch vermehrt reizbar geworden und habe sich immer häufiger mit ihr gestritten.[192]

Fall II: Die Patientin [in der Akutklinik, BS] war sehr ungepflegt, abgemagert, atmete nur noch schnappend, die Haut war livide verfärbt, die Pupillen stecknadelkopfgroß. An den Armen zeigten sich multiple Nadeleinstiche.[193]

3a+b. Schilderung der weiteren diagnostischen bzw. akutmedizinischen Maßnahmen:

Fall I: In der neuropsychologischen Testung hatte [der leitende Angestellte, BS] 20 von 30 Punkten im Mini-Mental-State-Test und neben einem Versagen des Kurzzeitgedächtnisses zeigten sich große Schwierigkeiten beim Rückwärtsrechnen, beim Buchstabieren und beim Abzeichnen geometrischer Figuren. Die neurologische und internistische Untersuchung einschließlich der Laborparameter war unauffällig. Kardiale Risikofaktoren bestanden nicht. Auch EKG, EEG und CCT waren ohne pathologischen Befund.[194]

Fall II: [Die Patientin in der Akutklinik, BS] wurde vom Notarzt unverzüglich intubiert, beatmet und erhielt wiederholte Injektionen mit dem Opiatantagonisten Narcanti®, woraufhin die Spontanatmung einsetzte und die Patientin das Bewusstsein wiedererlangte.[195]

4b. Fakultativ: Ergänzende Eigen- oder Fremdanamnese. Danach kann die Darstellung weiterer diagnostischer oder therapeutischer Maßnahmen folgen.

Fall II: In der Klinik war von [der Patientin, BS] zu erfahren, dass sie sich eigentlich den „goldenen Schuss“ setzen wollte und es ihr nicht recht sei, dass

192 Brunnhuber: Intensivkurs, S. 126.
193 Brunnhuber: Intensivkurs, S. 223.
194 Brunnhuber: Intensivkurs, S. 126f.
195 Brunnhuber: Intensivkurs, S. 126f.

sie gerettet wurde. Aufgrund dieser suizidalen Äußerungen wurde ein Psychiater hinzugezogen, der die Verlegung in die Psychiatrische Klinik empfahl. Dort war sie schon von zwei Aufnahmen nach ähnlichen Anlässen bekannt. Am Abend klagte die Patientin über zunehmende Ängste, innere Unruhe und Schweißausbrüche. Der Puls war auf 120/min. beschleunigt, der Blutdruck auf 150/90 erhöht, die Pupillen waren weit. Durch die Gabe von Doxepin kam es zu einer vorübergehenden Besserung der Symptomatik, die aber noch ca. eine Woche andauerte.[196]

5a+b. (Verdachts-)Diagnose.

Fall I: Verdachtsdiagnose: Alzheimer-Demenz.[197]

Fall II: Diagnosen: Heroinabhängigkeit (ICD-10 F11.2), Opiatintoxikation in suizidaler Absicht (ICD-10 F11.0), Opiatentzugssyndrom (ICD-10 F11.3).[198]

Es ist leicht ersichtlich, dass solche Fallbeispiele kaum einen Angriffspunkt für hier angestrebte induktive Einzelanalyse bieten, da Reduktion, Anonymisierung und Schematisierung in ihnen auf die Spitze getrieben werden. Es soll hier keinesfalls gegen die Form der Falldarstellungen in medizinischen Fachtexten polemisiert werden. Diese Form hat z. B. für die Vorbereitung auf häufig anzutreffende Situationen in der Medizinerausbildung oder für die vereinfachte Darstellung von Untersuchungsergebnissen in der Forschung ihre Berechtigung und muss anhand ihres Nutzens für die praktische Anwendung in der Klinik beurteilt werden. In Lehrbuchfällen werden naturgemäß ausschließlich Standardsituationen dargestellt. Bestimmte krankheitsspezifische Schlagwörter werden hierbei gezielt eingestreut, um dem Diagnostiker die schnelle Einordnung des Falles zu ermöglichen (z. B. „stecknadelkopfgroße Pupillen“ oder „Rechenprobleme“). Die Diagnose folgt dann einer Baumstruktur; ist eine Abzweigung genommen, bleibt nur noch eine begrenzte Anzahl weiterer Äste übrig. Bereits die Angabe, welches Alter der Patient hat, ermöglicht den Ausschluss ganzer Krankheitsgruppen. Für die Differentialdiagnose reichen dann oft einige wenige weitere Symptome. Diese Vorgehensweise basiert im Wesentlichen auf statistischen Wahrscheinlichkeiten.

Da sich in der Personendarstellung nicht nur vermeintliche Besonderheiten, was den Seelenzustand oder gesellschaftliches Verhalten angeht, sondern sogar Einzelheiten der körperlichen Erscheinung bis in die Formulierung hinein gleichen,

196 Brunnhuber: Intensivkurs, S. 224.
197 Brunnhuber: Intensivkurs, S. 127.
198 Brunnhuber: Intensivkurs, S. 126f.

> verschwindet die individuelle Persönlichkeit bis zur Unkenntlichkeit hinter der literarischen Inszenierung. Beim Lesen stellen sich zunehmend Zweifel ein, ob das Werk noch etwas Konkretes über ein historisches Individuum aussagt, inwiefern sich überhaupt eine authentische Person hinter der Darstellung verbirgt, ob der Text also irgendwelche Rückschlüsse zulässt auf das sich hinter dem Bild verbergende Modell.[199]

Was Christiane Solte-Gresser hier über literarische Kurzportraits aus dem 17. Jahrhundert schreibt, lässt sich 1:1 auf die knappen Lehrbuchfälle übertragen. Der Vergleich von Portraits aus dem 17. Jahrhundert mit Fällen aus dem 20. und 21. mag zunächst abwegig erscheinen, dennoch lassen sich bei näherer Betrachtung darstellungstheoretische Parallelen entdecken. In beiden Fällen handelt es sich um eine bewusste Schematisierung und Anonymisierung. Es gibt einen – unausgesprochenen – Katalog an Regeln, Formeln und Stilmitteln für die Darstellung, von dem der Verfasser nur in begrenztem Maße abweichen darf.[200] Bei der von Solte-Gresser untersuchten Portraitsammlung sind die Gründe für die Formelhaftigkeit vor allem kultur- und literaturhistorischer Art, denn es gibt „für das Verfassen literarischer Portraits seit der Antike präzise Vorstellungen [...], die in der Mitte des 17. Jahrhunderts eine regelrechte Schematisierung erfahren".[201] Bei den Lehrbuchfällen ergibt sich die Formelhaftigkeit aus dem Gebot zur Diskretion beim Umgang mit Patientendaten und aus dem Ansinnen einer naturwissenschaftlich orientierten Medizin, möglichst allgemeingültige Diagnosekriterien für ein Krankheitsbild festzustellen und in Fachtexten zu vermitteln. Lehrbuchfälle erzählen keine Patientengeschichten, sondern skizzieren den Idealtypus einer Krankheitssymptomatik. Es wird hierbei nicht vom konkreten Fall abstrahiert, sondern es wird ein idealtypischer Fall *konstruiert.*

Die Analyse der „literarischen Inszenierung" in den Lehrbuchfällen müsste zwangsläufig mehr über die Haltung von Gesellschaft, Rezipienten und Forschern aussagen als über die literarischen Qualitäten der Texte. Ähnliches weist Solte-Gresser für die Kurzportraits nach. Sie fordert die Wissenschaft auf, gerade die Oberflächlichkeit und Formelhaftigkeit der Texte zum Ausgangspunkt zu nehmen, anstatt deren literarische Qualitäten zur Zielscheibe

---

199 Christiane Solte-Gresser: *Fiktionen des Forschungsgegenstands. Werk, Autorschaft und Literaturgeschichte aus unterschiedlichen Perspektiven der Gender-Forschung.* – In: Dies., Karen Struve und Natascha Ueckmann (Hrsg.): *Von der Wirklichkeit zur Wissenschaft. Zum Verhältnis von Gegenstand und Methode in den Sprach-, Literatur- und Kulturwissenschaften.* Münster: 2005, S. 57–77, hier S. 60.

200 Vgl. hierzu Solte-Gresser: Fiktionen, S. 59.

201 Solte-Gresser: Fiktionen, S. 59.

der Kritik zu machen.[202] Ein ähnliches Forschungsdesiderat lässt sich auch für die Lehrbuchfälle formulieren; dazu wäre eine breitere, vergleichende Studie angezeigt. Da narratologische Einzelanalysen hier nicht greifen, werden die Kurzkasuistiken und Lehrbuchfälle im gegebenen Rahmen keiner weiteren Untersuchung unterzogen.

3.4 Zustand kritisch: Wissenschaftshistorisches Intermezzo zur Überlebensfähigkeit der Fallerzählung

In den vorigen Kapiteln wurden verschiedene Formen der Fallgeschichte je für sich in den Blick genommen. Nun soll ein Bogenschlag von den ausführlichen, detailreichen (psychoanalytischen) Fallnovellen zu den reduzierten, anonymen Lehrbuchkasuistiken unternommen werden. Zwischen beiden Extremen findet sich ein breites Spektrum an Mischformen, die je nach Fachgebiet und Zweck zur Anwendung kommen. Dennoch ist insgesamt eine deutliche Akzentverschiebung festzustellen: Im 19. Jahrhundert war die ausführliche Fallerzählung noch integrativer Bestandteil der „harten“ medizinisch-naturwissenschaftlichen Fachliteratur, während sie heute vor allem in populärwissenschaftlichen Werken und in psychoanalytischen Fachveröffentlichungen vorkommt. Den Begleitumständen dieser Trendwende soll im vorliegenden Kapitel nachgespürt werden, denn hieraus ergeben sich Hinweise auf die Einstellung der Fallgeschichtenautoren ihrem Gegenstand und dem Schreiben gegenüber. Hierzu wird vorübergehend der literaturwissenschaftliche Standpunkt verlassen, da sich nur aus wissenschaftshistorischem Blickwinkel die angestrebte generalisierende Einschätzung zu den Auswirkungen sich verändernder wissenschaftlicher Arbeitsweisen auf die Gestaltung von Falldarstellungen treffen lässt.

Einen Ansatz, der die Akzentverschiebung bei den Fallgeschichten verstehen hilft, findet sich bei Vera King:

> Denn während Theorien in der Tendenz mit dem Anspruch einer vollen oder in sich geschlossenen Wahrheit antreten, sind Fallgeschichten immer auch unzulänglich: Sie verdeutlichen gleichsam konstitutiv, insofern sie Darstellungen einer Praxis sind, die Unzulänglichkeiten des Autors oder Forschers, diejenigen der in ihr interagierenden Protagonisten, des Therapeuten oder Patienten, und ganz allgemein die hilflosen, ohnmächtigen oder in die Irre gehenden Momente im Ringen um Verständnis, Deutung oder gar Heilung.[203]

202 Solte-Gresser: Fiktionen, S. 60.

203 Vera King: *Fallgeschichte und Theorieentstehung. Produktivität und Grenzen der Erkenntnis in Freuds adoleszentem Fall Dora.* – In: Kimmerle: Fallgeschichte, S. 45–83, hier S. 58.

Die klassische Fallnovelle, wie sie heute fast nur noch in der Psychoanalyse zu finden ist, verlangt demnach vom Autor implizit die Bereitschaft zur Selbstoffenbarung. Die Fallgeschichte kann ihr Potential als Forschungsmittel nur dann entfalten, wenn sich ihr Verfasser auf unbekanntes Terrain begibt. Der Autor muss bereit sein, in seine Darstellung die eigene Unsicherheit über Verlauf und Ausgang der Reise einzubeziehen, die sich in fremden Gefilden zwangsläufig einstellt. Er muss es wagen einzugestehen, dass er sich mindestens zu Beginn der Therapie mit einer Situation konfrontiert sieht, deren Dynamik sich seiner Kontrolle entzieht. Ohne das implizite Wissen, dass sowohl der Behandelte als auch Behandelnder fehlbar sind, dass jeder therapeutischen Interaktion auch die Möglichkeit des Scheiterns innewohnt, kann eine Fallnovelle keinen echten Beitrag zur Theoriebildung leisten. Das Schließen einer Theorielücke setzt die Anerkenntnis voraus, dass die verfügbaren theoretischen Mittel – und damit die bis dato vorhandenen Kenntnisse des Behandelnden – insuffizient sind. Jede Fallgeschichte, die nicht nur der Illustration altbekannter Zusammenhänge oder der Selbstdarstellung des Autors dient, ist deshalb eine Gratwanderung. Auf dieser wird dem Verfasser abverlangt, die Balance zu halten zwischen Objektivität und Subjektivität, autoritärem Verhalten und Offenheit für Neues, präziser Schilderung von Fakten und bildhaftem Erfassen von Nicht-Verbalisierbarem, dem Eingeständnis von Unwissenheit und der glaubhaften fachlichen Fundierung neuerworbener Erkenntnisse. Denn selbst wenn aus literaturwissenschaftlicher Sicht die geschilderten Therapieereignisse keinen Durchgriff auf die Wirklichkeit und damit eindeutige Rückschlüsse auf die fachliche Befähigung des Autors zulassen, *gelesen* werden Falldarstellungen als Fachtexte vor allem unter diesem Aspekt. In dieser „scheinbaren Schwäche“, der Angreifbarkeit des Autors und damit auch der Fallnovelle als Medium

> liegt jedoch zugleich ihre Stärke: ermöglicht doch die Darstellung der Praxis die mentalen, psychischen und intellektuellen Bewegungen nachzuvollziehen, die zur Entstehung von Theorie oder theoretischen Konzepten führen. Insofern enthält jegliche Darstellung von Praxis oder Empirie (sofern in ihr tatsächlich dargestellt und nicht vorrangig verhüllt wird) potentiell ihre ›volle Wahrheit‹, auch wenn sie nicht unmittelbar verstanden werden kann. [...] Diese Sichtweise verlangt jedoch eine oftmals schwer zu vollziehende, in mancher Hinsicht kontraintuitive Position: nämlich die Fähigkeit oder Bereitschaft, etwas, das in mancher Hinsicht gescheitert ist, trotzdem in seiner Fruchtbarkeit zu erkennen.[204]

Das bedeutet aber auch, dass der Verfasser der Fallgeschichte nicht nur seine wissenschaftlichen Ergebnisse, sondern auch die eigene Person der Kritik

204 King: Fallgeschichte, S. 58.

aussetzt. Er muss damit rechnen, dass er – genau wie der Patient – von den Rezipienten seiner Falldarstellung objektiviert und analysiert wird. Damit stehen die Fähigkeiten des Therapeuten genauso zur Disposition wie seine Unsicherheiten und Fehlschlüsse bei der Behandlung. Vom Beurteilenden wird er zum Beurteilten. Dass die Angst vor dem Urteil von Fachkollegen tatsächlich ein Hemmnis beim Verfassen aussagekräftiger Fallgeschichten darstellt, bestätigt Peter Wegner in seinem Aufsatz über *Die Fallgeschichte als Instrument psychoanalytischer Forschung*. Wegner bemerkt mit Verwunderung, dass einige Fachkollegen die Abwesenheit von Fallgeschichten in Fachveröffentlichungen als *Qualitätsmerkmal* betrachten.[205]

> Werden solche Kommentare von erfahrenen und anerkannten Kollegen geäußert, machen sie zwangsläufig Schule und mutieren mit der Zeit zu unhinterfragbaren, nicht ausformulierten Konventionen, die Neugier, Bereitschaft und Forschungsinteresse lähmen und Risikobereitschaft im voraus bestrafen. [...] Es gehört sicher zu den narzißtischen Bedürfnissen des Analytikers, nach einem langen Arbeitstag, in einer wissenschaftlichen Diskussion sich nicht erneut kränkenden und zweifelnden Fragen auszusetzen. Aber gerade die Darstellung der eigenen klinischen Arbeit provoziert solcherlei Formen einer »déformation professionelle«, die einerseits zu einem ungezügelt hyperkritischen Umgang untereinander und andererseits zu vorauseilender, Sicherheit suchender Scheu und Zurückhaltung führt. [...] Eine häufig zu hörende Reaktion ist dann: »Das mache ich nie wieder!« Es besteht eine große Furcht, sich vor den anderen Kollegen zu blamieren, unterlegen zu sein, sich heftiger Kritik auszusetzen und schließlich einen bestimmten, nicht gewollten Ruf zu bekommen. Das vernichtendste, am meisten gefürchtete und folgerichtig häufigste Urteil lautet dann: »Das ist keine Psychoanalyse«, was immer das im Einzelfall dann heißen mag.[206]

Die Forscher empfinden es offenbar immer stärker als Notwendigkeit, ihren Falldarstellungen einen möglichst sachlichen Charakter zu verleihen, um die eigene Forschung zu legitimieren. Doch was die Fallbeschreibungen anbelangt, bringt der Ausbau einer objektiven Psychoanalyseforschung fade schmeckende Früchte hervor. Die Autoren eliminieren oft gerade das, was den Fallgeschichten einen Bedeutungsmehrwert gegenüber theoretischer Fachliteratur verleiht: Den „gesamten Aspekt der Paradoxien, die sich der formalen Logik und der standardisierten Erfassung menschlicher Konflikte und Gefühlslagen entziehen“.[207] Die Psychoanalytiker stumpfen damit das einzige genuin psychoanalytische

205 Vgl. Wegner: Fallgeschichte, S. 34.
206 Wegner: Fallgeschichte, S. 35 f.
207 Stuhr: Bedeutung, S. 957.

Werkzeug ab, mit dem sich ihre Forschungsergebnisse transportieren lassen.[208] Die Fallgeschichte, die in aller Regel eine Einzelfallgeschichte ist, kann nicht in Wahr-Falsch-Kategorien gefasst werden. Das in der Narrative enthaltene Wissen lässt sich nicht statistisch darstellen, nicht auf absolute Werte hinunterbrechen, nicht erschöpfend analysieren. Dadurch ergibt sich eine Forschungssituation, die aus dem Blickwinkel des positivistisch eingestellten Naturwissenschaftlers unwissenschaftlich wirken muss: Rahmen und Bedingungen des Experiments können nicht eindeutig definiert werden, Objekt und Subjekt sind nicht trennscharf zu unterscheiden, die Ergebnisse lassen sich nur schlecht reproduzieren. Andere Fächer, in denen die Fallgeschichte traditionell eine große Rolle gespielt hat,[209] haben sich methodisch längst an die Naturwissenschaften angenähert. Neurophysiologische und zellbiologische Prozesse und Veränderungen im Hirnstoffwechsel lassen sich isoliert und unabhängig von der Lebensgeschichte des Patienten betrachten. Der Einzelfall hat in Forschung, Lehre und Literatur dieser Fächer bestenfalls illustrative oder didaktische Funktion. Das reflektieren auch die Lehrbuchfälle. Die Devise lautet: Je exakter die Wissenschaft, desto geringer der Stellenwert der Fallerzählung. In einer Forschungskultur, die im letzten Jahrhundert die Beweisbarkeit immer stärker in den Fokus genommen hat, ergeben sich für hermeneutisch ausgerichtete Forscher wie die Psychoanalytiker immer größere Validierungsprobleme:

> Der Entdeckungs- und Entstehungsprozeß der Psychoanalyse durch klinisch-therapeutische Arbeit, also klinische Fallarbeit, ist unbestritten. Aber ob unsere psychoanalytische Arbeit nachweisbar erfolgreich ist, bleibt der strittige Punkt eines an der naturwissenschaftlichen Methodologie orientierten Forschungsdesigns.[210]

Der Stellenwert der Fallerzählung wird zum Indikator für die Entwicklung der Psychoanalyse als Wissenschaft. Ulrich Stuhr arbeitet in seinem Aufsatz *Die Bedeutung der Fallgeschichte für die Entwicklung der Psychoanalyse* die diskrepante Stellung der Fallgeschichte heraus, mit deren Hilfe es zwar möglich ist,

---

208 Selbstverständlich bedienen sich Psychoanalytiker auch anderer Mittel Statistiken, theoretische Fachtexte etc.), diese sind aber nicht genuin psychoanalytisch und eignen sich aus diesem Grund nicht dazu, die Methodengrenzen zu anderen Fächern zu definieren.

209 Vgl. z. B. für die Psychiatrie Kächele: Novelle, S. 32: „Neben der Ausfaltung der naturwissenschaftlichen Psychologie stößt man auch auf eine Blütezeit der Individualitäts-Thematik. So stehen Freud's [sic] psychoanalytische Fallstudien im Kontext einer wissenschaftlich-biographischen Forschung, die um die Jahrhundertwende in Psychiatrie und Psychologie einsetzte."

210 Stuhr: Bedeutung, S. 951.

> die inneren Beziehungen zwischen Leidensgeschichte und der Krankheitssymptomatik zu erzählen, nicht aber, sie für die wissenschaftlich abgesicherte Erfolgsbeurteilung unseres Verfahrens [der Psychoanalyse, BS] nutzen und hinreichende Beweise damit vorlegen zu können. [...] Hier geht es jedoch um sehr viel mehr als die vordergründige Polarität: Erfolgsstatistik versus Einzelfallanalyse. Hier geht es um die Frage nach der Natur unseres Forschungsgegenstandes, mithin um die Natur unserer Wissenschaft[.][211]

Die Tragweite dieser Aussage ist kaum zu überschätzen: Die Fallgeschichte ist für die Psychoanalyse konstitutiv, steht aber in der Form, in der sie aktuell erscheint, der Fortentwicklung des Faches entgegen. Aufgrund des steigenden Objektivitätsdrucks beschränken sich viele Autoren derzeit auf unwiderlegbare allgemeine Angaben. Solcherart gestaltete Fallgeschichten besitzen vor allem in Bezug auf die Therapeut-Patienten-Interaktion und die Innenperspektive der handelnden Personen wenig Aussagekraft. Deshalb greifen viele Analytiker Stuhr zufolge immer noch auf die Falldarstellungen Freuds zurück.[212] Freuds „erdrückendes Vorbild“[213] hemmt aber wiederum die Produktivität junger Fallgeschichtenschreiber. Es entsteht ein Teufelskreis, der, so Stuhr, nur durch eine Entidealisierung Freuds und eine Anpassung der Psychoanalyse an die gegenwärtige Forschungskultur zu durchbrechen ist: „Die Nähe zu Freud nicht zu erreichen gilt dann als Hindernis, dem schließlich symbolisch der Vatermord folgt, indem Whiteheads Zitat bemüht wird: »A science which hesitates to forget its founder is lost.«“[214] Der Neurowissenschaftler Eric Kandel, der selbst seine Karriere als Psychiater und Psychoanalytiker begann, beantwortet die Frage nach der heutigen Rolle der freudschen Psychoanalyse in einem Interview wie folgt:

> Ich sage nur, Wissenschaft entwickelt sich. Das Problem der Psychoanalyse ist, sie steht heute noch immer bei Freud. Aber Freud ist tot. Sie sollten ihn ruhen lassen und neue Forschung betreiben. Was Patienten erzählen, genügt nicht. Wir brauchen bildgebende Verfahren und mehr – etwa für neue Analysen der frühkindlichen Entwicklung. Das Problem liegt also nicht bei Freud, sondern den Generationen nach ihm. Die sich wie eine eingeschworene Gemeinde gegenseitig schützen. Ich meine, wenn sie nichts anderes können als Psychoanalyse, dann trifft es sie jedes Mal hart, wenn Freud widerlegt wird. Schließlich hängt ihr Job daran.[215]

---

211 Stuhr: Bedeutung, S. 952.

212 Vgl. Stuhr: Bedeutung, S. 950.

213 Stuhr: Bedeutung, S. 950.

214 Stuhr: Bedeutung, S. 950.

215 Eric Kandel: *Freud ist tot* [Transkript eines Videointerviews für ScienceBlogs]. – Frankfurt am Main: 2008.

Bei ihrer Diagnose, die aktuelle Psychoanalyse werde von ihrem Gründervater erdrückt, lassen Kandel und bis zu einem gewissen Grad auch Stuhr allerdings außer Acht, dass in zahlreichen psychoanalytischen Strömungen der Fokus längst von der archäologischen Suche nach Kindheitstraumata zu prozess- und gegenwartsorientierter Arbeit verschoben worden ist. Die im Weiteren zu untersuchenden amerikanischen Falldarstellungen legen nahe, dass die Dominanz Freuds in der Behandlungspraxis geringer ist als von Stuhr und Kandel befürchtet. Allerdings findet der kreative Gebrauch theoretischen Materials, d. h. die selektive Zusammenstellung als hilfreich empfundener Strategien aus verschiedenen Schulen und die Verquickung erprobter Verfahren mit persönlichen Erkenntnissen aus der eigenen Behandlungspraxis, im deutschsprachigen Raum nur selten Niederschlag in Falldarstellungen und ist damit nach außen hin wenig sichtbar. Der Druck steigt jedenfalls, die klassisch hermeneutische Psychoanalyse durch Validierungsverfahren zu ergänzen und abzusichern.[216] Auf diese Weise soll die Psychoanalyse konkurrenzfähig gehalten und auf lange Sicht ihre Übernahmefähigkeit bei den Krankenkassen gesichert werden. Zudem lassen sich nur unter dieser Prämisse ausreichend Forschungsgelder akquirieren. Die Auseinandersetzung mit der Bedeutung der Fallgeschichte für das Fach führt dazu, dass in der psychoanalytischen Methodologie der fiktionale Charakter von Fallgeschichten zunehmend thematisiert wird. Von Horst Kächele etwa wird der Ruf laut, die Fallgeschichte dürfe nicht „als naive Wiedergabe eines beobachtbaren Geschehens betrachtet werden."[217] Die „implizite Annahme, daß die veröffentlichte Krankengeschichte eine repräsentative Abbildung des tatsächlichen Geschehens" darstelle, gehe in die falsche Richtung.[218] Mit der Frage, „ob die essayistische Darstellungsform nur eine Folge der »Natur des Gegenstandes« sei oder ob nicht die gewählte Form und Methode den Gegenstand erschafft",[219] katapultiert Kächele Anfang der 1990er Jahre die psychoanalyti-

216 Solche Verfahren können etwa Einzelfallstatistiken, Studien zur Langzeit-Katamnese oder ergänzende externe Beurteilung von Tonbandmitschnitten und Transkripten sein (vgl. Stuhr: Bedeutung, S. 954).

217 Kächele: Novelle, S. 33.

218 Kächele: Novelle, S. 33. In eine ähnliche Richtung argumentiert Wegner: „Es wird häufig übersehen, daß Fallgeschichten nur zu einem sehr begrenzten Anteil ein Symptom, eine Krankheit oder einen Patienten abbilden. Sie sind vielmehr das Produkt einer Interaktionsgeschichte, die von zwei definierten Partnern erlebt wurde und unter mehr oder weniger durchgearbeiteten Gegenübertragungsbedingungen vom Analytiker in eine künstliche Form gebracht wurde, um ein jeweils spezifisches Darstellungsziel zu verfolgen." Wegner: Fallgeschichte, S. 36.

219 Kächele: Novelle, S. 33, [Anführungszeichen innerhalb des Zitats von BS angepasst]. Al-

sche Fallgeschichtenforschung endgültig in die Postmoderne – im Vergleich zu anderen Disziplinen mit einiger Verspätung.

Vor allem die medizinisch-biologischen Fächer haben für sich die Frage nach der Existenzberechtigung von Fallerzählungen längst pragmatisch beantwortet: Sie haben sich den veränderten Forschungsbedingungen und den gestiegenen Anforderungen an die Beweisbarkeit ihrer Verfahren gestellt, sprachliche Mehrdeutigkeiten weitgehend beseitigt und ihre Fallgeschichten auf die Idealtypisierungen von Krankheiten (nicht Personen!) reduziert. Dabei ging zumindest in der reinen Forschungsliteratur die Hermeneutik größtenteils verloren. Doch obwohl die Überlebensfähigkeit der Fallgeschichte in Psychiatrie, Neurologie, Psychologie und – abhängig von der Empfänglichkeit der Fachvertreter für positivistische Übernahmeangebote – eventuell auch Psychoanalyse keinesfalls gesichert ist, zeichnen sich einzelne, noch schwache Gegenbewegungen aus unerwarteter Richtung ab. So wurden in der klinischen Psychiatrie und Psychologie in den letzten Jahren disziplinenübergreifende Konzepte entwickelt, mit dem Ziel, die Kluft zwischen den Forschungsstilen zu überbrücken und Synergieeffekte zu nutzen. Der Psychiater Thomas Bock beispielsweise bezeichnet die „lange Zeit übliche und heute wieder in Frage gestellte Entgegensetzung qualitativer und quantitativer Forschung“ als „künstlich“:[220]

> Mit der Komplexität des Gegenstandes bzw. der Fragestellungen in Psychologie und Psychiatrie ist die Notwendigkeit, zu einer „dichten Beschreibung“ zu kommen, also einen bestimmten Wirklichkeitsausschnitt möglichst detailliert und vollständig zu beschreiben, deutlich gewachsen und als interpretationsrelevante Ergänzung zu den quantitativ-statistischen Verfahren inzwischen allgemein anerkannt. Lange Zeit erschienen sinnverstehende, interpretative, zum Teil intuitive, von Einzelfällen, Felderfahrungen und von der Subjektivität des Forschers geprägte und gebrochene Analysen bestenfalls als heuristisch sinnvoll, jedoch nicht tauglich zur Bestätigung von Hypothesen. Inzwischen sind die qualitativen Methoden jedoch so ausdifferenziert und weiterentwickelt, daß ein so pauschales Urteil keinen Bestand mehr haben kann.[221]

Während also in der Psychoanalyse die quantitative Validierung in den Forschungsprozess eingefügt wird, wird in einigen psychiatrischen Strömungen die Narrative reintegiert. Zusammen mit Klaus Dörner und Dieter Naber entwickelt Bock in der Einleitung zu einem gemeinsam edierten Sammelband das Konzept einer „anthropologischen Psychiatrie“, deren Ziel es ist,

lerdings müsste in Bezug auf die naturwissenschaftlichen Methoden dieselbe Frage gestellt werden.

220 Thomas Bock: *Lichtjahre. Psychosen ohne Psychotherapie.* – Bonn: 1997, S. 78.

221 Bock: Lichtjahre, S. 79.

> den Zuwachs an Erkenntnissen in der somatischen, hirnorganischen und in der sozialen Psychiatrie sowie der Psychotherapie zusammenzuführen, sie zu integrieren und dadurch erst wirklich nützlich werden zu lassen.[222]

Der Fokus liegt hierbei auf dem „Menschen, nicht ausschließlich als Symptomträger und Transmittermangelerscheinung, sondern als Mensch.“[223] Erfahrungskontext und Erlebensvielfalt können gewahrt werden – im besten Fall ohne dass der wissenschaftliche Anspruch geopfert werden muss. Anders als Kandel, der hermeneutischen Therapierichtungen reduktionistische Verfahren aufzwingen und sie hierdurch letztlich in den Naturwissenschaften aufgehen lassen will, begreifen Bock und seine Kollegen die Vertreter der auf Interpretation ausgerichteten Disziplinen als gleichberechtigte, kompetente Partner in einem interdisziplinären Unternehmen. Der individuellen Geschichte des Patienten wird ebensoviel Wert beigemessen wie den aus ihr ableitbaren Folgerungen zur Beschaffenheit einer somatischen oder psychischen Störung; der subjektiven Wahrnehmung soviel wie den mit ihr verknüpften neurologischen bzw. psychiatrischen Zusammenhängen. Ein weiteres Beispiel für den Versuch, ganzheitliche Konzepte in der Psychiatrie zu etablieren, ist das sozialpsychiatrische Lehrbuch *Irren ist menschlich*, das 1996 erschienen ist und in der Zwischenzeit mehrere Neuauflagen und Umarbeitungen erfahren hat.[224] Die Autoren Klaus Dörner, Ursula Plog, Christine Teller und Frank Wendt zeigen darin Möglichkeiten auf, psychische Erkrankungen im sozialen und persönlichen Kontext der Patienten zu betrachten und vor diesem Hintergrund zu behandeln. Der Krankheit wird auf diesem Wege eine Bedeutung zugeschrieben, sie erhält einen Sinn, der sie in die persönliche Narrative des Patienten integrierbar macht. Der bloßen Erkenntnis, dass etwa eine Depression mit körperlichen Veränderungen (z. B. Störungen im Hirnstoffwechsel) einhergeht, lässt sich kaum Sinn für den Lebensentwurf des Patienten abgewinnen. Kann die Depression aber *zugleich* mit einem persönlichen Verlust in Verbindung gebracht werden und somit zu einem sinnhaltigen Element der Lebensgeschichte werden, wird den Betroffenen (und ihren Angehörigen, Therapeuten und Ärzten) der Umgang mit der Krankheit erleichtert. Allerdings werden sozialpsychiatrische Ansätze in der Forschung und in der psychopharmakaorientierten Klinik oft nicht rezipiert oder als sozialschwärmerisch und unwissenschaftlich belächelt. Inwieweit sich also tatsächlich Nischen für hermeneutische Arbeit in der positivistisch

222 Thomas Bock: *Anstöße. Zu einer anthropologischen Psychiatrie.* – Bonn: 2004, S. 9.
223 Bock: Anstöße, S. 9.
224 Klaus Dörner [u. a.]: *Irren ist menschlich. Lehrbuch der Psychiatrie und Psychotherapie.* –

orientierten Forschungslandschaft erhalten lassen oder gar neue Freiräume für ganzheitliche Forschungsansätze erschlossen werden können, wird sich noch erweisen müssen.

3.5 Die Flucht der Fallgeschichte in die (Populär-)Literatur

Mit dem steigenden Rechtfertigungsdruck und dem immer lauter werdenden Ruf nach empirischen Wirksamkeitsnachweisen schwindet der Stellenwert der Fallgeschichte für die psychiatrische und psychologische Forschung. Die Fundierung mit Hilfe statistischer Verfahren sowie die Rückführung psychischer Besonderheiten auf somatische Ursachen werden zur Legitimation für die psychiatrisch-psychologische Theorie und Praxis. So statuiert der Neurowissenschaftler und Psychoanalytiker Eric Kandel, er halte seine analytische Erfahrung für nützlich, bestehe aber darauf, „daß die Biologie die Psychoanalyse in eine wissenschaftlich begründete Disziplin verwandeln“[225] könne. Aus dieser Perspektive hat die Psychoanalyse – traditionell zwischen Natur- und Geisteswissenschaften angesiedelt – nur dann eine Existenzberechtigung, wenn sie das ‚weiche‘ Fundament hermeneutischer Forschung verlässt und ihre Axiome ganz auf dem Boden ‚harter‘ naturwissenschaftlicher Grundlagen verankert. Denn sonst, so Kandels Schlussfolgerung, ist sie nicht wissenschaftlich begründet. Denkt man Kandels Vorschlag konsequent weiter, müsste sich die Psychoanalyse (und mit ihr andere therapeutische Richtungen, die auf Interpretation und längerfristige persönliche Begleitung ausgerichtet sind) unter die Neurowissenschaften subsumieren lassen. Der Handlungsraum von Psychotherapeuten wäre dann darauf beschränkt, Patienten von den biologischen Ursachen ihrer Erkrankung zu unterrichten und ggf. emotionale Reaktionen und soziale Konsequenzen der Diagnose abzufangen. Wie sich in den vorherigen Kapiteln gezeigt hat, antworten die Psychotherapeuten[226] auf die nicht nur von Kandel propagierte Forderung nach Validierung und einer einheitlichen Sicht, „die vom Geist bis zu den Molekülen reicht“,[227] aber nicht unisono – und erst recht nicht nur in der von der positivistischen Forschung gewünschten Tonart.

---

2. Aufl. Bonn: 2004.

225 Eric Kandel: *Psychiatrie, Psychoanalyse und die neue Biologie des Geistes*. – Frankfurt am Main: 2008, S. 32.

226 Hiermit sind auch im Folgenden Behandelnde aller psychotherapeutischer Fachrichtungen gemeint, die sich in Einzel- oder Gruppengesprächen mit den Patienten auseinandersetzen und deren Arbeit nicht in erster Linie auf somatische Intervention (Pharmakotherapie, Elektrokrampftherapie, Hirnchirurgie etc.) ausgerichtet ist.

227 Kandel: Psychiatrie, S. 33.

Ein Habitat, das sich das Schreiben über therapeutisches (Be-)Handeln immer stärker erschließt, ist die populär(wissenschaftlich)e Veröffentlichung, die nicht selten auch die Grenze zur reinen Fiktion überschreitet bzw. aufhebt. Solche grenzüberschreitenden Darstellungsformen werden im anglo-amerikanischen Raum schon lange geschätzt; inzwischen schwindet aber auch unter deutschsprachige Autoren die Skepsis gegenüber populären Formaten. Während der Neurologe Oliver Sacks mit der Populärveröffentlichung einen Weg erschließt, innerfachlichen Repressalien auszuweichen und zugleich durch die Narrative neue Perspektiven für das eigene Fach zu eröffnen,[228] entziehen sich die Psychotherapeuten durch die Literarisierung ihrer Fälle auch dem Druck aus den Nachbardisziplinen, die eigenen Methoden zugunsten empirischer Verfahren aufzugeben. Das Zielpublikum der Fallveröffentlichungen konstituiert sich nun nicht mehr hauptsächlich aus Fachleuten, sondern zunehmend aus interessierten Laien. Es steht zu vermuten, dass in einer Veröffentlichung, die sich auch an den literarisch bewanderten Leser richtet, andere textuelle Verfahren zum Einsatz kommen als in einer Fachveröffentlichung. Ansatzweise kam dies bereits bei der Analyse von *Der Flieger* zum Ausdruck. Nun soll überprüft werden, ob sich die Emigration der elaborierten Fallerzählung in die Literatur auch an anderen Werken nachweisen lässt. Hierzu soll zunächst ein Blick auf Gerd Overbecks *Der Koryphäenkiller* (erschienen 1997) geworfen werden. Overbecks „psychoanalytischer Roman"[229] fällt aus verschiedenen Gründen aus dem Rahmen. Als einziges der gesichteten Werke bedient sich *Der Koryphäenkiller* vorrangig humoristisch-satirischer Verfahren und stellt damit unter den literarisierten Fällen eine Extremform dar. Zwar scheitert das Werk letztlich an dem im Paratext formulierten Anspruch, psychologische Wirkmechanismen zu veranschaulichen, als Unterhaltungstext kann sich *Der Koryphäenkiller* aber durchaus behaupten. Besonders ist Overbecks Roman auch deshalb, weil er lange eine der wenigen ausdrücklich literarischen Fallpublikationen von Fachkapazitäten im deutschsprachigen Raum war – ein Symptom für die anfängliche Zurückhaltung unter Wissenschaftlern gegenüber „unwissenschaftlichen" Formaten.[230] Es folgt die Untersuchung einer Fallpublikation, die als prototypisch für die gelungene

228 Vgl. hierzu die Kapitel zur Funktion der Fallgeschichte in den Neurowissenschaften, in dieser Arbeit S. 151ff.

229 Gerd Overbeck: *Der Koryphäenkiller: ein psychoanalytischer Roman.* – Frankfurt am Main: 2001, Vorsatz.

230 Dass diese Zurückhaltung sich langsam löst, beweisen Geschichtensammlungen wie Christof Kesslers *Wahn* oder Elisabeth Jupiters *Die Angst vor Jakob* (Wien: Picus 2012), die sich deutlich an die populärwissenschaftlichen anglo-amerikanischen Werke anlehnen.

populärwissenschaftlich-literarisierende Darstellung von Patientengeschichten gelten kann: Irving D. Yaloms Geschichtensammlung *Love's Executioner*. Mit dem Sprung über den Atlantik ist zugleich eine Verbindung zu den zumeist anglo-amerikanischen neurowissenschaftlichen Fallgeschichten des nächsten Hauptkapitels gegeben. Als Kontrastprogramm wird zuletzt ein Blick auf den explizit als Falldarstellung deklarierten Roman *Raumlicht: Der Fall Evelyne B.* des klinischen Psychiaters Ernst Augustin aus dem Jahr 1976 geworfen. Augustins Roman wird von antipsychiatrischen Gedanken getragen. Radikaler als in allen anderen hier betrachteten psychoanalytisch-psychiatrischen Falldarstellungen wird in *Raumlicht* die Abkehr sowohl von den fachspezifischen Schreibkonventionen als auch von der klinisch-psychiatrischen Praxis vollzogen.

A. *Der Koryphäenkiller* – (k)eine Fallgeschichte

Wie schon Argelanders *Der Flieger* ist auch *Der Koryphäenkiller* (Erstauflage 1997) von Gerd Overbeck bei Suhrkamp erschienen. Beide Autoren sind Mediziner und Psychotherapeuten,[231] also ausgewiesene Experten sowohl auf dem Gebiet somatischer Beschwerden als auch im Bereich psychischer Störungen, routinierte Verfasser von Fachveröffentlichungen und Kenner der Publikationsgepflogenheit der eigenen Fächer. Auch thematisch sind *Der Flieger* und *Der Koryphäenkiller* verwandt. In beiden Werken steht eine schwierige Analytiker-Patienten-Beziehung im Mittelpunkt, die von Machtkämpfen, Kommunikationsschwierigkeiten und Manipulation geprägt ist. Punktuell überschneiden sich die Geschichten sogar motivisch. Diesbezüglich am auffälligsten ist, dass auch bei K., der Patientenfigur in *Der Koryphäenkiller*, das Fallen(lassen) und das Fliegen immer wieder eine Rolle spielen. Wenngleich das Motiv nicht so prominent ausgebaut ist wie bei Argelander und stärker von Ambivalenz geprägt, ist

231 Argelander war 14 Jahre lang als Assistenz- bzw. Oberarzt am Viktoria-Krankenhaus in Berlin-Schöneberg beschäftigt, bevor er sich am Berliner Institut der Deutschen Psychoanalytischen Vereinigung zum Analytiker ausbilden ließ und Mitglied des Sigmund-Freud-Instituts in Frankfurt wurde. Als Oberassistent war er an der Neugründung des Instituts für Psychoanalyse und Psychosomatische Medizin (später Sigmund-Freud-Institut) beteiligt, dessen Leitung er 1977 als Nachfolger von Alexander Mitscherlich übernahm (vgl. Argelander: Flieger, Vorsatz; Timo Hoyer: *Im Getümmel der Welt: Alexander Mitscherlich - ein Porträt*. – Göttingen: 2008, S. 354). Overbeck forschte und lehrte zeitgleich in Frankfurt in einem Nachbarinstitut. Nach dem Medizinstudium in Gießen, Wien und Berlin habilitierte er 1975 in psychosomatischer Medizin und Psychotherapie und leitete bis 2005 die Klinik für Psychosomatische Medizin. Vgl. Gerd Overbecks Vita auf der Internetpräsenz der Goethe-Universität Frankfurt am Main.

die Häufung von Fallerlebnissen und Flugphantasien unübersehbar; so statuiert K. z. B., in seinen Träumen habe er das Fliegen und Fallen genossen, weil er sich dabei sicher gefühlt habe,[232] und im Gegensatz zu anderen Leuten habe er keine Angst vor dem Fliegen, sondern überlasse sich mit einem Glücksgefühl der Luft oder dem Wasser.[233] Zudem fällt K. regelmäßig in Ohnmacht, um sich unangenehmen Situationen zu entziehen, und lässt Ärzte fallen, sobald sie seinen hypochondrischen Forderungen nach Diagnosen nicht nachkommen. Doch auch wenn sich viele Parallelen zwischen *Der Flieger* und *Der Koryphäenkiller* ausmachen lassen, unterscheiden sich die Texte in wesentlichen Aspekten. Grundlegende Differenzen sind in der Wahl der Erzählhaltung und in der Deklaration der Textsorte festzustellen. Overbeck verzichtet zudem auf Paratexte, wie sie Argelander als theoretischen Rahmen für seine Fallgeschichte des flugbegeisterten Geschäftsmannes verwendet, und auch eine Reflexion der verwendeten Verdichtungsstrategien fehlt[234] – wie sich zeigen wird vor allem deshalb, weil Overbeck sich mit *Der Koryphäenkiller* auf das Gebiet der literarischen Fiktion begibt. Der einzige Paratext ist eine Verlagsinformation über Werk und Autor, die der Titelei vorgeschaltet ist.[235] Hierin wird im Duktus einer Kurzrezension auf Charakter, Inhalt und Verdichtungszustand von *Der Koryphäenkiller* verwiesen:

> Mit dem *Koryphäenkiller* versucht Overbeck, eine schwere narzißtische Neurose mit Borderline-Anteilen und multiplen Somatisierungen (so die wissenschaftliche Diagnose) durch eine Fallnovelle (Fallroman) lebendig werden zu lassen. Er versucht dies nicht nur durch Verdichtung seiner klinischen Erfahrungen darzustellen, sondern auch mit explizit psychologischen Mitteln. Das heißt, es wird assoziiert und geträumt, es werden innere Monologe abgehalten, äußere Dialoge entgleisen, es wird agiert und gegenagiert. Die kleine und große »Psychopathologie des Alltagslebens« entfaltet sich, zum Teil surrealistisch verzerrt und satirisch überzeichnet. Die Krankengeschichte wird zur Form, in der Lebensgeschichte erzählt und in Szene(n) gesetzt wird.
>
> In der Figur des K. und seiner Beziehung zu seinem Analytiker G. wird jedoch nicht nur das neurotische Einzelschicksal eines Patienten erzählt. Eingebunden in die Dynamik eines Vater-Sohn-Konfliktes entwickelt sich die Gedanken- und Beziehungswelt einer Männergeneration, die unauflösbar mit der politischen Geschichte ihrer Väter verbunden ist.

---

232 Overbeck: Koryphäenkiller, S. 64.

233 Vgl. Overbeck: Koryphäenkiller, S. 145. Andere Passagen, in denen das Fliegen oder Fallen thematisiert wird, finden sich z. B. auf den Seiten 34, 35, 63f., 232 und 233.

234 Argelander liefert explizite Angaben zu den zur Anwendung gebrachten Verdichtungsverfahren, vgl. in dieser Arbeit S. 62 und Argelander: Flieger, S. 10 und 53.

235 Der genaue Urheber wird nicht genannt.

> Gerd Overbeck, Prof. Dr. med., ist Leiter der Klinik für Psychosomatische Medizin an der Johann Wolfgang Goethe-Universität in Frankfurt. [...][236]

Bei der Lektüre der „Fallnovelle" erweisen sich die Verlagsangaben allerdings als ‚Mogelpackung'. *Der Koryphäenkiller* ist nicht nur zum Teil überzeichnet, er entpuppt sich als bissige Persiflage auf das Arzt-Patienten-Verhältnis. Das Werk ist gespickt mit Witz(en), Seitenhieben und Ironie. Overbeck schiebt seinen Figuren Wortspiele als freudsche Versprecher unter, lässt Patient K. und Analytiker G. Witze erzählen und verwendet seine Figuren als Darsteller in satirisch bis ins Absurde übersteigerten Schwänken. Als Charaktere sind K. und G. (sowie fast alle Nebenfiguren) derart überzeichnet, dass man sie nur als Karikaturen verstehen kann. Von einer „Verdichtung [...] klinischer Erfahrung" zu einer Fallnovelle kann also genauso wenig die Rede sein wie von einer ernsthaften Beschäftigung mit der Rolle der (Nach-)Kriegsväter.[237] Mit dem Hinweis auf die „wissenschaftliche Diagnose" und die Fachexpertise des Autors sowie mit der Mutmaßung über Overbecks Darstellungsinteresse weckt der Paratext falsche Erwartungen an den Text.[238] Anders als in den bereits untersuchten Falldarstellungen liegt die Textwirkung weder in der Vermittlung von Fachwissen, Forschungsergebnissen oder Arbeitstechniken noch in der empathischen Teilhabe am Therapiegeschehen. Entgegen des im Paratext vermittelten Eindrucks verschwindet die wissenschaftliche Darstellungsweise völlig hinter der Literarisierung und scheint nur noch als Ausgangsstoff durch die komische Übersteigerung hindurch. Verzerrung und Überzeichnung sind in *Der Koryphäenkiller* nicht bloß Teilaspekte, sondern Hauptdarstellungsverfahren. Der Stellenwert der Literarisierung spiegelt sich auch in der Klassifikation des Werks. Während Argelander *Der Flieger* als „charakteranalytische Fallstudie", also als Fachtext, untertitelt, veröffentlicht Overbeck *Der Koryphäenkiller* mit dem Zusatz „Ein psychoanalytischer Roman" und macht somit den fiktionalen Charakter des Werks deutlich.

Diese Einordnung des Texts ist nicht nur unter synchronischem Blickwinkel von Bedeutung, sondern auch diachronisch interessant. Mit dem Hinweis darauf,

---

236 Overbeck: Koryphäenkiller, Vorsatz.

237 Ebenso zweifelhaft ist die Formulierung, Overbeck arbeite bei der Darstellung seines Falles „mit explizit psychologischen Mitteln". Träume, Assoziationen, Dialoge, Monologe und Interaktion sind keine psychologischen Mittel, sondern bestenfalls Ansatzpunkte für psychologische Deutung und Intervention.

238 Die Diagnosestellung läuft der Handlung geradezu zuwider, denn die Unmöglichkeit, bei Patient K. irgendetwas zu diagnostizieren, wird als *running gag* etabliert.

der Roman sei ein psychoanalytischer, stellt Overbeck *Der Koryphäenkiller* in die Tradition der Romane Georg Groddecks. Groddeck, Zeitgenosse Freuds und ebenfalls Arzt und Tiefenpsychologe, bezeichnete seinen 1921 erschienenen Roman *Der Seelensucher* – vielleicht in Anlehnung an Freuds Kommentar zu seinen eigenen Leonardostudien[239] – als *psychoanalytischen* Roman. In einem Beitrag zum Kongress der Georg-Groddeck-Gesellschaft 1993, der im Tagungsband *Poesie der Krankheit – Paradoxie der Heilung* unter dem Titel *Vom Familienroman des Neurotikers zum Fallroman des Psychoanalytikers?* erschien, geht Overbeck gezielt der Frage nach, was denn nun genau das Psychoanalytische an einem Roman sein könne und was das Romaneske an einer psychoanalytischen Fall- oder Verfahrensbeschreibung. Overbecks Aufsatz liest sich damit nicht nur wie eine Besprechung von Groddecks Romanen sowie eine Definition des psychoanalytischen Romans als ‚Gattung', sondern zugleich wie eine Poetologie zu seinem, Overbecks, eigenen literarischen Werk. Am Beispiel von Groddecks *Der Seelensucher* und das *Buch vom Es* skizziert Overbeck, was seiner Ansicht nach das Charakteristische an einem psychoanalytischen Roman sein sollte – und warum in dieser Lesart Groddecks Romane nicht in diese Kategorie fallen:

> Zur „psychoanalytischen" Schreibweise Groddecks kann man auch seinen spezifischen Umgang mit der Sprache rechnen: Beim-Wort-Nehmen, Arbeiten mit Doppeldeutigkeit (die bei Groddeck allerdings leicht zur eindeutigen Zweideutigkeit wird), ausgiebige Verwendung von Versprechern, Verschreiben, von Witzen u.a. Streng genommen machen Imagination, assoziatives Schreiben, Symbole und Metaphern sowie die anderen o.g. sprachlichen Mittel jedoch noch keinen psychoanalytischen Roman per se aus. Solche Kunstgriffe haben Dichter in unterschiedlichem Umfang schon immer eingesetzt, und die Literatur der Moderne tut es vermehrt. Als psychoanalytischen Roman i. e. Sinn könnte man nur bezeichnen, was *Psychoanalyse* in ihrem Ablauf formal und inhaltlich nachvollziehbar macht, und sich dabei zur Darstellung der literarischen Form des Romans bedient. Um aber Psychoanalyse evident werden zu lassen, bedarf es der *einen* Fallgeschichte, nicht der vielen eingestreuten kleinen Beispiele. [...] Zusammengefaßt kann daher gesagt werden, dass Groddeck mit dem „Seelensucher" einen Schelmenroman geschrieben hat, und mit dem „Buch vom Es" einen Briefroman. In beiden ist es ihm gelungen, mit schriftstellerischer Begabung darzustellen, welches Material für die Psychoanalyse von Bedeutung sein kann, doch es sind keine psychoanalytischen Romane, es sind Romane *über* Psychoanalyse.[240]

Auch im Weiteren arbeitet Overbeck den Anspruch, den er an den psychoanalytischen Roman hat, deutlich heraus und spezifiziert die Programmatik bis

239 Vgl. Gerd Overbeck: *Vom Familienroman des Neurotikers zum Fallroman des Psychoanalytikers. Bericht, Krankengeschichte, Fallnovelle und andere Möglichkeiten.* – In: Ders. (Hrsg.): *Auf dem Wege zu einer poetischen Medizin.* Frankfurt am Main: 1996, S. 140–163, hier S. 140.

240 Overbeck: Familienroman, S. 145 f. Hervorhebung Overbeck.

ins konstruktive Detail. Bei der folgenden Betrachtung von Overbecks *Der Koryphäenkiller* werfen wir deshalb – den Fokus auf Textimmanenz punktuell aufhebend – einen Seitenblick darauf, inwieweit Overbeck sich bei seinem eigenen psychoanalytischen Roman an der in seinem Aufsatz entwickelten Poetologie orientiert.

Tatsächlich beschränkt sich Overbeck auf den „*einen*"[241] Fall und löst damit die erste seiner Forderungen an den psychoanalytischen Roman ein. Prof. G., Mediziner und Analytiker, wird mit dem stark hypochondrischen Patienten K. konfrontiert. Nach einigen Rückfällen und Neuerkrankungen überredet Patient K. Prof. G., ihn nicht nur auf somatischer Ebene, sondern auch psychotherapeutisch zu behandeln. Die Figurenbeziehung ist von Seiten Prof. G.s einerseits durch Widerwillen dem anhänglichen Patienten gegenüber, andererseits aber auch durch wissenschaftlichen Ehrgeiz geprägt. Patient K. bringt vor allem Egozentrik und, alternierend, Idealisierung oder völlige Ablehnung des Arztes in das Verhältnis ein. Dem Anspruch gemäß, den Overbeck an den Inhalt eines psychoanalytischen Romans formuliert, werden sowohl die Kranken- und Behandlungsgeschichte des Patienten aufgegriffen als auch Teile seiner Lebensgeschichte reflektiert.[242] Basis bleibt dabei stets „die Darstellung der *Interaktionsgeschichte* zwischen Patient und Arzt".[243] Doch damit ist erst eine Hälfte der von Overbeck formulierten inhaltlichen Kriterien erfüllt:

> Soweit die Gütekriterien einer zeitgemäßen Fallgeschichte, sie machen jedoch noch keinen Roman aus. Die Grenze zwischen klinischer Falldarstellung und Fallroman begänne erst bei der fiktiven Erweiterung, d. h. dort, wo der Autor – hier der Therapeut – sich bei der Niederschrift auch neuen Vorstellungen überläßt, die über den eigentlichen Fallbericht hinausgehen. Vergleichbar mit den Recherchematerialien historischer Romane sollte er seine vorhandenen Protokolle als Dokumente hinter sich lassen und sich an die *Nacherzählung* der Fallgeschichte machen. [...]
>
> Da sich einige Einfälle des Therapeuten auch aus der Erinnerung an ähnliche Patienten speisen werden, kommt es dabei sowohl zur Erweiterung und Generalisierung als auch zur Verdichtung von Erfahrungen in einer Gestalt, besser noch von *zweien* in einer Beziehungsfigur. Das bedeutet für den psychoanalytischen Roman, daß er zwar vom „Einzelfall" ausgeht, daß er aber möglicherweise nicht dabei stehen bleiben wird, sondern über die Fiktion ein „Einer-für-viele-Patient" entstehen kann.[244]

Darüber zu urteilen, ob es Overbeck in der von ihm selbst geforderten Weise gelungen ist, dokumentarisches Material in eine Nacherzählung zu überführen,

241 Overbeck: Koryphäenkiller, S. 146.
242 Vgl. Overbeck: Familienroman, S. 146.
243 Overbeck: Familienroman, S. 147.
244 Overbeck: Familienroman, S. 147ff.

ist nicht möglich, denn sofern es zum Fall von Patient K. überhaupt solches gegeben haben sollte, wird die Relevanz des Materials durch die extreme satirische Überzeichnung unkenntlich gemacht. Generalisierung und Verdichtung werden in *Der Koryphäenkiller* hauptsächlich durch komische Zuspitzung erreicht. *Der Koryphäenkiller* ist humorvoller Unterhaltungsroman und zugleich satirisches Panorama. Die Mediziner- und Patientenschaft wird ebenso aufs Korn genommen wie das Gesundheitssystem und der Wissenschaftsbetrieb. Hierdurch entstehen allerdings nicht nur ein ‚Einer-für-alle-Patient' bzw. ein ‚Einer-für-alle-Therapeut', sondern Patienten- und Arzt-Karikaturen. Die starke Überzeichnung führt dazu, dass anders als bei Argelander kein neues Wissen über die Natur eines Störungsbildes, die Wirksamkeit therapeutischer Interventionen oder die Diskrepanz zwischen Arzt- und Patientensicht vermittelt wird. Während der Leser in *Der Flieger* gerade durch die Konzentration des Materials und den gezielten Einsatz textueller Verfahren einen Einblick in die Mechanismen und Grenzen von Therapie erhält, tritt das Wissen über die Funktionsweise von Psychoanalyse bei Overbeck hinter die Persiflage zurück. Prof. G. und Patient K. taugen als Karikaturen zwar dazu, Klischees über die Arzt-Patienten-Beziehung zu verkörpern, sie dienen aber kaum als (nachahmenswerte oder abschreckende) Handlungsvorbilder. Es ist fraglich, ob Overbeck damit seinen eigenen Vorstellungen vom psychoanalytischen Roman als literarisches Werk, das „*Psychoanalyse* in ihrem Ablauf formal und inhaltlich nachvollziehbar macht"[245] gerecht wird.

Eine weitere Kluft zwischen Overbecks Poetologie und seinem psychoanalytischen Roman offenbart sich bei der Analyse der Erzählsituation. Overbeck fordert, der Leser dürfe nicht nur Informationen erhalten, sondern müsse zu einem „teilnehmenden Leser" gemacht werden.[246] Er hält die Ich-Perspektive für die geeignetste Möglichkeit, dem Leser die Identifikation mit den Figuren zu ermöglichen, weist aber auf die potentiellen Komplikationen bei einer Konstruktion mit zwei Ich-Erzählern und zwei erlebenden Ichs (jeweils einem Instanzengespann für Patient und Therapeut) hin. Zudem sieht er die Gefahr, Handlungsaspekte könnten verloren gehen.[247]

> Da zum agierenden Patienten immer auch ein zumindest partiell mitagierender Therapeut gehört, erfordert dies für die Darstellung einen äußeren Beobachter, denn was von den beiden Akteuren, Patient und Therapeut, nicht reflektiert wird, bedarf des Objektivs des „Dritten". Dieser schaut zu bzw. erzählt, was Patient und Therapeut im situativen Kontext der Therapie inszenieren, bzw. im unreflek-

245 Overbeck: Familienroman, S. 145. Hervorhebung Overbeck.
246 Overbeck: Familienroman, S. 152.
247 Vgl. Overbeck: Familienroman, S. 152f.

> tierten „Handlungsdialog" miteinander austragen. Ferner kann er (scheinbar) die beiden Akteure auch außerhalb der Therapiestunden „beobachten", was eine viel größere Lebendigkeit gewinnt, als wenn nur über die Geschehnisse nachträglich in indirekter Rede berichtet wird, oder es bloß bei monologisierender innerer Rückschau bleibt [...]. Diese Überlegungen legen daher nahe, die Konstruktion des interaktionellen psychoanalytischen Romans so zu wählen, daß Therapeut und Patient sowohl als Protagonisten vom Autor aus der Außenperspektive geschildert werden, als auch selber als Ich-Erzähler auftreten.[248]

In seinem eigenen psychoanalytischen Roman beschränkt sich Overbeck aber weitgehend auf die Erzählung in der dritten Person. Allein die wenigen einmontierten Briefe – zumeist sind es Nachrichten von Patient K. an Prof. G. – weisen eine echte Ich-Perspektive auf.[249] Selbst die zahlreichen Traumsequenzen von K. und G. sind in der dritten Person erzählt – mit Ausnahme der Träume, die als Bestandteil direkter Rede gekennzeichnet sind. Der Erzähler tritt fast völlig hinter einer personalen Erzählung mit wechselnden Reflektorfiguren zurück.[250] Einzig die durchweg ironische Erzählweise weist auf das Vorhandensein einer auktorialen Instanz hin, diese wird aber immer nur indirekt durch den satirisch-ironischen Duktus konturiert. Obwohl der Behandlungsverlauf über mehrere Jahrzehnte hinweg verfolgt wird und man weitreichende Einblicke in die Lebenssituation der Protagonisten erhält, hält der Erzählmodus den Leser auf Distanz zu den Figuren. Anders als von Overbeck gefordert lassen die personale Erzählung und die satirische Übersteigerung von Alltags- und Therapiesituationen wenig Raum für Sympathie oder gar Identifikation mit den Figuren. Die komische Wirkung entsteht nicht zuletzt dadurch, dass der Leser genug Abstand zu den Figuren behält und somit *über* sie lachen kann, anstatt mit ihnen zu leiden; denn „sobald wir gefühlsmäßig und moralisch beteiligt sind, sobald wir dem Dargestellten gegenüber ernste Gefühle hegen", achten

---

248 Overbeck: Familienroman, S. 153.

249 Vgl. z. B. Overbeck: Koryphäenkiller, S. 178.

250 Genette würde an dieser Stelle von einer heterodiegetischen Erzählung mit wechselnder interner Fokalisierung sprechen. Vgl. Genette: Erzählung, S. 121 und S. 159. Es gibt wenige Stellen, an denen man einen verkappten Erzählerkommentar vermuten könnte. Sie bleiben aber zu schwach, um von einer auktorialen Perspektive zu sprechen: „*Wer suchet, der findet.* K. hatte ihn gefunden, den Arzt, der ihm *wider besseren Wissens* den Herzschrittmacher eingepflanzt hatte." Overbeck: Koryphäenkiller, S. 147, Hervorhebung BS. Während „Wer suchet, der findet." auch als innere Bemerkung der Figur lesbar ist, ist es unwahrscheinlich, das Patient K. das von ihm gewünschte Einpflanzen des Herzschrittmachers als Akt wider besseren Wissens deklariert. Hier scheint für kurze Zeit eine auktoriale Instanz durch, die sich allerdings an keiner Stelle zum Charakter verdichtet. Zur mehrdeutigen Erzählperspektive vgl. Jürgen H. Petersen: *Die Erzählformen.* – Berlin: 2010, S. 27ff. und S. 138ff.

„wir nicht mehr auf Normabweichungen und Paradoxien".[251] Die wenigen Empathieeffekte in *Der Koryphäenkiller* resultieren aus der Tatsache, dass ein Großteil des Textes aus direkter Rede besteht und die Arztfigur häufiger als Reflektor verwendet wird als die Patientenfigur. Das bedeutet nicht, dass G. mehr Redeanteile hätte als K., im Gegenteil:

> »Ich möchte schreien vor Schmerzen und kann nicht, ich kann meinen Brustkorb überhaupt nicht bewegen, als ob meine Rippen wie Eisenbänder um mich gelegt wären. Das ist...« »...das vierte ›S‹! Nach Schwäche, Schweiß und Schwindel kommen die Schmerzen, Herr K.!« »Sie machen sich wieder lustig über mich. Aber so sind die Ärzte, alle Zyniker! Was hat mein Hausarzt gesagt, als ich über ein halbes Jahr lang die Bronchitis nicht los wurde? ›Wer lange hustet, lebt lange!‹ Was haben Sie zu meinen Herzbeschwerden damals gesagt? ›Behalten Sie die, Herr K., mit dieser Krankheit können sie [sic] über 100 Jahre alt werden, statistisch bewiesen! Geheimtip unter Kennern! [...] Sie überleben alle, Sie werden älter als Methusalem, und der größte Vorteil Ihrer Krankheit: Sie können sich ab sofort schon so alt fühlen!‹ Das haben Sie zu mir gesagt, wörtlich, ich hab' das alles aufgeschrieben! Wenn es mir damals nicht so schlecht gegangen wäre und ich Sie nicht so dringend gebraucht hätte...«
>
> »Wie geht es Ihnen denn *jetzt*?« unterbrach Prof. G. den Wortschwall. [...] »Das macht mich ja so wütend, daß es mir hier leider Gottes nie so schlecht geht wie zu Hause und Sie mir deswegen auch meine Beschwerden nicht abnehmen.« »Ich kann Ihnen nicht abnehmen, was Sie nicht haben...« »Aber meine Kopfschmerzen sind echt, sie sind organisch bedingt. [Es folgt die ausführliche Darstellung der Untersuchungsergebnisse, BS.] Der Prof. R. hat mir sogar auf den Kopf zugesagt, daß sich meine Kopfschmerzen kriechend ausbreiten, nämlich so, als ob man eine Pelzkappe langsam von hinten über den Kopf zieht...«
>
> Eine Tarnkappe! schoß es Prof. G. durch den Kopf, eine Tarnkappe müßte man haben. Noch 30 Minuten, mein Gott![252]

Da die direkte Rede einen Dialog ‚in Echtzeit' simuliert, muss der Leser den Redeschwall des Patienten in gleichem Maß über sich ergehen lassen wie Prof. G., dessen Perspektive als Reflektor in der angeführten Szene maßgeblich ist. Da die Rede des Patienten aber ironisch überzeichnet ist, bewirkt sie beim Leser[253] neben Erheiterung (und vielleicht sogar Schadenfreude) nur einen Anflug

251 András Horn: *Das Komische im Spiegel der Literatur. Versuch einer systematischen Einführung*. – Würzburg: 1988, S. 154.

252 Overbeck: Koryphäenkiller, S. 75 f.

253 Hier wird noch deutlicher als bei nicht-humoristischen Texten, dass der Leser als Textinstanz gedacht werden muss, auf die die Wirkung des Textes ausgerichtet ist. Ob *Der Koryphäenkiller* beim empirischen Leser Erheiterung auslöst, hängt von dessen Sinn für Humor, seiner Vorerfahrung und persönlichen Haltung ab. Für die vorliegende Untersuchung ist entscheidend, dass auf Textebene die Weichen für potentielle Belustigung/(Schaden-)Freude gesetzt sind.

der schmerzhaften Langeweile, die Prof. G. in seiner inneren Zwiesprache offenbart.

Der verstärkte Einsatz von Dialogen verleiht der Erzählung szenischen Charakter und ermöglicht Overbeck den Einsatz von Slapstick, bildhafter Situationskomik und (in beiden Wortsinnen) theatralischer Figureninteraktion, wie sie sonst vor allem in Komödien, humoristischen Schwänken oder Fernsehsketchen zu finden sind. Ähnlich wie etwa in einem Loriot-Sketch ist auch in *Der Koryphäenkiller* der Ausgangspunkt für die humoristische Überzeichnung immer eine Standard- bzw. Alltagssituation, die bis ins Ironische, Groteske oder Absurde überhöht wird. Die „Normalrealität" fungiert als Hintergrund, vor dem die satirische Zuspitzung erst sichtbar wird. *Der Koryphäenkiller* macht sich damit einen Mechanismus zunutze, der Bestandteil der meisten – wenn nicht sogar aller – Komik ist: Die Erwartung kollidiert mit der Realität,[254] es resultiert eine Diskrepanz zwischen „dem Sollen und dem Sein".[255] Das Konzept der enttäuschten Erwartung stellt den kleinsten gemeinsamen Nenner in der Komikforschung dar. Fast alle Theoretiker rekurrieren hierauf, wenn auch zuweilen unter Zuhilfenahme anderer Bezeichnungen.[256] Clara Ervedo-

254 Vgl. Clara Ervedosa: *„Vor den Kopf stoßen". Das Komische als Schock im Werk Thomas Bernhards.* – Bielefeld: 2008, S. 68.

255 Ervedosa: Kopf, S. 68.

256 Vgl. neben Ervedosa: Kopf z. B. Horn: Komische, insbesondere S. 18ff., Rolf Arnold Müller: *Komik und Satire* (Zürich: 1973) oder Beate Müller: *Komische Intertextualität. Die literarische Parodie* (Trier: 1994), insbesondere S. 224ff. Schon Kant statuiert, es müsse „in allem, was ein lebhaftes, erschütterndes Lachen erregen soll, etwas Widersinniges sein" und bezeichnet das Lachen, also die mit dem Komischen intendierte Wirkung, als „Affekt aus der plötzlichen Verwandlung einer gespannten Erwartung ins nichts", Immanuel Kant: KU, AA 05: 332.32–35. Eben diese Verwandlung sei „für den Verstand gewiß nicht erfreulich [...], erfreuet doch indirect auf einen Augenblick sehr lebhaft", Immanuel Kant: KU, AA 05: 332.36–37. Jean Paul seinerseits nennt das Komische „sinnlich angeschaueter unendlicher Unverstand" und macht drei Bestandteile des Lächerlichen aus: „den Widerspruch, worin das Bestreben oder Sein des lächerlichen Wesens mit dem sinnlich angeschaueten Verhältnis steht, nenn' ich den *objektiven* Kontrast; dieses Verhältnis den *sinnlichen*; und den Widerspruch beider, den wir ihm durch das Leihen unserer Seele und Ansicht als den zweiten aufbürden, nenn' ich den *subjektiven* Kontrast." Jean Paul: *Vorschule der Ästhetik.* – Darmstadt: 1967, S. 114. Obwohl Schopenhauer sich explizit von den Schriften Kants und Jean Pauls abgrenzt, macht auch er in seiner Theorie des Lächerlichen ein ähnliches Prinzip als Ursache für das Lachen aus. Er spricht von der plötzlichen „Wahrnehmung einer Inkongruenz" zwischen einem „Begriff und dem durch denselben gedachten realen Gegenstand [...]. Je größer und unerwarteter, in der Auffassung des Lachenden, diese Inkongruenz ist, desto heftiger wird sein Lachen ausfallen." Arthur Schopenhauer: *Die Welt als Wille und Vorstellung. Band II.* – 3. Aufl. Zürich: 1999, S. 108.

sa betont allerdings, dass nicht *jede* enttäuschte Erwartung, *jeder* Gegensatz automatisch einen komischen Effekt erzeugt,

> sondern eher Paradoxien, das heißt überraschende, weil scheinbar unverträgliche Oppositionen, die mit dem Gedachten in Widerspruch geraten. Das bedeutet also, dass in einen harmlosen und zuverlässigen Bedeutungsbereich ein anderer Bedeutungsbereich hineinspielt, der in jenem eigentlich als ausgeschlossen und als nicht zugehörig betrachtet wird. Dabei findet ein Aufeinandertreffen zweier Ordnungen statt: einer Ordnung, die als ernst und einheitlich wahrgenommen wird, und einer anderen, die scheinbar außerhalb jeder akzeptierten und „normalen" Ordnung steht. Der Aspekt des Kollidierens zweier Ordnungen, dieser überraschende Übergang von einer Ordnung in die andere, der geradezu von zentraler Bedeutung für die Entstehung von Komik ist, stellt ein Schockerlebnis dar.[257]

Die erste Ordnung, von der Ervedosa spricht, kann auf zwei Weisen konstituiert sein: Entweder bezieht sie ihre Regeln aus der physischen Welt, dem Alltag oder etwa einem bestimmten Berufskontext; oder die Ordnung entsteht, indem innerfiktional Gesetze definiert werden. Die Belustigung entsteht in beiden Fällen daraus, dass die Erwartungshaltung des Lesers („Schulunterricht verläuft üblicherweise so und so."; „Die Naturgesetze gelten immer."; „Tiere können nicht sprechen." usw.) unvermutet durch Elemente aus der zweiten Ordnung gestört wird (Der Schüler bringt den Lehrer in Erklärungsnot, Wasser läuft plötzlich bergauf, der Mops spricht). Beide Formen „normaler" Ordnungen sind in *Der Koryphäenkiller* ineinandergeschachtelt. Der Haupterzählstrang, die Arzt-Patienten-Beziehung, ruft beim Leser vertraute Muster der medizinisch-therapeutischen Praxis auf, speist sich also aus der Vorerfahrung des Rezipienten. Es werden Grundkonstellationen angerissen, die aus dem Alltag oder aus stereotypen Mediziner-, Patienten- oder Wissenschaftlerdarstellungen bekannt sind: der Patient erscheint zum Erstgespräch oder einer Untersuchung, Ansätze typischer Therapiedialoge werden verfolgt, der Versuch einer Fremdanamnese wird gemacht, die Therapie wird zu Forschungszwecken ausgewertet usw. Die Erwartung an diese „Normalsituationen" wird vor allem dadurch enttäuscht, dass die Figurenhandlung noch über Klischeemaß hinaus zugespitzt wird.[258] Eingeschoben sind Substrukturen, in denen die Grundordnung von der des Haupterzählstrangs verschieden ist. So erzählen Arzt und Patient immer wieder Witze, in denen zumeist mit wenigen Worten oder Sätzen eine Axiomatik entworfen wird, die in der Pointe wieder aufgehoben oder unterlaufen werden kann. Dies lässt sich an einem Beispiel aus dem Roman nachvollziehen. Ein Kollege erzählt Prof. G. folgenden Witz:

257 Ervedosa: Kopf, S. 69.

258 Dieses Verfahren wird sogleich noch genauer untersucht werden.

> Drei Männer stehen auf dem Eiffelturm und überlegen, ob sie hinunterspringen sollen. Der erste stürzt sich hinunter, breitet die Arme aus, fliegt eine Kurve und kommt wieder hoch. Der zweite tut das gleiche. Sie nicken dem dritten aufmunternd zu. Der stürzt sich hinunter ... Patsch! Der zweite sagt zum ersten: ›Für Engel sind wir ganz schön gemein!‹[259]

In den ersten beiden Sätzen des Witzes wird der Bezugsrahmen definiert, an dem sich die Erwartung des Leser festmachen kann: Zwei von drei anwesenden Männern können fliegen, also ist zu erwarten, dass auch der dritte (für den Leser nicht von den anderen beiden unterscheidbare) Mann diese Fähigkeit besitzt. Durch den Absturz des Dritten und den Kommentar eines der beiden Engel offenbart sich, dass die Annahmen des Lesers von vorneherein falsch waren. Im Nachhinein wird die Grundlage, von der aus der Leser auf das weitere Konstrukt schließt, aufgehoben. Nur durch das Vorenthalten wichtiger Informationen (die Männer sind nicht gleich) wird der komische Effekt, das Enthüllen der ‚eigentlichen' Witzrealität, ermöglicht. Ein Bezugsrahmen wird abrupt durch einen anderen ersetzt, der Leser wird auf seinen eigenen Fehlschluss gestoßen.

Das am häufigsten in *Der Koryphäenkiller* verwendete Verfahren, um Abweichungen von Lesererwartungen und die damit verbundenen komischen Effekte zu erzeugen, ist jedoch die bereits erwähnte Übersteigerung von bekannten Grundkonstellationen. Beispielhaft hierfür ist Prof. G.s Versuch, die zumeist unfruchtbare Arbeit mit K. zumindest wissenschaftlich zu verwerten. G. benutzt Untersuchungs- und Validierungsmethoden, die in der wissenschaftlichen Arbeit üblich sind, wendet sie aber auf banale Inhalte an. Mit Hilfe computergestützter Textanalyse findet G. heraus,

> daß solche Stunden, in denen der Vokal »O« häufig vorkam, hoch mit der Stundenzufriedenheit von K. korrelierten. Wie sich ein Ertrinkender auf einen Strohhalm klammert, so hatte er sich auf diesen Befund gestürzt und mit Hilfe eines gefuchsten Statistikers herausbekommen, daß sich die Therapiezufriedenheit von K. noch steigern ließ, wenn gutturale Laute den Vokal »O« einleiteten. Gegenüber dem einfachen »O« erbrachte das »GO« eine statistische Signifikanzsteigerung von 5%- auf 1%-Niveau. Durch weiteres Tüfteln fanden sie schließlich heraus, daß sich die höchste Therapiezufriedenheit erreichen ließ, wenn GO hinten nicht offenblieb, sondern mit verdoppeltem Schlußkonsonanten abgerundet wurde, wobei »GOMM« das mit Abstand beste Ergebnis brachte. Dieses Ergebnis erhärteten sie durch verschiedene Kreuzvalidierungen mit anderen Abschlüssen, wie »GORR«, »GOLL« oder »KONN« und »KOZZ«, die in ihrer therapeutischen Wirkung aber alle darunter blieben.[260]

259 Overbeck: Koryphäenkiller, S. 140.
260 Overbeck: Koryphäenkiller, S. 217f.

Methodisch deckt sich die Forschung G.s mit den Gepflogenheiten in der Sprachpsychologie. Inhaltlich jedoch werden zahlreiche Klischees über Sprachwissenschaft, empirische Forschungsmethoden in der Psychologie sowie den unreflektierten Einsatz von statistischen Verfahren kombiniert und als Grundstoff für die humoristische Übersteigerung verwendet. Potenziert wird der Effekt noch dadurch, dass Prof. G. sich in ‚wissenschaftliche' Fehleinschätzungen versteigt und das Ergebnis der Sprachanalyse in weitere wissenschaftliche Standardsituationen einbringt. Prof. G. wird hierdurch zur Wissenschaftlerkarikatur *par excellence*. Hier ein längerer Auszug, der an das obige Zitat anschließt:

> Als sich damals die ersten Ergebnisse in dieser Richtung abzeichneten, hatte er sich einen Moment lang *Nobelpreisverdächtig* [sic] gefühlt. Hatte er damit nicht als erster die Molekularstruktur des Wirkstoffs von Psychoanalyse und Yoga aufgeklärt? Das »Hmm« der Psychoanalyse steckte darin und auch das »OM« der Yogi war unschwer wiederzuerkennen!
>
> In seiner Entdeckerfreude hatte er, vielleicht etwas zu voreilig, sofort einen Vortrag angemeldet, um wenigstens schon einmal seine vorläufigen Ergebnisse einer breiteren wissenschaftlichen Öffentlichkeit zugänglich zu machen. Aus langer Erfahrung wußte er, daß es günstiger ist, vorläufige Ergebnisse zu offerieren als endgültige. [...] Seine guten Vorträge waren immer die mit dem dürftigsten Inhalt gewesen. [...] Allerdings mußte er nach solchen Vorträgen schnell das Weite suchen, sofort zum Taxi stürzen, den nächsten Zug nach Hause nehmen, bevor die Zuhörer aus ihrer posthypnotischen Starre erwachten und sich zu Gegenfragen formierten. Einmal hatte ihn am Ausgang noch jemand festgehalten, ihm aber nur ergriffen die Hand geschüttelt: »Ein toller Vortrag, Herr Prof. G.! Aber was haben Sie eigentlich gesagt?«
>
> Als er damals auf der Jahrestagung seiner Fachgesellschaft die vom Psychotherapeuten ausgesprochenen »GOMMs« als die wahren Ingredienzien der Psychoanalyse schonungslos und vorurteilsfrei enthüllte, wie sich das für einen echten Wissenschaftler gehört, war es zu großer Unruhe unter den Zuhörern gekommen. »Wofür dann die jahrelange Ausbildung?« hatte im Saal jemand gebrüllt. Auf so eine banale Frage hatte er selbstverständlich die Antwort verweigert. Leider hatten die meisten auf sein »GOMM, GOMM« völlig inadäquat mit »HA HA HA« reagiert.
>
> Für ihn hatte völlig außer Zweifel gestanden, daß es das falsche Publikum gewesen war. [...] Er tröstete sich damit, daß schon so manches Genie zu seinen Lebzeiten verkannt worden war[.][261]

261 Overbeck: Koryphäenkiller, S. 219f. Ein weiteres Beispiel, in dem der komische Effekt durch das Füllen fachsprachlicher Strukturen mit banalen Inhalten deutlich wird, ist Prof. G.s Forschungsarbeit zu kranken Ehepaaren: „Anhand einer randomisierten und parallelisierten Zufallsstichprobe von 100 kranken Ehepaaren hatte er nachgewiesen, daß 50 % der Partner männlichen Geschlechts waren. Das traf auch für die Kontrollgruppe gesunder Ehepaare zu und hielt auch einer Nachprüfung durch Kreuzvalidierung beim sog. »Crossed-matched-pairs-Verfahren« stand." Overbeck: Koryphäenkiller, S. 51.

Auch hier greift dasselbe Prinzip wie bei anderen komischen Verfahren. Die Anspielung auf wissenschaftliche Konventionen und Standardsituationen dockt an die Vorerfahrungen und Vorurteile des Lesers an (Tagungen laufen in bestimmter Weise ab, Wissenschaftler verhalten sich bestimmten Verhaltensregeln entsprechend usw.) und erzeugt hierdurch eine Erwartung an den weiteren Handlungsablauf. Die Erwartung wird wiederum durch das überzogene bzw. abwegige Verhalten der Figur(en) aufgehoben. Die Verballhornung medizinisch-wissenschaftlicher Gepflogenheiten lässt sich nicht nur an motivischen Aspekten festmachen, sie spiegelt sich auch im Duktus des Romans. Die Imitation von Fachjargon ist im zitierten Absatz offensichtlich und zieht sich durch alle Kapitel hindurch. Sowohl der Erzähler als auch Prof. G. sowie Patient K., der sich dem Bild des Hypochonders entsprechend mit medizinischer und psychologischer Fachliteratur auseinandersetzt und zum Krankheitsexperten avanciert, verwenden fachsprachliche Ausdrücke (zum Teil in Latein), in therapeutischen Berufen typische Phrasen und einschlägige Syntax. Die Abkürzung der Familiennamen annähernd aller Arzt- und Patientenfiguren[262] verweist auf die in Fallgeschichten üblichen Anonymisierungsstrategien. Oft wird die Fachsprache ironisch gebrochen, indem sie unerwartet von Umgangssprache durchsetzt oder abgelöst wird bzw. mit abwegigen semantischen Inhalten gefüllt wird:

> Herr Professor, Sie müssen mir helfen.
>
> Erinnern Sie sich noch an die *Alexithymie*, die absolute Gefühllosigkeit? Sie sagten damals, die Alexithymie sei phylogenetisch knapp oberhalb der mineralogisch-kristallinen Persönlichkeitsstruktur anzusiedeln. Es gäbe psychosomatische Patienten, die weniger Gefühlsregungen zeigten als Zimmerpflanzen, die wenigstens reagierten, wenn die Pflegeperson ins Zimmer tritt. Ich gäbe jetzt alles in der Welt dafür, um diesen Zustand des tiefgefrorenen Daseins zu erreichen. Das steinerne Herz, mein alter Jugendtraum, das wäre für mich jetzt das Richtige!«– »Ja, ja, was ich früher alles so gesagt habe«, winkte Prof. G. müde ab. »Alles passé. Wissenschaftliche Fortschritte sind heutzutage sehr schnell überholt. Sie gibt's nicht, und deswegen kann ich Ihnen leider jetzt auch nicht zur Alexithymie verhelfen.«[263]

Verfahren zur Erzeugung komischer Effekte lassen sich in *Der Koryphäenkiller* also auf allen Ebenen feststellen. Allerdings ist fraglich, ob diese Darstellungsweise Overbecks Forderung gerecht wird, ein psychoanalytischer Roman müsse mit Hilfe literarischer Mittel die Psychoanalyse „in ihrem Ablauf formal und

262 Ausnahmen sind Dr. Sohnemann, einer von K.s wechselnden Hausärzten, und ein Urologe namens Steinbrecher, von dem Sohnemann Prof. G. erzählt. Overbeck: Koryphäenkiller, S. 214f.

263 Overbeck: Koryphäenkiller, S. 288.

inhaltlich nachvollziehbar"[264] machen. Die komische Distanz bewirkt beim Leser gerade keine Einfühlung in die Situation von Arzt und/oder Patient, sondern von den Reaktionen der Figuren abweichende Gefühle. Selbst von den komischen Elementen abgesehen wird die Beziehung zwischen Prof. G. und Patient K. nicht umfassend genug abgebildet, um psychoanalytische Verfahren nachvollziehbar zu machen – geschweige denn Einsichten in ihre Wirkmechanismen zu bieten. Die Behandlungsgeschichte konstituiert sich aus einzelnen Momenten des Aufeinandertreffens von Arzt und Patient sowie wenigen Einblicken in die Situationen der Figuren außerhalb des therapeutischen Gefüges. Hier werden nicht vorrangig die Momente gewählt, die therapeutisch relevant sind, sondern die spektakulärsten, witzigsten oder konfliktträchtigsten. Obgleich Overbeck sich auf „den einen" Fall beschränkt, lesen sich seine Diagnosen zu den aus seiner Sicht nicht psychoanalytischen Werken Groddecks wie Urteile über das eigene Schreiben:

> er schreibt assoziativ, hat ausgeprägte imaginative Fähigkeiten, erfindet Fehlleistungen, körperliche Symptome und Träume. Oft wirken seine Assoziationen freilich gewollt [...], die Phantasien tendentiös geleitet, gar nicht so wild, wie sie scheinen möchten[.][265]

Wie Overbeck selbst feststellt, machen jedoch der spezifische Umgang mit der Sprache, das „beim Wortnehmen, Arbeiten mit Doppeldeutigkeit", die „ausgiebige Verwendung von Versprechern, Verschreibern, von Witzen"[266] sowie das assoziative Schreiben, Symbole und Metaphern noch keinen psychoanalytischen Roman aus.[267] Effekt der in *Der Koryphäenkiller* zur Anwendung gebrachten Verfahren ist nicht die Vermittlung von Fachwissen oder das Ermöglichen von empathischem Mitschwingen mit Arzt oder Patient; vielmehr ist *Der Koryphäenkiller* system- und verhaltenskritische Unterhaltungsliteratur. Liest man den Roman unabhängig von Overbecks eigenen Forderungen an psychoanalytische Fiktion, stellt er sich als treffende und umfassende Satire auf das deutsche Gesundheitssystem und seine Protagonisten dar.

264 Overbeck: Familienroman, S. 145.
265 Overbeck: Familienroman, S. 145.
266 Overbeck: Familienroman, S. 145.
267 Vgl. Overbeck: Familienroman, S. 145.

B. *Love's Executioner*: Literarisierung auf Amerikanisch

Der immer schneller wachsenden Zahl an Wissenschaftssendungen in TV und Radio, (Computer-)Spielen zu Naturwissenschaft und Technik sowie laientauglichen Wissenschaftsbüchern und -zeitschriften zum Trotz wird die Popularisierung von Wissen in Deutschland immer noch mit Argwohn beobachtet. Die Angst, die eigene Forschung könne durch verkürzte Darstellung leiden und damit trivialisiert werden, scheint nicht vollständig überwunden. Anders verhält es sich im anglo-amerikanischen Raum, wo essayistisches Schreiben über Wissens- und Gesellschaftsthemen verbreitet ist und populärwissenschaftliche Veröffentlichungen traditionell große Abnehmerkreise finden. Da sich besonders in den U.S.A. eine Kultur der Popularisierung herausgebildet hat, müssen Forscher dort kaum fürchten, wegen ihrer populären Veröffentlichungen von Fachkollegen belächelt zu werden. Renommierte Wissenschaftler wie Stephen Hawking verfassen neben ihren Fachveröffentlichungen populärwissenschaftliche Werke, mit Hilfe derer sie ihre Forschung auch über die Grenzen der eigenen Disziplin hinaus bekannt machen.[268] Auch Psychotherapeuten besiedeln immer stärker den literarischen Raum und rücken damit die eigene Arbeit in das öffentliche Bewusstsein. Die Autoren wählen dabei aus einer großen Bandbreite verschiedener Ansätze. Anders als Overbecks *Der Koryphäenkiller*, der – obgleich er bei der breiten Leserschaft an der Wahrnehmungsperipherie rangiert[269] – klar auf Publikumsunterhaltung hin konzipiert ist, sind zum Beispiel die Fallgeschichten aus Yaloms Band *Love's Executioner* darauf ausgerichtet, die Mechanismen zutage treten zu lassen, durch welche die therapeutische Beziehung ihre Heilwirkung entfalten kann. In den Kapiteln *Zwischen Theorie und Praxis* und *Zustand kritisch* wurde deutlich, wie sich anhand des Umgangs mit Falldarstellungen das Schisma zwischen positivistisch ausgerichteten Therapeuten und Anhängern narrativer Methoden festmachen lässt. Im vorliegenden Kapitel soll nun eruiert werden, ob die Literarisierung von Fällen dabei helfen kann, einen Kontrapunkt gegen den immer lauter werdenden Ruf nach Standardisierung von Behandlungsverfahren zu setzen.

---

268 Manchmal zeitigen Veröffentlichungen, die sich auch an ein Laienpublikum richten, langfristig sogar ausgesprochen positive Effekte für die Anerkennung eines Wissenschaftlers unter Kollegen, wie am Beispiel von Oliver Sack im Kapitel *Die Funktion der Neurowissenschaften in pragmatischer Lesart: Möglichkeiten zur öffentlichkeitswirksamen Positionierung des eigenen Fachs* genauer nachgezeichnet werden wird. Siehe in dieser Arbeit S. 151 ff.

269 *Der Koryphäenkiller* erschien nur in einer einzigen Auflage in der Edition Suhrkamp, weitere Ausgaben oder Übersetzungen existieren nicht, so dass nicht von einer überdurchschnitt-

Yalom darf sicherlich als der prominenteste Grenzgänger zwischen psychotherapeutischer Fachliteratur und Fiktion gelten, auch über den anglo-amerikanischen Raum hinaus. Neben Fallgeschichtenbänden, Handreichungen für Therapeuten und theoretischen Grundlegungen zu den von ihm entwickelten Behandlungsverfahren hat Yalom bereits mehrere Romane publiziert, in deren Handlungsmittelpunkt die Beziehung zwischen Therapeuten- und Patientenfiguren steht.[270] In seinem Band *Love's Executioner*[271] versammelt Yalom zehn Fallgeschichten, denen Danksagungen und ein Prolog voranstehen.[272] Die Paratexte sind insofern von Belang, als Yalom in den Danksagungen Angaben zu den von ihm verwendeten Anonymisierungsstrategien respektive Druckfreigaben durch die portraitierten Patienten macht:

> I owe a great debt to the ten patients who grace these pages. Each read every line of his or her story (except for one patient who died before I finished) and gave me approval for publication. Each checked and approved the disguise, [...] some commented that the disguise was unnecessarily extensive and urged me to be more accurate, a couple were unsettled by my personal self-revelation or by some of the dramatic liberties I took but, nonetheless, in the hope that the tale would be useful to therapists and/or other patients, gave me both their consent and their blessing. To all, my deepest gratitude.
>
> These are true stories, but I have had to make many changes to protect the identity of the patients. I have often made symbolically equivalent substitutes for aspects of a patient's identity and life circumstances; occasionally I have grafted part of another patient's identity onto the protagonist. Often dialogue is fictional, and my personal reflections post hoc. The disguise is deep, penetrable in each case only by the patient. Any readers who believe they recognize one of the ten will, I am certain, be mistaken.[273]

Auf den ersten Blick scheint die Aussage, die Geschichten seien wahr, mit der „deep disguise", dem „fictional dialogue", den „symbolically equivalent substitutes" und der Vermischung von Patientenbiographien unvereinbar. Der

---

lichen Publikumsresonanz auszugehen ist.

270 Neben *Lying on the Couch* (New York: 1996) sind dies *When Nietzsche Wept* (London: 1992) und *The Schopenhauer Cure* (London: 2005). Yaloms jüngster Roman *The Spinoza Problem* (New York: 2012) ist nur noch implizit mit dem Psychotherapie-Thema verknüpft. Alle literarischen Werke Yaloms liegen in mehreren Auflagen vor und sind auch als Übersetzung erfolgreich.

271 Irvin D. Yalom: *Love's Executioner. And Other Tales of Psychotherapy*. – New York: 2000 [zuerst New York: 1989] (im Folgenden zitiert als Yalom: Executioner).

272 Zusätzlich enthält die hier zitierte Ausgabe ein Vorwort des Psychiaters Randall Weingarten zur *Perennial Classics Edition*, das in der Originalausgabe von *Love's Executioner* von 1989 nicht enthalten ist.

273 Yalom: Executioner, S. ixf.

Widerspruch lässt sich auflösen, wenn man davon ausgeht, dass der Erzähler[274] ein von üblichen Konzeptionen abweichendes Wahrheitsverständnis etabliert. Der in der Danksagung entwickelten Haltung nach kann es nicht die größtmögliche ‚Wirklichkeitstreue' sein, die den Transport von Wahrheit garantiert. Motive, Lebensdaten, -themen und -umstände, Dialoginhalte und Gedankengänge werden durch andere ersetzt oder erfunden, dennoch beansprucht Yalom für seine Fallgeschichten, sie seien „true". Wenn aber inhaltliche Aspekte austauschbar sind, kann sich Wahrhaftiges nur über die Struktur von Handlung und Sprache vermitteln. Das, was auf diese Weise transportiert wird, ist allgemeiner Natur; Wirkprinzipien, Erkenntnisse über den Verlauf von Veränderungsprozessen, therapeutisches Grundlagenwissen. Indem der Erzähler seinen Umgang mit dem Ausgangsmaterial beschreibt und zugleich Rückschlüsse auf die Beschaffenheit seiner Quellen ausschließt, schlägt er uns zugleich eine bestimmte Haltung zum ‚Endprodukt', den Falldarstellungen vor: Der Leser nehme die Geschichten bitte nicht wörtlich, es sei denn, er wolle sie ohnehin als Fiktion begreifen. Die autopoietischen Hinweise auf die Verwendung von Quellenmaterial müssen sowohl bei Yalom als auch bei Argelander als Lesersteuerungstaktik des Erzählers gewertet werden. Sie lassen kein Urteil darüber zu, ob der Autor *tatsächlich* wie beschrieben verfahren ist, vermitteln dem Leser aber, welche Prämissen der Erzähler ihm für die weitere Lektüre mit auf den Weg gibt. Eine Engführung der Danksagungen mit Prologpassagen legt nahe, dass die skizzierte Anonymisierungsstrategie, der Begriff von vermittlungsfähigen Wahrheitsgehalten und die hieraus resultierenden Konsequenzen für die Darstellungsart mit der therapeutischen Grundhaltung korrelieren, die in der Fallgeschichte demonstriert wird. Im Prolog wird Yaloms therapeutisches Konzept erläutert:

> In this book I tell the stories of ten patients who turned to therapy, and in the course of their work struggled with existence pain. This was not the reason they came to me for help; on the contrary, all ten were suffering the common problems of everyday life: loneliness, self-contempt, impotence, migraine headaches, sexual compulisitivity, obesity, hypertension, grief, a consuming love obsession, mood swings, depression. Yet somehow [...], therapy uncovered deep roots of these everyday problems – roots stretching down to the bedrock of existence. [...]
>
> I believe that the primal stuff of psychotherapy is always such existence pain – not, as is often claimed, repressed instinctual strivings or imperfectly buried shards of a tragic personal past. In my therapy with each of these ten patients, my primary clinical assumption – an assumption on which I based my technique – is that basic

274 Die Paratexte werden hier als konstitutiver Bestandteil der Gesamtgeschichte verstanden, so dass auch hier dem Begriff „Erzähler" vor dem Begriff „Autor" der Vorzug gegeben wird.

> anxiety emerges from a person's endeavors, conscious and unconscious, to cope with the harsh facts of life, the "givens" of existence.[275]

Yalom konzentriert sich mit seiner prozess- und gegenwartsorientierten *existential psychotherapy*[276] auf die Mechanismen, welche die Genese manifester psychischer Störungen aus existentiellen Ängsten („existence pain") begünstigen. Die Wahrheit – oder besser: die Übertragbarkeit – dieser Mechanismen ist von inhaltlichen Spezifikationen unabhängig, die Fallgeschichten selbst dürfen deshalb für den Leser sichtbar ins Fiktionale driften, ohne dass hiermit ein Wirkungsverlust verbunden wäre.[277] Anders verhält es sich etwa bei Argelander. Die Erzählinstanz in *Der Flieger* ist nach jenem traditionell arbeitenden Psychoanalytiker modelliert, der nach „repressed instincual strivings or imperfectly buried shards of a tragic personal past"[278] forscht. Sie vermittelt dem Leser, sie habe möglichst viele Originalinhalte beibehalten und bei der Anonymisierung mit dem „Weglassen *verräterischer* Daten"[279] operiert. Nur dann werde „der Darstellung nichts von ihrem nativen Wahrheitsgehalt"[280] genommen. Obwohl er an anderer Stelle einräumt, auch andere Verdichtungstechniken verwendet und die Falldarstellung damit zu einem Artefakt gemacht zu haben, gibt der Erzähler seiner Geschichte mit dem Hinweis auf die Quellennähe der Inhalte und die häufige Verwendung des ‚wissenschaftlichen' Präsens einen Anstrich von Objektivität und Vorlagentreue.[281] Dies ist für den traditionsverbundenen Psychoanalytiker (und entsprechend angelegte Figuren) deshalb von Belang, weil er bei der Behandlung verstärkt mit konkreten, individuellen Symbolgehalten arbeitet, die nur anhand der spezifischen Lebensgeschichte des einzelnen Patienten zu entschlüsseln sind.[282] Argelanders Ich-Erzähler ist also hauptsächlich mit der *Re*konstruktion der Patientengeschichte und der Beobachtung des Patienten beschäftigt. Dahingegen fokussiert Yaloms Ich-Erzähler auf die *Konstruktion* der Arzt-Patienten-Beziehung und reflektiert verstärkt sein eigenes Verhalten. Auch innerhalb der einzelnen Fallgeschichten erwähnt der Erzähler wiederholt

275 Yalom: Executioner, S. 4f.

276 Vgl. Irvin D. Yalom: *Existential Psychotherapy*. – New York: 1980.

277 Fiktionalen Status erhalten unter dieser Prämisse auch Hinweise des Erzählers auf die Herkunft und Verfassung einer Information. So z. B. die Bemerkung, der Traum eines Patienten sei „recorded verbatim by a student observer". Yalom: Executioner, S. 173.

278 Yalom: Executioner, S. 4.

279 Argelander: Flieger, S. 11, Hervorhebung BS.

280 Argelander: Flieger, S. 11.

281 Vgl. in dieser Arbeit S. 61.

282 Diese Rückschlüsse setzen voraus, dass man die Paratexte als Bestandteile der Gesamtge-

den begrenzten Wert und die mangelnde Verlässlichkeit von Vergangenheitsrekonstruktionen. Damit berührt er nicht nur den Kern therapeutischer Arbeit, sondern fragt nach der Vermittelbarkeit von Wirklichkeit überhaupt:

> On the basis of data patients choose to provide about events taking place long before, therapists routinely believe they can reconstruct a life: that they can discover the crucial events of the early developmental years, [...] the inner experience accompanying the frights and bruises of early life, the texture of childhood and adolescent friendships.
>
> Yet, can therapists or historians or biographers reconstruct a live with any degree of accuracy if the reality of even a single hour cannot be captured? Years ago I conducted an experiment in which a patient and I each wrote our own view of each of our therapy hours. Later when we compared them, it was at times difficult to believe that we described the same hour. Even our views of what was helpful varied. My elegant interpretations? She never even heard them! Instead she remembered, and treasured, casual, personal, supportive comments I had made.
>
> At such times one longs for an umpire of reality or some official sharp-imaged snapshot of the hour. How disquieting to realize that reality is an illusion, at best a democratization of perception based on participant consensus.[283]

Der Verzicht auf einen Objektivitätsanspruch spiegelt sich auch innerhalb der Erzählungen auf vielfältige Weise. So erfolgt weder eine Kategorisierung verschiedener Darstellungsebenen mit Hilfe der Interpunktion noch die szenische Wiedergabe von Wechselreden – beides ist bei Argelander zu finden. Auch die Imitation von Fachsprache fehlt, und der Text steht – wie für die literarische Narration im Englischen üblich – fast durchgängig im *Simpel Past*. Die Falldarstellungen Yaloms weisen nicht nur einzelne poetische Gestaltungsmerkmale auf, sie sind ihrer ganzen Form nach literarische Texte. Die Geschichte *Therapeutic Monogamy*[284] soll nun stellvertretend für die neun anderen Patientengeschichten untersucht werden, um zu ergründen, auf welche Weise sich die in den Paratexten propagierte therapeutische Grundhaltung in den Fallbeispielen spiegelt und ob bzw. wie Yalom in seinen Erzählungen über die reine Falldarstellung hinaus geht.

Therapeutic Monogamy portraitiert die Behandlung der 35-jährigen Labortechnikerin Marge. Die ganze erste Hälfte der Erzählung ist der Konstruktion der Arzt-Patientenbeziehung gewidmet. Der Erzähler gibt uns dabei weitreichende Einblicke; er legt seine zwiespältigen Gefühle Marge gegenüber offen, zeichnet

schichte auffasst.

283 Yalom: Executioner, S. 184f.

284 Yalom: Executioner, S. 227-244.

seine Gedankengänge und Schlussfolgerungen in Bezug auf die Wirksamkeit der Behandlung nach und bezieht den Leser in die Entwicklung eines neuen therapeutischen Axioms mit ein. Dabei beobachtet er hauptsächlich seine eigenen Reaktionen auf die Patientin und ihr Verhalten, hält sich aber mit Mutmaßungen über die Befindlichkeit der Patientin zurück. Im Verlauf der Zusammenarbeit mit der Patientin grenzt sich der Erzähler immer mehr von klassischen psychoanalytischen Grundannahmen und Verfahren ab. Es zeigt sich, dass das wichtigste psychoanalytische Werkzeug, die Interpretation, bei Marge nur mangelhaft wirksam ist:

> During quiet, settled times, Marge and I talked about the facial spasms and decided that they were an attempt to make herself ugly. An obvious defense against sexuality, they occurred when there was a sexual threat from without or within. Much good the interpretation did – like throwing pebbles at a rhino: the mere utterance of the word *sex* was enough to summon the spasms.[285]

Die Ironie, mit der der Erzähler von seinem Misserfolg mit der Interpretation berichtet, ist nicht nur Ausdruck seiner Enttäuschung angesichts der ungenügenden therapeutischen Wirksamkeit des Verfahrens. Vielmehr überträgt der Erzähler mit Hilfe der ironischen Wendung die spürbare Distanz zwischen dem erlebenden Ich und Marge auf die sprachliche Ebene und verknüpft damit Duktus und Inhalt.

Der wirkungslosen akademischen Interpretation stellt der Erzähler dann den Akt der Begegnung (auch den Sprechakt!) gegenüber. Er statuiert aber nicht einfach, die beziehungsorientierte Arbeitsweise sei effektiver, er demonstriert am Beispiel des erlebenden Ichs und der Patientin den Verlauf des Erkenntnisprozesses, welcher der Änderung im Beziehungsgefüge der Figuren zugrunde liegt. Im Rückblick auf eine außerordentlich erfolgreiche Sitzung, die aus Marges

---

285 Yalom: Executioner, S. 228f., Hervorhebung Yalom. In einer späteren Passage macht der Erzähler seine Skepsis gegenüber der in der Psychoanalyse üblichen Vergangenheitsrekonstruktion explizit. Er begründet seine Vorbehalte mit seinen Erfahrungen im praktischen Umgang mit den Patienten: „When I first began to work as a therapist, I naively believed that the past was fixed and knowable; that if I were perspicacious enough, I could discover that first false turn, that fateful trail that has led to a life gone wrong; and that I could act on this discovery to set things right again. [...] But over the years I've learned that the therapist's venture is not to engage the patient in a joint archeological dig. [...] No, a therapist helps a patient not by sifting through the past but by being lovingly present with that person; by being trustworthy, interested; and by believing that their joint activity will ultimately be redemptive and healing. The drama of age regression and incest recapitulation (or, for that matter, any therapeutic cathartic or intellectual project) is healing only because it provides

Sicht ihr Abdriften in eine depressive Episode verhindert hat, rekonstruieren das erlebende Ich und Marge gemeinsam die heilsamen Wirkprinzipien:

> "What precisely," I asked, "was helpful to you in our last hour? At what moment did you begin to feel better? Let's track it down together." [...]
>
> "The main thing that turned me around – in fact, the moment the calm set in – was when you told me that your wife and I had similar problems at work. I feel I'm so icky, so creepy and your wife so holy that we couldn't both be mentioned in the same breath. Confiding to me that she and I had some of the same problems *proved* you had some respect for me."
>
> I was about to protest, to insist I have always had respect for her, but she intercepted me. "I know, I know – you've often *told* me you respected me, and *told* me you liked me, but it was just words. I never really believed it. This time it was different, you went beyond words."
>
> I was very excited by what Marge said. She had a way of putting her finger on vital issues. Going "beyond words," *that* was what counted. It was what I *did*, not what I said. It was actually *doing* something for the patient. Sharing something about my wife was doing something for Marge, giving her a gift. *The therapeutic act, not the therapeutic word!*

Nicht der propositionale Aspekt des therapeutischen Gesprächs ist wichtig, sondern der illokutive und der perlokutive.[286] Indem er die Aufregung des erlebenden Ichs über Marges kritische Rückschau auf die Sitzung wiedergibt und die analytische Treffsicherheit der Patientin herausstellt, bringt das erzählende Ich beide Figuren auf dieselbe Ebene. Nicht nur der Therapeut liefert hilfreiche Informationen für die Patientin, die Patientin vermittelt dem Therapeuten auch entscheidende Erkenntnisse über die Wirkmechanismen der Therapie. Als wolle der Erzähler diese wichtige Einsicht auf Handlungsebene imitieren, lässt er das erlebende Ich nicht nur auf intellektuelle Weise reagieren, sondern auch auf emotionale. Anders als in allen bisher untersuchten Fallgeschichten wird hier die Hierarchie zwischen Arzt und Patient vollständig aufgehoben. Es entwickelt sich ein Zweiwegeaustausch, der fortan die Grundlage der Therapiebeziehung bildet. Indem er den Erkenntnisprozess und die Rolle der Patientin darin ausführlich rekonstruiert, offenbart der Erzähler auch, wie wenig das Vorgehen des erlebenden Ich durch gesichertes akademisches Wissen begründet ist. Der Therapeut arbeitet nach dem Prinzip von Versuch und Irrtum und macht damit sich selbst und seine Patienten zu Teilnehmern an einem fortlaufen-

---

therapist and patient with some interesting shared activity while the real therapeutic force – the relashionship – is ripening on the tree." Yalom: Executioner, S. 242f.

286 In der Sprechakttheorie bezeichnet die „Proposition" den Inhalt einer Aussage. Mit „Illokution" ist der Handlungsaspekt des Sprech*aktes* gemeint, während sich „Perlokution"

den Experiment mit ungewissem Ausgang. Zudem setzt er sich der Bewertung durch die Patientin aus und verkehrt damit das gängige Rollenschema. Dies vermittelt auf den ersten Blick den Eindruck, als werde der Therapeut seiner Funktion als kundiger Führer durch die Abgründe der Psyche nicht gerecht. Paradoxerweise zeigen sich die möglichen Lösungswege aber erst, als der Therapeut die Führerrolle und damit die Verantwortung für das Wohlergehen der Patientin aufgibt.[287] So fällt es auch wieder Marge zu, die Wirkmechanismen aufzudecken:

> "It also helped a lot when you kept asking me what had helped me in the past. You kept putting the responsibility onto me, making me take charge of the session. That was good. Usually I sulk in a depression for weeks, but you had me, within minutes, working to figure out what happened.
>
> "In fact, *just asking the question*, 'What helped in the past?' was helpful because it assured me that there was a way I could get better. Also, it helped that you didn't get into your role of the wizard letting me guess about questions you know the answers to. I liked the way you admitted you didn't know and then invited me to explore it together with you."[288]

Die Änderung der Beziehungsqualität kulminiert darin, dass der Ich-Erzähler den Begriff ‚Behandlung', also den Rahmen der therapeutischen Beziehung überhaupt, neu definiert. Damit löst er sich vollständig von anerkannten psychoanalytischen Konzepten. Aus dem Prinzip, das er in der konkreten Zusammenarbeit mit Marge erkannt hat, leitet der Erzähler verallgemeinernd die Voraussetzung für gelingende therapeutische Arbeit generell ab:

> Throughout my year of work with Marge, I had only a single real rule in my work – treat her as an equal. I had tried not to objectify her, to pity her, or to do anything that created a gulf of inequality between us. I followed that rule to the best of my ability, and it felt good now to hear that it had been helpful.
>
> The project of psychiatric "treatment" is fraught with internal inconsistencies. When one person, the therapist, "treats" another, the patient, it is understood from the beginning that the treatment pair, the two who have formed a therapeutic alliance, are not equals or full allies; one is distressed and often bewildered, while the other is expected to use professional skills to disentangle and examine objectively issues that lie behind that distress and bewilderment. Furthermore, the patient pays the one who treats. The very word *treat* implies non-equality. To "treat" someone as an equal implies an inequality which the therapist must overcome or conceal by behaving as though the other were an equal.

---

auf die Wirkung des Gesagten bezieht.

287 Weist man diesem Effekt auch außerliterarische Gültigkeit zu, muss man den Trend zu standardisierten Therapieverfahren hinterfragen.

288 Yalom: Executioner, S. 235, Hervorhebung Yalom.

> So, in treating Marge as an equal, was I merely pretending to her (and to myself) that we were equals? Perhaps it is more accurate to describe therapy as treating the patient as an adult. This may seem like scholastic hairsplitting, yet something was about to happen in Marge's therapy that forced me to be very clear about how I wanted to relate to her or, for that matter, to any patient.[289]

An der Relevanz sprachlicher Genauigkeit lässt der Erzähler keinen Zweifel. Er weist darauf hin, dass die genaue Definition von Begriffen nicht nur praxisferne ‚Haarspalterei' darstellt, sondern Auswirkungen auf die Haltung des Therapeuten und sein Verhalten dem Patienten gegenüber hat. Der Begriff, „[t]he very word", wird zum wichtigsten therapeutischen Rüstzeug. Allerdings zeigt sich, dass damit zumindest im Kosmos von Yaloms Erzählung nicht die Deutung des Patienten durch den Psychoanalytiker, die wirkmächtige Interpretation, gemeint ist, sondern die Selbstdeutung des Therapeuten.

Therapeutic Monogamy geht allerdings über die Umsetzung von therapeutischen Grundsätzen in die Narrative weit hinaus. Der Erzähler verwendet gezielt Techniken zur Lesersteuerung und potenziert mit Hilfe poetischer Mittel die Komplexität der Erzählung. Dies zeigt sich schon zu Beginn der Geschichte. Wie in mehr als der Hälfte der Fallgeschichten in *Love's Executioner* wählt der Erzähler einen unmittelbaren Einstieg:[290]

> "I'm nothing. Garbage. A creep. A cipher. I slink around on the refuse dumps outside of human camps. Christ, to die! To be dead! Squashed flat on the Safeway parking lot and then to be washed away by a fire hose. Nothing remaining. Nothing. Not even chalked words on the sidewalk saying, 'There was the blob that was once named Marge White.' "[291]

Durch die direkte Rede wird der Leser unvorbereitet mit der Neigung der Patientin zu Autoaggression und ihrer Todessehnsucht konfrontiert. Da der Erzähler

---

289 Yalom: Executioner, S. 235f., Hervorhebung Yalom.

290 Vier der zehn Geschichten beginnen mit direkter Patientenrede, in zweien *"I Never Thought It Would Happen to Me"* und *"Do Not Go Gentle"*) erfolgt der unmittelbare Einstieg in das Geschehen über die Erzählerrede. In beiden Varianten wird der Leser unvorbereitet mit einer Konfliktsituation konfrontiert, die emotionale Ansprache ist groß. Bei den verbleibenden Geschichten erfolgt die Einführung in das Geschehen über eine Aussage des Erzählers über Therapie im Allgemeinen, deren Relevanz für die konkrete Patientengeschichte sich kurz darauf erschließt (*Love's Executioner*, *Fat Lady* und *Two Smiles*). Ähnlich verhält es sich mit *"The Wrong One Died"*; hier liefert der Erzähler ‚historische' Eckdaten zu seinen Vorarbeiten für eine Forschungsarbeit und verortet dann die Rolle der zu portraitierenden Patientin innerhalb des Projekts (vgl. Yalom: Executioner, S. 126f.). Letztere Einstiegsvarianten ermöglichen dem Leser zumindest vorübergehend das Wahren emotionaler Distanz.

291 Yalom: Executioner, S. 227.

zunächst abwesend erscheint, fühlt sich der Leser direkt von der Figur adressiert und wird dazu animiert, innerlich Stellung zu ihren Selbstvernichtungsphantasien zu beziehen. Es ist wahrscheinlich, dass er mit Verunsicherung oder Abwehr auf Marges verbale Selbstgeißelung reagiert. Die hieraus resultierende Anspannung wird allerdings sofort wieder aufgehoben. Mit dem Erscheinen des erlebenden Ich, das sich als eigentlicher Adressat herausstellt, wird der Leser wieder aus der vermeintlichen Verantwortung für die Patientin entlassen:

> Another one of Marge's late-night phone calls! God, I hated those calls! It wasn't the intrusion into my life – I'd learned to expect that: it goes with the territory. A year ago when I first accepted Marge as a patient, I knew there'd be calls; as soon as I saw her, I sensed what was in store for me.[292]

Der Erzähler ordnet schon mit seinen ersten Sätzen die Situation für den Leser ein und sorgt damit für einen erleichternden Spannungsabfall. Dazu reichen wenige Angaben: Es handelt sich um einen Telefonanruf, von dem es sich leichter distanzieren lässt als von einer Konfrontation von Angesicht zu Angesicht; zudem ist es nicht der erste Anruf, sondern der letzte in einer längeren Reihe von vorhergegangenen, und er stammt von einer Patientin, die dem Therapeuten bereits seit einem Jahr bekannt ist – beides lässt vermuten, dass das erlebende Ich routiniert mit dem Geschehen umgehen wird. Untermauert wird die Vermutung durch den Hinweis, der Therapeut habe schon bei der ersten Begegnung mit der Patientin gewusst, was auf ihn zukomme. Die zu erwartende Routine speist sich also nicht nur aus der Behandlung dieser speziellen Patientin, sondern auch aus vergleichbaren Erfahrungen mit früheren Patienten. Mit dieser Taktik empfiehlt sich der Therapeut dem Leser als kompetenter Führer. Während der Erzähler also die Leiterrolle der Patientin gegenüber aufgibt, behält er sie dem Leser gegenüber bei. Der Leser kann sich gefahrlos mit dem Ich-Erzähler identifizieren und somit auch emotional auf die Begegnung zwischen Therapeut und Patientin einlassen. Dennoch verheißt der Einstieg eine spannende Lektüre, und auch die darauf folgende Kurzanamnese verstärkt die Ahnung, die Beziehung zwischen den Figuren beinhalte Konfliktpotential und die Geschichte damit Sensationswert:

> It didn't take much experience to recognize the signs of deep distress. Her [Marge's, BS] sagging head and shoulders said "depression"; her gigantic eye pupils and restless hands and feet said "anxiety." Everything else about her – multiple suicide attempts, eating disorder, early sexual abuse by her father, episodic psychotic

292 Yalom: Executioner, S. 227.

> thinking, twenty-three years of therapy – shouted "borderline," the word that strikes terror in the heart of the middle-aged comfort-seeking psychiatrist.[293]

Die zitierte Passage ist nicht nur von Belang, weil sie das Interesse des Lesers am weiteren Verlauf der Geschichte anregt und damit ein vor allem für literarische Werke charakteristisches Spannungsniveau erzeugt, sie deutet auf metaphorischer Ebene auch auf eines der beiden zentralen Motiv voraus: die Aufspaltung der Figur der Patientin und die hierdurch notwendige besondere Gestaltung der Figurenbeziehung. Körperteile der Patientin und anamnestische Befunde werden personifiziert. Nicht die Patientin berichtet von ihrer Depression, sondern ihre geweiteten Pupillen sowie ihre unruhigen Extremitäten, und Marges Angstzustände erhalten durch einzelne Lebensumstände und psychische Störungen eine sehr laute Stimme („shouted"). Die metaphorische Zerlegung in Einzelteile weist auf den Höhepunkt der Handlung voraus, an dem sich herausstellt, dass Marge unter einer dissoziativen Identitätsstörung leidet.[294] Motiv- und Metaphernebene werden auf diese Weise untrennbar miteinander verwoben.

Dem Bild der Teilung bzw. Verdoppelung von Marge steht als zweiter Motivstrang das Zum-Verschwinden-Bringen entgegen. Die Fabel scheint einfach: Die Patientin spaltet sich in zwei Einzelpersönlichkeiten, und der Therapeut muss gemeinsam mit der Hauptpersönlichkeit versuchen, den abgespaltenen Teil zu reintegrieren und damit verschwinden zu lassen. Basis für das Gelingen der Reintegration (und damit für das Gelingen der Therapie) ist die in der ersten Plothälfte gefestigte Gleichrangigkeit zwischen Arzt und Patientin. Doch anstatt die simple Gleichung restlos aufgehen zu lassen und der verdoppelten Patientin eine konsistente Therapeutenfigur sowie eine fixe Erzählperspektive entgegenzustellen, spielt der Erzähler ein komplexes Spiel mit Doppeldeutigkeiten, unklaren Bezügen und bigamischen Figurenbeziehungen. Schon bei der ersten Begegnung mit der ‚doppelten' Marge wird deutlich, dass sich der

---

293 Yalom: Executioner, S. 227.

294 Vgl. Yalom: Executioner, S. 236ff. Früher sprach man von ‚multipler Persönlichkeit', diese Bezeichnung weicht aber nach und nach der ‚dissoziativen Identitätsstörung'. Im alltäglichen Sprachgebrauch wird diese Störung, bei der sich Persönlichkeitsanteile zu Einzelpersönlichkeiten herausbilden und unabhängig voneinander agieren, oft fälschlich als ‚Schizophrenie' bezeichnet. Vermutlich hängt dieses Missverständnis mit dem griechischen Ursprung des Wortes ‚Schizophrenie' (‚gespaltenes Zwerchfell'; das Zwerchfell war nach antiker Vorstellung der Sitz von Seele und Geist) zusammen. In *Therapeutic Monogamy* wird weder die Diagnose ‚dissoziative Identitätsstörung' noch die Diagnose ‚multiple Persönlichkeit' gestellt, obwohl die Symptome unmissverständlich sind. Je länger die Beziehung zwischen

Grundsatz „treat her as an equal" und der hiermit verknüpfte Anspruch der ‚therapeutischen Monogamie' nicht so einfach befolgen lassen. Wenige Sitzungen nach der „discovery of the importance of the therapeutic act"[295] fällt Marge in einen Trancezustand:

> I said, "Marge," and was about to utter the rest of the sentence, "Will you please come back?" when I heard a strange and powerful voice come out of her mouth: "You don't know me."
>
> She was right. I didn't know the person who talked. The voice was so different, so forceful, so authoritative, I looked around the office for an instant to see who else might have entered.
>
> "Who are you?" I asked.
>
> "Me! Me!" And then the transformed Marge jumped up and proceeded to prance around the office, peering into bookcases, straightening pictures, and inspecting my furniture. It was Marge, but it was not Marge. Everything but the clothing had changed – her carriage, her face, her self-assurance, her walk.
>
> This new Marge was vivacious and outrageously, but enjoyably, flirtatious. [...] She was savvy, willful, very sexy. What a relief to have a break from Marge's droning voice and relentless whining. But I was beginning to feel uneasy; I enjoyed this lady too much. I thought of the Lorelei legend, and though I knew it would be dangerous to tarry, still I visited awhile.[296]

Der Therapeut befindet sich plötzlich in einem Dilemma; „I felt bewildered by what had happened. My one basic rule – "Treat Marge as an equal" – was no longer sufficient. Which Marge?"[297] Obwohl er nach außen hin im Sinne der alten Marge agiert und sich immer wieder selbst an seine Verpflichtung zur Treue ihr gegenüber erinnert, pflegt der Therapeut insgeheim seine Liebe zu ihrem neuen, aufregenden Zwilling. Während er die Beziehung zu Marge nur mit Mühe aufbauen und aufrechterhalten kann,[298] ist er nicht dazu in der Lage, *keine* Beziehung zu ihrem Alter Ego einzugehen. Hierdurch begibt er sich in einen moralischen Konflikt der ‚alten' Marge gegenüber; „A patient can tolerate the therapist's being unfaithful outside of the hour that is the patient's own. [...] But the patient has a right to expect fidelity *during* the hour."[299] Anders als die Patientin selbst begegnet ihre Teilpersönlichkeit dem erlebenden Ich von Beginn an auf Augenhöhe und spiegelt dessen Abneigung gegenüber bestimmten Eigenheiten Marges:

Therapeut und Patientin andauert, desto unwichtiger wird das Stellen von Diagnosen.

295 Yalom: Executioner, S. 236.

296 Yalom: Executioner, S. 236f.

297 Yalom: Executioner, S. 239.

298 Vgl. Yalom: Executioner, S. 231.

299 Yalom: Executioner, S. 239.

> This woman, this "Me," she understood me. She knew that I was weary, weary of Marge's whimpering and stuttering, that I was weary of her panics, her curling up in corners and hiding under desks, and weary of her thready childlike voice. She knew I wanted a real woman, She knew that I only pretended to treat Marge as an equal. She knew we were no equals.[300]

Der Therapeut geht eine Allianz mit der ‚neuen' Marge ein. Plötzlich ist es nicht mehr der Therapeut, der die Gefühle seiner Patientin empathisch nachvollzieht und analysiert, sondern die Teilpersönlichkeit "Me", die die seelische Verfassung des Therapeuten durchschaut und seine negative Einstellung Marge gegenüber bekräftigt, die Rollen werden getauscht. Die Beziehung zwischen dem erlebenden Ich und "Me" ist keine Arzt-Patienten-Beziehung, sondern eine erotisch aufgeladene Tändelei. Die Verdoppelung der Patientenfigur bedingt damit eine Verdoppelung der Therapeutenfigur. Das erlebende Ich zerfällt in zwei Rollen; nach außen hin (auch Marge gegenüber) handelt der Therapeut seiner Verpflichtung der Patientin gegenüber gemäß und leitet alle Maßnahmen in die Wege, die zur Heilung der Patientin nötig sind. Doch innerlich solidarisiert und identifiziert er sich mit dem seiner Patientin feindlich gesinnten Persönlichkeitsanteil. Mehr noch, die sprachliche Gestaltung der Erzählung legt nahe, dass die Teilpersönlichkeit Marges und das Alter Ego des erlebenden Ichs ineinander übergehen. Da die Teilpersönlichkeit auf die Frage nach ihrer Identität nur mit „Me! Me" antwortet (s. o.), wird sie im Verlauf der Geschichte auch durchgehend als „"Me""[301] adressiert. Obwohl die Benennung durch die Majuskel und Anführungszeichen von einem einfachen Personalpronomen abgesetzt wird, verführt die Homophonie dazu, die auf "Me" bezogenen Sätze auch als Aussagen über das erlebende Ich zu lesen. Nachdem er Zeuge einer Marge-Parodie von "Me" geworden ist, statuiert der Ich-Erzähler: „It was a virtuoso performance. But also an unspeakably cruel performance by "Me"".[302] Der Erzähler legt eine Art ironischen Subtext an, mit dem er die Handlung konterkariert:

> "Me's" theatrical performance, in which she regurgitated all those snippets of Marge's behaviour, convinced me that both she and I (and *only* she and I) understood what I had gone through with Marge. [...] We shared something that was beyond language.

300 Yalom: Executioner, S. 240, Hervorhebung Yalom.

301 Sobald das Pronomen als Name für die Teilpersönlichkeit verwendet wird, steht es bei Yalom in Anführungszeichen. Dieser Umstand führt in direkten Zitaten zuweilen zu typographisch unschönen Kombinationen verschiedener Anführungszeichen.

302 Yalom: Executioner, S. 238.

> But fidelity! Fidelity! I had promised myself to Marge. If I consorted with "Me," it would be catastrophic for Marge: she'd become a bit player, a replaceable character. [...]
>
> So I stayed faithful and, when I sensed "Me" approaching – for example, when Marge closed her eyes and began to enter a trance – I was quick to jar her awake by shouting, "Marge, come back!"[303]

Die *Behandlung* gelingt, der abgespaltene Persönlichkeitsanteil wird reintegriert, Marge ändert ihr Verhalten, pflegt soziale Kontakte und nimmt ein altes Hobby wieder auf.[304] Doch gemessen am Anspruch therapeutischer Monogamie ist die *Beziehung* zwischen dem Ich-Erzähler und seiner Patientin gescheitert. Wiederholt macht der Erzähler seine mangelnde emotionale Verbundenheit mit Marge und seine Zuneigung und Faszination für "Me" zum Thema. Seine Illoyalität offenbart sich auch in der sprachlichen Verfassung der Geschichte. Der Ich-Erzähler wendet ausgerechnet *die* Metapher auf "Me" an, die Marge wenige Sitzungen zuvor noch für das Gelingen *ihrer* Beziehung zu ihm geprägt hat „you went beyond words"/„We shared something that was beyond words").[305] Damit betrügt der Ich-Erzähler die Patientin verbal mit ihrem eigenen Alter Ego. Nicht nur, dass der Erzähler "Me" mit der eigentlich Marge vorbehaltenen Metapher bedenkt, er erschließt sich und "Me" auch einen Ort für ein Tête-à-Tête, der, hier kommt die räumliche Konnotation von *beyond* ins Spiel, hinter der Sprache versteckt liegt. Auch der oben zitierte Konditionalsatz („If I consorted with "Me", it would be catastrophic for Marge") kann auf zwei Weisen gelesen werden. Für die Handlungsebene deklariert der Therapeut die Interaktion mit dem abgespaltenen Anteil durch den Konjunktiv als moralisch verwerflich und damit undurchführbar. Er betont, er habe Marge gegenüber loyal gehandelt. Die Bedingungen für das Eintreten der Katastrophe sind hier nicht erfüllt. Doch in seiner Funktion als Erzähler erweist sich der Therapeut als Verräter. Nicht nur, dass er durch die Homophonie und die hieraus entstehende Doppelbezüglichkeit ein ‚grammatisches' Verhältnis zu "Me" eingeht, er widmet ihr in einem an Marge adressierten Fazit sogar die ganze Erzählung:

---

303 Yalom: Executioner, S. 240. Ein weiteres Beispiel: „I wanted to see "Me" again." Yalom: Executioner, S. 239. Umgekehrt ist die Doppelbezüglichkeit natürlich auch dann wirksam, wenn „me" als Personalpronomen eingesetzt wird. Als Beispiel sei eine Passage zitiert, in welcher der Erzähler den Effekt der sogenannten ‚feeding technique' auf Marge beschreibt: „Now and then, when the receptor site was well prepared, we withdrew some part of "Me" for transplantation. Marge began to treat me as an equal, she asked me questions, she flirted a bit. "When we finish, how will you get along without me? I'm sure you'll miss my little late-night calls."" Yalom: Executioner, S. 243.

304 Vgl. Yalom: Executioner, S. 244.

305 Yalom: Executioner, S. 235 und S. 240.

> Marge, please understand that though I've written a story about you, I do not do it to enable you to exist. You exist without my thinking or writing about you, just as I keep existing when you aren't thinking of me.
>
> Yet this *is* an existence story – but one written for the other Marge, the one who no longer exists. I was willing to be her executioner, to sacrifice her for you. But I have not forgotten her: she avenged herself by burning her image into my memory.[306]

Die selbstreferenzielle Widmung ist als Akt äußerster Untreue zu lesen, und die Tatsache, dass sie als Antwort auf einen Brief von Marge an den Therapeuten präsentiert wird, macht den ‚Wortbruch' umso gravierender:

> I always imagined that you might write something about me. I wanted to leave an imprint on your life. I don't want to be "just another patient." I wanted to be "special." I want to be something, anything. I feel like nothing, no one. If I left an imprint on your life, maybe I would be someone, someone you wouldn't forget. I'd exist then.[307]

Nicht Marge hinterlässt ein „imprint", einen Ab*druck* – sowohl im Gedächtnis des Erzählers als auch als Protagonistin einer in Druckerschwärze verewigten Geschichte – sondern "Me". Das literarische Denkmal setzt der Erzähler dem Persönlichkeitsanteil, der eigentlich zum Verschwinden hätte gebracht werden sollen. Auf dieser Ebene ist die Bedingung für den Betrug erfüllt, der Erzähler „consort[s] with "Me"" und nimmt die katastrophalen Folgen für Marge – ihre Reduktion auf eine austauschbare Nebendarstellerin – in Kauf.[308] Die auf Handlungsebene erfolgte Vernichtung von "Me" wird auf Ebene der Narration wieder aufgehoben und in ihr Gegenteil verkehrt.

Nicht zuletzt aufgrund der Gegenläufigkeit von Handlung und sprachlicher Gestaltung lässt sich *Therapeutic Monogamy* nicht mehr als Fachtext lesen. Der Erzähler weist selbst in einer autopoietischen Reflexion darauf hin, dass der einzige Raum, in dem sich die Geschichte überhaupt vermitteln lässt, der literarische ist:

> Though I could write a clinical article about Marge or tell colleagues about the course of therapy, I could never really convey the essence of my experience with her. It was ineffable.[309]

---

306 Yalom: Executioner, S. 244.

307 Yalom: Executioner, S. 244.

308 Die De- und Konnotationen des Wortes „consort" sind an dieser Stelle von Bedeutung. Als Verb bedeutet „consort" nicht nur „vereinbar sein", sondern auch „verkehren", „Umgang pflegen" (z. B. mit einem Beziehungspartner, auch gegen gesellschaftliche Konventionen) und „sich verbünden" (mit dem Feind). Das Substantiv „consort" bezeichnet den Ehepartner.

309 Yalom: Executioner, S. 240.

Im Fachkontext sind die Erlebnisse des Erzählers mit Marge „ineffable", also im doppelten Sinne unaussprechlich. Zum einen kann die Komplexität eines Therapieprozesses nur durch die Mehrdeutigkeit literarischer Sprache nachempfunden werden. Zum anderen muss ein Therapeut um seine Ehre fürchten, wenn er der Fachwelt gegenüber offenbart, für einen Persönlichkeitsanteil einer Patientin starke Anziehung empfunden und die Hauptpersönlichkeit hintergangen zu haben. Doch obwohl die Handlung nahezu vollständig in den literarischen Raum emigriert ist, bleibt der Anspruch bestehen, die Geschichte sei „true". Der Erzähler gibt dem Leser Einblicke in seine therapeutische Grundhaltung und den Prozess des Beziehungsaufbaus zwischen Therapeut und Patient. Im Zuge dessen stellt er verschiedene therapeutische Werkzeuge vor, die sich auch für die Anwendung in der Praxis eignen. Im Fall von *Therapeutic Monogamy* ist dies vor allem die Erkenntnis, dass die therapeutische Handlung („therapeutic act") der Interpretation „therapeutic word") oftmals überlegen ist.[310] Zudem demonstriert die Erzählung, welch eine große Rolle die Verstrickung des Therapeuten in persönliche Prozesse für die Behandlung spielt und welch großen Stellenwert aus diesem Grund die Selbstreflexion des Behandelnden einnimmt. Die Selbstbeobachtung wird in Yaloms Falldarstellungen nicht nur gefordert, sondern vom Erzähler auch durchgeführt. Die akribische Selbstbespiegelung aus verschiedenen Blickwinkeln (erzählendes und erlebendes Ich sowie Feedback durch andere Figuren) gehört zu den zahlreichen genuin literarischen Verfahren, die Yalom in *Therapeutic Monogamy* sowohl für den Transport von Wissen um die Natur der Beziehung zwischen Therapeut und Patient als auch für die poetische Gestaltung nutzt. Von den Beispielen, die Yalom mit seinen Falldarstellungen liefert, können andere Therapeuten also durchaus Hinweise für die eigene Arbeit ableiten. Die literarische Gestaltung bedingt allerdings einen Verzicht auf verbindliche Handlungsanweisungen, die Vermittlung vorgefertigter Behandlungsschemata und bis zu einem gewissen Grad auch das Stellen von Diagnosen. Die Fallgeschichte, wie sie sich hier zeigt, ist die Illustration eines Fazits, das der Leser selbst ziehen muss.

Ähnliche textuelle Verfahren lassen sich in weiteren amerikanischen Fallgeschichten nachweisen. Eine Erzählinstanz mit vergleichbar großer Neigung zur Selbstbeobachtung und -offenbarung findet sich allerdings nicht nur bei

310 In anderen Geschichten stehen andere Werkzeuge und Hilfsmittel im Mittelpunkt, z. B. die Erkenntnis über die Diskrepanz zwischen der Arzt- und Patientenwahrnehmung (*Love's Executioner*, *Two Smiles*), das Entwicklungspotential, das durch das Aufdecken von Inkonsistenzen im eigenen Denken beim Patienten aktiviert werden kann (*"If Rape Were Legal..."*) oder das Bewusstsein über die Natur und Tücke der Gegenübertragung (*Fat Lady*).

anderen Autoren psychoanalytischer Fallgeschichten (z. B. Lillian Rubin), sondern auch bei dem Neurowissenschaftler Oliver Sacks. Die Konstruktion der Erzählinstanz in Sacks' autobiographischem Fallroman *A Leg to Stand On* ähnelt der in *Therapeutic Monogamy* stark. Allerdings vermittelt Sacks mit Hilfe der für literarische Texte typischen Erzählhaltung vor allem die Innensicht des Patienten. Der Transport von fachspezifischem Wissen tritt in den Hintergrund. Es scheint, als ermögliche die große Akzeptanz von populärwissenschaftlichen Veröffentlichungen im anglo-amerikanischen Raum den Autoren einen offensiveren Umgang mit genuin literarischen Verfahren. Zudem erweist sich die Literarisierung von Fällen nicht nur als Möglichkeit, dem Positivismusdruck auszuweichen, sondern auch als wirksames Mittel, um das eigene Fach in die öffentliche Wahrnehmung zu rücken, wie sich bei der Analyse der neurowissenschaftlichen Falldarstellungen im Kapitel *Variable Gehirn: Die Fallgeschichte in den Neurowissenschaften* zeigen wird.[311]

3.6 Therapie verkehrt: *Raumlicht: Der Fall Evelyne B.*

Bei Yalom stehen Wirksamkeit und Sinnhaftigkeit psychoanalytischer und psychiatrischer Arbeit prinzipiell nie in Frage, obgleich er sowohl in seinen populärwissenschaftlichen Falldarstellungen als auch in seinen Romanen seine Erzähler des Öfteren bestimmte therapeutischen Gepflogenheiten (z. B. das Distanzpostulat) unterlaufen lässt. Im Vergleich hierzu liest sich das, was Ernst Augustin in seinem Roman *Raumlicht: Der Fall Evelyne B.* (1976) zum Ausdruck bringt, als radikale und demonstrative Abkehr von der seinerzeit gängigen psychiatrischen Praxis sowie den ihr zugrunde liegenden therapeutischen Grundsätzen und Theorien. In vielen seiner Romane ist die Beschaffenheit der (oft auch gestörten) menschlichen Psyche ein zentrales Motiv, aber in keinem anderen Werk nimmt Augustin so ausdrücklich und kritisch Bezug zu den Zuständen in der Psychiatrie und der damals üblichen Gestaltung des Arzt-Patienten-Verhältnisses. Augustin war selbst als Krankenhauspsychiater tätig, zog sich aber nach der Veröffentlichung seiner ersten Romane aus der klinischen

311 Dass bei der Veröffentlichung von Fallgeschichten auch strategische und kommerzielle Ziele eine Rolle spielen, wird zuweilen schon durch die Titelwahl deutlich. Lillian Rubins Sammlung psychotherapeutischer Fallerzählungen z. B. heißt *The Man with the Beautiful Voice*, die deutsche Übersetzung von *The Examined Life* des Psychoanalytikers Stephen Grozs trägt den Titel *Die Frau, die nicht lieben wollte* und Vilayanur Ramachandrans zweiter Fallgeschichtenband *Tell-Tale Brain* heißt auf dem deutschen Buchmarkt *Die Frau, die Töne sehen konnte*. Die Ähnlichkeit zu Oliver Sacks' außerordentlich erfolgreichen Fallgeschichtensammlung *The Man, Who Mistook His Wife for a Hat* scheint hier beabsichtigt zu sein.

Arbeit zurück.[312] Man kann *Raumlicht* als literarischen Behandlungsbericht auffassen. Die erzählte Zeit des Haupterzählstranges, in dem der namenlose Ich-Erzähler die Therapiesitzung einer – zunächst ebenfalls namenlosen – Patientin beschreibt, umfasst nur dreieinhalb Stunden. Eingeschoben werden Rückblenden, in denen der Erzähler von seiner Zeit als junger Psychiater in der Berliner Charité, seiner Republikflucht, den anschließenden Aufenthalten als Arzt in Afghanistan und Indien und seiner Tätigkeit in einer Münchener Nervenklinik berichtet. Die Erinnerungen des Erzählers mit der Biographie des Autors engzuführen ist ein Leichtes, denn Augustin hat die meisten Lebensstationen selbst durchlaufen, die er seinen Erzähler in den Rückblenden passieren lässt; von dem Versuch als junger Mann, sich durch Schlafen in großer Kälte und Lauftraining auf den Krieg vorzubereiten,[313] über die Flucht aus der DDR, die Zeit als Klinikleiter im Ausland bis hin zum Kauf des Hauses in der Orffstraße in München. Ebenso wenig fällt es schwer, Augustins Forschungsinteressen in *Raumlicht* wiederzufinden. Augustins Interesse für die Schizophrenie hatte sich bereits in der Wahl seines Dissertationsthemas *Das elementare Zeichnen bei den Schizophrenen* gezeigt. Sowohl von seiner Entscheidung zu Beginn der 1960er Jahre, der klinischen Arbeit den Rücken zu kehren, als auch von seiner ausgesprochenen Sympathie für das Werk des schottischen Antipsychiaters Ronald Laing[314] lässt sich Augustins zwiespältige Haltung zur klinischen Psychiatrie ableiten. *Raumlicht* kann vor diesem Hintergrund als literarische Auseinandersetzung mit der Natur schizophrener Störungen, dem entwürdigenden Umgang mit Psychiatrieinsassen in der Nachkriegszeit und, mit beidem verknüpft, der Antipsychiatriebewegung[315] der 1960er und 1970er

312 Bis zu seiner Pensionierung arbeitete Augustin als psychiatrischer Gutachter. An eine Klinik kehrte er aber nicht wieder zurück. In Literatenkreisen erwarb sich Augustin schnell einen Namen. Schon für sein Debüt *Der Kopf* erhielt er den Hermann-Hesse-Preis, und auch in der Gruppe 47 fand er begeisterte Aufnahme.

313 Augustin erinnert sich im Interview mit Andrea Hünniger an seine Vorkehrungen für den Krieg: „Ich dachte: Ich muss zwei Dinge können. Erstens: Bei Kälte draußen schlafen, also schob ich mein Bett ans Fenster im Winter. Und Zweitens: Laufen. Weglaufen. Also lief ich jeden Abend um den Block. Mehr braucht man im Krieg nicht zu können." Andrea Hanna Hünniger: *Das Leben ist ein Gehäuse* [Interview mit Ernst Augustin]. – In: *Die Zeit* [22.11.2012]. Vgl. dazu Ernst Augustin: *Raumlicht: Der Fall Evelyne B.* – Frankfurt am Main: 1976, S. 17ff.

314 In einem Telefonat mit mir über *Raumlicht* 2008 empfahl Augustin Laings Schriften als erhellende Lektüre, BS.

315 Der Begriff *Antipsychiatrie* ist umstritten. Selbst Thomas Szasz, erklärter Gegner der Zwangspsychiatrie und oft als Mitbegründer der Antipsychiatriebewegung deklariert, verwahrt sich gegen die Bezeichnung. Da weder Laing noch Augustin den Begriff problema-

Jahre gelesen werden. Da sich intertextuelle Bezüge zwischen *Raumlicht* und den Schriften Laings förmlich aufdrängen, sehen wir uns im Folgenden zunächst an, welche antipsychiatrischen Inhalte in *Raumlicht* wiederzufinden sind, mit welchen Erzählverfahren sie implementiert werden und wie die antipsychiatrische Haltung sich auf die Konstruktion der Erzählinstanz auswirkt. Der Betrachtungswinkel verschiebt sich hierzu temporär von der narratologisch-einzelanalytischen zu einer vergleichenden Perspektive. Sodann wird der Fokus auf die Funktion und Deutung selbstreferenzieller Elemente gerückt, um zu zeigen, wie stark sich der Roman durch seine Komplexität und literarische Eigenständigkeit von der üblichen Fallerzählung abhebt.

Symptomatisch für die Verarbeitung antipsychiatrischer Motive ist die Konstruktion der Erzählinstanz in *Raumlicht*. Wie in vielen anderen Falldarstellungen ist auch hier eine deutliche Divergenz zwischen dem erzählenden und dem erlebenden Ich festzustellen. Doch darüber hinaus führt das erzählende Ich das erlebende Ich als Sprachrohr und Marionette einer konservativen, unreflektierten und hierarchisch organisierten Medizin vor:

> man sieht mich hier als jungen Arzt, immer noch dünn und aufgeschossen, mit meinem Wissensdrang durch die Nervenklinik laufen. [...] Romantik für einen jungen Arzt, ja natürlich, leider durften wir keine Kittel mit steifen Kragen tragen, und leider wurden die Irren in den geschlossenen Villen nicht mehr mit Spritzgüssen behandelt. Und leider habe ich von der Schizophrenie nur soviel kapiert: Eine Sache, die man mit einer gewissen Verständnislosigkeit betrachtet, bitte, bei aller Sachkenntnis, denn darin liegt ja das Wesen dieser Erkrankung, daß sie nämlich uneinfühlbar ist. Wie einst und je. Wie zur Zeit der großen Berliner Ärzte, die im Treppenhaus auferstehen, und das ist sicherlich richtig so, sagte ich mir, wenn in den Jahrhunderten der großen Ärzte – und nun dehnte sich die Reihe sogar bis Äskulap, Herophilos und Erasistratos –, wenn also kein Zugang möglich war, dann *ist* er eben nicht möglich. Die systematische Erfassung hat ohnehin längst stattgefunden, die Einteilung nach Stillen, Wahnhaften und Erregten, nach Hebephrenen, Paranoiden und Katatonen, wenn ich das hier einmal vereinfacht darstellen darf – in Wirklichkeit können die Stillen höchst ungemütlich, die Wahnhaften höchst verschlossen und die Erregten aufs höchste erstarrt sein, immerhin

---

tisieren und es zudem keine treffendere alternative Bezeichnung zu geben scheint, wird er im Folgenden weiter verwendet. Eine ausführliche Diskussion der Begriffstauglichkeit ist an dieser Stelle weder möglich noch notwendig, es sei aber auf die Monographie *Antipsychiatry: Quackery Squared* (Syracuse: 2009) verwiesen, in der sich Szasz sowohl mit dem Begriff Antipsychiatrie als auch mit den Theorien und Methoden der Bewegung kritisch auseinandersetzt.

> lässt sich mit der klassischen Psychiatrie das Zustandsbild einigermaßen erfassen, sozusagen katalogisieren: es läßt sich mit ihr arbeiten.[316]

In den Rückblenden wird die Haltung des erlebenden Ichs vom erzählenden Ich kritisch und zuweilen auch mit zynischem oder offen höhnischem Unterton bewertet. Das erzählende Ich distanziert sich zusätzlich, indem es Rede und Gedankengänge des erlebenden Ichs nachahmt (um nicht zu sagen: nachäfft).[317] Das erzählende Ich wendet sich damit nicht vorrangig gegen sein früheres Selbst, es grenzt sich vor allem gegen die Grundsätze der „großen Berliner Ärzte" ab, die „im Halblicht des pompös steinernen Treppenhauses" der „total veralteten, seinerzeit aber hochmodernen Charité"[318] auferstehen, und deren Vorstellung vom Arzt-Patienten-Verhältnis vom erlebenden Ich zunächst übernommen wird. Der ironische Grundton[319] stabilisiert die Kluft. Es ist darstellungslogisch konsequent, dass die Rückblenden im Präteritum erzählt sind. Rekonstruiert man die Handlungschronologie, münden sie in die im Präsens verfasste Darstellung der dreieinhalbstündigen Therapiesitzung. In den Präsens-Passagen ist dann auch die Trennung zwischen den beiden Erzählinstanzen weitgehend aufgehoben, Erzählen und Handeln fließen zusammen. *Raumlicht* lässt sich aus dieser Perspektive nicht nur als Falldarstellung begreifen, sondern auch als Entwicklungsroman. Der Erzähler beginnt seinen Weg als Mitläufer und erfährt im Kontakt mit der Klinikpatientin Evelyne sowie durch seine Auslandsaufenthalte in Afghanistan und Indien eine Charakter- und Herzensbildung. Schließlich kann er sich von der Klinikpsychiatrie lösen, um der Patientin, die er in seinem Haus[320] empfängt, als ‚wahrer' Begleiter zu begegnen.

Der Bewusstseinswandel, der in weiten Teilen der Handlung das erzählende und das erlebende Ich separiert, ist als Analogie auf den Paradigmenwechsel in der Psychiatrie lesbar, den die Vertreter der Antipsychiatrie in den 1960er und 1970er Jahren – weitgehend erfolglos[321] – herbeizuführen suchten. Men-

316 Augustin: Raumlicht, S. 62f.

317 z. B. „*bitte*, bei aller Sachkenntnis"; „darin liegt *ja* das Wesen dieser Erkrankung, daß sie *nämlich* uneinfühlbar ist"; „wenn ich *hier einmal* vereinfacht darstellen darf".

318 Augustin: Raumlicht, S. 62f.

319 „Romantik für einen jungen Arzt, ja natürlich, leider [...] wurde die Irren [...] nicht mehr mit Spritzgüssen behandelt."

320 Das Haus ist bei Augustin stets auch als Symbol für das Bewusstsein zu lesen. Besonders in seinem letzten neuen Roman *Robinsons blaues Haus* (München: 2012) arbeitet Augustin den Zusammenhang heraus, der aber auch in vielen seiner anderen Werke bereits angelegt ist.

321 Vgl. Richard P. Bentall: *R. D. Laing: An Appraisal in the Light of Recent Research*. – In: Salman Raschid (Hrsg.): *R D Laing: Contemporary Perspectives*. London: 2005, S. 222–245, hier S. 223.

schenbild und Krankheitsverständnis in der konservativen Psychiatrie umreißt Richard P. Bentall wie folgt:

> Following the work of Emil Kraepelin [...] and others who attempted to classify these conditions into categories such as 'schizophrenia' and 'manic depression', it has been widely assumed that there is a clear dividing line between psychotic illness and sanity [...]. Following the work of Karl Jaspers [...] and later authorities such as Kurt Schneider [...], it has been assumed that psychotic experiences are beyond understanding in psychological terms, so that psychiatrists need only attend to the form rather than the content of the experiences related by their patients.[322]

Laing wollte im Gegensatz hierzu Psychosen nicht als rein formale Denk-, Empfindungs- und Verhaltensstörung begriffen wissen, sondern als eine von mehreren möglichen adäquaten Reaktionen auf Gegebenheiten innerhalb des sozialen Gefüges. Erlebensinhalt und Verhalten von ‚Schizophrenen' ist ihm zufolge keineswegs „beyond understanding". Allerdings ist aus Laings Sicht ein radikales Umdenken von Seiten des Therapeuten nötig, um die inhaltliche Relevanz der Äußerungen ‚psychotischer' Menschen zu erkennen. Laing fordert nicht nur eine Abkehr von dem Postulat, psychische Krankheiten ließen sich anhand objektiver Kriterien eindeutig diagnostizieren;[323] er will auch die Bereitschaft des Psychiaters zur Selbstreflexion und seine Befähigung zum Beziehungsaufbau als Faktoren dafür verstanden wissen, ob und in welcher Weise sich psychotische Symptome bei den Patienten zeigen:

> Now, our view of the other depends on our willingness to enlist all the powers of every aspect of ourselves in the act of comprehension. It seems also that we require to orientate ourselves to this person in such a way as to leave open to us the *possibility* of understanding him. The art of understanding those aspects of an individual's being which we can observe, as expressive of his mode of being-in-the-world, requires us to relate his actions to *his* way of experiencing the situation he is in with us. [...] If we look at his actions as 'signs' of a 'disease', we are already imposing our categories of thought on to the patient, in a manner analogous to the way we may regard him as treating us; and we shall be doing the same if we imagine that we can 'explain' his present as a mechanical resultant of an immutable 'past'.
>
> If one is adopting such an attitude towards a patient, it is hardly possible at the same time to understand what he may be trying to communicate to us.[324]

---

322 Bentall: Laing, S. 222.

323 Vgl. Ronald D. Laing: *The Devided Self*. – Harmondsworth [u.a.]: 1969, S. 31: „The clinical psychiatrist, wishing to be more 'scientific' or 'objective', may propose to confine himself to the 'objectively' observable behaviour of the patient before him. The simplest reply to this is that it is impossible. To see 'signs' of 'disease' is not to see neutrally. Nor is it neutral to see a smile as contractions of the circumoral muscles (Merleau-Ponty, 1953)."

324 Laing: Self, S. 32f.

Ähnlich formuliert es auch Frieda Fromm-Reichmann, die Laing zitiert, um seine Argumentation zu untermauern:

> in principle a workable doctor-patient relationship can be established with the schizophrenic patient. If and when this seems impossible, it is due to the doctor's personality difficulties, not to the patient's psychopathology.[325]

Auch wenn im Folgenden Laings Theorie noch ein Stück weiter nachgegangen werden soll, sei an dieser Stelle bereits eine Vergleichspassage aus *Raumlicht* zitiert, die einen ersten Eindruck davon vermittelt, wie eng Augustins Roman und Laings Schriften beieinander liegen:

> wir nennen das »wesensverändert«, die »schizophrene Wesensveränderung«, die Patienten wirken mißtrauisch und fern, und wir, die Normalen sagen: Warum ist er oder sie mißtrauisch, habe ich ihm einen Grund gegeben? Also! Und der Kranke merkt es auch gleich – denn er ist ja phantasievoll und sensibel – und verschließt sich gleich noch mehr, im Endergebnis haben wir den totalen Normalen und den totalen Kranken. Und wer ist hier krank, immer derjenige, der die falsche Einstellung hat. Zu mir hat einmal ein Patient gesagt: Herr Doktor, ich glaube, Sie sind blind, Sie sind nicht nur blind, sondern reden auch noch wirr, ich verstehe Sie nicht.[326]

Die Quintessenz aus Laings Thesen ist einfach, wirkt aber angesichts konservativer Klinikhierarchien fast schon anarchistisch: Der Psychiater ist dazu angehalten, den Grund für unkooperatives Verhalten des Patienten bei sich selbst zu suchen, nicht beim Patienten. Er soll reflektieren, wie seine eigene Haltung, die Authentizität seines Verhaltens und seine Fähigkeit zum Aufbau einer rechtschaffenen, belastbaren Beziehung die Reaktion des Patienten[327] bedingen. Denn nur auf diese Weise ermöglicht der Therapeut dem Patienten, Verständnis überhaupt zuzulassen. Andernfalls, so Laing, muss der Patient die Mauer aus schizophrenen Symptomen aufrechterhalten, hinter der er sich vor dem Zugriff[328] anderer schützt: „This creates the ironical situation that the schizophrenic is often playing at being psychotic, or pretending to be so."[329] Wie belastbar die Beziehung tatsächlich ist, wird dabei vom Patienten geprüft

325 Zitiert nach Laing: Self, S. 35. Im Original findet sich das Zitat in Frieda Fromm-Reichmann: *Some Aspects of Psychoanalytic Psychotherapy with Schizophrenics.* – In: Frederick C. Redlich und Eugene B. Brody: *Psychotherapy with Schizophrenics.* New York: 1952, S. 89–111.

326 Augustin: Raumlicht, S. 60f.

327 Mit „Patient" ist bei Laing stets ein gleichberechtigter Interaktionspartner angesprochen; eine Person, keine Rolle innerhalb des klinischen Gefüges.

328 Auch Verständnis ist unter diesen Umständen als Zugriff zu verstehen!

329 Laing: Self, S. 163.

und beurteilt, nicht vom Therapeuten: „We schizophrenics say and do a lot of stuff that is unimportant, and then we mix important things in with all this to see if the doctor cares enough to see them and feel them“,[330] erklärt eine Patientin, die von Laing zitiert wird. Später ergänzt sie: „I had to make an uproar to see if the doctor would respond to me, not just to his own ideas.“[331] Es ist wichtig darauf hinzuweisen, dass Laing in seinen Texten die Begriffe „understanding“ und „comprehension“ bzw. „comprehending“ unterschiedlich verwendet. „Understanding“ ermöglicht es dem Beziehungspartner, das Verhalten seines Gegenübers nachzuvollziehen, mit Respekt dafür, dass die dahinter liegenden inneren Abläufe nicht kommunizierbar sind. „Comprehending“ hingegen umfasst die Fähigkeit nachfühlen zu können, welche Erlebnisqualität mit dem Verhalten des anderen verbunden ist. Letzteres ist aus Laings Sicht in der Kommunikation mit psychotischen Patienten nicht möglich: „One of the greatest barriers against getting to know a schizophrenic is his sheer incomprehensibility: the oddity, bizzarreness, obscurity in all that we can perceive of him.“[332] Es scheint paradox, aber die Bemühung zur „comprehension“ steht dem „understanding“ sogar im Weg, denn sie beinhaltet den Versuch, die Erlebensgrenzen zwischen den Individuen aufzuheben. Dies bedeutet aber zugleich, sich des Erlebens des anderen zu bemächtigen und ihn nicht in seinem Anderssein zu akzeptieren; ein Übergriff, der gerade dem um seine Identität kämpfenden Patienten als Bedrohung erscheinen muss. Das Aufrechterhalten der Symptome wird zum Selbstschutz – hier wörtlich zu verstehen als Schutz des Selbst, des Wesenskerns:

> The schizophrenic is not going to reveal himself for casual inspection and examination to any philandering passer-by. If the self is not known it is safe. [...] If the schizophrenic is incognito, his body can be handled and manipulated, petted, caressed, beaten, given injections or what have you, but ‘he’, an onlooker, is inviolable.
>
> The self at the same time longs to be understood; indeed, longs for one whole person who might accept his total being, and in doing so, just ‘let him be’. But it is necessary to proceed with great caution and circumspection. ‘Don’t try’, as Binswanger puts it, ‘to get too near, too soon.’[333]

Fährt man nun fort, Laings Schriften als Vergleichsfolien über *Raumlicht* zu legen, lassen sich weitere Kongruenzen erkennen. Passagenweise wirkt der

330 Laing: Self, S. 164.
331 Laing: Self, S. 166.
332 Laing: Self, S. 163.
333 Laing: Self, S. 163f.

Roman wie ein narratives Komplement zu Laings Thesen. Das erlebende Ich exerziert verschiedene Arten der Annäherung durch, scheitert wiederholt beim Beziehungsaufbau und erlebt die Reaktionen seiner Patientinnen unmittelbar am eigenen Leib. Gleich zweimal hintereinander wird das erlebende Ich von Patientinnen niedergeschlagen, die kein Vertrauen zu ihm fassen,[334] das erste Mal von einer Frau namens Erna. An der Passage, in der die erste Begegnung zwischen Erna und dem erlebenden Ich beschrieben wird, lässt sich sowohl die Problematik des „too near, too soon" nachvollziehen als auch der Rückzug der Patientin aus dem von ihr zu Recht als unaufrichtig empfundenen Gespräch:

> Sie stand im Nachthemd hinter der Tür in einer Haltung, als wollte sie mir etwas Wichtiges mitteilen, ich kam mit meinem Schlüssel zur Tür herein und glaubte, ihr die Hand geben zu müssen. Das war falsch. Als sie sich daraufhin zur Wand zurückzog, glaubte die Stationsschwester folgende Erklärung abgeben zu müssen: Das ist unsere Erna, sie geht zum Baden, nicht wahr, Erna, wir gehen zum Baden. [...] Ich glaubte mich verstellen und albern reden zu müssen, das ist aber falsch, damit verängstigt man nur die Patienten, die sowieso die Wahrheit kennen (das heißt, *sie* kennen die Wahrheit). Es ist überhaupt alles falsch gewesen. Erna ging in Wirklichkeit nicht zum Baden, sondern zum Schocken.
>
> Sie war ein derbes Mädchen [...]. Vor ihrer Krankheit war sie landwirtschaftliche Helferin gewesen, sagte sie. Ich konnte mir aber von ihr als landwirtschaftliche Helferin kein rechtes Bild machen [...]. Den Anhänger, der an der Kette hing (eine Münze), bezeichnete sie daraufhin als ein Kind, das genau hineinpaßt.
>
> Aha.
>
> Ich bin wohl sehr höflich und freundlich über diese, wie mir schien, zusammenhanglosen Äußerungen hinweggegangen, wie man es eben macht. Auch etwas verlegen, beschwichtigend und ohne jedes Verständnis. Habe ich nicht ihre dringlichen Augen gesehen?
>
> Die Frage: Bin ich eine ewige Frau?
>
> Wie? [...]
>
> Kein Echo bei mir, nur meine Verstellung und mein Reden. Etwa bei der Untersuchung der Beinreflexe sagte sie, das sei eine bodenlose Gemeinheit, ein Knallball von Wallfahrtsfrachten. Ich dagegen: Aber, aber, es ist alles in Ordnung, wir wollen doch ganz ruhig untersuchen [...]. Daraufhin wurde sie natürlich unruhig, als sie das hörte, und schrie: Das hier ist kein Krankenhaus, da ich völlig gesund bin. Aber ja, aber ja, sagte ich unzulänglich und an der Sache vorbei, mir fiel allerdings die Logik auf, mit der die Patientin von ihrem positiven Gesundheitszustand auf die Nichtexistenz des Krankenhauses schloß[.][335]

Das erlebende Ich wird in der Rolle des „philandering passer-by" gezeigt, der genau die Haltung einnimmt, die Laing bei Therapeuten kritisiert. Aufgrund seiner eigenen Unsicherheit übergeht das erlebende Ich die existentiellen Nöte

334 Augustin: Raumlicht, S. 43 und 50.

335 Augustin: Raumlicht, S. 39ff.

der Patientin. Das erzählende Ich verbleibt dabei durchgehend in der Position des Polemikers, der die Handlungen des erlebenden Ichs kommentiert. Hierdurch wird es dem Leser unmöglich gemacht, das systemkritische Potential des Romans unbeachtet zu lassen. Es wäre ein Leichtes, das erlebende Ich zur Identifikationsfigur auszubauen und deren Handlungen vor dem Leser zu legitimieren. Indem das erzählende Ich aber aus der ironischen und zeitlichen Distanz heraus nicht nur Kollegen und Vorgesetzten, sondern auch sein jüngeres Selbst beim menschenverachtenden Umgang mit den Patienten zeigt, lässt es dem Leser keinen Raum, vor der unangenehmen „Wahrheit“ auszuweichen: Die Persönlichkeitsrechte der Patienten werden systematisch missachtet, unkritisch werden Behandlungsmethoden mit schwersten Nebenwirkungen angewandt, wenn es geht unter einem Vorwand, ansonsten unter Zwang. Das „Zusammenschocken“,[336] das in der hier beschriebenen Psychiatrie bei chronischen Fällen Gang und Gäbe ist, wird detailliert ausgeführt:[337]

> Im übrigen [sic] hatte man mir die schwierigste Station, die IV b aufgehängt. Hier lagen die Depressionen, die Selbstmörder, die alten schwierigen Fälle, und hier wurde ausgiebig geschockt. Mit großer Selbstverständlichkeit und ohne Widerrede. [...] [D]ie Kunst des Schockens bestand darin, den Zeitraum so zu bemessen, daß ein Krampfanfall ausgelöst, jedoch kein gröberer Schaden gesetzt wurde. Ein ziemlich heroisches Unterfangen. Das wohl durch die lange Tradition gerechtfertigt wurde. Meinen größten Respekt und zugleich Mißtrauen verdient jedoch der Mann, der *erstmals* solche unerhörten Ströme durch das Gehirn eines Kranken gejagt hat. Ein experimentierfreudiger Herr, nehme ich an, Gottseidank verliert sich seine Spur im Neunzehnten Jahrhundert, für das wir ja keine Verantwortung

---

336 Augustin: Raumlicht, S. 195.

337 Die Darstellung der Zustände in der Psychiatrie entspricht durchaus den tatsächlichen Gegebenheiten in deutschen psychiatrischen Anstalten in der Nachkriegszeit. Ein eindrucksvolles Bild hiervon vermittelt das Radiofeature *Arme Irre – Zurück zur Nachkriegspsychiatrie?* (Köln: 2012) von Beate Hinrichs aus dem Jahr 2012. Obwohl die Verhältnisse in der Klinikpsychiatrie im Nachkriegsdeutschland in vielen Fällen nur als menschenunwürdig zu bezeichnen sind, wird erst seit Kurzem die historische Aufarbeitung forciert. Die wenigen Studien, die sich mit den Anstaltsreformen auseinandersetzen, sind alle im neuen Jahrtausend erschienen. So z. B. die Dissertation *Zwischen ‚Euthanasie‘ und Psychiatriereform. Anstaltspsychiatrie in Westfalen und Brandenburg: Ein deutsch-deutscher Vergleich (1945–1965)* (Paderborn [u. a.]: 2002) von Sabine Hanrath, in der sowohl strukturelle als auch therapeutisch-pflegerische Probleme behandelt werden, und der Sammelband *Psychiatriereform als Gesellschaftsreform. Die Hypothek des Nationalsozialismus und der Aufbruch der sechziger Jahre* (Paderborn [u. a.]: 2003), der von Franz-Werner Kersting herausgegeben wurde. Darüber hinaus gibt es hauptsächlich Untersuchungen zum Umgang mit geistig Behinderten in Einrichtungen wie dem Wittekindshof in Bad Oeynhausen. Eine größere, empirisch basierte Regionalstudie zu den Zuständen in den psychiatrischen Krankenhäu-

> mehr übernehmen. Aber hier stand ich nun in der zweiten Hälfte des Zwanzigsten mit den Elektroden in der Hand, eine in der rechten und eine in der linken, um sie dann mit Salzlösung angefeuchtet an die Schläfen des Kranken zu pressen. Eine rechts und eine links. Denselben Kranken, denen im Dunkel des Neunzehnten mein Vorgänger die Elektroden angepreßt hat, aber was wußte ich denn: Daß bei zweiacht und Strich siebenvier der re. schwarze Knopf gedrückt wird, und daß bei jedem Schock eine leise Zerstörung des Gehirns eintritt, also viel mehr wußte ich auch nicht.[338]

Das erzählende Ich hinterfragt nicht nur in ausgesprochen zynischem Ton die wissenschaftliche Fundierung der Methode,[339] es prangert auch die Ignoranz der Behandler gegenüber den Neben- und Langzeitwirkungen der von ihnen durchgeführten ‚therapeutischen' Verfahren und ihre unkritische Haltung gegenüber tradierten Handlungsmustern an. Mit Formulierungen wie: bei „zweiacht und Strich siebenvier" (Milliampère, Volt, Zehntelsekunden?) werde der schwarze Knopf gedrückt, persifliert das erzählende Ich die offenbar nur unzureichend erfolgte Einweisung des erlebenden Ichs in die Technik des Schockens. Darüber hinaus imitiert es die allseits bekannte Täterrhetorik, mit Hilfe derer sich auch nach Pogromen die Verantwortlichen der persönlichen Schuldübernahme zu entziehen suchen („was wußte ich denn"; „daß [...] eine leise Zerstörung des Gehirns eintritt, also viel mehr wußte ich auch nicht"),[340] und prangert damit erneut das erlebende Ich als Mittäter an. Das erlebende Ich, das Anweisungen nach dem Muster „[w]enn der linke Zeiger bei x steht und der rechte bei y, drücken" befolgt, obwohl es noch nicht einmal die Maßeinheiten auf den Anzeigegeräten zuordnen kann, wird als Handlanger der Klinikmaschinerie gezeichnet. Auch wenn in der Handlungsphase, in der die Schocktherapie beschrieben wird, bereits deutlich zu erkennen ist, dass beim erlebenden Ich ein Wandel hin zu einer system- und selbstkritischen Haltung stattfindet, entschuldigt das erzählende Ich das noch immer angepasste Verhalten des erlebenden Ichs nicht.

Allerdings wäre es zu kurz gegriffen, *Raumlicht* nur als selbstgeißlerischen Aufdeckungsroman über die Missstände in der Psychiatrie zu lesen. Das erzählende

---

sern des LVR wird zurzeit an der Universität Düsseldorf erarbeitet.

338 Augustin: Raumlicht, S. 194f., Hervorhebung Augustin.

339 Das Schocken ist eine „Kunst", die Behandlungsdauer wird nicht anhand objektiver Kriterien festgelegt, sondern scheint von den ‚Helden' des Geschehens, den Ärzten, intuitiv bestimmt zu werden.

340 Formulierungen wie „Ich habe nur Befehle ausgeführt." oder „Wir wussten nicht, was mit den Häftlingen nach der Deportation geschah." sind nicht nur aus zahlreichen Nachkriegsprozessen, sondern auch aus innerfamiliären Auseinandersetzungen bekannt.

Ich beschreibt nicht nur die systemkonformen Handlungen des erlebenden Ichs, sondern auch die Entwicklungsschritte, durch die es letztlich zu ausgesprochen ungehorsamem Handeln veranlasst wird. Die Voraussetzung für den Bewusstseinswandel ist die Bereitschaft des erlebenden Ichs zur Selbstreflexion, die sich schon früh im Handlungsverlauf zeigt:

> Dann wiederum kamen Zeiten, in denen ich mich ganz nach innen kehrte und die Werke der großen Psychiater las. [...] Und das alles aufgenommen und auf meine Art begriffen, verarbeitet und reportiert, und heute weiß ich, daß ich überhaupt nichts begriffen habe, wenigstens nicht *das*.
>
> Trotzdem, manchmal, an einem bestimmten Wochentag etwa befiel mich eine kurze Ahnung, nicht zwischen den Buchseiten, aber zwischen den grauen Säulen draußen im Regen, oder im Jugendstillämpchen auf dem Tisch, oder jemand kam in den Saal und nahm in der Ecke auf denkwürdige Weise Platz; davon muß ich wohl profitiert haben. Ich ahnte, daß diese ganze ungeheure Fall- und Materialsammlung, die mir hier angeboten wurde, eine nur sehr äußerliche Dokumentation war und daß der eigentliche Kern der Sache immer verdeckter wurde, je mehr ich darüber las.[341]

Nicht nur beim Studium großer psychiatrischer Werke ist es gerade die Ablenkung, die Abkehr vom Regelhaften, die das erlebende Ich ahnen lässt, dass das Wesen der kranken – und damit im Umkehrschluss auch das Wesen der gesunden – Psyche dem ‚objektiven' wissenschaftlichen Zugriff entzogen ist. Konsequenterweise wertet das erzählende Ich die gedankliche Abschweifung auch nicht als Störung des Lernprozesses, sondern als Gewinn, als Profit. Die Ahnung von dem „*das*", einer höheren Verständnisebene,[342] ist der Motor für die gesamte Entwicklung der Erzählerfigur. Sie ist zum einen die Voraussetzung dafür, dass das erlebende Ich Evelyne als (potentielle) Partnerin wahrnimmt und in ihrer Anwesenheit aus der Arztrolle herausfällt:

> Ich hatte da eine kleine Freundin im Mittelsaal, wo zwölf Betten standen und ganz hinten am Fenster die kleine Evelyne ihr Reich hatte. Sie war fünfzehn oder sechzehn und brachte es fertig, eine Abgrenzung um sich zu schaffen, eine Art Freiraum, den die anderen Patienten irgendwie respektierten; es roch auch anders in ihrer Ecke, frischer und angenehmer und, wenn man will, ordentlich. Einmal sah ich sie im Bad [...]. Sie hatte den niedlichen Körper mit den Brüstchen und Hüften und dem niedlichen Popo, – ich darf das gar nicht erwähnen, denn als Arzt nimmt man solche Dinge überhaupt nicht wahr, und ich habe mich auch gleich geschämt, als ich das Bad betrat.[343]

341 Augustin: Raumlicht, S. 46, Hervorhebung Augustin.

342 Das ominöse „*das*" lässt sich durchaus auch als autopoetischer Marker für das Gefüge der gesamten Handlung verstehen, das dem erzählenden Ich ersichtlich ist, dem erlebenden Ich aber nicht.

343 Augustin: Raumlicht, S. 52.

Die Ahnung vom „*das*" ist aber im Weiteren auch die Weichenstellung dafür, dass das erlebende Ich aus dem System – und hiermit ist nicht nur das System Klinik gemeint, sondern auch das Staatssystem der DDR sowie das abendländische Denksystem – ausbricht und Evelyne vorerst den Rücken kehrt. Der Erzähler flieht aus Ostberlin, um zuerst in Afghanistan und später in Indien als Hospitalarzt zu arbeiten. Er erlebt einen Orient, in dem die Kategorien „gesund" und „krank" völlig anders besetzt sind als in dem Bezugsrahmen, aus dem er stammt:

> Ich habe gesehen, wie ein Heiliger sich mitten auf der Straße nach Kandahar niederließ, um dort sein Leben lang zu bleiben, und warum, weil er erkannte, daß es der einzig mögliche Platz war. Und das verstehen sie, also bauen sie die Straße im Bogen um ihn herum, denn ein Heiliger, der Stimmen hört und mit Steinen wirft, wird sehr geachtet, und man weiß dort, was ein Heiliger ist.[344]

Im Vergleich der Kulturen werden Gesundheit und Krankheit nach und nach als gesellschaftliche Konstrukte entlarvt. Was in der einen Gesellschaft als pathologisch, illegal oder moralisch verwerflich gilt, fällt in der anderen in den Bereich normaler, gesellschaftlich gebilligter Verhaltensweisen. Während der Reisen werden sowohl das Wertesystem als auch die Wirklichkeitsauffassung des Erzählers radikal in Frage gestellt. In Afghanistan wird das erlebende Ich mit einer Rechtsordnung konfrontiert, die von scheinbarer Willkür geprägt ist.[345]

344 Augustin: Raumlicht, S. 79. Zu einer anderen Gelegenheit begegnet der Erzähler im Zug einem Inder, der in Panik gerät, sobald das Licht gelöscht wird, und aus der Sicht des Erzählers beginnt zu dissoziieren: „Denn das ist es gewesen, ein kurzdauernder Schub ohne Zweifel, und ich war mir völlig darüber im klaren, daß ich es hier mit einem Schizophrenen zu tun hatte. Einem *indischen* Schizophrenen. Dessen Körper ich zerstört hatte, indem ich seine Reihenfolge zerstörte, oder wenn das nicht zuviel verlangt ist: Das Bewußtsein der Reihenfolge seines Körpers, indem ich das Licht ausdrehte. [...] Ich sagte: Beneidenswert, wie Sie sich in Ihre Welt einpassen, Ihre indische Welt meine ich, die extra für Sie (für Ihre Krankheit) gemacht zu sein scheint. [...] Am Morgen auf dem großen Bahnhof von Madras stieg er vergnügt aus, völlig zu Hause, später habe ich ihn noch einmal im großen Herrenwaschraum gesehen, wo er sich elektrisch rasierte. In diesem ganz großen Saal gar nicht ein bißchen verstört? Überhaupt nicht, aber ich – – – es muss wohl eine länger nachwirkende Erfahrung gewesen sein, denn als ich am Spätnachmittag weiter nach Süden fuhr, [...] hatte ich doch etwas Bedenken, in der Nacht das Licht zu löschen." Augustin: Raumlicht, S. 135ff., Hervorhebung Augustin.

345 Ein wiederkehrendes Motiv in der Afghanistan-Episode ist die Ahndung von Verkehrsunfällen. Es wird immer der Fahrer mit lebenslangem Gefängnis bestraft, auch wenn er den Unfall gar nicht verursacht hat. Vgl. Augustin: Raumlicht, S. 73, S. 93, S. 118. Auch in Indien wird der Gerechtigkeitssinn des erlebenden Ichs auf die Probe gestellt. Er beobachtet, wie ein dicker reicher Inder hagere Träger schindet, die ihn die zahllosen Stufen eines Tempels zu einem Heiligen herauftragen müssen. Der Heilige hält den Getragenen allerdings zur

In Indien hingegen lernt es, die Realität nicht als fixe Gegebenheit anzunehmen, sondern als Produkt des Bewusstseins zu begreifen. Kurz vor der Abreise erhält der Erzähler auf dem Bahnsteig von Mandurai die entscheidende Anleitung von seinem Yogi Ashram Miram: Er soll sich darauf konzentrieren, nicht vorhanden zu sein:

> Die *Unmöglichkeit.* Daß ich mich auf die Unmöglichkeit konzentrieren sollte, überhaupt vorhanden sein zu *können* (und auf die Unmöglichkeit, mich zu konzentrieren, da ich ja gar nicht vorhanden sei, um mich zu konzentrieren – auch nicht darauf, daß es mich gar nicht gäbe).
>
> Augenblick mal, rief ich langsam aus, wie soll ich mich auf etwas konzentrieren, was...
>
> ... das ist das Erstaunliche, daß es mir so leichtfiel, daß mir dieser dreifach umgekehrte Gedanke so sehr einleuchtete und ausgerechnet zum unglücklichsten Zeitpunkt – ich betone das, denn der Zeitpunkt ist wichtig – die Sache auslöste. Und ich dachte noch schnell: Erstaunlich, daß dieser verrückte Gedanke es fertigbringt aber ich dachte auch: vielleicht bin ich selber verrückt), mich so schnell auf die Reise zu schicken, denn um eine solche handelte es sich, was man heute eine »Reise« nennt. Eine sausende Talfahrt, wenn ich sie so beschreiben darf, nicht nach unten, aber durch mich hindurch: als ob sich mein innerstes Ich herumstülpte, um mich und um die ganze Welt, die da nichts weiter als ein kleiner gelber Lehmbahnhof in meinem Innersten war, wo ich selber herumstand.
>
> Ist es so! rufe ich aus, bin ich eine Blase! Und befinde ich mich etwa selber darin und stehe etwa in diesem Augenblick klein hier herum![346]

Auch diese radikal konstruktivistische Denkbewegung findet ihre Korrespondenz bei Laing, der die Realität als „perfectly achieved accomplishment of our civilisation" beschreibt:

> „To perceive *reality*! When did people stop feeling that what they *perceived* was *unreal*? Perhaps the feeling and the idea that what we perceive is real is very recent in human history.
>
> Sit in a room. Imagine that the room is not real, that one is conjuring it up: (A -> B). Having pretended this point almost to convincing oneself that the room is imaginary, start to pretend that it is real and not imaginary after all: (B -> A_1). End up by pretending that the room is real, not perceiving it as real."[347]

Überraschung des erlebenden Ichs für einen Erleuchteten: „Das hat mich doch sehr erschüttert. Wieso soll der erleuchtet gewesen sein? Ein Erleuchteter? Ja, bestätigte mir der heilige Mann und schien deshalb weder bekümmert noch sonderlich beteiligt [...]. Dort, deutete der Sadhu mit dem Finger auf die Stirn, dort habe er es gesehen, die gestilte Lotosblüte, die dort gewachsen sei, und zwar geistig. Und wie konnten Sie die sehen? fragte ich ungläubig. Indem, erklärte mir der heilige Mann, sie eben dort war." Augustin: Raumlicht, S. 164f.

346 Augustin: Raumlicht, S. 185, Hervorhebung Augustin.

347 Ronald D. Laing: *Self and Others.* – 2. Aufl. London: 1971 [zuerst als *The Self and Others: Further Studies in Sanity and Madness.* – London: 1961], S. 44, Hervorhebung Laing.

Augustin lässt in seinem Roman also nicht nur antipsychiatrische Systemkritik durchscheinen, er konfrontiert seinen Erzähler auch mit Erlebnissen, an denen sich die erkenntnistheoretischen Aspekte von Laings Werk veranschaulichen lassen. Der Erzähler erlebt einen Moment der Verrückung oder, wie er es selbst bezeichnet: Der Umstülpung. Selbst und Welt sind ineinander aufgehoben und stellen sich als die zwei komplementären Wahrnehmungsweisen ein und desselben Bewusstseins dar. Wie durch ein Wurmloch sind Innen und Außen plötzlich miteinander verbunden. Das Erleuchtungserlebnis wird zum Dreh- und Angelpunkt der weiteren Handlung. Es verrückt die Perspektive des Erzählers, so dass er sowohl die Beschaffenheit seines eigenen Bewusstseins neu zu interpretieren lernt als auch die Natur der Psychose zu begreifen glaubt. Denn nichts anderes erlebt der Erzähler, der bereitwillig seine eigene Existenz in Frage stellt, als die Kehrseite dessen, was er als Schizophrenie definiert: „Ich behaupte aber: Die Schizophrenie ist nichts anderes als die Angst zu existieren, oder Angst vor der Unmöglichkeit, also der totalen Vernichtung, und zwar Leib *und* Seele. Und zwar *jetzt*.[348] Allerdings lassen sich die neuen Erkenntnisse des Erzählers nicht mit den unverändert hierarchischen Strukturen in der Psychiatrie in Einklang bringen. Als er an die Klinik zurückkehrt – es ist jetzt nicht mehr die Charité, sondern ein Münchener Krankenhaus – kann er die hier verlangten Denk- und Handlungsmuster nur noch schwer abrufen. Die geforderten Schockbehandlungen an den Patienten vorzunehmen fällt ihm zunehmend schwer, er nimmt die Patienten als psychiatriegeschädigte Individuen wahr, nicht als Untersuchungsobjekte. Das schlägt sich auch in seinem Duktus beim Verfassen von Behandlungsberichten nieder; zwar stimmt der vom erlebenden Ich gelieferte Bericht syntaktisch mit der verlangten Form überein, nicht aber semantisch:

> Die dreiundfünfzigjährige, ziemlich zusammengeschockte Patientin (zweiundvierzig Schocks) machte einen unbeteiligten Eindruck, die Affektlage war indifferent, Denkstörungen formaler und inhaltlicher Art waren nicht festzustellen, dagegen aber deutliche Defektzeichen im Sinne einer weitgehenden Versandung. So etwa. Wie ein faules Flußbett am Ende des Laufs. Körperlich und geistig: ausradiert. Ich schreibe: Vorgealterte, ziemlich ausradierte Patientin (zweiundvierzig Schocks), Affektleben versandet, Antriebskräfte gleich null, Denkvorgänge zähflüssig, Elektroschockdefekt. Und bekomme den Bericht gleich wieder von Oberarzt Foige zurück, so könne ich mich nicht ausdrücken, das bedeute, Ursache mit Wirkung verwechseln, lieber Herr Kollege, schreibt er, wir haben hier eine mäßig abgebaute Patientin (dreiundfünfzig Jahre) in altersentsprechender Verfassung, ohne Denkstörungen, Affektlage ist der Situation angepaßt, Mimik und Gestik

348 Augustin: Raumlicht, S. 204.

> matt, Gebärden deutlich, Impulse vorhanden, Defekt nicht sicher erkennbar und wenn, dann nur im Sinne ruhigen Verhaltens. Und durchaus im Sinne einer Defektheilung.
>
> So schreibt man das.[349]

Indem er der Darstellung seines eigenen Eindrucks von der Patientin die Fallskizze Foiges gegenüberstellt, problematisiert der Erzähler die euphemistische Verschleierung schwerwiegender Behandlungsfehler und deckt zugleich die Selbsterhaltungsmechanismen eines „Gesundheitssystems" auf, in dem *durch* die Behandlung chronische Fälle generiert werden. Darüber hinaus macht der Erzähler auf ein grundsätzliches Problem bei der Dokumentation von Krankheitsverläufen aufmerksam: Mit Hilfe von Fachtermini, die notwendigerweise ein Ergebnis von Definition und damit Reduktion sind, lassen sich keine Aussagen über ein irreduzibles Sujet wie eine Person treffen.[350] Zwar sprechen sowohl das erlebende Ich als auch Oberarzt Foige über eine „Patientin", aber das erlebende Ich bezieht sich auf die Person, während Foige die Symptomträgerin meint. Indem Foige den Bericht von annähernd allen Metaphern bereinigt, tilgt er alle Informationen über die Patientin als Individuum. Aus einem nachhaltig geschädigten Opfer ärztlicher Willkür wird durch sprachliche Glättung[351] ein mit den anonymisierten Lehrbuchfällen vergleichbarer Kasus mit positiver Prognose.[352] Die paradoxe Situation im vorliegenden Fall: Die metaphorische, also per se mehrdeutige Darstellung charakterisiert den Zustand der Frau adäquat und umfänglich, während der vermeintlich präzise fachsprachliche Bericht sich als unzutreffend und bis zur Unwahrheit verkürzt erweist.[353] Auf die Spitze getrieben wird die paradoxe Verschränkung durch den Hinweis Foiges, das erlebende Ich verwechsele Ursache und Wirkung. Anders als zu erwarten wäre begründet Foige nämlich die Behandlung anschließend auch selbst nicht mit einer Diagnose. Steht im Bericht des erlebenden Ichs die Ursache

---

349 Augustin: Raumlicht, S. 195.

350 Ein weiteres Mal lässt Augustin seinen Erzähler hier im Einklang mit Laing schwingen: „It may be maintained that one cannot be scientific without retaining one's 'objectivity'. A genuine science of personal existence must attempt to be as unbiased as possible. Physics and the other sciences of things must accord the science of persons the right to be unbiased in a way that is true to its own field of study. If it is held that to be unbiased one should be 'objective' in the sense of depersonalizing the person who is the 'object' of our study, any temptation to do this under the impression that one is thereby being scientific must be rigorously resisted." Laing: Self, S. 24.

351 Vgl. das Kapitel *Schönheitschirurgie*, in dieser Arbeit ab S. 41.

352 Vgl. hierzu das Kapitel *Zwischen Theorie und Praxis: Der Lehrbuchfall*, S. 81.

353 Implizit wird der Leser hiermit dazu angehalten, sich den eingeschränkten Geltungsbereich

(Elektroschocks) für den Zustand der Patientin („Versandung") im Mittelpunkt, ist in Foiges Falldarstellung das Ursache-Wirkung-Prinzip ad absurdum geführt. Ein Defekt ist dem Bericht zufolge nicht erkennbar, dennoch ist er angeblich in der Heilung begriffen. Folgt man Foiges Rhetorik, ist also kein Behandlungsgrund vorhanden, der Patientenstatus der „Patientin" aufgehoben. Der Fallbericht macht sich selbst obsolet.

Als der Erzähler auf der Station mit „den alten schwierigen Fällen"[354] Evelyne wiederfindet, schließt „sich die Schleife".[355] Anders als bei seiner ersten Begegnung mit Evelyne hat er dank seines Erleuchtungserlebnisses nun ein Werkzeug, mit dem er ihre Psychose beherrschbar zu machen versucht. Denn aus seiner Sicht ist Evelyne nicht krank, weil sie an der Möglichkeit ihrer Existenz zweifelt, sondern weil sie Angst vor der Möglichkeit ihrer Nichtexistenz hat:

> Und, sage ich, weil du Angst hast, bist du krank, ist es so, also haben wir uns einmal im Kreis herum gedreht. Evelyne, sage ich, wir müssen versuchen, ihn zu durchbrechen. Wenn du Angst hast, sagst du: Die Stadt liegt viereckig, oder du sagst: Der Vetter aus Dingsdau, warum sprichst du so? [...]
> Weil ich krank bin.
> Nein, sage ich, weil du etwas benennen willst, das keinen Namen hat, ist es so?
> - - -
> Ich frage: Ist es so?
> - - -
> Ich frage ernsthaft: Warum mußt du es »beim Namen nennen«?
> Ich weiß es doch nicht.
> Weil Du Angst hast! rufe ich, weil du denkst, es wird dann kleiner, es wird aber nicht kleiner! Evelyne, sage ich, höre jetzt genau zu, was ich dir sage: *Du bist nicht krank.* Du bist nicht krank, du hast nur Angst, krank zu sein, weil du etwas siehst, das nicht möglich ist. Ich sage dir aber: Es *ist* möglich, denn ich weiß es, ich habe es selbst gesehen. Und du wirst lernen, davor keine Angst zu haben, hörst du.[356]

Die Klinik stellt sich jedoch als ungeeigneter (Lern-)Raum für Evelyne heraus. Bei seinem Versuch, Evelyne zu behandeln, stößt der Erzähler auf zahlreiche

von Fachsprache generell bewusst zu machen.

354 Augustin: Raumlicht, S. 194.

355 Augustin: Raumlicht, S. 198. Erneut greift der Erzähler damit das Bild der um sich selbst gewundenen Struktur wieder auf.

356 Augustin: Raumlicht, S. 206, Hervorhebung Augustin. Vergleichend hierzu eine Passage von Laing: „As Tillich [...] writes: 'Neurosis is the way of avoiding non-being by avoiding being.' The trouble is that the individual may find that the pretence has been in the pretending and that, in a more real way than he had bargained for, he has actually lapsed into that very state of non-being he has so much dreaded, in which he has become stripped of his sense of autonomy, reality, life, identity, and from which he may not find it possible to regain his

systembedingte Widerstände. Er ist bemüht, systemkonform zu argumentieren, um seine systeminkompatible Behandlung durchzusetzen, scheitert aber nicht zuletzt daran, dass er nicht mehr in der Lage ist, emotionale Distanz zu seinem ‚Untersuchungsobjekt' vorzutäuschen. Mehrfach wird der Erzähler ausfallend, er beschimpft den Oberarzt, als dieser ihm die Übernahme von Evelyne auf seine Station versagt.[357] Der Erzähler behandelt Evelyne heimlich weiter, aber der Versuch, ihr rein rhetorisch die wurmlochartige Anlage ihres Bewusstseins begreifbar zu machen und ihr dadurch die Existenzangst zu nehmen, misslingt.[358] Letztlich muss er die Klinik verlassen. Das Haus, das er im Anschluss erwirbt, um eine psychotherapeutische Praxis einzurichten, ist das Gebäude, das dem Leser vom Beginn des Romans an bekannt ist. Ein weiterer Kreis wird geschlossen, die Voraussetzungen für die dreieinhalbstündige Behandlung, die parallel zu den Reisen und den Ereignissen in der Klinik erzählt wird, sind geschaffen. Ein klares Signal, dass auch die Gesamthandlung zirkulär zu lesen ist, sie bildet ebenfalls eine Schleife, eine Umstülpung, und muss vor dem Hintergrund der Erzählerentwicklung und im Licht des Erleuchtungserlebnisses neu interpretiert werden.

Der Blick zurück auf den Beginn des Romans erschließt eine gut ausgebaute autopoietische Ebene. Indem er das Wort an seine Patientin richtet, wendet sich der Erzähler oft zugleich an den Leser.[359] Zeitgleich mit der Patientin wird der Leser auf etwas aufmerksam gemacht, das der Erzähler „Knick" nennt:

> Der einzige Knick, sage ich, den Sie vielleicht entdecken können, mag diese Kinderbüste sein, die Sie vom Bücherregal schräg ansieht. Ich meine den kleinen Leichnam dort auf dem Sockel. Oder lassen Sie mich nachdenken, wollen wir

foothold 'in' life again by the simple repetition of his name." Laing: Self, S. 111.

357 Vgl. Augustin: Raumlicht, S. 209.

358 Vgl. Augustin: Raumlicht, S. 212ff.

359 Als er sie zu Beginn der Behandlung durch sein Haus führt, befindet sich der Erzähler vorgeblich mit seiner Patientin im Gespräch: „Zunächst [...] erwartet Sie die bescheidenen Behausung eines Mannes, der offensichtlich Wert darauf legt, möglichst hässliche Möbel zu besitzen.

Oh bitte, sagt sie, so häßlich sind sie nicht, sie betrachtet die Flurgarderobe und in der offenen Tür die Sesselgruppe sowie die Schrankwand, Eiche hell, sie sind – nun ja – doch sehr hübsch, vor allem geschmackvoll mit der Tapete und dem Teppich. [...]

Die Radierung an der Wand stellt einen Arzt dar, der im Kampf mit dem Knochenmann diesem das Mädchen entreißt. Scheußlich?

Nicht so scheußlich." Augustin: Raumlicht, S. 9f. Der Erzähler beschreibt jedoch Gegenstände, die seine Patientin selbst sehen müsste, und die „Antworten" der Patientin werden nicht durch Anführungszeichen gekennzeichnet. Es ist deutlich, dass die Beschreibungen für den Leser gedacht sind, dem ein Bild von der Einrichtung vermittelt werden soll.

> uns nicht setzen, vielleicht ist es die Schranktür an der hinteren Wand, die ich bisher noch nicht geöffnet habe, so daß Sie nicht wissen können, was der Schrank enthält.
>
> Oder ist es...
>
> Aber das spreche ich nicht aus, sollte der Knick vielleicht bei Ihnen (ich meine Sie!) selbst zu finden sein, ist es das?[360]

Die nachdrückliche Ansprache in Parenthese richtet sich an den Leser; der Erzähler sagt, er spreche das Folgende nicht aus und kennzeichnet den Satz damit explizit als nicht lautsprachlich geäußert – also auch für eine andere Figur nicht hörbar. Die Klammern bleiben für die Patientin ebenfalls unsichtbar. Der Knick markiert damit die Schnittstelle, an der der gelesene Text in das Bewusstsein des Lesers eingeht, an der Gelesenes in Vorgestelltes umgewandelt wird. Bestärkt wird diese Lesart durch eine weitere Passage:

> Dann stimmt es, dann konsultiert die Dame hier am Nachmittag den Nervenarzt, der vielleicht die eine oder andere Behandlungsmethode vorschlagen, das eine oder andere harmlose Experiment durchführen wird?
>
> Und harmlos, erkläre ich, wird es in jedem Fall sein. Um aber mit einer Vorübung zu beginnen, setzen Sie sich zurück und entspannen Sie sich, legen Sie Ihre Befürchtungen, die Sie haben sollten, für einen Moment ab. Bedenken Sie, daß dieser Augenblick, daß dieses so mittelmäßig eingerichtete Zimmer, in dem Sie sich befinden, nur ein Beispiel ist. Ein Beispiel Ihres eigenen Ichs, in dem Sie sich befinden. Nein, sage ich, denken Sie nicht darüber nach, sondern lassen Sie sich entspannen.[361]

Das Fragezeichen lässt sich als Signal an den Leser deuten, sich die Fiktionalität des Erzählten bewusst zu machen. Die angeschlossenen Sätze können als Meditationsanleitung für die Patientin verstanden werden; sie thematisieren aber zugleich auch den Rezeptionsprozess, bei dem der Leser eine von vielen möglichen Vorstellungen der beschriebenen Gegenstände und Vorgänge aktualisiert. Die Handlung muss von jetzt an stets doppelt gelesen werden: Zum einen als Fallbeschreibung mit deutlich fantastischen Elementen, zum anderen als Vorstellung – als Vorstellung des Erzählers, Evelynes und des Lesers. Anders als etwa im magischen Realismus wird also nicht vom Leser erwartet, er möge sich auf die von seiner Alltagsrealität verschiedene Realität der Erzählung einlassen und diese – nur für die Dauer der Handlung – als gegeben hinnehmen. Die Erzählinstanz in *Raumlicht* trägt dem Leser vielmehr an, die Realität der Erzählung als Teil seiner eigener Realität aufzufassen, als Teil seines eigenen Bewusstseins. Dahinter steht wieder die im Bild von der

---

360 Augustin: Raumlicht, S. 10.
361 Augustin: Raumlicht, S. 12.

Blase (Bahnhof Mandurei) konkretisierte Überzeugung, Innen und Außen seien jeweils zwei Seiten desselben Bewusstseins. Die Vorstellung weist diesem Grundgedanken zufolge den gleichen Realitäts- und Wahrheitsgehalt auf wie die Außenwahrnehmung und die Erinnerung. Das Bild von der Blase, in der die Welt aufgehoben ist, stellt sich damit zugleich als Metapher für das Erzählen selbst heraus. Das erzählende Ich schafft den Rahmen, in dem sich das erlebende Ich bewegt. Genau das wird dem erzählenden Ich auf dem Bahnsteig *jetzt* – der Text wechselt ins Präsens – bewusst, also immer in dem Moment, in dem ein Leser die Textpassage rezipiert: „*Ist* es so! *rufe* ich aus, *bin* ich eine Blase! Und *befinde* ich mich etwa selber darin und stehe etwa *in diesem Augenblick hier* herum!"[362] Diese Bewusstwerdung, das Wissen darum, dass seine Existenz und die Beschaffenheit der Welt ein Konstrukt seines eigenen Bewusstseins ist, eröffnet dem Erzähler ungeahnte Gestaltungsmöglichkeiten. Dies spiegelt sich auch in der ungewöhnlichen Konstruktion des Hauses wieder, das einzig für die spezielle Behandlungsmethode des Erzählers gebaut zu sein scheint:

> So habe ich schließlich ein realistisches Haus gekauft, ich gebe zu, es ist nicht schön und es hat einen merkwürdigen Grundriß, es ist vorne zu schmal und hinten zu lang, aber die Möglichkeiten! Es sind doch immer die Möglichkeiten, die ein Haus ausmachen.[363]

Das „realistische" Haus[364] ist nicht nur im Inneren angefüllt mit den fantastischsten (Landschafts-)Räumen und Spiegelkabinetten[365], es verbindet – wiederum schlauchartig – auch zwei Straßen, zwei Außenräume, miteinander. Die Patientin betritt das Gebäude durch die Vordertür, durchläuft die verschiedenen „Zimmer" und verlässt gesundet das Haus durch die hintere Tür. Das Haus im Kopf, erreichbar durch die ominöse Schranktür, den „Knick", wird zu einem (Un-)Möglichkeitsort, an dem die Trennung zwischen Innen- und Außenwelt aufgehoben ist und eine Heilung der psychotischen Ich-Spaltung stattfinden kann:

> Ich will Ihnen ein Hilfsmittel geben, lauschen Sie auf den Ton, nicht den des Autos, das vorbeifährt, sondern auf den Ton in Ihrem Ohr. [...] Als ich elf war, noch vor dem Krieg, lassen Sie mich nachdenken, habe ich ihn deutlich gehört, wenn die Eltern im Kino waren und ich mich im dunklen Haus fürchtete. Vor mir selber,

---

362 Augustin: Raumlicht, S. 185, Hervorhebung BS. Auch das ‚hier Stehen' lässt sich nicht nur das Stehen auf dem Bahnhof verstehen, sondern auch das Stehen im Text.

363 Augustin: Raumlicht, S. 260.

364 Zur Erinnerung: Das Haus im Roman hat dieselbe Anschrift wie Augustins Domizil in München.

365 Vgl. z. B. Augustin: Raumlicht, S. 29ff. und S. 70.

> nehme ich an. Dann nahm ich alle Kraft zusammen und horchte auf den Ton in meinem Ohr. So gut ich vermochte. Der aber nicht in meinem Ohr war, sondern um mich herum wie ein Gewölbe, verstehen Sie das, ein Haus, in dem ich lag und mich nicht mehr fürchtete. Ich habe, wenn die Eltern im Kino waren, daran gebaut, hier noch einen Gang und Säulen, und dort noch einen inneren Teich, und oben noch eine Galerie, und alles in vollkommener Sicherheit, können Sie das verstehen. [...]
>
> Soll ich Ihnen meine Definition eines Tieres geben? Ein Tier ist ein Wesen, das noch nicht gespalten ist, in eine Innenwelt und eine Außenwelt. Oder wenn Sie wollen, eines, das sich wieder zusammengefunden hat. Und wenn ich Ihnen zeigen soll *wie*, dann gehen Sie nicht, nehmen Sie Ihre Kraft zusammen, und öffnen Sie diesen Schrank.
>
> Von dem Sie nicht wissen, was er enthält.[366]

Der Fallroman, der auf den ersten Blick nach autobiographischen Eckdaten und den therapeutischen Grundsätzen seines Autors konstruiert ist, stellt sich auf den zweiten Blick als Hommage an die Kraft, auch die heilende Kraft, der Vorstellung heraus. Anstatt vorzugeben, er habe eine romanexterne Wirklichkeit mimetisch in einen fiktionalen Raum überführt, schafft der Erzähler eine Realität, in der die Grenze zwischen Vorstellungswelt und physischer Existenz hinfällig ist. So werden auch die Reiseberichte zu einem Teil des mythisch-fiktionalen Kosmos, den der Erzähler für seine Patientin entfaltet. Zwar zählen die Reisebeschreibungen sowohl aufgrund ihres Umfangs als auch wegen ihrer großen Bedeutung für das Gesamtgefüge zu einem der drei Haupterzählstränge, strukturell eingebunden werden sie aber zunächst als Binnenerzählung innerhalb der Behandlungsbeschreibung:

> Nein, sage ich, Sie haben mich nicht verstanden. Sie denken immer noch, daß es zwei Möglichkeiten gibt. Lady, sage ich, es gibt nur noch eine! Soll ich Ihnen die Geschichte von Fasl-r-eddin erzählen, der mein Freund war, vor zwölf Jahren in Afghanistan, und wollen Sie wissen, wie die Sache ausging? Wie sie unausweichlich ausgehen *mußte*.[367]

Der Erzähler verwendet die Beschreibung seiner Ausreise aus Afghanistan als Parabel, mit deren Hilfe er die zunächst unwillige Patientin von der Unausweichlichkeit ihrer Lage überzeugen und sie zum Sprung ins Wasser bewegen will. Die afghanische Grenze wird zu einem Ort, an dem der Besucher lernt – angeleitet durch eine Figur mit dem gesprächigen Namen Fasl-r-eddin – alles Materielle hinter sich zu lassen:

366 Augustin: Raumlicht, S. 12f., Hervorhebung Augustin.
367 Augustin: Raumlicht, S. 72f.

Ja, sagte er, es ist verboten, Teppiche auszuführen. Die Teppiche sind beschlagnahmt.

Alle! Ich rief: Alle Teppiche! Ahh, rief ich aus, auf der Stelle fahre ich zurück nach Kandahar zu meinem Freund, dem Gouverneur Kayumi, der die Sache regeln wird, denn jetzt weiß ich, woran ich bin.

Sie können nicht zurückfahren. [...] Weil ich Sie sonst festnehmen muß.

[...] Sie wissen, Fasl-r-eddin, sagte ich ruhig, daß Sie zu weit gehen. Sie wissen, daß ich mächtige Freunde habe. In Kandahar, in Herat, in Dschallalaba in Masar-a-sharif. Und daß ich nicht eher ruhen werde, ehe ich nicht Ihren Kopf habe, brüllte ich. Und daß ich äußerst und ungeheuer mächtige Freunde in Kabul habe!

Ja, sagte er und führte mich an der Schulter zur Schranke: Gehen Sie! Gehen Sie, wenn Sie über die Grenze kommen, können Sie Ihre äußerst mächtigen Freunde in Kabul anrufen. Aber nicht vorher, und nun gehen Sie!

Und mein Auto. Und mein Gepäck.

Ist beschlagnahmt.

Alles?

Alles, sagte er.

Und warum, fragte ich meinen Freund Fasl-r-eddin, soll ich mir das gefallen lassen?

Weil du, antwortete er, hier nicht anders rauskommst.

Eine feine Geschichte.

Aber sie hat eine Moral, erklärte ich der Dame, sie hat, wie jede Geschichte aus dem Orient, die Moral, daß das Ende schon im Ansatz vorgezeichnet und unausweichlich ist. Was heißt: Ich will nicht, und was heißt: Ich will. Sie sollten lieber sagen: Wohin der Strom mich trägt. Sehen Sie beispielsweise dieses Wasser, in das Sie auf keinen Fall hineinsteigen werden? Sehen Sie, wo es hinfließt, nein, das können Sie auch nicht, nicht von hier aus, deshalb werden Sie in jedem Fall hineinmüssen, ob Sie nun wollen oder nicht.

Lady, sage ich ruhig, anders kommen Sie hier nicht raus.[368]

Wieder veranschaulicht der Erzähler den Übergang zwischen Innen und Außen, Materie und Vorstellung. Den Kopf des Fasl-r-eddin bekommt der Erzähler tatsächlich, allerdings im übertragenen Sinne. Indem er die Formulierung Fasl-r-eddins übernimmt, setzt er sich an dessen Position. Er selbst wird zum „Fasl-r-eddin", dem faselnden Redner, dem, der fabuliert. Wie Fasl-r-eddin bewegt er die Patientin, sich allen materiellen Ballastes zu entledigen und ins Wasser zu springen. Sie wird auf sich selbst zurückgeworfen und gezwungen, sich vollständig auf die durch das Haus symbolisierte Vorstellung einzulassen. Auch die Position seines Yogalehrers Ashram Miram[369] macht sich der Erzähler

---

368 Augustin: Raumlicht, S. 76ff.

369 Auch bei „Ashram Miram" liegt es nahe, dass es sich um einen sprechenden Namen handelt. „Ashram" (azrama) geht auf das sanskritische Wort für „Ort der Anstrengung/Übung" zurück, ist aber aufgrund des Alpha Privativums *a-* ebenso als „Ort ohne Anstrengung"

zu eigen. Da er von Ashram Miram gelernt hat, die eigene Wahrnehmung in Frage zu stellen, kann er seinerseits zum Lehrer für die Patientin werden. Indem das erzählende Ich die Orte, die es als Entwicklungsraum für das erlebende Ich präsentiert, zugleich als Produkt seines eigenen Erzählens zeigt, bewirkt es eine weitere „Realitätsumstülpung". In immer neuen Schleifen drehen sich Struktur, Handlung, Sprache und Motive in *Raumlicht* um sich selbst, eine Qualität, welche die poetisch-erzählerische Raffinesse des Romans begründet und ihn letztlich analytisch uneinholbar macht.

> Like the expositor, the therapist must have the plasticity to transpose himself into another strange and even alien view of the world. In this act, he draws on his own psychotic possibilities, without forgoing his sanity. Only thus can he arrive at an understanding of the patient's *existential position*.
> I think it is clear that by 'understanding' I do not mean a purely intellectual process. For understanding one might say love[,][370]

schreibt Laing. Indem er sich ganz auf die literarische Seite schlägt, kann Augustin sogar noch einen Schritt weiter gehen. Expositor, also der Erzähler, Therapeut und Liebender sind in *Raumlicht* nicht nur durch einen Vergleich verbunden, sie fallen zusammen. Dadurch, dass sie sich im literarischen Raum bewegt, ist die resultierende Instanz in der Lage, ihr eigenes psychotisches Potential nicht nur zu nutzen („draw on"), sie kann es *realisieren*. Der Gedankenraum, der sich in der Hauskonstruktion materialisiert, ist für die Figuren ebenso real und betretbar wie die Klinik. Mit diesem Trick kann der Erzähler die im Haus empfangene Patientin, die sich am Ende als die inzwischen mit ihm verheiratete Evelyne entpuppt, aus der als pervers gezeichneten Psychiatriemaschinerie in einen eigens für sie geschaffenen Raum hinüberretten. Während Laings Patienten und Ärzte dem Nexus, der durch soziale Interaktion erzeugten Realität,[371] verhaftet bleiben müssen, sofern sie nicht dem Wahnsinn anheim fallen wollen,[372] dürfen Augustins Figuren sich aus dem Nexus herauserzählen.

übersetzbar. „Miram" wiederum erinnert an das lateinische Adjektiv mirus (erstaunlich, wunderbar) und das Deponens mirari (sich wundern).

370 Laing: Self, S. 34, Hervorhebung Laing.

371 Vgl. Laing: Others, S. 9.

372 „The quality of reality experienced inside the nexus of phantasy may be enchanting. Outside it is cold, empty, meaningless, unreal. It is not desirable and, thank God, it is not possible to leave. [...] The choice in phantasy comes to be to suffocate to death inside, or to risk exposing one's self to whatever terrors there may be outside. But as soon as one goes through a door in a space that is now inside, one is back right inside the inside that one took inside from the outside in order to get outside what one was inside. So as soon as one goes through that door *that way*, one is more *inside* the more one thinks one is outside.

Die Erkenntnis über die Beschaffenheit des eigenen Bewusstseins befähigt den Erzähler, die Dichotomie aus Wahnsinn und Gesundheit zu transzendieren und seine Welt schöpferisch zu gestalten. Augustin hält für seine Figuren ein ‚poetisches Drittes' bereit, einen neuen Nexus, einen autopoetischen Raum, in den der Erzähler sich und Evelyne, *seine* Patientin, *seine* Frau, *seine* Figur, hineinerzählen kann – ein Raum, der den Arzt- und Patientengestalten in nicht-literarischen Falldarstellungen verschlossen bleibt.

When inside and outside have been flipped so that inside-outside for A is outside-inside for B and *both* think 'absolutely', then we have spiralled into the most extreme inter-experiental disjunction in our culture – psychiatrists, sane: patients, psychotic. [...]

The way out is via the door. But within the phantasy of the nexus, to leave is an act of ingratitude, or cruelty, or suicide, or murder. First steps have to be taken still within the phantasy, before it can be apperceived as such. Herein is the risk of defeat and madness." Laing: Others, S. 42 f.

4 Patient Gehirn: Die Fallgeschichte in den Neurowissenschaften

Die Neurowissenschaften beschreiten einen Sonderweg beim Umgang mit Fallgeschichten. Von allen bisher genannten Fächern sind sie der naturwissenschaftlichen Grundlagenforschung methodisch am engsten verbunden. Dennoch bilden sie gegen den Trend – je exakter die Wissenschaft desto geringer der Stellenwert der Fallgeschichte – seit einigen Jahren eine eigene Fallgeschichtenkultur heraus. Seit den 1970ern lässt sich vor allem im amerikanischen Raum eine Vorliebe für populärwissenschaftliche Veröffentlichungen bei Neurowissenschaftlern verzeichnen, darunter etliche Fallgeschichtenbände. Anders als bei der Psychoanalyse und in der klinischen Psychologie ist die Fallgeschichte nicht Bestandteil der Forschung, sondern kann als persönliches – und weitgehend privates – Steckenpferd ihrer Verfasser betrachtet werden. Sie ist ein Gimmick, eine Dreingabe, ohne direkten Wert für die Forschung. Dieser Status erklärt auch, warum es keinerlei Untersuchungen zur neurowissenschaftlichen Fallgeschichte aus den Reihen der Neurowissenschaftler selbst gibt.[373] Da die Fallgeschichte in den Neurowissenschaften von der ‚eigentlichen' Forschung abgekoppelt ist, genießen die Verfasser große Freiheiten: Die Autoren sind innerhalb des eigenen jungen Faches keiner Fallgeschichtentradition verpflichtet, die Qualität ihrer Arbeit wird nicht an der Kunstfertigkeit der Forscher beim Verfassen von Fallerzählungen gemessen, und die Fallerzählungen sind kein konfektioniertes Transportmedium für den Informationsaustausch mit Fachkollegen.

4.1 Die Funktion der Fallgeschichte in den Neurowissenschaften in idealistischer Lesart: Möglichkeiten zur Überschreitung von Fachgrenzen

Es stellt sich die Frage, warum Neurowissenschaftler überhaupt zu narrativen Verfahren greifen, wenn diese für ihre Forschung nicht relevant sind. Antonio

373 Auch geisteswissenschaftliche Untersuchungen sind rar. Zwar werden die populärwissenschaftlichen Veröffentlichungen der Neurowissenschaftler von der Philosophie rezipiert und auf erkenntnistheoretische, ethische und wissenschaftstheoretische Implikationen hin untersucht. Der Fallgeschichte wird aber auch von dieser Seite aus kein Wert beigemessen. Eine der wenigen Untersuchungen zu den Veröffentlichungen Oliver Sacks' und Alexander Lurijas ist Debra Journets Aufsatz *Forms of Discourse and the Sciences of the Mind: Luria, Sacks and the Role of Narrative in Neurological Case Histories*. Journet: Discourse.

Damasio schreibt im Vorwort zur Neuausgabe seines populärwissenschaftlichen Bestsellers *Descartes' Irrtum*, er habe zur Zeit der Erstveröffentlichung gehofft, es lasse sich zwischen der Neurobiologie und den Geisteswissenschaften eine in beide Richtungen begehbare Brücke errichten. Nun könne er „mit Freude vermelden, dass beim Bau dieser Brücke schon einige Fortschritte erzielt" worden seien:

> Beispielsweise untersuchen einige Forscher die Gehirnzustände, die mit moralischem Denken einhergehen, während andere zu ermitteln versuchen, was im Gehirn während ästhetischer Erfahrungen geschieht. Damit sollen Ethik oder Ästhetik nicht auf Schaltkreise im Gehirn reduziert, sondern die Verbindungen zwischen Neurobiologie und Kultur untersucht werden.[374]

Was Damasio beschreibt, klingt dennoch in den Ohren eines Geisteswissenschaftlers nach einer nur einseitig begehbaren Brücke. Entgegen Damasios Behauptung, man wolle Ethik und Ästhetik nicht auf Hirnprozesse herunterbrechen, wird Kulturerfahrung in den von ihm genannten Beispielen auf ihre Zweckdienlichkeit für die neurowissenschaftliche Forschung reduziert, ohne dass ihr, der Kulturerfahrung, ein eigener Erkenntniswert zugeschrieben würde. Deklariert man beispielsweise die Moral als reines (Neben-)Produkt der Synapsentätigkeit im Gehirn, droht die Gefahr, ethischen Grundsätzen auf lange Sicht die Legitimation als gesellschaftliche Regulierungsmechanismen zu entziehen.[375] Was Damasio „Verbindung zwischen Neurobiologie und Kultur" nennt, ist im Grunde eine Übertragung neurowissenschaftlicher Ergebnisse auf kulturelle Phänomene. Die Zulässigkeit bzw. Aussagekraft derartiger Übertragungen bleibt fragwürdig, denn es gibt nur zwei Wege, wie sie vonstatten gehen können. Die erste Möglichkeit ist, die Resultate, die mit Hilfe reduktionistischer Verfahren gewonnen wurden, auf komplexe kulturelle Erscheinungen zu extrapolieren. Dieses Vorgehen ist mit der Betrachtung einer Landschaft durch ein grobes Gitter vergleichbar: Das Raster bleibt stets im Vordergrund und behindert die Sicht auf Teile der Landschaft. Die Landschaft ist nur noch bedingt als zusammenhängendes Ganzes wahrnehmbar; die Stellen, die hinter

374 Antonio R. Damasio: *Descartes' Irrtum: Fühlen, Denken und das menschliche Gehirn*. – 4. Aufl. München: 2006 [englische Erstausgabe 1994], S. VII.

375 Trotz aller damit verbundenen Komplikationen für traditionelle Wertesysteme wird die Rückführung geistiger Vorgänge auf eine materielle Basis in der medialen Öffentlichkeit als Fortschritt gewertet. Besonders die Untersuchungen zum neuronalen Korrelat der Moral erfreuen sich großer Medienwirksamkeit, obwohl sie oftmals verkürzt oder verzerrt dargestellt werden. Das spiegelt sich zum Beispiel in Artikeln wie *Wie das Gehirn sein Urteil fällt* aus der populärwissenschaftlichen Zeitschrift *Bild der Wissenschaft* ([1] 2008, S. 88–91) wider.

dem Gitter verschwinden, müssen interpretatorisch erschlossen bzw. kreativ ergänzt werden. Die zweite Möglichkeit bestünde darin, *vor* der Extrapolation der reduktionistisch ermittelten Ergebnisse dieselben Reduktionsmechanismen auf die kulturellen Phänomene anzuwenden. Eine interpretatorische Auslegung wäre nicht mehr notwendig. Allerdings wäre zu hinterfragen, ob es sich bei den durch die Reduktion entstandenen Untersuchungsgegenständen überhaupt noch um kulturelle Phänomene handelt.

Dem Ziel, eine genuine Verbindung von Kultur und Neurowissenschaft zu schaffen, kommt Damasio an anderer Stelle viel näher. In seinen Texten beschränkt er sich nicht auf die Darstellung seiner Forschungsergebnisse und Theorien, er erzählt auch Geschichten. Im folgenden Beispiel ist es die mit „Verhängnis in Vermont" betitelte Geschichte von Phineas Gage:

> Es ist Sommer 1848. Wir befinden uns in Neuengland. Aus heiterem Himmel schickt sich das Verhängnis an, Phineas P. Gage, einen vielversprechenden jungen Mann von fünfundzwanzig Jahren, Vorarbeiter bei einer Eisenbahngesellschaft, zugrunde zu richten. Anderthalb Jahrhunderte später wird sein Schicksal die Menschen immer noch beschäftigen.[376]

Es folgt die ausführliche Darstellung des Falles Gage, der Geschichte eines Mannes, der auf wundersame Weise das Eindringen einer über sechs Kilo schweren Eisenstange durch linke Wange, Schädelbasis, Frontallappen und Schädeldach überlebt, im Anschluss aber an Verhaltensstörungen leidet.[377] Schon der oben zitierte Anfang der Geschichte lässt den Spannungsbogen erkennen, von dem die gesamte Fallerzählung umfasst wird. Damasio bedient sich narrativer Techniken, die uns eher aus der literarischen Prosa vertraut sind denn aus (populär-)wissenschaftlichen Texten. Die Zeilen könnten ebenso gut den Einstieg in eine Romanhandlung bilden, die mit Gages spektakulärem Unfall ihren Ausgang nähme.

Der Wunsch, ihre Forschung für Laien[378] aufzubereiten, ist bei vielen Neurowissenschaftlern spürbar. In kaum einem anderen Fach ist die Zahl der populärwissenschaftlichen Veröffentlichungen größer, und keine andere Disziplin löst mit ihren Forschungsergebnissen vergleichbar leidenschaftliche und kontroverse Debatten in der Öffentlichkeit aus. Auf Seiten mancher Neurowissenschaftler und ihrer Unterstützer wird die Diskussion von der Überzeugung getragen, dass die Entdeckungen auf dem Gebiet der Hirnforschung auch eine

376 Damasio: Irrtum, S. 25.
377 Vgl. Damasio: Irrtum, S. 25 ff.
378 Hierzu zählen natürlich auch Wissenschaftler anderer Fachrichtungen.

große gesellschaftliche Relevanz besitzen. Die Hoffnung ist groß, die neurowissenschaftliche Forschung könne Antworten auf fundamentale anthropologische Fragen liefern. Zu Beginn und Mitte des 20. Jahrhunderts war die Psychoanalyse die medizinisch-therapeutische Leitwissenschaft mit dem größten Einfluss auf Philosophie, Literatur, Gesellschaftswissenschaften und öffentliche Meinung. In einem Interview beschreibt der Hirnforscher Eric Kandel die Bedeutung der Psychoanalyse in den 1950er Jahren wie folgt:

> And they [Ernst und Marianne Kris, BS] made me realize that psychoanalysis gave one a completely new view of mental life. It is hard to appreciate in 2006 how exciting psychoanalysis was in 1950. It was the royal way to understanding the mind. So, I began to read Freud and I realized that he gave us a wonderfully nuanced, sophisticated, detailed understanding of human motivation, of human action.[379]

Inzwischen hat die Hirnforschung die Funktion der Leitdisziplin übernommen. In der zunehmenden Wirkung der Neurowissenschaften auf andere gesellschaftliche Bereiche liegt auch eine Erklärung für die große Zahl populärwissenschaftlicher Fallveröffentlichungen; die Hirnforschung versteht sich als in jeder Hinsicht grenzüberschreitende Wissenschaft, für die Interdisziplinarität zur Forschungspraxis dazu gehört.[380] Interdisziplinarität bezieht sich hierbei nicht

379 Eric Kandel: *Feuer der Erinnerung. Der Medizin-Nobelpreisträger Eric Kandel im Gespräch mit Gert Scobel in Berlin* [Transkript eines Interviews für 3 Sat]. – Berlin: 2006, S. 2. Eine ähnliche Analogie zwischen Psychoanalyse und Neurowissenschaften als Deutungsinstanz ihrer Zeit stellt – allerdings in polemisierender Form – Niels Birbaumer her: „Bis vor wenigen Jahren wurden schwierige philosophische und kulturelle Fragen, für die man gerne eine »wissenschaftliche« Antwort gehabt hätte, häufig an die Psychoanalyse verwiesen. [...] Diese »aufklärerische« Rolle hat nun die Hirnforschung übernommen, ohne zu bemerken, daß sie bei philosophisch-sozialhistorischen und rechtlichen Fragen antiaufklärend wirkt, auch wenn das von den Hirnforschern nicht beabsichtigt ist. Die Sicht der Mechanik des menschlichen Gehirns unterscheidet sich dabei nur in der Wortwahl, nicht in Aufbau und Logik von der Psychoanalyse: An Stelle des »Ich« rutschte der »Neokortex«, an Stelle des »Es« das »limbische System« und an Stelle des »Über-Ich« der »mediale Präfrontalkortex«. System A hemmt oder erregt System B, und das Resultat ist ein Verhalten, vollständig determiniert von der Elektrophysiologie der Hirnmechanik." Niels Birbaumer: *Hirnforscher als Psychoanalytiker*. – In: Christian Geyer (Hrsg.): *Hirnforschung und Willensfreiheit: zur Deutung der neuesten Experimente*. Frankfurt am Main: 2004, S. 27–29, hier S. 27.

380 „Die Neurowissenschaften" ist als Sammelbegriff für unterschiedliche Wissenschaftszweige aus den Bereichen der Biologie und Biochemie, der Medizin, der Psychologie und der Physik zu verstehen. Die verschiedenen Teilbereiche der Neurowissenschaften bedienen sich unterschiedlicher Grundlagenforschungen. Für Neurobiologen z. B. sind eher die Erkenntnisse und die Methodik der Biologie und Biochemie maßgeblich, während für Neurophysiologen mit ihrem Fokus auf bildgebende Verfahren physikalische und nicht zuletzt informations-

alleine auf die theoretischen Grundlegungen des Faches und die Forschungsmethoden, sondern auch auf die Untersuchungsgegenstände. Besonders die neurowissenschaftliche Kognitionswissenschaft begibt sich auf Gebiete, die klassischerweise der Philosophie oder den Geistes- und Sozialwissenschaften vorbehalten waren. Fragen nach Kulturerfahrung, ästhetischem Empfinden, sozialen Gefügen oder Strafmündigkeit – eigentlich nur Etappenziele auf der Suche nach der neuronalen Basis[381] des Bewusstseins – überschreiten oft die Grenzen anderer Wissenschaftszweige.[382] Die Neurowissenschaft tritt nicht nur an, die Funktionsweise des Gehirns als eines physischen Organs zu erforschen, sondern sie will zugleich Erkenntnisse über die Natur des Bewusstseins gewinnen.[383]

Vor diesem Hintergrund erscheint die Neigung vieler Hirnforscher zur populärwissenschaftlichen Veröffentlichung, darunter insbesondere der Publikation von Fallgeschichten, wenig verwunderlich. Um Wissen zu vermitteln, das aus ihrer Sicht große Auswirkungen auf unsere Selbstauffassung und unser Verständnis von Kultur und Gesellschaft hat, greifen die Wissenschaftler – aus ihrer Sicht folgerichtig – auf die kulturelle Technik des Erzählens zurück. In dieser

---

technische Prinzipien von Belang sind. Von einer einheitlichen neurowissenschaftlichen Forschung kann nicht die Rede sein.

381 In neurowissenschaftlichen Veröffentlichungen wird die Suche nach dem neuronalen *Korrelat* oftmals mit der Suche nach der neuronalen *Basis* gleichgesetzt. Aus Sicht der Geisteswissenschaften ist die genaue Unterscheidung allerdings essentiell. Während das Korrelieren geistiger Phänomene mit Hirnfunktionen (der Rest des Körpers wird in der Regel ausgespart) unproblematisch ist, stellt die *Reduktion* ebendieser Phänomene auf einen Hirnprozess das Postulat einer universellen Deutungshoheit der Neurowissenschaften dar.

382 Es erfolgt an dieser Stelle bewusst keine Wertung des invasiven Charakters neurowissenschaftlicher Fragestellungen.

383 Dass es einige Schwierigkeiten bereitet, den Schritt von der Beobachtung neuronaler Korrelate des Bewusstseins hin zu einer *kausalen* Erklärung von Bewusstseinsphänomenen auf Grundlage physiologischer Hirnvorgänge zu vollziehen, lässt sich selbst von eingefleischten Vertretern biologistischer Bewusstseinstheorien schwer leugnen, ohne sprachliche Widersprüche zu erzeugen. In einem Artikel zur potentiellen Entwicklung der Hirnforschung etwa schreibt Gerhard Roth: „Kürzlich konnte von uns gezeigt werden, dass es bei der Präsentation von visuellen Kontrastphänomenen Gebiete gibt, die in ihrer Aktivität genau dem subjektiven Wahrnehmungszustand der Versuchsperson entsprechen [...]. Dies demonstriert, dass es zwischen der Ebene der neuronalen Aktivität und derjenigen der subjektiven Empfindung keine weitere Übersetzungsebene gibt, wie sie Psychologen und Philosophen immer wieder postulierten. Vielmehr sieht es so aus, als gehe aus der Aktivität der so genannten assoziativen Hirnrinde unter bestimmten Bedingungen Bewusstsein direkt hervor (*wie auch immer dies geschehen mag – niemand weiß es*)." Gerhard Roth: *Die Zukunft des Gehirns*. – In: Gegenworte [10: *Zwischen Kassandra und Prometheus*] 2002, S. 15–20, hier S. 17, Hervorhebung BS.

Lesart erhalten auch die von den Autoren verwendeten literarischen Mittel eine besondere Bedeutung. Das Wissen um die Hirnphysiologie wird narrativ gefasst und hierdurch in einen auch für Laien begreifbaren Kontext transportiert. Durch die Identifikationsmöglichkeit, die beispielsweise auch Damasios Gage-Figur bietet, wird implizit die Relevanz neurowissenschaftlicher Erkenntnisse für unser aller Erfahrungswirklichkeit untermauert. Naturwissenschaftliche Ergebnisse werden auf Gesellschafts- und Individualebene *übersetzt*, mit allen inhaltlichen und formalen Verlusten und Zugewinnen, die einer Übersetzung eigen sind. Wenn etwa Damasio in seiner Darstellung des Falles Gage einen Spannungsbogen aufbaut, der die Schicksalhaftigkeit von Gages tragischem Unfall noch unterstreicht, spricht er den Leser vor allem auf emotionaler Ebene an, nicht auf intellektueller. Die implizite Botschaft lautet: „Wir alle haben ein Gehirn, dessen Unversehrtheit dafür garantiert, dass wir ein kontinuierliches Ich-Bewusstsein, eine verlässliche Wahrnehmung und ein kohärentes Weltbild haben. Die Verletzbarkeit dieses Organs macht uns alle zu potentiellen John Cages." Im Vorwort zur Neuausgabe seines Bestsellers *Awakenings*[384] beschreibt Oliver Sacks die intendierte Wirkung seiner Falldarstellungen wie folgt:

> It is the imagination of other people's worlds – worlds almost inconceivably strange, yet inhabited by people just like ourselves, people, indeed, who might *be* ourselves – that forms the centre of *Awakenings*. Other worlds, other lives, even though so different from our own, have the power of arousing the sympathetic imagination, of awakening an intense and often creative resonance in others. We may never have seen a Rose R. [eine der in *Awakenings* beschriebenen Enzephalitis-Patientinnen, BS], but once we have read of her we see the world differently – we can imagine her world, with a sort of awe, and with this our world is suddenly enlarged. [...] For these patients, while seemingly so extraordinary, so 'special,' have in them something of the universal[.][385]

Was Sacks hier ausdrückt, ist die Überzeugung, dass die Fallgeschichten einen Verständigungsraum erzeugen, in dem alle – Wissenschaftler wie Laien – in der Lage sind, die Bedeutung hirnphysiologischer Vorgänge und damit neurowissenschaftlicher Forschung für das Individuum intuitiv zu erfassen. Grundlage hierfür ist die empathische Übertragung der Lebenssituation der Patienten auf den Leser selbst, der sich im selben Moment erschrocken distanziert („awe").

384 In *Awakenings* beschreibt Sacks die Schicksale von Schlafkranken und deren Reaktionen auf die Gabe des neuen Medikaments L-DOPA zu Beginn der 1970er Jahre („Schlafkrankheit" ist ein anderer Begriff für die Encephallitis lethargica). Vgl. Oliver Sacks: *Awakenings* – New York: 1999 [zuerst London: 1973]. Eine genauere Analyse der Publikation erfolgt im folgenden Kapitel, siehe S. 157ff.

385 Sacks: Awakenings, S. xxxviii, Hervorhebung Sacks.

Das, was die Neurowissenschaften untersuchen, lässt sich nicht nur als organischer Vorgang beschreiben, sondern auch als Bestandteil bzw. Bedingung der individuellen Biographie. Es versteht sich von selbst, dass es sich bei dem, was in den Fallgeschichten vermittelt wird, nicht mehr um spezialisiertes naturwissenschaftliches Fachwissen handelt, denn damit verlören die Falldarstellungen den von Sacks angestrebten universalen Vermittlungsanspruch. Es handelt sich vielmehr um eine neue Art neurowissenschaftlichen Wissens, das einzig durch die populärmediale Vermittlung entsteht.

4.2 Die Funktion der Fallgeschichte in den Neurowissenschaften in pragmatischer Lesart: Möglichkeiten zur öffentlichkeitswirksamen Positionierung des eigenen Fachs

Um eine weitere mögliche Lesart der Entwicklung einer neurowissenschaftlichen Populärkultur zu erschließen, ist es erforderlich, einen Schritt zurück zu treten und die Neurowissenschaften im Gesamtgefüge des wissenschaftlichen Betriebs wahrzunehmen. Besonders aufschlussreich ist hierbei ein Blick auf das Verhältnis der Wissenschaft zu populären Medien und Fachveröffentlichungsorganen. Die Veränderungen in diesem Verhältnis lassen sich exemplarisch an Sacks' Fallgeschichtensammlung *Awakenings* nachvollziehen.

Die Veröffentlichungsgeschichte von *Awakenings* ist symptomatisch für generelle Veränderungsprozesse in der wissenschaftlichen Publikationspraxis. Nachdem Sacks 1969 begonnen hatte, den als Wundermittel bejubelten Wirkstoff L-DOPA bei seinen *Encephalitis-lethargica*-Patienten einzusetzen, musste er feststellen, dass sich neben der erwünschten Linderung des Parkinsonoids gravierende Nebenwirkungen einstellten. Zusammen mit seinen Kollegen Charles Messeloff und Walter Schwartz verfasste er einen Leserbrief zu der unkontrollierbaren Langzeitwirkung des Medikaments, den er an das *Journal of the American Medical Association* [*JAMA*] sandte.[386] Der Brief rief unerwartete Reaktionen hervor:

> My *JAMA* letter caused a furor among some of my colleagues. […] I was astonished and shocked by the storm that blew up; and, in particular, by the tone of some of the letters. Some colleagues insisted that such effects 'never' occurred; others that, even if they did, the matter should be kept quiet, lest it disturb 'the atmosphere of therapeutic optimism needed for the maximal efficiency of L-DOPA'. […] Was

386 Oliver W. Sacks, Charles R. Messeloff und Walter F. Schwartz: *Long-Term Effects of Levodopa in the Severely Disabled Patient.* – In: *Journal of the American Medical Association* [213 | 13] 1970, S. 2270.

> my letter too condensed – or simply confusing? Did I need to put things in the form of extended articles? With much labour (because it went against the grain, so to speak), I put everything I could in an orthodox or conventional format – papers full of statistics and figures and tables and graphs – and submitted these to various medical and neurological journals. To my amazement and chagrin, none was accepted – some of them, indeed, elicited vehemently censorious, even violent, rejections, as if there were something intolerable in what I had written.[387]

Zwei Jahre lang blieben Sacks' weitere Erkenntnisse zur Wirkung von L-DOPA im Wesentlichen unveröffentlicht.[388] In einem Artikel im *British Medical Journal* formuliert er seine Fassungslosigkeit über die aus seiner Sicht paradoxe Situation:

> I [...] could not help contrasting what I was now encountering with the days when I had been a neurological resident and had found instant publication for the papers I wrote. Now, for some reason, strong objection was aroused. I was struck by the irony, the paradox, of all this: when I had nothing much to say I could be published without difficulty; now I had something to say I was denied publication.[389]

1972 erhielt Sacks schließlich vom Herausgeber der britischen Kulturzeitschrift *The Listener* das Angebot, über seine Erfahrungen mit dem Wirkstoff zu berichten:

> This was going to be my opportunity. Instead of the censorious rejections I was used to, I was actually being invited to write, being offered a chance to publish, fully and freely, what had been accumulating and building up, dammed up, for so

387 Sacks: Awakenings, S. xxxi f.

388 Vor dem *JAMA*-Brief waren mehrere Leserbriefe Sacks' mit Bemerkungen zu Nebenwirkungen von L-DOPA veröffentlicht worden. Zwischen der Publikation des *JAMA*-Briefes im September 1970 und dem Erscheinen von *The Great Awakenings* in *The Listener* im Oktober 1972 konnte Sacks abgesehen von einem thematisch randständigen Artikel mit dem Titel *Abnormal Mouth-Movements and Oral Damage Associated with L-Dopa Treatment* in den *Annals of Dentistry* ([29|4] 1970, S. 130–144) und dem zweiseitigen Artikel *Parkinson's Disease & L-Dopa* zu Parkinson und L-DOPA in den *Beth Abrahams Speaks* ([Winter 1971-72] 1972, S. 8–9) – also dem Veröffentlichungsorgan des Krankenhauses, in dem Sacks zu diesem Zeitpunkt tätig war – nur einen einzigen Text zur Wirkung von L-DOPA veröffentlichen: *Effects of Levodopa in Parkinsonian Patients with Dementia* in der Zeitschrift *Neurology* ([22|5], S. 516–519) im Mai 1972. Angesichts der Flut von Veröffentlichung zu L-DOPA bzw. Levodopa ist die Anzahl der vom L-DOPA-Experten Sacks veröffentlichten Artikel tatsächlich verschwindend gering. Zum Vergleich: Der bibliographische Onlineservice der National Library of Medicine und des National Institute of Health verzeichnet für die Jahre 1969-1972 insgesamt über tausend Veröffentlichungen zum Thema. Alleine in *The Lancet* wurden in diesem Zeitraum weit über hundert Artikel zu L-DOPA publiziert.

389 Oliver W. Sacks: *The Origins of "Awakenings"*. – In: *British Medical Journal* [287] 1983,

> long. I wrote 'The Great Awakening' at a single sitting – neither I nor the editor altered a single word – and it was published the following month. Here, with a sense of great liberation from the constraints of 'medicalising' and medical jargon, I described the wonderful panorama of phenomena I had seen in my patients.[390]

Eine neue Erkenntnis, die dazu taugt, den Enthusiasmus der Neurologen über ein verheißungsvolles Medikament auszubremsen, wird blockiert. Dieser Vorgang ist nicht nur Zeugnis eines irrationalen gruppendynamischen Prozesses, er hat auch Auswirkungen auf die wissenschaftliche Veröffentlichungspraxis. Sacks weicht gezwungenermaßen vom orthodoxen Publikationsweg ab und löst gerade durch diese Abschweifung eine beispiellose Erfolgsgeschichte aus. *The Great Awakenings* entfesselt eine Welle positiver Resonanz, woraufhin Sacks die Fallgeschichten seiner Enzephalitis-Patienten ergänzt und 1973 unter dem Titel *Awakenings* als Monographie veröffentlicht.[391]

Awakenings darf als die erste Sammlung von Fallgeschichten nach Freud gelten, die über alle Fach- und Mediengrenzen hinweg ihre Wirkung auf andere Autoren, die Presse und die öffentliche Wahrnehmung entfaltet. Die Geschichten der Schlafkranken werden mehrfach neu aufgelegt, in zahlreichen Rezensionen besprochen und in mehrere Sprachen übersetzt. Das Buch inspirierte

S. 1968–1969, hier S. 1969.

390 Sacks: Origins, S. 1969.

391 *Awakenings* besteht aus Fallgeschichten, die Sacks bereits 1969 verfasste. Für die Publikation ergänzte Sacks die bestehende Fallsammlung um elf weitere Fallerzählungen und gab ihnen einen theoretisch-medizinhistorischen Rahmen. Vgl. Sacks: Awakenings und Sacks: Origins, S. 1969. Leonardo Cassuto statuiert, Sacks habe mit Struktur und Gestaltung von *Awakenings* eine Freak-Show nachgebildet und „in an amazing paradox – he has *at the same time* brought his work under the formal umbrella of western science, the worldview that has received most of the credit (and justifiably so) for ending the freak show." Cassuto: Sacks, S. 328, Hervorhebung Cassuto. Tatsächlich könnte man – ließe man die schwierige Publikationsgeschichte des Werks außer Acht – die an ein Laienpublikum adressierte Veröffentlichung als Sensationslust werten. Cassutos Textbelege für die Nähe zur Freakshow bleiben jedoch recht vage. Die Textcharakteristika, die er als typische Freakshow-Architektur anführt (der Erzähler/Impresario führt den Leser/Besucher von einem außergewöhnlichen, aus der Gruppe ausgesonderten Patienten/Freak zum nächsten) sind in einer Sammlung von Falldarstellungen schwer zu vermeiden. Außerdem ist ein wichtiger Unterschied hinsichtlich der intendierten Wirkung beider Darstellungsformen erkennbar: Während der Impresario der Freakshow ein Interesse daran hat, die Unterschiede zwischen den Darstellern und dem Publikum möglichst groß erscheinen zu lassen, ist es Sacks daran gelegen, dem Leser eine empathische Reaktion auf die Schicksale der Patienten zu ermöglichen. Cassuto führt später selbst an, Sacks versuche, eine Sprache zu finden, die dem Subjekt angemessen sei, deutet dieses Unterfangen allerdings als Versuch, sowohl „the concept of "freak" and the genre of the case study" zu dekonstruieren (Cassuto: Sacks, S. 330).

Künstler verschiedenster Sparten zu Verfilmungen,[392] Theateradaptionen,[393] Hörspielen,[394] und sogar Musikstücken.[395] Die große Popularität der Sammlung bewirkt eine Transformation der Patientengeschichten: Aus medizinischen Verständigungstexten – als die sie in ihrer ersten Form als wissenschaftliche Fachtexte angelegt waren – werden Bestandteile des kulturellen Kanons. Ohne dies von Beginn an beabsichtigt zu haben, setzt Sacks die Kulturmedien als Vermittlungsinstanz für neurowissenschaftliche Zusammenhänge ein. Damit reagiert er zum einen auf die Schwerfälligkeit von Fachorganen in Bezug auf als dissident empfundene Standpunkte, zum anderen schafft er sich, dem Trend voraus, Bewegungsfreiheit in der sich verändernden Medienlandschaft. Lange waren Wissenschaftsjournalisten beflissen, die aktuellen Entwicklungen in der Wissenschaft möglichst ‚objektiv' abzubilden:

> Typisch für den Wissenschaftsjournalismus war bis in die neunziger Jahre hinein eine Berichterstattung nach dem Muster ›die Wissenschaft hat festgestellt...‹. Dabei folgten die Berichte einem fest gefügten Ritual: Pünktlich zum Erscheinungstermin der wichtigsten wissenschaftlichen Fachjournale wurde auch in den Tageszeitungen berichtet, was von der Wissenschaft bekannt gegeben wurde. Es wurde der Allgemeinheit vorgesetzt, nicht weil das Thema gerade in der Debatte war, nicht weil das Thema gerade die Bevölkerung besonders interessiert hätte, sondern nur, weil es zufälligerweise an diesem Tag in einem der Fachjournale veröffentlicht wurde. Aktualität wurde nicht journalistisch bestimmt, sondern wissenschaftsintern.[396]

Doch in den letzten Jahrzehnten wandelt sich die Haltung der Massenmedien zur Wissenschaft und *vice versa*. Für die Medien stellt die Wissenschaft nurmehr einen Informationslieferanten unter vielen dar:

---

392 *Awakenings*, Dokumentation von Duncan Dallas von 1974; *Awakenings*, Spielfilm von 1990 mit Robert de Niro, Regie Penny Marshall.

393 Darunter Harold Pinters' Stück *A Kind of Alaska* von 1982.

394 Hörspieladaption für CBC Radio von John Reeves 1986.

395 Die Motive von *Awakenings* bzw. der Verfilmung von Penny Marshall werden in dem Stück *Octavarium* der Band *Dream Theatre* aufgegriffen.

396 W. Göpfert: *Wissenschaftsjournalismus heute*. – In: C. Götz-Sobel und W. Mock (Hrsg.): *Wissenschaftsjournalismus heute*. Bonn: 2006, S. 29–36, hier S. 32ff. Vgl. hierzu auch: Eine „Implikation dieses asymmetrischen Bildes der Vermittlung zwischen Wissenschaft und Gesellschaft ist die, daß den Vermittlungsinstanzen, das heißt popularisierend tätigen ›Übersetzern‹, seien es populärwissenschaftliche Autoren oder aber in neuerer Zeit die modernen Medien, keine eigenständige Funktion zugebilligt wird. Mehr noch, es wird in diesem Bild unterstellt, daß sie keinerlei eigene Selektionskriterien bei der Verarbeitung wissenschaftlichen Wissens haben. Sie sind nur mit dessen Abbildung befaßt, und diese notwendigerweise unzureichend." Peter Weingart: *Die Stunde der Wahrheit? Zum Verhältnis der Wissenschaft zu Politik, Wirtschaft und Medien in der Wissensgesellschaft*. – Weilerswist:

> Die paradox erscheinende Konstellation ist nun, dass es diesen Medien nicht mehr um Aufklärung, um erbauliche Teilhabe und auch nicht um die Entgegennahme von Berichten aus der Wissenschaft geht. Für diese kommerzialisierten Medien ist die Wissenschaft vielmehr ein Bereich neben anderen, der dann und nur dann Gegenstand ihrer Aufmerksamkeit wird, wenn er Nachrichtenwert hat.[397]

„Nachrichtenwert" bedeutet in diesem Zusammenhang, dass die Mitteilungen nach Kriterien wie „Aktualität, Sensation, Personalisierung, Lokalbezug"[398] beurteilt und ausgewählt werden, nicht notwendigerweise nach ihrer Bedeutung für die Forschung. Das heißt, dass die öffentlichen Medien nicht mehr auf die Zuteilung von Informationen angewiesen sind. Zugleich haben sie interne Verfahren ausgebildet, mit Hilfe derer als nützlich – das heißt aufmerksamkeitserregend, gewinnbringend – eingestufte Botschaften weiterverarbeitet werden. Dazu gehört unter Umständen auch sinnverändernde Verknappung oder öffentlichkeitswirksame Veränderung von Informationen. Weingart stellt fest, dass

> die Medien die Realität nicht widerspiegeln, sondern ihrerseits Selektionsentscheidungen treffen [...]. Die Medien beobachten sich selbst, das heißt, sie kommentieren sich gegenseitig und werden damit selbstbezüglich. Überdies lassen sich spezielle Produktionsbedingungen identifizieren, die wiederum medienspezifische Kriterien der Nachrichtenauswahl bedingen. Daraus ergibt sich eine eigene Medienwirklichkeit, die von den Medien aufgrund des besonderen Umgangs mit Informationsquellen und im Hinblick auf das jeweils vorgestellte Publikum regelrecht ›konstruiert‹ wird [...]. Es ist unmittelbar evident, daß sich diese Kriterien von denen unterscheiden, nach denen die Wissenschaft ihre Informationen kommuniziert.[399]

Vom mehr oder weniger gut zu kontrollierenden Werkzeug für die Übermittlung externer Botschaften haben sich die Medien zu einem eigenständigen Gesellschaftssystem mit eigenen Binnenstrukturen entwickelt, das eigene Inhalte *herstellt*.[400] In der sogenannten „Wissensgesellschaft", in der Forscher mehr

---

2001, S. 235f.

397 Peter Weingart: *Die Öffentlichkeiten der Wissenschaft: Vorderbühne und Hinterbühne.* – In: *Gegenworte* [19: *Wissen schafft Publikum*] 2008, S. 11–14, hier S. 12f., Hervorhebung Weingart.

398 Weingart: Stunde, S. 238.

399 Weingart: Stunde, S. 237f.

400 In diesem Zusammenhang ist ein Seitenblick auf die Forschung zum Wissenschaftsjournalismus erhellend. Einen Einstieg bietet der Artikel *Eine Frage der Haltung. Oder: Warum Wissenschaftsjournalisten mehr sind als bloße Dolmetscher* von Holger Hettwer und Franco Zotta. Hettwer und Zotta beschreiben am Beispiel des Wissenschaftsjournalisten Horst

denn je um Ressourcen konkurrieren und sich zugleich erhöhtem Rechtfertigungsdruck ausgesetzt sehen,[401] ist die Wissenschaft aber in immer stärkerem Maße auf die öffentliche Aufmerksamkeit angewiesen und damit auch auf die Gunst der Medien. „Schon Berufungskommissionen können die Literatur nicht lesen, die die Kandidaten produzieren",[402] weshalb zum einen eine vermittelnde Instanz zwischen Öffentlichkeit und Wissenschaft an Relevanz und Einfluss gewinnt, sich zum anderen aber auch die Berichterstattung über wissenschaftliche Inhalte immer weiter von den tatsächlichen Forschungsvorgängen und -ergebnissen entfernt.

Nicht nur verbreitet Sacks mit *Awakenings* polarisierende Inhalte und setzt sich damit gegen den Widerstand der Fachmehrheit durch, er beschreitet auch im Umgang mit den Medien neue Wege. Er popularisiert seine Ergebnisse selbst, wechselt also auf die Seite der Medien, und behält hierdurch die Kontrolle über die mediale Darbietung. Damit bestimmt er auch, welche Veränderungsprozesse seine Erkenntnisse durchlaufen, bevor sie an ein Laienpublikum gelangen und von anderen Medien weiterverwertet werden. Auf diese Weise instrumentalisiert er die Medien und umgeht sie zugleich, macht sich ihre Techniken zu eigen und

---

Stern, dass für die mediale Vermittlung von Wissen die Wissenschaft nur eine Quelle unter vielen darstellt. Zudem wird die Rolle des Journalisten als kritisches Subjekt hervorgehoben, das im Einklang mit den eigenen Überzeugungen berichtet, aber nicht notwendigerweise im Einklang mit dem Weltbild und Wahrheitsbegriff der Wissenschaft: „Wer journalistisch so handelt, dem wird es unmöglich sein, sich zum Sprachrohr der Wissenschaft zu machen. Wer so agiert, dem kann es kein Anliegen sein, nur zu spiegeln, was andere ihm an Meinungen, Behauptungen und vermeintlichem Tatsachenwissen zutragen. Wer so arbeitet, dem kann es in letzter Konsequenz auch nicht darum gehen, nur verstehen zu wollen, was die Wissenschaft will, sondern der muss nach weiteren Dimensionen, zusätzlichen Rationalitäten außerhalb der Wissenschaft suchen, deren Berücksichtigung erst ein vollständiges Bild der Wahrheit über einen Gegenstand erzeugt. Journalismus im Geiste dieser Haltung schließt die Rolle des Mittlers nicht aus, aber er beschränkt sich nicht darauf." Holger Hettwer und Franco Zotta: *Eine Frage der Haltung. Oder: Warum Wissenschaftsjournalisten mehr sind als bloße Dolmetscher*. – In: *Gegenworte* [19: *Wissen schafft Publikum*] 2008, S. 66–69, hier S. 68.

401 Das Wachstum des Wissenschaftsbetriebs übertrifft selbst die Bevölkerungszunahme, weshalb steigender Konkurrenzdruck und der Kampf um begrenzte finanzielle Mittel als logische Folge einer an sich erstaunlichen Entwicklung gelten können: „Grob gerechnet hat jede Verdoppelung der Bevölkerung mindestens drei Verdoppelungen der Zahl der Wissenschaftler hervorgebracht [...]. Der amerikanische Wissenschaftshistoriker Derek de Solla Price sah infolgedessen bereits für die Jahrtausendwende einen Übergang zu einer geringeren Wachstumsrate voraus, da die absurde Konsequenz weiteren exponentiellen Wachstums undenkbar sei: daß dann nämlich zwei Wissenschaftler auf jeden Mann, Frau [sic] und Hund in der Bevölkerung kämen". Weingart: Stunde, S. 87.

402 Weingart: Öffentlichkeiten, S. 14.

entzieht den Medien hierdurch auf ihrem eigenen Terrain die Darstellungsmacht über seine Inhalte.

> This experience was as affirmative as the other was negative. Yes, I felt, yes, there are real people out there, who are imaginative and curious and want to know more. (They may not be neurologists, but, by God they are real.) The response in *The Listener* put an end to my long years of frustration and obstruction and gave me a decisive encouragement and affirmation.[403]

Der mediale Grenzübertritt erzeugt für Sacks nicht nur eine beglückende Resonanz in der Öffentlichkeit, sondern mündet in einer Jahrzehnte währenden Erfolgsgeschichte. Auf *Awakenings* folgen neben zahlreichen neuro- und populärwissenschaftlichen Fachartikeln und Leserbriefen elf populärwissenschaftliche bzw. autobiographische Monographien, darunter fünf weitere genuine Fallgeschichtenbände. Sacks gilt nicht nur in der Öffentlichkeit als Star unter den Neurowissenschaftlern, er ist inzwischen auch bei seinen Kollegen hoch angesehen.[404] Sacks schafft mit seinem zunächst unorthodox anmutenden Veröffentlichungsmodus nicht nur eine Öffentlichkeit für seine eigene Forschung und klinische Erfahrung, er eröffnet dem gesamten Fach eine Möglichkeit zur publikumswirksamen Vermarktung, die im Gegensatz zu anderen neurowissenschaftlichen Publikationen kaum Kontroversen auslöst. Wenn sie nicht als Illustrationen in neurophilosophische Überlegungen eingebettet sind, wie Damasios Fall Gage, werden neurowissenschaftliche Fallgeschichten von ihren Lesern kaum als Infragestellung des eigenen Menschen- oder Weltbildes verstanden. Der Fokus auf die Arzt- bzw. Patientenfigur in Falldarstellungen reizt eher das Empathievermögen als den intellektuellen Widerstand der Rezipienten, selbst wenn die philosophisch-anthropologischen Implikationen zum Teil ähnliche sind wie bei explizit neurophilosophischen Publikationen.

Und auch auf anderer Ebene setzt Sacks mit *Awakenings* einen Trend, ohne dies intendiert zu haben. Sacks ist gezwungen, seinen Artikel über die Nebenwirkungen von L-DOPA vorzuveröffentlichen. Was Sacks aus Mangel anderer Veröffentlichungsoptionen und aufgrund der Weigerung seiner Kollegen, den Artikel einer objektiven Prüfung zu unterziehen, zunächst unfreiwillig tut, wird inzwischen gezielt eingesetzt, um bereits im Vorfeld des *peer review* die Öffentlichkeit für ein Forschungsthema oder -ergebnis einzunehmen und dessen Relevanz unhinterfragbar zu machen. Selbst wenn sich nach genauerer

403 Sacks: Origins, S. 1969.

404 Das belegen nicht zuletzt Sacks' unzähligen Beiträge und Vorworte in Fachveröffentlichun-

Untersuchung herausstellen sollte, dass die Ergebnisse relativiert oder gar zurückgenommen werden müssen.[405]

Es wird deutlich, dass die Fallgeschichten für die Neurowissenschaften als Veröffentlichungsform eine besondere Stellung einnehmen, auch wenn sie hier anders als bei der Psychoanalyse kein direktes wissenschaftliches Erkenntnismittel darstellen. Fallgeschichten haben sich zum Mittel der Wahl für die öffentlichkeitswirksame Popularisierung neurowissenschaftlicher Forschung entwickelt, sie sind im weitesten Sinne ein wissenschafts- und medienpolitisches Instrument. Es gilt noch einmal festzuhalten, dass das in diesen Fallgeschichten vermittelte Wissen von der eigentlichen, „harten" neurowissenschaftlichen Forschung verschieden ist, die sich mit narrativen Verfahren nicht annähernd vermitteln lässt. Dennoch wird die Fallgeschichte bei Neurowissenschaftlern immer beliebter. Auf welche Weise die Perspektiven, die Sacks' Beispiel eröffnet haben, von anderen Wissenschaftlern genutzt werden, lässt sich am Beispiel des Neuropsychologen Vilayanur Ramachandrans nachzeichnen, der mit der erfolgreichen Fallgeschichtensammlung *Phantoms in the Brain* auf sich aufmerksam gemacht hat.[406] Auch Ramachandran geht es nicht allein um die Vermittlung von Fachwissen oder eine subjektive, intime Darstellung seiner klinischen Erfahrungen, sondern auch um die medienwirksame Positionierung seiner Forschung. Diese Vermutung wird durch die Tatsache untermauert, dass sich Ramachandran mit Sandra Blakeslee eine erfahrene Wissenschaftsjournalistin als Koautorin an die Seite geholt hat. Blakeslee bezeichnet sich selbst als „science writer" und hat sich auf populärwissenschaftliche Artikel und Koautorschaften im Gebiet der Neurowissenschaften spezialisiert.[407] *Phantoms in the Brain* ist damit kein genuines Produkt der persönlichen Ausdrucksmächtigkeit Ramachandrans. Während bei Sacks immer auch ein persönliches Ausdrucksbedürfnis spürbar

---

gen von Kollegen. Sacks' Bibliographie zählt über 50 derartige Veröffentlichungen. Die vollständige Veröffentlichungsliste ist auf Sacks' Homepage zu finden.

405 Ein extremes Beispiel hierfür stellt der Fall der sogenannten „kalten Fusion" dar. 1989 verkündeten die amerikanischen Wissenschaftler B. Stanley Pons und Martin Fleischmann in einer Pressekonferenz, sie hätten eine Kernfusion bei Zimmertemperatur durchgeführt, und das mit primitivsten Mitteln. Pons und Fleischmann lösten durch ihre Mitteilung einen beispiellosen Medienhype aus. Im Nachhinein erwiesen sich die Ergebnisse als unhaltbar, sie ließen sich nicht reproduzieren. Vgl. David Goodstein: *Whatever Happened to Cold Fusion* [Website]. – Pasadena: 2002.

406 Vgl. hierzu das Kapitel *Erfolg auf Rezept: Die Fallgeschichten Ramachandrans* ab S. 250.

407 Vgl. hierzu die Listen der Buchveröffentlichungen und Zeitschriftenartikel auf Blakeslees persönlicher Homepage sowie ihre Selbstdarstellung ebendort.

ist, deutet die Autorenkonstellation von *Phantoms in the Brain* an, dass das Buch in erster Linie eine Funktion erfüllen soll, eine Funktion, der es vielleicht nicht gerecht würde, stammte es ausschließlich aus der weniger medienerfahrenen Feder Ramachandrans selbst.

4.3 Oliver Sacks, Alexander Lurija und die Romantische Wissenschaft

Bevor in den darauffolgenden Kapiteln die poetischen Verfahren ihrer neurowissenschaftlichen Fallgeschichten unter die Lupe genommen werden, soll ein Seitenblick auf das Konzept der Romantischen Wissenschaft[408] dabei helfen, den Standpunkt von Oliver Sacks und Alexander Lurija in Bezug auf die Wissenschaft zu bestimmen. Diese Vorleistung ist deshalb erhellend, weil die Haltung der beiden Autoren zu ihrer Disziplin Auswirkungen auf die Gestaltung ihrer Falldarstellungen zeitigt. Oliver Sacks reflektiert nicht nur die Veröffentlichungsbedingungen seiner Texte, sondern auch die Tradition, in der er seine Fallgeschichten verortet wissen will. Er beruft sich dabei nachdrücklich auf seinen Kollegen und Korrespondenzpartner Lurija, einen der Begründer der Neuropsychologie in der Sowjetunion. Die anfänglichen Schwierigkeiten bei der Veröffentlichung seiner Untersuchungen teilt Sacks mit seinem Vorbild. Da Lurija die von der Regierung favorisierten Lehren Pawlows nicht unhinterfragt übernehmen wollte, traf ihn ein lange währendes Veröffentlichungsverbot.[409] Sacks thematisiert wiederholt seine Affinität zu Lurijas Wissenschaftsbegriff und stellt das große Gewicht heraus, welches das Wort (und nicht zuletzt das Urteil) des Freundes für ihn hat. Die Nähe zwischen den beiden Wissenschaftlern ist so groß, dass man ihre gemeinsame Grundhaltung sogar als eigene

408 Um sie von Epochenbezeichnungen zu unterscheiden, werden in der vorliegenden Arbeit die Adjektive „Klassisch" und „Romantisch" groß geschrieben, sofern sie sich auf das von Lurija entwickelte Wissenschaftskonzept beziehen. In Zitaten wird jedoch die Schreibweise der Autoren beibehalten.

409 „Später [nach einer Auseinandersetzung mit Pawlow, BS] wurde Lurija (wie viele andere Wissenschaftler) des »Anti-Pawlowismus« und »Anti-Sowjetismus« bezichtigt und mit einem Lehr-, Forschungs- und Publikationsverbot belegt. Deshalb das lange Schweigen zwischen den frühen Veröffentlichungen und der erst nach 1945 erschienenen Studie über die Rehabilitation von Funktionen nach Hirnverletzungen. Materialien für die Fallgeschichte über den Mann, dessen Welt in Scherben ging [...], wurden in den vierziger Jahren gesammelt (und die zur Fallgeschichte über den Gedächtniskünstler noch früher), doch die geistige Atmosphäre war nach wie vor derart düster, daß eine Veröffentlichung erst dreißig Jahre später in Frage kam." Oliver W. Sacks: *Lurija und die romantische Wissenschaft*. – In: Alexander R. Lurija: *Romantische Wissenschaft: Forschungen im Grenzbereich von Seele und Gehirn*. Reinbek bei Hamburg: 1993, S. 7–22, hier S. 8 [Fußnote].

Schule bezeichnen kann. Es ist aus wissenschafts- bzw. literaturhistorischer Sicht deshalb sinnvoll, nicht nur Lurijas eigene Falldarstellungen, sondern auch die von Sacks im Kontext der Romantischen Wissenschaft zu betrachten.[410]

Die Unterscheidung zwischen Klassischer und Romantischer Wissenschaft übernimmt Lurija von Max Verworn, einem Arzt und Philosophen, der um die Jahrhundertwende lebte.[411] Der Klassische Wissenschaftler reduziert, so Lurija, „die lebendige Wirklichkeit in ihrer reichen Vielfalt auf abstrakte Schemata", während der Romantische Wissenschaftler es sich zur Aufgabe macht, „den Reichtum der Lebenswelt zu bewahren" und sich dieses Reichtums anzunehmen.[412] Methodisch betrachtet „zerlegt [der Klassische Wissenschaftler, BS] Ereignisse in ihre Bestandteile", um „schließlich allgemeine Gesetze formulieren" zu können.[413] Der Romantische Wissenschaftler hingegen ist bestrebt, den Untersuchungsgegenstand möglichst in seiner gesamten Komplexität zu erfassen und zu beschreiben, ohne die „Phänomene ihrer Eigenheiten" zu entkleiden.[414] Historisch betrachtet setzt sich die Klassische Wissenschaft durch, eine in Lurijas Augen nicht ganz unproblematische Entwicklung:

> Der Reduktionismus, der Versuch also, komplexe Erscheinungen auf elementare Bestandteile zurückzuführen, wurde zum Leitprinzip der wissenschaftlichen Arbeit. [...] Dann erfolgte der wohl beeindruckendste Umschwung. Es wurden elektronische Maschinen erfunden, deren Rechengeschwindigkeit und Speicherkapazität die Möglichkeiten des Menschen um ein Vielfaches übertrafen. Elektronische Rechenanlagen wurden zu einem der wichtigsten Hilfsmittel der Wissenschaft. Viele Forscher gaben sich dem Glauben hin, die Beobachtung realen Verhaltens ließe sich durch Computersimulationen oder durch mathematische Modelle ersetzen. [...] Und diese Entwicklungslinie barg eine noch größere Gefahr: Die Realität der bewußten menschlichen Tätigkeit wurde durch mechanische Modelle ersetzt.[415]

---

410 Interessant werden dabei vor allem die Differenzen sein, die trotz des ideellen Schulterschlusses der beiden Wissenschaftler an ihren Fallgeschichten festzustellen sind.

411 Vgl. Alexander R. Lurija: *Romantische Wissenschaft: Forschungen im Grenzbereich von Seele und Gehirn.* – Reinbek bei Hamburg: 1993, S. 177. Es gibt auch zahlreiche Berührungspunkte zwischen Verworns/Lurijas Konzeption der Romantischen Wissenschaft und der poetischen Medizin Georg Groddecks (vgl. hierzu Gerhard Danzer: *Historische Elemente und Groddeske Aspekte einer poetischen Medizin.* – In: Gerd Overbeck (Hrsg.): *Auf dem Wege zu einer poetischen Medizin.* Frankfurt am Main: 1996, S. 11–20.), allerdings bezieht sich Lurija nicht explizit hierauf.

412 Lurija: Wissenschaft, S. 177.

413 Lurija: Wissenschaft, S. 177.

414 Lurija: Wissenschaft, S. 177.

415 Lurija: Wissenschaft, S. 178f.

Lurija war bemüht, beide Formen des wissenschaftlichen Arbeitens zu vereinen und das Ungleichgewicht auszugleichen, das aus seiner Sicht zu Lasten der Romantischen Wissenschaft fiel. Dies ist insbesondere in Anbetracht des damaligen wissenschaftlichen Klimas in der Sowjetunion bemerkenswert, da eine Verbindung von biologisch-neurologischen Erkenntnissen mit einem ganzheitlichen Menschenbild der von der Regierung propagierten materialistischen und mechanistischen Psychologie Pawlows nicht entsprach und ein Abweichen vom Kanon mit empfindlichen Sanktionen verbunden war. Doch gerade an einer ganzheitlichen Sicht auf den Menschen, dessen Verhalten und geistige Fähigkeiten war Lurija gelegen:

> Sein [Lurijas, BS] Denken war von Anfang an von der Überzeugung geprägt, die sich als roter Faden durch all seine Forschungen zieht: Die zerebralen, geistigen Funktionen – selbst die elementaren – sind nie ausschließlich biologischer Natur, sondern immer durch die Erfahrungen, die Interaktionen, die Kultur des Individuums bestimmt. Wer die Fähigkeiten des Menschen als Einzelphänomene betrachtet, kommt nicht weit; nur im Zusammenhang mit den gestaltenden Einflüssen des Lebens können sie untersucht und verstanden werden.[416]

Am Ende des Kapitels über die *Mechanismen des Gehirns* in *Romantische Wissenschaft* wendet sich Lurija implizit gegen eine Forschung ohne ethische Grenzen: Im Umgang mit Kranken dürfe ein Wissenschaftler nicht vergessen, dass es sich um individuelles menschliches Leben handele, nicht um eine statistische Abstraktion, die mit Hilfe von Theorien bestätigt oder widerlegt werden könne.[417] Der Untersuchung neurogener Phänomene soll demnach eine Reflexion des Untersuchungsziels und der Untersuchungsmittel vorangehen. Der Mensch mit seiner individuellen Lebensgeschichte und seiner Erfahrungswelt ist für Lurija unhintergehbar und von unschätzbarem Wert. In einem Brief an Oliver Sacks schreibt er:

> Offen gesagt, ich mag den Typus der ›biographischen‹ Studie, wie beispielsweise die über Schereschewskij und Sassezkij ... zum einen, weil es sich dabei um ›romantische Wissenschaft‹ handelt, die ich habe einführen wollen, und zum anderen, weil ich strikt *gegen* den sturen statistischen Ansatz und *für* die qualitative Erforschung der Persönlichkeit, *für* jeden Versuch zur Erfassung der der Persönlichkeitsstruktur zugrundeliegenden *Faktoren* bin.[418]

Eine ähnliche Einstellung hat auch Sacks. Seine Abneigung gegen eine Medizin, die den Patienten nicht als Menschen wahrnimmt, sondern als reinen Untersu-

416 Oliver W. Sacks: *Einführung*. – In: Alexander R. Lurija: *Der Mann, dessen Welt in Scherben ging: zwei neurologische Geschichten*. Reinbek bei Hamburg: 1991, S. 7–20, hier S. 7f.

417 Vgl. Lurija: Wissenschaft, S. 176.

418 Brief von Alexander Lurija an Oliver Sacks vom 19. Juli 1973. Zitiert nach Sacks: Lurija,

chungsgegenstand, schwingt in seinen Fallgeschichten beständig mit und wird an anderer Stelle von ihm explizit formuliert:

> We may hope that the dangerous breach between science and humanism, which has undermined medicine (and medical writing) for many decades, may be healed by such a phenomenological approach, and that this in turn will usher in a new realm of clinical tales.[419]

Sacks und Lurija präsentieren sich als Wissenschaftler vom ‚selben Schlag'. Wie der Briefwechsel nahelegt, war die Verbindung zwischen den beiden Wissenschaftlern eng und von gegenseitiger Hochachtung für die Arbeit des jeweils anderen geprägt. Lurija war Sacks zufolge der einzige Kollege, der die Veröffentlichung von *Awakenings* brieflich kommentierte und begrüßte: „I was devastated at this medical 'mutism,' [sic] but at the same time reassured and encouraged by the reaction of A. R. Luria."[420] In seiner Einführung zur Übersetzung von Lurijas Fallgeschichtenband bezeichnet Sacks den älteren Kollegen als den bedeutendsten Neuropsychologen seiner Zeit.[421] Auch im Vorwort zu *Awakenings* beschreibt Sacks seine große Bewunderung für Lurija:

> I had admired Luria infinitely since my medical school days, and before. When I heard him lecture in London in 1959, I was overwhelmed by his combination of intellectual power and human warmth [...] and it was exactly this combination which so pleased me in his work, and which made it such an antidote to certain trends in medical writing, which attempted to delete both subjectivity and reflection.[422]

Auch Debra Journet hebt in ihrem Aufsatz *Forms of Discourse and the Sciences of the Mind: Luria, Sacks and the Role of Narrative* die geistige Verwandtschaft von Lurija und Sacks hervor und verweist auf die Dependenz der populärwissenschaftlichen Texte Sacks' von Lurijas Romantischer Wissenschaft. Journet zufolge bietet die Verbindung von klinischen bzw. neurowissenschaftlichen Resultaten mit einer narrativ vermittelten individuellen Patientengeschichte nicht nur die Möglichkeit, „to communicate these patients' experiences, but a different way to understand them".[423] Da Lurija und Sacks die Symptome ihrer Patienten weder ausschließlich aus der naturwissenschaftlich-positivistischen Perspektive heraus betrachten noch aus einer rein narrativ-phänomenologischen, ist keine

S. 11, Hervorhebungen Sacks/Lurija.

419 Oliver W. Sacks: *Clinical Tales*. – In: *Literature and Medicine* [5] 1986, S. 16–23, hier S. 23.

420 Sacks: Awakenings, S. xxxiv.

421 Vgl. Sacks: Einführung, S. 7.

422 Sacks: Awakenings, S. xxxvi.

423 Journet: Discourse, S. 172.

der traditionellen wissenschaftlichen Darstellungsformen für ihre Fallbeschreibungen angemessen:

> This new way of »knowing« the patient – one that goes beyond the strictly »neurological« way of knowing – necessitates a new way of writing about the patient. [...] Thus neither way of »knowing« – brain or mind – and neither way of writing – exposition or narrative – is, by itself, adequate for representing the phenomena that Sacks and Luria treated.[424]

Demnach stellen Lurijas und Sacks' Falldarstellungen eine neue Diskursform dar, die zwischen den Artikulationsgepflogenheiten positivistischer Neurowissenschaft und denen ganzheitlicher Individualpsychologie[425] angesiedelt ist. Journet zufolge erlaubt die neue Diskursform ihren Autoren aber sogar noch einen weiteren Schritt, den die Neurowissenschaftler bislang vergeblich zu gehen suchten: „in combining exposition and narrative, [this new discourse form, BS] allowed these writers to bridge the duality of mind and brain".[426] Sacks selbst ist diesbezüglich zurückhaltender. In seinem Aufsatz *Clinical Tales* setzt er sich mit der Möglichkeit einer Verschmelzung von Körper und Geist im Fusionsraum Fallgeschichte auseinander:

> Jonathan Miller[427] likes to say that what tantalizes him, above all, is the intersection of mechanism and biography – and it is precisely at this intersection, or interface, that clinical tales (like living organisms) must dwell. Is any fusion of the biological and historical possible? Or must there always be an uneasy and all-too-visible doubleness?
>
> This is a question – perhaps *the* question – which exercised Luria throughout a lifetime [...]. It is a question which has occupied me for many years, not so much theoretically, as practically, in the writing of case histories and clinical tales.[428]

Im Rückblick auf seine bis dato veröffentlichten Falldarstellungen stellt Sacks fest, dass sich narrative und explanatorische Elemente mit der Zeit immer weiter miteinander verbinden. Während sich in *Migranes* (Erstentwurf 1967, Buchausgabe 1970) bestenfalls kurze Pathographien finden, macht in *Awakenings* (erste Entwürfe 1969, Buchausgabe 1973) die Narrative bereits mehr als die Hälfte des Textes aus. Ein Großteil der nicht-narrativen Passagen ist hier in

424 Journet: Discourse, S. 179.

425 Hier nicht nur als psychologische Schule Alfred Adlers zu verstehen, sondern als subjektzentrierte psychologische Herangehensweise generell.

426 Journet: Discourse, S. 171.

427 Britischer Theater- und Opernregisseur, Arzt, Neuropsychologe, Autor und Fernsehmoderator.

428 Sacks: Tales, S. 21.

Fußnoten verbannt, die allerdings Sacks zufolge annähernd die andere Hälfte des Buches beanspruchen.[429] „In effect, there are two books – one narrative, one expository; one idiographic, one nomethetic – which run in parallel, but rarely wholly combine or meet."[430] In *A Leg to Stand On* (Erstentwurf 1979, Buchausgabe 1984) verbietet sich Sacks die sonst von ihm gerne und ausgiebig verwendeten Fußnoten völlig, um zu einer einheitlichen („unitary") Form zu finden, die er als „neurological novel" bezeichnet.[431] Bei der Niederschrift von *The Man Who Mistook His Wife for a Hat* (1985) schließlich spürt Sacks

> a certain sense of seamlessness and ease, as if the two modes – narrative and explanatory – had finally fused, but this may have been an illusion. That they are *complementary*, I do not doubt, but I do not know if they »fuse«.[432]

Aber ist das die von Sacks und Journet angesprochene Brücke zwischen Geist und Körper? Vielleicht gibt ein Blick auf die Fallgeschichten von Sacks und Lurija Aufschluss.

4.4 Exkurs: Lurijas neuropsychologische Portraits

Da ich gezwungen bin, mich bei der Lektüre von Lurijas Texten auf Übersetzungen zu stützen, werden die Fallgeschichten *Der Mann, dessen Welt in Scherben ging* und *Kleines Portrait eines großen Gedächtnisses* exkursorisch behandelt.[433] Die beiden von Lurija veröffentlichten neurologischen „Portraits"[434] weisen einige Besonderheiten auf, deren Untersuchung es ermöglicht, dem Spektrum der hier behandelten Fallgeschichten weitere Färbungen hinzuzufügen. Eine Besonderheit ist der außergewöhnlich lange Zeitraum, über den das Material für die Falldarstellungen jeweils zusammengetragen wurde. Den Kriegsversehrten Lew Sassezki, dessen Gedächtnis irreversibel durch eine Hirnverletzung

---

429 Vgl.: Sacks: Tales, S. 21.

430 Sacks: Tales, S. 21.

431 Sacks: Tales, S. 21.

432 Sacks: Tales, S. 21, Hervorhebung Sacks.

433 An Stellen, die für die Interpretation besonders relevant waren, wurden das russische Original und die deutsche Übersetzung verglichen. Der Dank hierfür und für weitergehende Informationen zur russischen Semantik und Syntax gilt Denis Kuphal.

434 Vgl. Sacks: Einführung, S. 12. Die Fälle Sassezki und Schereschewski sind Lurijas einzige reine Fallveröffentlichungen. Im Original handelt es sich um zwei separate Publikationen. In beiden Geschichten kürzt Lurija die Namen seiner Patienten mit „S." ab, was bei der Lektüre der deutschen Ausgabe, die beide Fälle in einem Band zusammenführt, zu Irritationen führen kann. Aus diesem Grund werden hier außerhalb der Zitate die ausgeschriebenen

zerstört wurde, hatte Lurija bis zur Veröffentlichung der Fallgeschichte 26 Jahre lang begleitet.[435] Bei Solomon Schereschewski, dem Gedächtniskünstler, waren es sogar fast 30 Jahre.[436] Die lange Bekanntschaft wirkt sich nicht nur auf die Arzt-Patienten-Beziehung aus, sondern auch auf die Darstellungsweise. Bemerkenswert ist außerdem, dass sich Lurijas Fallerzählung inhaltlich um zwei Patienten mit genau gegensätzlichen Symptomen drehen: Während Sassezki unter dem Verlust großer Teile seines Gedächtnisses leidet, scheint die Erinnerungsfähigkeit Schereschewskis schier grenzenlos zu sein. Im Folgenden steht zunächst die thematische Gegensätzlichkeit der beiden in Lurijas Fallgeschichten geschilderten Syndrome im Fokus. Im Anschluss erfolgt eine detailliertere narratologisch ausgerichtete Analyse des Portraits *Der Mann, dessen Welt in Scherben ging*. Am Fall Sassezki lässt sich der im Kapitel *Arzt, Autor, Erzähler, Ich und Co. Unbekannte Wesen in bekannten Rollen*[437] formulierte illusorische Charakter eines Durchgriffs auf die Wirklichkeit demonstrieren.

Obwohl Sassezki und Schereschewski unter diametral verschiedenen Symptomen leiden, haben beide im Kern das gleiche Problem: Keiner von beiden ist imstande, die eigene Lebensgeschichte in eine kohärente Narrative zu überführen. Sassezki ist nach seiner Kopfverletzung kaum noch in der Lage, die notwendigen Worte und Wörter für eine zusammenhängende Geschichte zu finden und Begriffe mit der passenden Bedeutung zu assoziieren:

> «Beschreiben Sie, was Sie auf dem Bild sehen.» – «...das ist... was denn... sitzt... und dieser... aber hier irgendwie... was ist denn das? Und dieser hier... ich weiß nicht... wahrscheinlich ist hier etwas... wie ist denn das?...» – «Und jetzt heben Sie Ihren rechten Arm!» – «Der rechte... rechte... linke... nein, ich weiß nicht... Wo ist denn der rechte Arm?... Was ist rechts... oder links... Nein... Nein... Bei mir kommt doch nichts dabei heraus...»[438]

Namen der Patienten verwendet, auch wenn diese von Lurija in seinen Fallgeschichten nicht ausdrücklich erwähnt werden.

435 Vgl. Alexander R. Lurija: *Der Mann, dessen Welt in Scherben ging: zwei neurologische Geschichten* – Reinbek bei Hamburg: 1991, S. 39.

436 Vgl. Lurija: Scherben, S. 151.

437 In dieser Arbeit ab S. 34.

438 Lurija: Scherben, S. 40. Zum Verlust des Sprachgedächtnisses treten bei Sassezki ein eingeschränktes Sichtfeld, eine veränderte Körperwahrnehmung, der Verlust nahezu aller erlernter Kenntnisse, die abstraktes Denken erfordern, Schwierigkeiten mit der visuellen Vorstellungskraft und die Unfähigkeit, Automatismen und Kulturtechniken abzurufen. Das folgende Zitat mag einen Eindruck von den Problemen vermitteln, mit denen sich Sassezki konfrontiert sieht: „Wenn ich mir [...] ein ‹Bild› machen will, dann gelingt mir das nicht,

Der weitgehende Verlust des Sprachgedächtnisses führt bei Sassezki zu einer Zersplitterung von Wahrnehmung und Denken. Einen Gedanken vergisst er oft, noch bevor er die nötigen Begriffe zusammengeklaubt hat, um ihn zu verbalisieren. Sowohl die Wörter selbst als auch deren Bedeutung entgleiten ihm schnell, sofern er sie sich überhaupt ins Gedächtnis rufen kann. Mit großer Mühe gelingt es Sassezki, aufblitzende Erinnerungen niederzuschreiben: „Bilder der Vergangenheit tauchten auf – in aller Klarheit, mit vielen Einzelheiten, und nur deshalb konnte er auch sein Tagebuch schreiben. Aber er konnte sie nicht willentlich heraufbeschwören.“[439] Die Fähigkeit zu schreiben, die bei Sassezki als Automatismus erhalten ist,[440] stellt sich für ihn als einzige Möglichkeit heraus, seine Erinnerungen festzuhalten. Sich Geschichten seiner eigenen Biographie durch willentlich initiierte Rekapitulation ins Gedächtnis zu rufen, ist für Sassezki unmöglich, da fast alle dazu notwendigen Assoziationsketten abgerissen sind. Präsent ist Sassezkis Leben einzig in seinem Tagebuch, nicht in seinem Bewusstsein.

Schereschewski hingegen vergisst nichts. Jede Sprach- bzw. Lautwahrnehmung ist für ihn mit ausgeprägten synästhetischen Eindrücken verbunden,[441] und jede Information wird durch eine visuelle Vorstellung sofort im Gedächtnis verankert:

> Jedes Wort rief bei ihm ein anschauliches Bild hervor, und S. unterschied sich von gewöhnlichen Menschen nur darin, daß diese Bilder unvergleichlich prägnanter und beständiger und zum anderen stets von jenen synästhetischen Komponenten

---

ich kann mir einen Menschen, ein Tier oder eine Pflanze nicht vorstellen, abgesehen davon, daß ich manchmal einen Schimmer von etwas habe, das ihnen ähnelt, aber er verblaßt sehr schnell. Was ich wirklich sehe, sind ein paar Flecken oder winzige Körper.

Ich habe versucht, mir die Gesichter meiner Mutter und meiner Schwestern vorzustellen, doch ich konnte mir kein Bild von ihnen machen. Aber als ich endlich nach Hause entlassen wurde und meine Familie sah, erkannte ich meine Mutter und meine Schwestern sofort. Sie freuten sich riesig über meine Heimkehr, umarmten und küßten mich. Ich konnte ihr [sic] Küsse nicht erwidern, weil ich vergessen hatte, wie man küßt. […] Sie begannen alle möglichen Fragen zu stellen – wie, wann, woher ich zurückgekommen sei. Ich versuchte zu antworten, konnte aber nichts herausbringen; ich stammelte zusammenhangloses Zeug. Ein oder zwei Wörter eines Satzes – das war alles, woran ich mich erinnerte.“ Lurija: Scherben, S. 103.

439 Lurija: Scherben, S. 102.

440 Vgl. das Kapitel *Das Schreiben – der Wendepunkt* in Lurija: Scherben, S. 81 ff.

441 „Bei S. erzeugte jeder Laut unmittelbar Licht und Farbempfindungen wie auch […] Geschmacks- und Berührungsempfindungen. […] «Was für eine gelbe, mürbe Stimme Sie haben», sagte er einmal zu Lew S. Wygotski, der sich mit ihm unterhielt.“ Lurija: Scherben, S. 163.

> begleitet waren, die die Lautstruktur eines Wortes und die Stimme dessen, der es ausgesprochen hatte, widerspiegelten.[442]

Was Sassezki fehlt, hat Schereschewski im Überfluss; er kann sich selbst ihm unbekannte Begriffe oder Wörter aus fremden Sprachen ohne große Schwierigkeiten dauerhaft merken,[443] er vergisst auch nach Jahrzehnten nichts, das er sich einmal eingeprägt hat. Zudem verfügt er über lebhafte visuelle, haptische und olfaktorische Assoziationen zu allen ihm bekannten Begriffen, was eine Entkoppelung von Wort und Wortbedeutung unmöglich macht. Die starke Anbindung von Wörtern an Bilder führt zu einem unerwarteten Phänomen: Auch Schereschewski ist nicht in der Lage, einer Narrative zu folgen:

> Wenn S. einen Auszug aus einem Text las, erzeugte jedes Wort ein Bild in ihm. «Die anderen *denken* – ich *sehe*!... Ein Satz beginnt – und schon zeigen sich Bilder. Und dann kommen neue Bilder. Und noch mehr, und noch mehr...» [...] Ein Bild jagte das andere, die Bilder häuften sich, drängten sich zusammen. Wie sollte er sich in diesem Chaos von Bildern zurechtfinden? [...] So war jeder Versuch, eine Textpassage zu verstehen, die Informationen aufzunehmen, die sie enthielt, für S. eine qualvolle Prozedur, ein Kampf gegen die unablässig auftauchenden Bilder in seinem Kopf. Folglich waren die Bilder für S. nicht nur eine Hilfe, sondern auch ein Hindernis beim Erkennen – sie lenkten ihn ab, hinderten ihn, das Wesentliche herauszufiltern [...]. Was für eine Sisyphusarbeit war es für ihn, auch nur einen einfachen Abschnitt, ja einen einzigen Satz zu lesen![444]

Die Bilder, die Schereschewski wahrnimmt, treten dabei nicht willkürlich auf, sondern sind fest an Lemmata gebunden. Eine Metapher in eine andere zu übersetzen fällt ihm daher genauso schwer, wie zu erkennen, dass sich derselbe Gegenstand mit verschiedenen Begriffen beschreiben lässt oder ein Wort mehrere Bedeutungen haben kann:

> Das ist zum Beispiel *ekipash*. Das ist bestimmt eine Kutsche. Aber wie soll ich denn auf einen Blick begreifen, daß es sich um eine *morskoi ekipash* [Schiffsbesatzung]

442 Lurija: Scherben, S. 167. Wie beständig die mit derartigen visuelle Ankern versehenen Erinnerungen sind, belegt die folgende Passage: „Die Versuche zeigten, daß er eine beliebig lange Reihe von Wörtern, die ihm vor einer Woche, einem Monat, einem Jahr, ja vor vielen Jahren gegeben worden waren, ohne ersichtliche Mühe wiedergeben konnte. Einige dieser Tests wurden fünfzehn, sechzehn Jahre nach dem ursprünglichen Einprägen der Reihe und ohne jede vorherige Ankündigung durchgeführt. In solchen Fällen setzte sich S. hin, schloß die Augen, machte eine Pause und sagte dann: «Ja, ja... das war bei Ihnen in der Wohnung... Sie saßen am Tisch, ich im Schaukelstuhl... Sie trugen einen grauen Anzug und sahen mich so an... nun... ich sehe, was Sie damals zu mir sagten...» – und dann folgte die fehlerlose Wiedergabe der damals vorgelesenen Reihe." Lurija: Scherben, S. 156.

443 Vgl. Lurija: Scherben, S. 176f.

444 Lurija: Scherben, S. 220. Hervorhebungen Lurija.

> handelt. Eine enorme Arbeit ist nötig, um mich von Details, die mir in den Sinn kommen, zu befreien, damit ich das verstehen kann. Dazu muß ich mir vorstellen, daß es in einer Kutsche nicht nur einen Kutscher gibt, sondern auch einen Lakaien, und daß die Kutsche von einem ganzen Personal betreut wird – nur so kann ich mir einen Reim darauf machen...[445]

Sassezki ist nicht in der Lage, Wort und Bild zu verbinden, während Schereschewski unter der Unfähigkeit leidet, beides zu trennen. Keiner von beiden vermag – wenn auch aus Gründen, die unterschiedlicher nicht sein könnten – das Wesen metaphorischer Konstruktionen zu erfassen. Damit sie ihre wahrnehmungsordnende Funktion erfüllen kann, muss die Metapher jedoch als *Struktur* begriffen und erlebt werden. Erst hierdurch kann eine neue Erfahrung an ein bekanntes metaphorisches Konzept angelehnt werden und ein Bedeutungstransfer bzw. die Generierung von Bedeutung vonstatten gehen. Die Fähigkeit, metaphorische Konzepte zu erfassen, erweist sich in Lurijas Falldarstellungen als unersetzbares Hilfsmittel bei der Orientierung innerhalb der Welt der Sprache und in letzter Konsequenz auch bei der Orientierung innerhalb der eigenen Wahrnehmung. Eine mangelhafte Verknüpfung von Wort, Bedeutung und Bild ist hierbei ebenso hinderlich wie eine zu starke, unflexible Anbindung:

> Ein absolutes Gedächtnis wirkt sich also genau gleich aus, als ob man kein Gedächtnis hätte. Anders ausgedrückt: Ohne das Vergessen gibt es keine Erinnerungen, die sich zu einer kompakten Biografie aneinanderreihen lassen.[446]

Die Selektion relevanter Informationen, die Fähigkeit, parallele Prozesse in eine chronologische Anordnung zu bringen, und metaphorisches Denken sind demnach die Grundvoraussetzungen dafür, dass Erinnerungen sich zu wiedererkennbaren Strukturen verfestigen und kohärent angeordnet werden können. Erst hierdurch, das legen *Der Mann dessen Welt in Scherben ging* und *Kleines Portrait eines großen Gedächtnisses* nahe, konstituiert sich ein intaktes Selbstbild.

Bis hierhin war der Blick auf Sassezki und Schereschewski vor allem durch kognitiv-linguistische Überlegungen gelenkt. An der Relevanz des Erzählens für die Selbstwahrnehmung, die Ordnung von Denkprozessen und die (intersubjektive) Handlungsfähigkeit lässt Lurija keinen Zweifel. Bleibt die Frage, ob die Rückschlüsse auf die Beschaffenheit der Wahrnehmung seiner Patienten auch Einfluss auf die Gestaltung von Lurijas Fallgeschichten haben. Am Beispiel von *Der*

---

445 Lurija: Scherben, S. 223f. Hervorhebungen und eckige Klammern Heitkam.

446 Stephan Mathys: *Ein Plädoyer für die Lücken. Oder das Erblühen im Garten der Vergesslichkeit.* – In: *Südhang* [Jahresbericht] 2006, S. 31–32, hier S. 31.

Mann, dessen Welt in Scherben ging wird nun untersucht, welche textuellen Verfahren Lurija zur Anwendung bringt und ob sich das Wissen darüber, welcher Natur die Defizite seines Patienten sind, in seinen Literarisierungsstrategien spiegeln.[447]

Schon zu Beginn des kurzen Paratextes *Über den Verfasser*, den er der Fallgeschichte Sassezkis voranstellt, betont Lurija den narrativen Charakter seiner Falldarstellung:

> Dies ist eine Erzählung über einen Augenblick, der ein Leben zerstörte.
>
> Dies ist eine Erzählung darüber, wie eine Kugel den Schädel eines Menschen durchschlug, in sein Gehirn drang und seine Welt in Tausende von Bruchstücken zertrümmerte, die er beim besten Willen nicht wieder zusammenfügen konnte. Dies ist die Geschichte eines Menschen, der alle Kräfte einsetzte, um seine Vergangenheit zurückzugewinnen und dadurch seine Zukunft zu erobern, der Bericht über einen Kampf, der nicht zum Sieg führte, und über einen Triumph, der den Kampf nicht beendete.
>
> Der Verfasser dieser Zeilen ist nur bedingt der Autor der Geschichte. Der wahre Autor ist deren Held.[448]

Lurija spricht nicht von einem Krankenbericht oder einem Fall, sondern von einer „Erzählung“.[449] Der Schwerpunkt von Lurijas Darstellung liegt durchgehend auf Sassezkis Umgang mit den Auswirkungen seiner Verletzung, nicht auf der Verletzung selbst und ihren pathologischen Effekten. Hierdurch unterscheidet sich Lurijas Bericht von den meisten anderen von Neurowissenschaftlern verfassten Fallberichten.[450] Selbst im *Exkurs über die Anatomie des Gehirns*,[451] der als theoretischer Informationsteil angelegt ist, kommt Lurija am Ende auf die

447 Die Wahl für das hier behandelte Korpus fällt vor allem deswegen auf den Fall Sassezki, weil er im Vergleich zum Fall Schereschewski seltener diskutiert wurde. Zwar werden beide Falldarstellungen oft in einem Atemzug genannt, in der Regel folgt aber hierauf der Vergleich von *Kleines Portrait eines großen Gedächtnisses* mit Jorge Luis Borges' Erzählung *Das unerbittliche Gedächtnis* (vgl. z. B. T. Verberne: *Borges, Luria and Hypermnesia. A Note.* – In: *The Australian and New Zealand Journal of Psychiatry* [10|3] 1976, S. 253–255, oder Mathys: Plädoyer). Tatsächlich weisen beide Geschichten eklatante motivische Gemeinsamkeiten auf.

448 Lurija: Scherben, S. 21.

449 Auch in der russischen Vorlage schreibt Lurija zu Beginn des Paratextes „Erzählung“, während der mit „Geschichte“ übersetzte Begriff im Original „Buch“ heißt.

450 Lurija liefert ebenfalls Informationen zur Hirnphysiologie und den Veränderungen durch die Schädigung von Hirngewebe, und auch andere Neurowissenschafter beziehen die persönliche Situation der Patienten in die Darstellung ein. Die Gewichtung ist in Lurijas Falldarstellungen allerdings klar in Richtung der Patientenwahrnehmung verschoben.

451 Lurija: Scherben, S. 42-54.

Selbstdarstellung Sassezkis zurück. Die neurologischen Hintergründe, die Lurija liefert, dienen ausschließlich dem besseren Verständnis der Situation Sassezkis. Bezeichnenderweise deklariert Lurija die drei kurzen Passagen, die sich nicht allein mit dem „Helden der Geschichte" beschäftigen, als „Abschweifungen".[452] Sassezki ist in Lurijas Fallportrait nicht das medizinische Kuriosum, sondern der mit dem eigenen Schicksal hadernde Mensch, der tragische Held, der sich dem aussichtslosen Kampf stellt. Lurija kennzeichnet Sassezki explizit als solchen: „Ich begegnete meinem Helden Ende Mai 1943 zum erstenmal, fast drei Monate nach seiner Verwundung."[453] Sassezki wird hierdurch als Protagonist der erzählten Handlung herausgehoben, als die vom Erzähler („mein" Held) eingesetzte Hauptfigur.[454] Zugleich ist zu vermuten, dass Lurija durch diese Formulierung auch seiner persönlichen Bewunderung für die Charakterstärke Sassezkis Ausdruck verleiht.

Der weitaus größte Teil der Falldarstellung besteht aus Zitaten aus dem Tagebuch Sassezkis, die ab und an von Erzählerkommentaren eingeleitet, verbunden oder unterbrochen werden. Der Erzähler fungiert, ähnlich wie bei *Der Flieger*, als Ordnungsinstanz, die aus der Fülle des Materials Passagen herausgreift und diese thematisch gruppiert. Auch in *Der Mann, dessen Welt in Scherben ging* wird diese Bedingung der Darstellung ausführlich kommentiert. Im Paratext heißt es:

> Vor mir liegt ein Stoß von Heften, von vergilbten, selbstgemachten Heften der Kriegszeit und von dicken, in Wachstuch eingeschlagenen Heften der folgenden Jahre friedlichen Lebens.
>
> Sie enthalten fast dreitausend Seiten. [...]
>
> Der Verfasser dieser Zeilen [des Paratextes, also Lurija bzw. der Erzähler, BS] hat sich mit aller zu Gebote stehenden Sorgfalt bemüht, das bewundernswerte Dokument zu studieren. Ich habe die Eintragungen chronologisch geordnet und so die Geschichte der Verwundung anhand der Aufzeichnungen des Kranken rekonstruiert. [...]
>
> Ich habe dem eigene Beobachtungen im Laufe des Vierteljahrhunderts hinzugefügt, in dem ich den Helden der Geschichte als Patient im Lazarett und in der Klinik regelmäßig besuchte. Ich freundete mich mit meinem Helden an; ich

---

452 Vgl. Lurija: Scherben, S. 42, 110 und 119. Neben dem Abschnitt *Exkurs über die Anatomie des Gehirns* gibt es eine nur fünfseitige Passage über das Sprachgedächtnis, *Wie einem Wörter einfallen* (Lurija: Scherben, S. 110–114), und ein eng hiermit verknüpftes Kapitel mit dem Titel *Grammatische Konstruktionen* (Lurija: Scherben, S. 119–131). Auch in diesen sucht Lurija immer den Rückbezug zum speziellen Zustand Sassezkis.

453 Lurija: Scherben, S. 39.

454 Auch im Russischen kann das Wort „Held" sowohl für eine Person mit herausragenden Fähigkeiten wie für den Protagonisten einer Geschichte stehen.

> begriff, welchen brillanten Geist diese Verwundung zerstört hatte; und in mir regte sich der Wunsch, anderen jene Gefühle und Gedanken mitzuteilen, die sich in den vielen Arbeitsstunden herauskristallisiert hatten.
>
> Das Resultat ist dieser knappe Beriucht [sic], ein Bericht, der zu einem erheblichen Teil von einem Menschen verfaßt wurde, für den das Schreiben jeder Zeile das Ergebnis titanischer Anstrengungen war und dem es gelang, ganze Bilder seiner in Tausende von Bruchstücken zertrümmerten Welt wieder zusammenzufügen.
>
> Hier ist keine einzige Zeile erfunden. Jede Aussage ist durch Hunderte von Beobachtungen und Protokollen bestätigt worden. Der Verfasser dieser Zeilen fühlte sich nicht berechtigt, irgendwelche Eingriffe an den Eintragungen im Tagebuch seines Helden vorzunehmen. Ich habe daher nur Passagen aus einzelnen Heften ausgewählt, ohne deren Stil oder Sinn zu verändern.[455]

Auch wenn aus jedem Satz der Respekt vor der Leistung seines Freundes und Patienten herauszulesen ist, offenbaren die Aussagen des Erzählers über die Entstehungsbedingungen der Fallgeschichte weitreichende sprachliche Glättungen. Der Erzähler[456] widerspricht sich, indem er einerseits behauptet, keine Eingriffe an den Tagebucheintragungen vorgenommen zu haben, andererseits aber erklärt, er habe die Notizen geordnet, Passagen ausgewählt und über 3000 Seiten in einen knappen Bericht verwandelt. Der Erzähler statuiert, er habe die Tagebucheintragungen „*chronologisch geordnet* und so die Geschichte der Verwundung anhand der Aufzeichnungen des Kranken *rekonstruiert*."[457] Zwar tritt Sassezki in den Zitatpassagen als Ich-Erzähler auf, aber erst durch die Konstruktion einer weiteren Erzählinstanz, des „Lurija-Erzählers", die weitreichende Änderungen vornimmt, kann eine kohärente Erzählung aus dem Material entstehen. Die Erzählinstanzen sind also geschachtelt, die Ich-Erzählungen Sassezkis sind in eine Rahmen-Erzählung eingebettet, in der die Sassezki-Figur

455 Lurija: Scherben, S. 21ff.

456 Die Aufspaltung in „der Verfasser dieser Zeilen" und „ich" in der angeführten Passage, also die explizite Trennung zwischen dem Verfasser bzw. Autor, der rein materiell für die Erstellung des Textes zuständig ist, und dem Ich-Erzähler, der die Handlung aus dem Hintergrund organisiert und innerhalb der Geschichte in Kontakt zur Patientenfigur tritt, ist auffällig. Allerdings tritt diese Spaltung im Original nur an einer Stelle auf, nicht wie in der Übersetzung an zweien. Während der Satz „*Der Verfasser* dieser Zeilen hat sich mit aller zu Gebote stehenden Sorgfalt bemüht, das bewundernswerte Dokument zu studieren. *Ich* habe die Eintragungen chronologisch geordnet" [Hervorhebungen BS] auch im Original den Bruch zwischen „Verfasser" und „ich" aufweist, bleibt Lurija nach der zweiten Erwähnung des Verfassers in der dritten Person Singular. Angesichts der Tatsache, dass sich Lurija hinsichtlich seiner sprachlichen Ausdruckskraft und Genauigkeit ansonsten als hochgradig versiert präsentiert, lässt sich die uneinheitliche Benennung dennoch als Ausdruck seiner Mühe lesen, das Verhältnis von freundschaftlicher Nähe und ärztlicher Distanz zwischen ihm und Sassezki auszutarieren.

457 Lurija: Scherben, S. 22. Hervorhebungen BS.

zum Teil als Reflektor auftritt. Im ersten Kapitel, *Die Vergangenheit*, sind die ordnenden Interventionen des Lurija-Erzählers gut sichtbar:

> Manchmal erinnerte er sich an seine Kindheit, anfangs nur dunkel, später jedoch mit erstaunlicher Klarheit:
>
> «Wie sich herausstellt, kann ich mich doch an meine Kindheit erinnern, sogar an mein erstes und zweites Jahr in der Grundschule. Ich erinnere mich an die Lehrerin, die mich damals unterrichtete, an ihren Namen – Marja Gawrilowna Lapschina – und an die Namen meiner besten Freunde – Sanka Mironow, Wolodka Salomatin, Tanja Rasina, Adja Protopowa, Marussja Lutschnikowa. [...]
>
> Ich erinnere mich, was mit Wörtern wie Erde, Sonne, Mond, Sterne und Weltall gemeint war (wie nur ein Kind – ein Schüler – sich daran erinnern und daran denken kann).»
>
> Weiter hinten in seinem Tagebuch finden wir weitere Erinnerungen an das Leben in dem friedlichen Städtchen, in dem er seine Kindheit und Jugend verbrachte:
>
> «Jefipan war einst ein altes Kaufmannsstädtchen. In der Stadtmitte steht eine große Kathedrale mit vielen Fresken der Jungfrau und des Jesuskinds und mit einem goldenen Kreuz auf der Turmspitze. [...] Und unsere Familie ... Sie wohnte in einer kleinen Straße, der Parkowaja, im zweiten Stock ... Drei Häuser weiter kommt ein kleiner Park, in dem es immer so still und friedlich ist.»[458]

Der Lurija-Erzähler trägt thematisch passende Schnipsel aus verschiedenen Tagebuchheften zu Collagen zusammen. Die Kapitelüberschriften liefern die Bildtitel. Sie beschreiben entweder eine bestimmte Phase in der Chronologie, etwa *Der Krieg*, *Das Rehabilitationshospital* und *Unsere erste Begegnung*, oder – hierfür werden oft Zitate verwendet – einen Aspekt von Sassezkis Denken und Selbstwahrnehmung, z. B. *Gefangen in unentschlüsselten Bildern und leeren Gedanken* oder «*All mein Wissen ist verschwunden*». Ob die Auslassungszeichen, die sich immer wieder in den Zitaten finden, von Sassezki oder von Lurija stammen, bleibt unklar. Im ersten Fall könnten sie als Markierungen für die Brüche in Sassezkis Denken gedeutet werden. Im zweiten Fall wären sie weitere Belege für die (Re-)Konstruktionsarbeit, die der Erzähler leisten muss, um das vorgefundene Stückwerk zu einer Geschichte anzuordnen. Darauf, dass die Originaltexte vermutlich alles andere als kohärent sind, lassen auch die Schwierigkeiten schließen, mit denen Sassezki beim Schreiben konfrontiert ist. Sassezki schildert den Versuch, von einem Gedanken zum geschriebenen Satz zu gelangen, wie folgt:

> Aber es fällt so schwer zu schreiben. Mir kommt in den Sinn, den Augenblick der Verwundung und die Zeit der Krankheit danach zu schildern. Das ist schon mal ein guter Einfall. Ich beginne, zu diesem Gedanken ein Wort zu suchen, dann ein

458 Lurija: Scherben, S. 28f.

> zweites. Ein drittes Wort kann ich einfach nicht finden, ich erinnere mich nicht, suche und suche – halt! Ich hab's gefunden! Doch wo ist mein Gedanke? Ich habe ihn vergessen. Und wo sind die beiden Wörter, die ich mit solcher Mühe gefunden habe? Auch vergessen.[459]

Zusätzlich zu seinen Wortfindungsstörungen ist Sassezki nur noch bedingt in der Lage, syntaktische Strukturen zu begreifen:

> «Der Arzt fragte mich: ‹Sagen Sie mir, Lewa, was sehen Sie auf dieser Abbildung?› Ich sah ein Bild, auf dem zwei Figuren dargestellt waren. Natürlich gab ich dem Arzt, wenn auch nicht sofort, zur Antwort, das sei eine Frau, und das sei ein Mädchen. Da sagte er: ‹Das ist die Mutter, und das ist die Tochter!› Seltsam, aber ich verstehe den Sinn solcher Wörter wirklich nicht mehr. Ich muß verwirrt ausgesehen haben, denn der Doktor fragte: ‹Was bedeutet Mutters Tochter? Ist von einem oder zwei Menschen die Rede?›
>
> Ich begriff dieses Bild nicht. Was ‹Mutter› und was ‹Tochter› ist, das war mir klar, aber aus den Wörtern ‹Mutters Tochter› konnte ich nicht klug werden.»
>
> Nach fünfundzwanzig Jahren kräftezehrender Anstrengung waren sprachliche Wendungen wie ‹Mutters Tochter› und ‹des Vaters Bruder› immer noch völlige Rätsel für ihn.[460]

Fraglos kann das zusammenhängendes Portrait, das der Lurija-Erzähler dem Leser präsentiert, nur noch eingeschränkt dem ähneln, was Sassezki in zahlreichen Tagebuchheften hinterlassen haben soll. Die für Sassezki unverständlichen sprachlichen Wendungen kommen in großer Zahl auch in den angeblich unveränderten Zitaten vor, was zumindest ungewöhnlich erscheint. Zusammengefügt, so Lurija, habe sein Patient seine Erinnerungen aus „Gedächtnissplittern, die ohne Zusammenhang plötzlich auftauchten“.[461] Die Schilderung der von Sassezki nicht zu bewältigenden Probleme beim Lesen sprechen gegen eine nachträgliche Neuordnung der Splitter durch Sassezki selbst.[462] Aus dem, was der Lurija-Erzähler angibt, lässt sich schließen, dass das Quellenmaterial einen extrem fragmentarischen, unübersichtlichen Charakter aufweist. Die Diskrepanz zwischen dem beschriebenen mühsamen Ringen um Worte und Sätze und der sprachlich kompakten Erzählung, die der Lurija-Erzähler aus dem Material zusammenschneidet, ist eklatant. Durch seine ordnenden Eingriffe lenkt der Arzt-Erzähler den Blick vom (mutmaßlich) zerrissen-fragmentarischen Charakter des Materials weg – obwohl der Fokus auf die Wortfindungsstörungen aus

459 Lurija: Scherben, S. 88.
460 Lurija: Scherben, S. 129f.
461 Lurija: Scherben, S. 21.
462 Sassezki entziffert Wörter buchstabenweise und vergisst zum Teil den Wortanfang, noch

neuropsychologischer Sicht naheliegend wäre und viel bessere Rückschlüsse auf die Natur von Sassezkis Hirnverletzung zuließe. Stattdessen konzentriert sich der Erzähler darauf, die enorme Willensstärke Sassezkis zu zeigen, der trotz mangelnden Fortschritts über Jahre hinweg an den für ihn höchst anstrengenden Übungen festhält. Der Grund für diese inhaltlich-gestalterische Entscheidung ist vermutlich nicht zuletzt die Freundschaft, die im Verlauf der langen Bekanntschaft zwischen Lurija und Sassezki entstanden ist. Im Vorwort schreibt Lurija, er habe die Aufzeichnungen des Patienten um eigene Beobachtungen ergänzt, die er im Lauf des Vierteljahrhunderts mit ihm gemacht habe und sich mit ihm angefreundet:

> ich begriff, welch brillanten Geist diese Verwundung zerstört hatte; und in mir regte sich der Wunsch, anderen jene Gefühle und Gedanken mitzuteilen, die sich in den vielen Arbeitsjahren herauskristallisiert hatten.[463]

Vordergründig räumt der Erzähler das Feld für seinen „Helden". Tatsächlich aber konstruiert er diesen Helden erst, indem er die Darstellung der Zerfahrenheit, der Gedankenabbrüche und der Wiederholungen, die die Tagebücher enthalten müssen, fast gänzlich der narrativen Kohärenz opfert. Zwei Darstellungsinteressen kollidieren, nämlich zum einen der Wunsch, das Wesen von Sassezkis Denken und Empfinden einzufangen, und zum anderen der Versuch, ihm eine geschlossene Biographie zu schenken. Lurija entscheidet zugunsten letzterer, als wolle er vermeiden, seinen Freund und Helden als stammelnden Invaliden bloßzustellen. Dies spiegelt sich auch in der Darstellung der Arzt-Patientenbeziehung. Nur in einer einzigen Passage, nämlich der, in der das Anamnesegespräch beschrieben wird, nimmt der Erzähler die prototypische Rolle des Arztes ein und legt den Zustand Sassezkis offen:

> Ich fragte ihn, wie es ihm gehe. Er schwieg eine Zeitlang und sagte dann schüchtern: «Ganz gut.» Ich fragte, wann er verwundet worden sei, und diese Frage brachte ihn offenkundig in Verlegenheit: «... das ist ... nun, das ist ... wie ist das ... schon wieviel ... wahrscheinlich zwei ... oder drei...» [...] Augenscheinlich erfaßte er den Sinn meiner Fragen nicht sofort, und die Worte fielen ihm nicht gleich ein; jeder Versuch einer Antwort löste bei ihm eine qualvolle Suche aus.
>
> «Versuchen Sie, diese Seite zu lesen!» – «Nein, was ist das? ... ich weiß nicht ... ich verstehe nicht, was das ist ... Nein, was ist das?»[464]

---

bevor er alle Buchstaben gelesen hat. Die Schwierigkeiten lassen sich auch nach jahrelanger Leseübung nicht verringern. Vgl. Lurija: Scherben, S. 76–81.

463 Lurija: Scherben, S. 22. Auch im Folgenden betont Lurija den freundschaftlichen Charakter seiner Beziehung zu Sassezki: „So begann unsere Freundschaft, so wurde ich Zeuge der langen, qualvollen Jahre seines beharrlichen Kampfes". Lurija: Scherben, S. 39.

464 Lurija: Scherben, S. 39f. Ausschnitt aus einer längeren Passage.

Direkt im Anschluss entschlüpft der Erzähler der Arztrolle wieder und wechselt zu einer personal ausgerichteten Perspektive. Hierdurch entsteht der Eindruck, als erwähne der Erzähler die Anamnesesituation nur, um im Kontrast hierzu die Leistung Sassezkis umso herausragender erscheinen zu lassen. Selbst in Passagen, in denen es explizit um die Zusammenarbeit von Sassezki mit seinem Arzt geht, lässt der Erzähler im Unklaren, ob die Lurija-Figur selbst die Behandlung vornimmt oder ein Kollege:

> Dann kam der Tag, der alles ändern sollte. Es war der Tag der großen Entdeckung: Schreiben konnte sehr einfach sein. [...] Obwohl es eine simple Entdeckung war, veränderte sie sein Leben total.
>
> «Mit dem Schreiben verhielt es sich anfangs genauso wie mit dem Lesen. [...] Aber eines Tages kam während des Unterrichts ein Arzt zu mir, zu dem ich schon Vertrauen gefaßt hatte, weil er mich und die anderen Patienten stets freundlich behandelte. Er forderte mich auf, nicht buchstabenweise, sondern in einem Zug zu schreiben, ohne die Hand mit dem Bleistift vom Papier zu nehmen. Und ich - natürlich fragte ich erst zwei-, dreimal zurück - wiederholte mehrmals das Wort *krow* [Blut], nahm schließlich den Bleistift und schrieb schnell ein Wort hin. [...]»
>
> So begann er zu schreiben. Jetzt brauchte er sich nicht mehr mühsam das visuelle Bild eines Buchstabens ins Gedächtnis zu rufen [...]. Er schrieb einfach, spontan, ohne nachzudenken.[465]

Der Blick bleibt auf diese Weise auf der Sassezki-Figur. Das Resultat ist aber gerade keine Annäherung an den historischen Sassezki und seine Innenwelt, sondern die Geburt einer Kunstfigur. Die personal erzählten Verbindungsstücke zwischen den Tagebuchauszügen legen sich wie Deckfarbe über die Risse zwischen den Collagenschnipseln, aus denen Lurija sein Bild von Sassezkis Erinnerung zusammensetzt. Auch wenn der Erzähler immer wieder auf die Zersplitterung von Sassezkis Wahrnehmung und Denken hinweist, tritt die Gestaltung der Geschichte hierzu in Widerspruch. Form und Inhalt von Lurijas Portrait korrspondieren nur wenig miteinander, so dass sich anders als z. B. in Argelanders Flieger keine „Essenz“ dessen vermittelt, was die vorliegende Störung für die therapeutische Begegnung bedeutet. Der „eigentliche“ Tagebuchschreiber Sassezki verschwindet erklärtermaßen hinter dem von Lurija konstruierten Helden.

---

465 Lurija: Scherben, S. 82 f. Die Übersetzung „[Blut]“ stammt von Heitkam.

4.5 Oliver Sacks' Kurz(fall)geschichten

Oliver Sacks thematisiert neben möglichen veröffentlichungstaktischen Überlegungen stets auch den Wunsch, in seinen Fallgeschichten etwas auszudrücken, das sich im Fachtext nicht fassen lässt: Im Vorwort zu *The Man Who Mistook His Wife for a Hat* schreibt er:

> Studies, yes; why stories, or cases? Hippocrates introduced the historical conception of disease, the idea that diseases have a course, from their first intimations to their climax or crisis, and thence to their happy or fatal resolution. Hippocrates thus intruduced the case history, a description, or depiction, of the natural history of disease – precisely expressed by the old word 'pathology.' Such histories are a form of natural history – but they tell us nothing about the individual and *his* history; they convey nothing of the person, and the experience of the person, as he faces, and struggles to survive, his disease. There is no 'subject' in a narrow case history; modern case histories allude to the subject in a cursory phrase ('a trisomic albino female of 21'), which could as well apply to a rat as a human being. To restore the human subject at the centre – the suffering, afflicted, fighting, human subject – we must deepen a case history to a narrative or tale; only then do we have a 'who' as well as a 'what', a real person, a patient, in relation to disease – in relation to the physical.[466]

Was Sacks anstrebt, ist also nichts Geringeres als die Rettung des von der Postmoderne totgesagten Subjekts, und damit die Rettung der Metaerzählung. Ob und wie Sacks dieses Projekt in seinen Fallgeschichten umsetzt, soll sich in der Analyse zweier Beispielfälle erweisen; zum einen der Kurzgeschichte *The Autist Artist*[467] und zum anderen der romanlangen Falldarstellung *A Leg to Stand On*, in der Sacks selbst als Patient auftritt. Obwohl Oliver Sacks und Alexander Lurija die gleichen Ansprüche an eine neurowissenschaftliche Fallgeschichte legen, offenbaren ihre Veröffentlichungen gravierende Unterschiede im Umgang mit dem Material.

---

466 Oliver W. Sacks: *The Man Who Mistook His Wife for a Hat and Other Clinical Tales*. – New York 1998 [zuerst New York: 1985], S. viif.

467 Sacks: Wife, S. 214-233. Die Geschichte wurde unter anderem deswegen ausgewählt, weil in ihr eine völlig andere Sicht auf den Autismus vermittelt wird als in Axel Brauns autobiographischem Roman *Buntschatten und Fledermäuse*, der in einem späteren Kapitel untersucht wird. Zum einen ist die Ausprägung der Symptome bei den beiden Protagonisten sehr unterschiedlich, zum anderen verwenden die Autoren stark voneinander abweichende Verfahren, um diese gestalterisch zu fassen. Auch wenn die Kapitel in der vorliegenden Arbeit voneinander separiert sind, lohnt der Blick vom einen zum anderen: Der Leser mag sich einerseits einen Eindruck verschaffen, wie groß die Bandbreite der literarischen Techniken ist, mit der – nominell – ein und dasselbe Krankheitsbild gefasst wird, und wie breit andererseits das Spektrum dessen ist, was unter der Bezeichnung Autismus verstanden werden kann. Vgl. das Kapitel *Autistische Wahrnehmung und Wahrnehmung des Autismus: Axel Brauns*

A. *The Autist Artist*, der Krankheit auf der Spur

The Man Who Mistook His Wife For a Hat umfasst inklusive Anmerkungen 243 Seiten, zuzüglich eines vierseitigen Vorworts. Die Fallgeschichtensammlung ist thematisch in vier Teile untergliedert,[468] von denen jeder durch eine eigene Einführung eingeleitet wird und zwischen vier und neun Fälle umfasst. Im Vergleich zu vielen anderen seiner Texte macht Sacks in *The Man Who Mistook His Wife For a Hat* nur selten Gebrauch von Fußnoten und beschränkt sich in seinen Anmerkungen auf Literaturverweise, Vergleichskasuistiken oder, vereinzelt, neurologisches Hintergrundwissen oder Begriffsspezifikationen.[469] *The Autist Artist* ist die letzte der vier Fallgeschichten der letzten Sektion, ihre knapp 20 Seiten umfassen neben der Falldarstellung zahlreiche zum Teil halbseitige Abbildungen und ein zweiseitiges Postskriptum. Nur an wenigen Stellen wird die Geschichte des Autisten José von Sacks durch eingeschobenes Fachwissen zu Autismus und Epilepsie im Allgemeinen[470] oder – an einer einzigen Stelle – durch ein mehrzeiliges Borges-Zitat unterbrochen.[471] Ansonsten bezieht sich alles, was Sacks an medizinischen Hintergründen liefert, konkret auf José oder wird direkt aus Überlegungen zum Zustand des Patienten heraus entwickelt.

Die Verfahren und Bilder, derer sich Sacks in seinen Fallgeschichtensammlungen bedient, ähneln oft eher denen einer Kriminalgeschichte als denen einer herkömmlichen (d. h. sich an Traditionen und Fachgepflogenheiten anlehnenden) Falldarstellung. Damit bewegt er sich furchtlos auf ein Metaphernfeld, das in der Psychoanalyse als vermint gilt. Rolf Haubl und Wolfgang Mertens verfolgen die Metapher des detektivischen Analytikers in ihrem Buch *Der Psychoanalytiker als Detektiv* bis zu Freud zurück und untersuchen, wie tragfähig das Bild in der Behandlungspraxis ist, welche Bedeutungsräume sich durch seine Anwendung erschließen lassen und wo die Grenzen der Übertragbarkeit liegen.[472] Dabei zeigt sich, dass in der Psychoanalyse die Analogie tatsächlich problematisch ist; versteht man den Therapeuten als Kriminalisten, betont man zwar seinen Spürsinn und die Befähigung, Gefahrensituationen abzuwenden, doch schnell sind auch Verbindungen zwischen dem therapeutischen Gespräch und

---

Buntschatten und Fledermäuse ab S. 333.

468 *Losses*, *Excesses*, *Transports* und *The World of the Simple*, vgl. Sacks: Wife, S. v und vi.

469 In *Awakenings* etwa ist Sacks' Verwendung von Fußnoten exzessiv. Die Annotationen nehmen zum Teil mehr als die Hälfte der Seite ein. Vgl. Sacks: Awakenings.

470 Sacks: Wife, S. 219f., S. 228ff. und im Postskriptum, S. 232ff.

471 Sacks: Wife, S. 229.

472 Rolf Haubl und Wolfgang Mertens: *Der Psychoanalytiker als Detektiv*. – Stuttgart: 1996. Auf die Verwandtschaft zwischen Freuds Falldarstellungen und Detektivgeschichten weist

einem Verhör hergestellt, der Patient erscheint als Opfer, die Auslösefaktoren psychischer Krankheiten als Übeltäter.[473] Zwischen dem handlungsbevollmächtigten (und oft als unfehlbar gedachten) Analytiker-Detektiv und dem nach Hilfe suchenden Patienten-Opfer entsteht ein virtuelles Machtgefälle. Autoren neurowissenschaftlicher Fallgeschichten hingegen können einen unbefangenen Umgang mit der Metapher des Behandelnden als Detektiv pflegen. Zum einen steht bei der neurologischen Behandlung selten die Qualität der Beziehung zwischen Arzt und Patient im Vordergrund, Hierarchie wird in der klinischen Medizin weniger kritisch betrachtet als im psychotherapeutischen Kontext. Zum anderen unterliegt der populär-neurowissenschaftlichen Fallgeschichte mit ihrer Ausrichtung auf Publikumswirksamkeit ein anderes Darstellungsinteresse als der psychoanalytischen Falldarstellung, die als Erkenntniswerkzeug verstanden wird.[474] Da Sacks (und auch Ramachandran und Blakeslee, deren Fallgeschichtenband im Anschluss an die Geschichten Sacks' untersucht wird) regen Gebrauch von Analogien, Mustern und Strukturen machen, die dem Krimi und, wie sich zeigen wird, der Grusel- und Horrorgeschichte entlehnt sind, werden auch literaturwissenschaftliche Modelle herangezogen, die sich bei der Untersuchung dieser Genres bewährt haben.

Die Kriminalliteratur – mit dem Hinweis auf ihre vermeintliche Trivialität von der Literaturwissenschaft immer noch als Stiefkind behandelt – ist ein heterogenes Genre. Als Hilfsmittel soll hier im Rückgriff auf ein von Michael Dunker etabliertes System die Flut der Kriminaldarstellungen in zwei Strömungen unterteilt werden. Dunker unterscheidet in seiner Studie zur Leserbeeinflussung in der englischsprachigen Kriminalliteratur zwischen der „klassischen Detektiverzählung" und dem „modernen Kriminalroman".[475] Während sich für den modernen Kriminalroman kein „einheitliches und in sich geschlossenes Konstruktionsschema"[476] festlegen lässt, ist die Detektivgeschichte oft stereotypenlastig und folgt festgelegten Erzählmustern.[477] In der vorliegenden Analyse

---

auch Horst Thomé und Matthias Bauer hin. Vgl. Thomé: Freud, S. 483ff., und Bauer: Fall.

473 Vgl. Haubl: Psychoanalytiker, S. 13ff.

474 Vgl. in dieser Arbeit das Kapitel *Zustand kritisch: Wissenschaftshistorisches Intermezzo zur Überlebensfähigkeit der Fallgeschichte* ab S. 87 und die Kapitel zur Funktion der Fallgeschichte in den Neurowissenschaften ab S. 151.

475 Michael Dunker: *Beeinflussung und Steuerung des Lesers in der englischsprachigen Detektiv- und Kriminalliteratur: eine vergleichende Untersuchung zur Beziehung Autor-Text-Leser in Werken von Doyle, Christie und Highsmith.* – Frankfurt am Main: 1991.

476 Dunker: Beeinflussung, S. 48.

477 Die Unterscheidung in Kriminal- und Detektivgeschichte ist bereits vor dem Erscheinen von Dunkers Studie etabliert. Sie wird z. B. von Günter Ebert in seinen 1987 in der DDR pu-

soll in Anlehnung an Dunkers Differenzierung unterschieden werden zwischen dem Schema-Krimi, der sich aus einem begrenzten Pool an Motiven, Strukturen und Verfahren bedient, und der Gruppe derjenigen Kriminaldarstellungen, die literarisch bzw. filmisch neue Gestaltungsmöglichkeiten ausloten und aufgrund ihrer Vielschichtigkeit und Innovativität keiner Schublade zuzuordnen sind.[478] Die Verfahren und Motive, die Sacks in *The Autist Artist* verwendet, fallen durchweg unter die erste Kategorie, so dass im Folgenden unter „Krimi" jene stereotypenlastigen, oft in Serie vorliegenden Ermittlungsfälle gemeint sind.[479]

Dunker hebt bei seiner Bestimmung der stereotypen Detektiverzählung vor allem zwei Elemente hervor: den Rätsel- und Spielcharakter sowie die dominante Rolle des ermittelnden Detektivs. Beide Charakteristika macht sich Sacks bei der Konstruktion seiner Fallgeschichte zunutze. In *The Autist Artist* beschreibt er seine Begegnung mit José, der seit einer schweren Erkrankung im Alter von acht Jahren unter schweren autismusähnlichen Symptomen (Kontaktstörung, Mutismus, Bewegungsstereotypien), mentaler Retardierung und epileptischen Anfällen leidet. Während Lurija in seinen Falldarstellungen als Figur kaum in Erscheinung tritt, agiert Sacks in seinen Geschichten sowohl als erlebendes als auch als erzählendes Ich. Schon mit dem ersten Satz stellt sich der Arzt als aktiv handelnde Figur vor, während der Patient zunächst passiver Empfänger von Anweisungen bleibt: „'Draw this,' I said, and gave José my pocket watch." Anders als bei Lurija wird durch den unmittelbaren Einstieg und die direkte Rede der hohe Stellenwert der Arzt-Patientenbeziehung von Anfang an in den Mittelpunkt gerückt. Der Imperativ schließt rhetorisch jede von der Anweisung

---

blizierten Ansichten zur Kriminalliteratur *Männer, die im Keller husten* in ähnlicher Weise konstatiert. Ebert spricht von der weit verbreiteten Unterteilung in Psycho- und Aktionskrimi (innere vs. äußere Spannung) bzw. in Detektiv- oder Kriminalgeschichte (Ermittlung vs. Verbrechen), vgl. Günter Ebert: *Männer, die im Keller husten: Ansichten zur Kriminalliteratur.* – Berlin: 1987, S. 12. Aufgehoben werden diese Dichotomien Ebert zufolge im „Modell ‚Ermittlung'", das als Folie allen Spielarten der Kriminalliteratur unterliegt, vgl. ebendort S. 24ff. Allerdings ist Eberts Veröffentlichung aufgrund der mangelhaften Quellenangaben nur bedingt zitierfähig.

478 Die Gefahr scheint groß, ein ungebührlich simplifizierendes System zu etablieren, analog zur Unterscheidung zwischen hoher und trivialer Literatur. Da sich jedoch nachweisen lässt, dass Sacks sich in der hier besprochenen Fallgeschichte verstärkt schematischer Darstellungsweisen bedient, mögen die Arbeit mit ihrerseits vereinfachenden Klassifikationen sowie der Verweis auf die Stereotypie der Darstellung an dieser Stelle erlaubt sein.

479 Da die verwendeten Muster dem Leser nicht nur aus literarischen Kriminalfällen bekannt sind, sondern vor allem auch aus Film und Fernsehen, wird außerdem unter „Krimi" sowohl die literarische als auch die filmische Erscheinungsform subsumiert, sofern nicht anders gekennzeichnet.

des Arztes abweichende Reaktion aus. Auch wenn der Erzähler schon im nächsten Satz in eine auktoriale Haltung wechselt und in einer kurzen Exposition den Patienten vorstellt, setzt der erste Satz das Vorzeichen für die gesamte Geschichte und markiert die Sacks-Figur als Hauptakteur. Im Unterschied zu Lurija weckt Sacks gar nicht erst die Erwartung, der Leser erhalte einen durch Selbstaussagen des Patienten abgesicherten Einblick in dessen Innenwelt. Von Anfang an ist die Perspektive des Arztes maßgeblich, er ist der Protagonist der Geschichte.

Der Arzt übernimmt in *The Autist Artist* die Rolle des Ermittlers, der (mit Hilfe seines Instinkts und unorthodoxer Ermittlungsmethoden) den ‚Fall' löst. Sacks' Aufforderung an den Patienten, die Taschenuhr zu zeichnen, erweist sich als richtige ‚Spur' und bewirkt eine deutliche Verhaltensänderung bei José:

> His distraction, his restlessness, suddenly ceased. He took the watch carefully, as if it were a talisman or jewel, laid it before him, and stared at it in motionless concentration.

Direkt im Anschluss wird der bei der Untersuchung anwesende Pfleger dem Arzt als Antagonist entgegengestellt. Die gespannte Konzentration Josés sowie die Beobachtung des Erzählers werden von einem Einwurf des Pflegers gestört, der eine einfache Verhaltensanweisung für den Umgang mit José parat hat:

> 'He's an idiot,' the attendant broke in. 'Don't even ask him. He don't know what it is – he can't tell time. He can't even talk. They says he's 'autistic', but he's just an idiot.' José turned pale, perhaps more at the attendant's tone than at his words – the attendant had said earlier that José didn't use words.[480]

Der Pfleger erfüllt hier die gleiche Funktion wie die häufig in Krimis vertretene Figur des vorurteilenden Detektiv- oder Polizistenkollegen, der die am nächsten liegende, aber falsche Lösung unkritisch akzeptiert und – mal aus Ignoranz, Unerfahrenheit oder Naivität, mal aus böser Absicht – die Bestrebungen des ihm geistig überlegenen Ermittlers hintertreibt. Der schwache Widersacher aus den eigenen Reihen dient als Vergleichsobjekt, in dessen Gegenwart die Überlegenheit des heldenhaften Detektivs noch unzweifelhafter erscheint. Zugleich stehen derart angelegte Figuren nicht selten für kollektive Vorurteile gegenüber Minderheiten oder Außenseitern. Meistens wird durch gezielt eingestreute Hinweise oder einen Wissensvorsprung sichergestellt, dass der Rezipient an der vermeintlich einfachen Lösung zweifelt und sich mit dem Ermittler und, sofern vorhanden, mit dem falsch Verdächtigten solidarisiert.

---

480 Sacks: Wife, S. 214f.

Die Kennzeichnung des Pflegers als Antagonist unterstützt Sacks durch die Wahl geeigneter Metaphern. Der Pfleger *bricht* in die aufkeimende Beziehung zwischen Arzt und Patient ein und hinterfragt die Anweisungen des Arztes. Dass José zuvor als „thin, fragile-looking“[481] charakterisiert wurde und sich im Gegensatz zu seinem rüpelhaften Pfleger als achtsam und aufmerksam erweist,[482] verstärkt die Wirkung der Einbruchsmetapher, die den Grenzübertritt des Pflegers als gewaltsam kennzeichnet. Das Bild, das der Erzähler mit wenigen Worten vom Patienten vermittelt, ist das eines zerbrechlichen, also beschützenswerten Wesens, das von Gewalteinwirkung (äußerlich durch die Grobheit des Betreuungspersonals und innerlich, aus seinem eigenen Körper heraus, durch „violent seizures“[483]) bedroht wird.

Dass sich der Pfleger nicht zum ernstzunehmenden Gegenspieler entwickelt und damit in Konkurrenz zum Arzt als dem Helden der Geschichte tritt, wird nicht nur durch seine untergeordnete Stellung innerhalb der Krankenhaushierarchie, sondern auch durch seine Sprache sichergestellt; seine Sätze sind betont parataktisch, und er legt auch dem Arzt gegenüber umgangssprachliche Formulierungen wie „they says“ oder „he don't know“ nicht ab. Die unverblümte informelle Sprechweise brandmarkt den Pfleger als ungebildet und ordinär. Er wird damit in einfacher ironischer Schleife als eben jener Idiot gezeichnet, als den er seinen wehrlosen Patienten betitelt. Die Sympathien des Lesers werden durch dieses simple Schema (gemeinsames Feindbild) sicher aufseiten des zugewandten Arztes sowie des zarten und – wie sich herausstellen soll – künstlerisch begabten Patienten verankert. Der Erzähler erzeugt hierdurch eine größere Bereitschaft, dem Blick und Urteil des Arztes auch in weniger eindeutigen Angelegenheiten zu folgen, etwa was die Einstufung von Josés Bildern als Kunst betrifft. Bei einem vergleichenden Blick auf die Zeichnungen Josés, die in *The Autist Artist* abgebildet sind, erscheinen die Beschreibungen und Deutungen Sacks' als äußerst subjektiv. Der Erzähler spricht z. B. davon, Josés Zeichnung einer Forelle nach einem Aquarell in einer Zeitschrift sehe lebendiger aus als der Fisch auf der Vorlage und habe eindeutig menschliche Augen.[484] Beides ist nur nachzuvollziehen, wenn man die Perspektive des Erzählers auf die Zeichnung

481 Sacks: Wife, S. 214.

482 Der Vergleich von Josés vorsichtiger Umgehensweise mit Sacks' Uhr und der Entgegennahme kostbarer Kleinodien sichert den Graben zwischen Patient und Pfleger weiter ab. Im Schema-Krimi übernehmen oft scheinbar wehrlose Frauen oder Kinder die Funktion, die nun von der Patientenfigur erfüllt wird.

483 Sacks: Wife, S. 214.

484 Vgl. Sacks: Wife, S. 218.

einnimmt und dessen Wissen um den Zustand und die weitere Entwicklung des Patienten in die Deutung einbezieht.

Nicht nur die charakteristische Ermittlerfigur, sondern auch das von Dunker für die Detektivgeschichte als charakteristisch beschriebene Rätsel- und Spielelement findet sich in der Geschichte wieder. Das Rätsel dient nicht zuletzt dazu, den Leser zu aktiver Partizipation am Geschehen zu animieren: Dunker zufolge regen die für Detektivgeschichten konstitutiven Unbestimmtheitsstellen den Leser dazu an, sich selbst zum Ermittler zu machen und die Lösung des Problems zu antizipieren.[485] In *The Autist Artist* wird der Zustand Josés explizit als zu lösendes Rätsel präsentiert:

> I was puzzled by this, haunted by it as I drove home. An 'idiot'? Autism? No. Something else was going on here.
>
> I was not called to see José again. The first call, on a Sunday, had been for an emergency. [...] Now that his seizures were 'controlled', further neurological advice was not requested. But I was still troubled by the problems presented by the clock and felt an unresolved sense of mystery about it. I needed to see him again.[486]

Sacks nutzt Phrasen und Motive, die nicht nur aus der Kriminalliteratur, sondern auch aus einschlägigen Krimiserien und sogar Detektivparodien hinlänglich bekannt sind. Exemplarisch hierfür ist der Satz „Something else was going on here", der – teils in abgewandelter Form – zu den Standardformulierungen im Krimi gehört.[487] Durch das Wortfeld „puzzled", „haunted" und „unresolved

485 Vgl. Dunker: Beeinflussung, S. 60f.

486 Sacks: Wife, S. 215f.

487 Vgl. z. B. folgende Passagen aus Edgar Wallaces *The Daffodil Mystery* von 1920 und aus Ed Lacys *Shakedown for Murder* von 1958: „There was nothing in the hall to suggest anything unusual. There was just that close and musty smell which is peculiar to all buildings which have been shut up, even for a few days.

But there was something else." Edgar Wallace: *The Daffodil Mystery* [E-Book]. – 2007 [erste Druckausgabe London, Melbourne 1920], o. p.

„There was something phony about the scene, exactly what I didn't know. [...] Why was he watching us through the glasses? But that wasn't what struck me wrong." Ed Lacy [alias Leonard S. Zinberg]: *Shakedown for Murder* [E-Book]. – 2007 [erste Druckausgabe New York: 1958], o. p. Der misstrauische Ermittler, der seinen Zweifeln bis zur richtigen Spur folgt, gehört allerdings nicht nur in das Figureninventar des britischen und amerikanischen Krimis des frühen 20. Jahrhunderts und der Nachkriegszeit. Auch der beliebte bayerische Kommissar Kluftinger, der seit 2003 in einer Krimireihe des Autorenteams Volker Klüpfel und Michael Kobr auf Verbrecherjagd geht, gehört z. B. zu diesem Typus: „Noch einmal ging er in Gedanken den Tatort durch. Das Opfer, so viel stand fest, hatte um sein Leben sense of mystery“ wird noch größere Nähe zum *mystery and crime* hergestellt.[488] Der innere Monolog, der wie im oben zitierten Beispiel vom Ich-Erzähler rückblickend und – im Vergleich zum erlebenden Ich – mit einem Vorsprung an Wissen rekapituliert wird, ist vor allem im amerikanischen Fernsehkrimi ein typisches Element.[489] Innovative Verfahren, wie sie etwa Alida Bremer im postmodernen Kriminalroman ausmacht,[490] verwendet Sacks jedoch nicht. Beim Einsatz von Krimi-Komponenten orientiert er sich vielmehr an bekannten Stereotypen und konventionellen Erzähltechniken aus Unterhaltungsmedien.[491]

Die Funktion Josés innerhalb dieses Spiels ist eine doppelte: Einerseits tritt er als ‚Zeuge der Anklage‘ auf und liefert Hinweise zur Lösung des Falles. Andererseits ist er Symptomträger und damit das Ausgangsobjekt für die Ermittlung (im Krimi erfüllt diese Rolle zumeist die Leiche). Wie das Opfer im Krimi hat José eine Vorgeschichte, eine Identität, die im Laufe der Ermittlung offengelegt wird:

> What then was José, I had to ask myself. What sort of being? What went on inside him? How had he arrived at the state he was in? And what state was it – and might anything be done?“[492]

---

gekämpft. Es hatte ...

Kluftinger öffnete die Augen. Irgendetwas stimmte nicht. Etwas an dem Anblick, der sich ihm bot, störte ihn.“ Volker Klüpfel und Michael Kobr: *Milchgeld: Kluftingers erster Fall.* – 6. Aufl. München, Zürich: 2008, S. 11.

488 Im Englischen wird unter „mystery and crime“ allgemein die Kriminalgeschichte verstanden. Im Deutschen wird die Genrebezeichnung „Mystery“ mit Motiven des Übernatürlichen assoziiert.

489 Berichtet das erzählende Ich im Rückblick, wird vorweggenommen, dass das erlebende Ich gefährliche Situationen überleben und den Fall vermutlich lösen wird. Dies führt gerade nicht zu einem Abfall der Spannung, sondern erhöht das Vertrauen in die Kompetenz des Ermittlers und erleichtert damit dem Leser die Identifikation. Vergleiche hier die Verfilmungen und Hörspielfassungen von Raymond Chandlers Philip Marlowe-Romanen, die eine Flut von Kriminalfilmen mit ähnlicher Erzählhaltung nach sich zogen. Einen Eindruck vom typischen Marlowe-Duktus liefert die NBC-Hörspielreihe *The New Adventures of Philip Marlowe*, die 1947 ausgestrahlt wurde. Die Hauptrolle sprach Charakterdarsteller Van Heflin.

490 Alida Bremer: *Kriminalistische Dekonstruktion: zur Poetik der postmodernen Kriminalromane.* – Würzburg: 1999, S. 45 ff.

491 Ein Grund für die Bildung derartiger Stereotypen ist in der oft stark vereinfachten Nachahmung, Parodierung und Paraphrasierung einflussreicher klassischer Detektivgeschichten zu suchen, die selbst zumeist komplex und originell sind. Stephen Knight weist auf die anfänglich große Diversität des Genres hin: „There was in fact a dynamic variety which has been recreated in our own period, with detectives in all genders, colours and forms, some of them beyond the human.“ Stephen Knight: *Enter the Detective: Early Patterns of Crime Fiction.* – In: Ders. und H. Gustav Klaus: *The Art of Murder: New Essays on Detective Fiction.* Tübingen: 1998, S. 10–25, hier S. 11.

492 Sacks: Wife, S. 220.

Der Erzähler formuliert an dieser Stelle die zentrale Rätselfrage, von der ausgehend die Erzählung organisiert ist.[493] Es geht nicht nur darum, die Krankheit Josés zu ergründen, es geht in erster Linie darum herauszufinden, welches *Wesen* José besitzt; „*What* then was José [...]. What *sort of being*?", fragt der Erzähler und stellt damit implizit das Menschsein des Patienten zur Disposition. José wird nicht als Person deklariert, nicht als „sort of *human* being", sondern bloß als „being". Die sorgfältig abgesicherte Identifikation mit dem Arzt verhindert, dass diese Redeweise vom Leser als ebenso herablassend dem Patienten gegenüber empfunden wird wie die Bemerkungen des Pflegers. De facto ist aber eine Objektivierung des Patienten in beiden Fällen gegeben.[494] Das Patientenbild, das in *The Autist Artist* transportiert wird, ist damit fundamental verschieden von dem Patientenbild bei Lurija, der Schereschewski und Sassezki regelrecht zu Helden stilisiert. Von den Zweifeln an einem bewussten Innenleben des Patienten geht die Beweisführung des Ermittlers aus. Ziel ist es zu belegen, dass sich hinter der Fassade des zurückgebliebenen und sprachlosen Patienten tatsächlich ein denkender, fühlender, kreativer Mensch verbirgt. Josés Zeichnungen fungieren dabei als Beweismaterial:

> This [the fact that José is able to draw the canoe having looked at it just once, BS] argued strongly against any mere copying – the attendant had said earlier, 'He's just a Xerox' – and suggested that he had apprehended it as an image, exhibiting a striking power not just of copying but of perception. For the image had a dramatic quality not present in the original. [...] Thus, over and above the powers of mere facsimile, striking as these were, he seemed to have clear powers of imagination and creativity. It was not *a* canoe but *his* canoe that emerged in the drawing.[495]

Der Arzt führt die Beweisaufnahme fort und lässt José das Aquarell eines Fisches abzeichnen. Die Beschreibung der Zeichnung macht deutlich, dass aus der Sicht

---

493 Die hier herausgearbeitete Struktur der Geschichte stellt keine Chronologie dar. So wird die Rätselfrage erst im zweiten Drittel der Erzählung explizit gestellt, obwohl bereits vorher Schritte zur Lösung des Rätsels erfolgt sind. Implizit bestimmt die Frage nach dem Wesen des Patienten die Geschichte allerdings von Beginn an. Die Geschichte ist also ähnlich organisiert wie *Whodunit*-Krimis.

494 Bezeichnenderweise findet sich *The Autist Artist* im Kapitel *The World of the Simple*, Vlg. Sacks: Wife, S. 171. Obwohl der Patient offensichtlich in der Lage ist, Anweisungen auszuführen, hinterfragt der Arzt, ob José sprachliche Informationen überhaupt verstehen könne und reduziert ihn damit um eine weitere Ebene. Kurz bevor der Arzt (in der Funktion als erlebendes Ich) José das zweite Mal auffordert, ein Bild von einer Vorlage abzuzeichnen, sagt er: „'I have been thinking about you, José'", und ergänzt (als erzählendes Ich): „He might not understand my words, but he understood my tone.", vgl. Sacks: Wife, S. 216.

495 Sacks: Wife, S. 217f.

des Erzählers der künstlerische Ausdruck als Zeichen für Menschlichkeit und Lebendigkeit fungiert:

> The original had lacked character, had looked lifeless, twodimensional, even stuffed. José's fish, by contrast, tilted and posed, was richly three-dimensional, far more like a real fish than the original. It was not only verisimilitude and animation that had been added but something else, something richly expressive, though not wholly fishlike: a great, cavernous, whalelike mouth; a slightly crocodilian snout; an eye, one had to say, which was distinctly human, and with altogether a positively roguish look. It was a very funny fish [...] a sort of fish-person, a nursery character, like the frog-footman in *Alice*.[496]

Auch wenn damit die große Rätselfrage nach dem Wesen des Patienten noch nicht gelöst ist, scheint bewiesen, dass José immerhin über ein Bewusstsein, eine Innensicht verfügt, also, polemisch formuliert, dem Menschen näher verwandt ist als dem Kopiergerät („Xerox"). Nun, da der Patient Personenstatus hat, liefert der Erzähler eine Zusammenfassung von Josés Krankengeschichte, die er aus der umfangreichen Akte zusammenstellt.[497] Damit setzt er das zunächst isoliert betrachtete Syndrom des Patienten – epileptische Anfälle, Mutismus, autistisches Verhalten mit Inselbegabung – in den größeren Kontext von Josés Lebens- und Familiengeschichte.

Parallel wird auf Motivebene eine Dichotomie vorbereitet, die für den weiteren Verlauf der Geschichte bestimmend ist: Die Situation in Josés Elternhaus wird als befremdlich und tragisch[498] markiert, während das Krankenhaus als idyllischer Zufluchtsort etabliert wird. Über die Behandlung im Elternhaus nach dem ersten Auftreten der Störungen heißt es:

> His [José's, BS] schooling was discontinued, [...] and he was returned permanently to his family, as a 'fulltime' epileptic, autistic, perhaps aphasic, perhaps retarded child. He was considered ineducable, untreatable and generally hopeless. At the age of nine, he 'droped out' – out of school, out of society, out of almost all of what for a normal child would be 'reality'. [...] There were older brothers and sisters, but José was much the youngest – the 'big baby' of a woman approaching fifty.
>
> We have far too little information about these intervening years. José, in effect, disappeared from the world, was 'lost to follow-up', not only medically but generally, and might have been lost forever, confined and convulsing in his cellar room, had he not 'blown up' violently very recently and been taken to the hospital for

496 Sacks: Wife, S. 218f.
497 Vgl. Sacks: Wife, S. 220f.
498 Vgl. Sacks: Wife, S. 221.

> the first time. He was not without inner live, in the cellar. He showed a passion for pictorial magazines, especially of natural history, [...] and when he was able, between seizures and scoldings, would find stumps of pencil and draw what he saw.[499]

Das Leben Josés vor der Einlieferung ins Krankenhaus wird mit Vokabeln umrissen, die ebenso dazu geeignet wären, eine Geiselhaft zu beschreiben. Der Umstand, dass sich das Zimmer des Patienten im Keller des Elternhauses befindet, wird durch die wiederholte Erwähnung in zwei aufeinander folgenden Sätzen betont. Die Formulierung „he [...] would find stumps of pencil" legt nahe, er habe von den Betreuungspersonen kein Zeichenmaterial bekommen, sondern habe sich zur Ausübung seiner Zeichenleidenschaft selbsttätig kärglicher Bleistiftreste bemächtigen müssen. Die gewaltige Explosion, mit der Sacks Josés schwere epileptische Anfälle gleichsetzt, evoziert die Vorstellung, der Patient habe aus einer langen Gefangenschaft ausbrechen müssen, in der seine Wünsche und Neigungen unterdrückt worden seien.[500] Aus Josés Krankengeschichte wird eine Leidensgeschichte. Obwohl sie vordergründig aus Fakten zum somatischen Verlauf der Krankheit besteht, wird die Zusammenfassung nach und nach von Wertungen des Erzählers infiltriert; der Einfluss der Literarisierung und Fiktionalisierung tritt immer deutlicher zutage. Die Ich-Erzählung kippt sogar kurz in eine personale Erzählung: „José found himself in a strange and tragic state."[501] Der Erzähler evoziert hiermit den Eindruck, er habe (vielleicht aufgrund seiner Intuition oder Erfahrung als Arzt) genauen Einblick in die Innenwelt des Patienten. Da sich José, wie mehrfach betont wird, selbst nicht zu seinem Zustand äußern kann, lassen sich solche aus scheinbar auktorialer Perspektive gewonnenen Einsichten allerdings leicht als fiktional entlarven. Und auch durch andere Hinweise gibt der Erzähler zu verstehen, er habe zumindest einen Teil der Geschichte Josés erfinden müssen. So beklagt er an einer Stelle die magere Datenmenge[502] über die Jahre zwischen Josés

499 Sacks: Wife, S. 221.

500 Dieses Bild wird in einer späteren Passage noch verstärkt. Dort heißt es: „But none of this would have come to light had there not been a rage of sudden, unprecedented, [sic] and frightening violence – a fit in which objects were smashed – which brought José to a state hospital for the first time." Sacks: Wife, S. 222.

501 Sacks: Wife, S. 221.

502 Die Angabe „We have far too little Information about these intervening years" (Sacks: Wife, S. 221) steht im Gegensatz zu einer früheren Aussage des Erzählers: „I was both assisted and bewildered by the available information – the mass of 'data' that had been gathered since the first onset of his strange illness, his 'state'." (Sacks: Wife, S. 220.) Es ist zu vermuten, dass

Rückkehr ins Elternhaus und der Einlieferung in die Klinik. An anderer Stelle erklärt er sogar ausdrücklich, er habe sich anhand des vorliegenden Materials die Geschichte („the tale"!) selbst zurechtgelegt:

> This, then, was the tale I received, or, rather, put together from his chart or charts, documents as remarkable for what they lacked as for what they contained – the documentation, through default, of a fifteen-year 'gap'[.][503]

Der Erzähler kennzeichnet sich hiermit selbst als Autor der Patientengeschichte. War das Erzählte bis dahin einer zumindest postulierten außertextuellen Realität verbunden,[504] wird es nun deutlich in den Bereich der Spekulation verschoben. Der Erzähler wird zum Interpreten des Patienten und macht durch seine fast als philologisch einzustufende Deutungsarbeit mutmaßliche innere Prozesse beim Patienten sichtbar:

> It was far from clear what had caused this rage, whether it was an eruption of epileptic violence [...], or whether it was, in the simplistic terms of his admission note, simply 'a psychosis', or whether it represented some final, desperate call for help, from a tortured soul who was mute and had no direct way of expressing his predicaments, his needs.[505]

Vom somatischen Notfall wird der Anfall Josés zur Bedingung für innere und äußere Befreiung umgedeutet und sogar in die Nähe einer Transzendenzerfahrung gerückt. Die Vorarbeit, die der Erzähler geleistet hat, zahlt sich nun aus: Der Leser, dessen Sympathien auf Seiten des ‚Opfers' (und nicht auf Seiten der „simplistic" denkenden Bürokraten) zu suchen sind, wird die Frage als rhetorische auffassen und sich gemeinsam mit dem Erzähler über die Ignoranz des Umfeldes gegenüber der gequälten Patientenseele brüskieren. Das Krankenhaus, der Ort des Arztes, des Entdeckers von Josés wider Erwarten reicher Innenwelt, wird zur Zuflucht „for the tortured, storm-tossed soul", an dem die Seele versorgt wird mit „just that mixture of order and freedom of which it stands in such need."[506]

---

sich diese Aussage einzig auf die Daten über die Untersuchungen bei Krankheitsausbruch beziehen, nicht auf die Folgebehandlung.

503 Sacks: Wife, S. 221 f. Noch einmal kommt klar das Puzzlelelement zum Tragen, das im Krimi, dem (Psycho-)Thriller und der Mysterygeschichte oft eine zentrale Rolle spielt. Die Aktenrecherche und die Integration der damit verbundenen Funde in die Ermittlung sind ein häufig verwendetes Topos in diesen Genres.

504 So implizieren die Anführungszeichen bei einigen Formulierungen, es handele sich bei den entsprechenden Abschnitten der paraphrasierten Patientengeschichte um Zitate aus den Akten. Allerdings lässt sich dafür nirgends ein Beleg finden.

505 Sacks: Wife, S. 222.

506 Sacks: Wife, S. 222.

> Suddenly, too, after the moral closeness, the febrile intimacy of his house, he [José, BS] now found others, found a world, both 'professional' and concerned: unjudging, unmoralistic, unaccusing, detached, but at the same time with a real feeling both for him and for his problems. At this point (he had now been in hospital for four weeks), he started to have hope [...].[507]

Das Aufstellen und Verfolgen von Hypothesen stellt sich als konstitutiver Bestandteil der Erzählung heraus. Die weiteren Behandlungs- bzw. Ermittlungsschritte des Arztes beruhen auf seiner Spekulation über Josés Innensicht. Sprachlich jedoch verschleiert der Erzähler den hypothetischen Charakter seiner Deutungen, indem er eigene Interpretationen so formuliert, als stellten sie personale Erfahrungen Josés dar (besonders deutlich in Sätzen wie „he started to have hope"). Der Arzt konstatiert: „But hope, turning to others, interaction, was 'forbidden', and no doubt frighteningly complex and 'dangerous' as well".[508] Ob auch José die Begegnung mit anderen Menschen als etwas Positives definiert, das mit Hoffnung verbunden ist, lässt sich genau genommen nur mutmaßen, dennoch baut die weitere Enthüllungsarbeit des Arztes auf dieser Annahme auf.

Bevor der Arztdetektiv allerdings den letzten Schritt bei der Suche nach Josés ‚wahrem' Wesen vollziehen kann, wird er in seiner Ermittlungsarbeit zurückgeworfen; das große Finale wird retardiert. Interaktion setzt José unter Druck und lässt ihn in Regression fallen. Wieder wird der ‚ermittelnde Arzt' mit einem Rätsel konfrontiert. Hatte er zunächst vermutet, die als Idyll beschriebene Krankenhausumgebung sei als Bedingung hinreichend für die Genesung des Patienten, sieht er sich nun mit einer Diskrepanz zwischen Mutmaßung und Realität konfrontiert:

> there had always been his love for nature, for animals and plants. *This* part of him, *this* door, had always remained open. But now there was temptation, and pressure, to 'interact', pressure that was often too much, came too soon. And precisely at such time José would 'relapse', would turn again, as if for comfort and security, to the isolation, the primitive rocking movements, he had at first shown. [...] I had a qualm of horror when I saw him like this, for I had imagined, had indulged, the notion of 'a steady recovery'. I had to see José in a regressed condition [...] to see that there was no simple 'awakening' for him, but a path fraught with a sense of danger, double jeopardy, terrifying as well as exciting – because he had come to love his prison bars.[509]

507 Sacks: Wife, S. 222.
508 Sacks: Wife, S. 223.
509 Sacks: Wife, S. 223, Hervorhebung Sacks.

Das verwendete Vokabular vermittelt Unsicherheit und einen ungewissen Ausgang. Wie bei der Charakterisierung Josés zu Beginn, wo Sacks dem fragilen Patienten die gewaltsamen Anfälle und den rüpelhaften Pfleger entgegensetzt, arbeitet Sacks mit Antithesen. Der mit Freiheit und kreativer Entfaltung assoziierten Natur steht der Gesellschaftsdruck entgegen, der den Patienten in die Regression treibt; die Erfolgssicherheit, in der sich der Arzt wähnt, wird von einer schrecklichen Ahnung verdrängt; das einfache, gesunde Erwachen aus dem Alptraum der Gefangenschaft im eigenen Körper wird von zahlreichen Gefahren bedroht. Der Ausdruck „jeopardy" verweist darauf, dass sich Arzt und Patient an einem Scheideweg befinden. *Jeopardy* beschreibt ein Spiel, bei dem die Chance zu gewinnen genauso groß ist, wie die Gefahr zu verlieren, „terrifying as well as exciting".[510] Die Potenzierung, „double jeopardy", macht aus dem Spiel Ernst, denn die Phrase bezeichnet in der anglo-amerikanischen Juristensprache die Gefahr, vor Gericht für ein begangenes Verbrechen zweimal angeklagt und verurteilt zu werden – eine Gefahr, die in den meisten Rechtssystemen durch den *Ne-bis-in-idem*-Grundsatz ausgeschlossen ist.[511] José jedoch verurteilt sich selbst zum zweiten Mal zur Isolationshaft und zieht sich hinter die liebgewonnenen Gefängnisgitter zurück.

Das Risiko, der Arzt könne den Kampf mit der Krankheit – und die ‚Wette' darauf, er sei fähig die Natur des Patienten entschlüsseln – am Ende doch noch verlieren, verstärkt die Spannung und rückt Spiel und Rätsel wieder in den Fokus. Es bedarf eines Tricks, eines originellen Zugs des Ermittlers, um die Gefängnismauer zu überwinden und das Recht wieder herzustellen. Und tatsächlich findet der Arzt-Ermittler einen Schlüssel: Anstelle der sonst auf der Station verwendeten Kreiden gibt er José einen Fineliner, fordert ihn auf, ein Bild aus dem Gedächtnis zu zeichnen und lockt ihn so erneut aus der selbst gewählten Isolation:

> Once more I took a fine pen from my pocket, for he seemed to have an aversion to crayons, which was all they used on the ward. 'That fish you drew,' I hinted it with a gesture in the air, not knowing how much of my words he might understand, 'that fish, can you remember it, can you draw it again?' he nodded eagerly, and

510 Der Begriff geht auf lat. *iocus partitus* zurück, ein Spiel, bei dem der Spieler sich zwischen zwei Möglichkeiten entscheiden muss. Im Altfranzösischen wurde daraus das *jeu-parti*, eine lyrische Dialogform mit gleichwertigen Redeanteilen. Vgl. William Walter Skeat: *An Etymological Dictionary of the English Language*. – Oxford: 1963, S. 314. *Jeopardy!* ist auch der Titel einer seit Jahrzehnten beliebten amerikanischen Rateshow, bei der das Frage-Antwort-Prinzip umgekehrt wird; es muss nicht die Antwort, sondern die Frage erraten werden.

511 Vgl. den U.S.-Verfassungszusatz *Bill of Rights* von 1789.

> took the pen from my hands. It was three weeks since he had seen it. What would he draw now?
>
> He closed his eyes for a moment – summoning an image? – and then drew. It was still a trout, rainbow-spotted, with fringy fins and a forked tail, but, this time, with egregiously human features, an odd nostril (what fish has nostrils?), and a pair of ripely human lips. I was about to take the pen, but, no, he was not finished. What had he in mind? The image was complete. The image, perhaps, but not the scene. The fish before had existed – as an icon – in isolation: now it was to become part of a word, a scene. Rapidly he sketched in a little fish, a companion, swooping into the water, gambolling, obviously in play. And then the surface of the water was sketched in, rising to a sudden, tumultuous wave. As he drew the wave, he became excited, and emitted a strange, mysterious cry.[512]

Der Kontakt zwischen Arzt und Patient ist wieder hergestellt. Zeichnen und Kommunikation lassen sich nicht voneinander trennen, das Zeichnen erweist sich dem Erzähler zufolge als einzig adäquate Möglichkeit für José, einen Eindruck seiner lebendigen Innenwelt nach außen zu transportieren. Doch lässt sich das Zeichnen erst dann als Kommunikationsform begreifen, wenn man José als kreativen Gestalter statt als Kopisten begreift. Die Aufforderung, etwas aus dem Gedächtnis, also aus dem Inneren heraus, darzustellen, ist deshalb der entscheidende Schritt des Arztes auf dem Weg zur Lösung. *Während* José mit dem Arzt in Interaktion tritt, zeichnet er eine Szene, die Interaktion symbolisiert, und nur *indem* er diese Szene zeichnet, schließt er den Arzt in die Interaktion mit ein. Die Unvereinbarkeit von innerer Stabilität und dem Kontakt nach außen ist aufgehoben. Dass es sich hier um den wichtigsten Wendepunkt innerhalb der Erzählung handelt, wird auch durch die verwendeten Techniken zur Spannungssteigerung deutlich. Immer wieder zögern Einschübe und rhetorische Fragen die Beschreibung des Zeichenprozesses heraus. Die Spannung entlädt sich in dem mysteriösen Schrei Josés, der, wie sich später herausstellen wird, den Beginn seines Wiedererwerbs der Sprache markiert:

> Now, finally, he started to speak – though 'speak' is much too strong a term for the strange-sounding, stumbling, largely unintelligible utterances that came out, on occasion startling him as much as they startled us – for all of us, José included, had regarded him as wholly and incorrigibly mute [...]. And here, too, we found it impossible to say how much was 'organic', how much was a matter of 'motivation'.
> [...]
>
> We had improved, it could not be doubted, his physiological *potentials*, though there was an impairment of his abilities to use, understand and recognise speech, with which, doubtless, he would always have to contend, [sic] But, equally important, he now was fighting for the recovery of his understanding and speech (egged

512 Sacks: Wife, S. 223 f.

> on by all of us, and guided by the speech therapist in particular), where previously he had accepted it, hopelessly or masochistically, and indeed had turned against virtually all communication with others, verbal and otherwise.[513]

Der Erzähler bezieht plötzlich das übrige medizinische Personal und José selbst in ein erlebendes Wir mit ein. Er erweitert hierdurch aber die Untersuchung des Falles nicht um die Perspektiven der anderen Figuren, sondern untermauert seine eigene Glaubwürdigkeit; die Kollegen und der Patient werden als Zeugen für den Erfolg seiner Ermittlung herangezogen. Nachdem er den Teil der Handlung, in der José als Figur auftritt, in einer idyllischen Szene im Krankenhausgarten hat ausklingen lassen,[514] formuliert der Erzähler im Kontext einer Betrachtung zum Phänomen Autismus die Antwort auf die Frage nach dem Wesen Josés:

> I think José, an autist, a simpleton too, has such a gift for the concrete, for *form*, that he is, in his way, a naturalist and natural artist. He grasps the world as forms – directly and intensely felt forms – and reproduces them. He has fine literal powers, but he has figurative powers too. He can draw a flower or fish with remarkable accuracy, but he can also make one which is a personification, an emblem, a dream, or a joke. And the autistic are supposed to lack imagination, playfulness, art!
>
> Creatures like José are not supposed to exist.[515]

Rätsel gelöst.

Die Engführung mit konventionellen Krimis bedeutet nicht, *The Autist Artist* lasse sich allein mit Hilfe von Krimi-Schemata fassen. Besonders in den Passagen, in denen Sacks Hintergrundinformationen zum Autismus gibt, ist die Tauglichkeit der Analogie begrenzt. Dennoch wird bei der Analyse deutlich, dass dem Krimi verwandte Muster verwendet werden, um die Orientierung des Lesers in die gewünschte Richtung zu lenken. Mit der Verwendung von Stereotypien und Topoi, die aus anderen Kontexten bekannt sind, werden Filter gesetzt, durch die der Leser den Verlauf der Handlung wahrnimmt. Tatsächlich gibt es in *The Autist Artist* kein Verbrechen, das aufgeklärt werden muss, keinen Täter, den es zu fassen gilt. Dennoch strahlt die Aura des nonkonformen, instinktsicheren und scharfsinnigen Ermittlers auch dort noch auf die Arztfigur ab, wo die Anleihen bei der Kriminalliteratur in den Hintergrund treten und die Interpretationen des Arztes nicht mehr zweifelsfrei belegbar sind (etwa bei der Deutung der Bilder). Sacks entfernt sich damit sowohl von den herkömmlichen Mustern der medizinischen Fallgeschichte als auch von der Erzählweise Lurijas.

513 Sacks: Wife, S. 225.
514 Vgl. Sacks: Wife, S. 227f.
515 Sacks: Wife, S. 230.

Das Ziel von Narrativierung und Fiktionalisierung ist nicht mehr, wie bei Lurija, der Transport eines bestimmten Patientenbildes. Vielmehr verlagert sich der Fokus auf den Diagnose- und Behandlungsprozess, wodurch der Arzt ins Zentrum der Aufmerksamkeit rückt. Letztlich bleibt Sacks damit aber hinter seinem Anspruch zurück, den Patienten als Individuum in den Mittelpunkt der Betrachtung zu stellen. Sacks rettet das Subjekt nicht, er exhumiert es.

B. *The Mountain*, eine Novelle

Nach der Analyse von *The Autist Artist* soll die Untersuchung von *A Leg to Stand On* dazu dienen, die Bandbreite von Sacks' Falldarstellungen zu markieren. Die romanlange autobiographische Fallgeschichte *A Leg to Stand On* unterscheidet sich nicht nur in Bezug auf Patientenbild und Erzählperspektive wesentlich von den Kurzfallgeschichten aus den Sammelbänden, sondern auch im Hinblick auf die verwendeten textuellen Verfahren. Bei *A Leg to Stand On* handelt es sich um eine Fallgeschichte im doppelten Sinne. Zum einen ist sie eine neurologische Krankengeschichte, zum anderen ist sie die Geschichte eines Sturzes. Bei einer Bergwanderung verunglückt Sacks und zieht sich einen Abriss des Oberschenkelmuskels zu. Eigentlich müsste nach einer Operation die Funktion des Beines wieder hergestellt sein, Sacks stellt aber fest, dass er die Kontrolle über den Muskel sowie jegliches Gefühl für sein Bein verloren hat. Lässt man die Paratexte außer Acht,[516] erstreckt sich die Erzählung inhaltlich vom Beginn der Bergwanderung bis zur vollständigen Rekonvaleszenz. Da die Ereignisse chronologisch präsentiert werden, setzt sich die Passage über die Zeit vor der Einlieferung (die Bergwanderung, Kapitel 1: *The Mountain*) strukturell von den Kapiteln über die Behandlung und Heilung ab (Kapitel 2–6). Den Abschluss bildet ein Kapitel, in dem das Geschehen rückblickend eingeordnet wird (Kapitel 7: *Understanding*). Das zwanzigseitige erste Kapitel, *The Mountain*, lässt sich als Novelle aus der Gesamterzählung ausgliedern. Annähernd parallel zur ersten Buchausgabe von *A Leg to Stand On* wurde *The Mountain* tatsächlich auch separat von Sacks veröffentlicht. Der Text erschien 1984 unter dem Titel *The Bull on the Mountain* in *The New York Review of Books*.[517] Das Kapitel

516 Die zitierte Ausgabe umfasst neben dem bereits in der Ausgabe von 1984 enthaltenen Vorwort ein Postskriptum zum Vorwort, Danksagungen, ein Nachwort, die meisten der ohnehin sparsam eingesetzten Fußnoten und eine annotierte Bibliographie (alle aus dem Jahr 1993). Vgl. Oliver Sacks: *A Leg to Stand On*. – New York: 1998 [zuerst London: 1984].

517 Sacks beschreibt die Publikationsgeschichte von *A Leg to Stand On* und *The Bull on the Mountain* im Vorwort zur Buchausgabe von 1993. Vgl. Sacks: Leg, S. xi f. In dieser Arbeit wird unter dem Titel *The Mountain* weiterhin auf das erste Buchkapitel von *A Leg to Stand*

präsentiert sich als in sich abgeschlossene Einheit. Aus diesen Gründen wird *The Mountain* erst einmal isoliert von der Haupterzählung auf seinen novellistischen Charakter hin befragt und auf die verwendeten poetischen Verfahren hin analysiert.

Die Vollständigkeit, mit der sich die für die Novelle als charakteristisch geltenden Strukturmerkmale in *The Mountain* wiederfinden, ist auffällig. Damit ist nicht gemeint, Sacks habe *The Mountain* gezielt nach den für die Novelle gattungstypischen Mustern modelliert.[518] Vielmehr erweisen sich die Modelle, die in der Literaturwissenschaft gebräuchlich sind, um novellistische Erzählstrategien zu erfassen und zu kategorisieren, als ebenso nützlich, um Struktur und Erzählweise in Sacks' *The Mountain* zu beschreiben. *The Mountain* ist nicht dem Titel bzw. Untertitel, sehr wohl aber der Form nach treffend als Novelle zu bezeichnen.[519] Es darf jedoch nicht unerwähnt bleiben, dass das *gros* der gängigen novellentheoretischen Modelle, die auch im Folgenden zur Verwendung kommen werden, seine Wurzeln in der nicht mehr ganz jungen Forschung zur Novelle des 18. und 19. Jahrhunderts hat. Die meisten, auch jüngeren, Werke zur Novelle sind literaturhistorische Übersichtsdarstellungen, die auf die novellentheoretischen Texte von Goethe, Tieck, Schlegel, Mundt oder Heyse und die bewährten literaturwissenschaftlichen Gattungsbeschreibungen aus den 1950er und 60er Jahren von Silz, Klein, von Wiese, Schunicht oder Swales zurückgreifen, ohne dem bestehenden Instrumentarium viel Neues hinzuzufügen.[520]

On Bezug genommen und nicht auf die ausgekoppelte Veröffentlichung in *The New York Book Review* ([31 | 11] 1984, S. 26–30), da sonst der Blick auf die Verflechtung mit den Folgekapiteln sowie den Vor- und Nachworten verstellt wäre.

518 Obgleich es sich nicht ausschließen lässt, dass sie Sacks mit der Geschichte und Theorie der Novelle beschäftigt hat, erscheint dies wenig wahrscheinlich; nicht zuletzt, weil die Novelle und die ihr anhängige Forschung vor allem im deutschsprachigen Raum Verbreitung fand.

519 Manchen Novellenforschern dient implizit oder explizit die Deklaration als Novelle als Auswahlkriterium bei der Zusammenstellung von Untersuchungskorpora, so dass viele zeitgenössische Texte mit novellistischem Charakter unberücksichtigt bleiben. Vgl. z. B. Elena Wassmann: *Die Novelle als Gegenwartsliteratur: Intertextualität, Intermedialität und Selbstreferentialität bei Martin Walser, Friedrich Dürrenmatt, Patrick Süskind und Günter Grass.* – St. Ingbert: 2009, S. 42.

520 So auch die gängigen Einführungen in die Novellenforschung wie die von Hugo Aust oder Winfried Freund. Vgl. Hugo Aust: *Novelle* – 4. Aufl. Stuttgart: 2006 und Winfried Freund: *Novelle.* – Stuttgart, Weimar: 1998. Während die Novelle im 18., 19. und beginnenden 20. Jahrhundert gut untersucht ist, finden sich wenige Analysen, in denen das für die klassische und romantische Novelle etablierte Instrumentarium auf seine Tauglichkeit für zeitgenössische Novellen hin überprüft und um neue Zugänge ergänzt wird. Werden jüngere Novellen

Die Detailanalyse zeigt einerseits, dass die Kartierung mit Hilfe der bewährten novellentheoretischen Werkzeuge nach wie vor zu einer guten ersten Orientierung in einem – auf den ersten Blick – vergleichsweise konservativen Erzähltext wie *The Mountain* verhelfen. Andererseits ist natürlich die Analyse derjenigen Strukturen und Motive in der Novelle *The Mountaint* besonders aufschlussreich, die sich nicht nur als Varietät bereits beschriebener Muster begreifen lassen. So zeigt sich im Gebrauch der hergebrachten novellentheoretischen Werkzeuge zugleich ihre Anwendungsgrenze.

Sowohl in Bezug auf die verwendete Struktur als auch in Hinsicht auf die Dynamik und Motivik ist *The Mountain* viel näher an der traditionellen deutschen Novelle angesiedelt als an der anglo-amerikanischen *novella*.[521] *The Mountain* präsentiert sich als gut strukturierter, kleiner Erzähltext mit

> „straffer, zielgerichteter, möglichst einsträngiger Handlungsführung mit Affinität zur Tektonik des Dramas. Entsprechend des hohen Anspruchs [sic] an die Gattung resultiert daraus gleichzeitig die Forderung nach Konzentration und Dichte, nach virtuoser Nutzung bestimmter Vorausdeutungs- und Integrationstechniken [...].[522]

Die Paratexte sowie die Folgekapitel lassen sich nach der Systematik von Fritz Lockemann als geschlossene, legitimierende Rahmenhandlung begreifen, also

untersucht, beschränkt sich die Forschung meist auf einen kleinen Werkkanon (darunter immer wieder Martin Walsers *Ein fliehendes Pferd* und Günter Grass' *Katz und Maus*). Eine der wenigen Untersuchungen zur jüngeren Novelle, in der der Versuch unternommen wird, die Novellenforschung um neue Ansätze – hier Methoden aus der Intertextualitäts- und Intermedialitätsforschung – zu erweitern, ist Elena Wassmanns bereits erwähnte Studie *Die Novelle als Gegenwartsliteratur* von 2009.

521 Einige Forscher, darunter Robert J. Clements und Joseph Gibaldi, reservieren den Begriff „novella" für Renaissance-Geschichtensammlungen wie das Decamerone und deklarieren neuere englische Kurzprosa als „novelette" oder „short novel", ohne auf inhaltliche oder strukturelle Besonderheiten einzugehen (vgl. Robert J. Clements und Joseph Gibaldi: *Anatomy of the Novella: The European Tale Collection from Boccaccio and Chaucer to Cervantes.* – New York: 1977, S. 27). Oft wird der Begriff „novella" im Englischen schlicht für Prosa mittlerer Länge verwendet. Mary Doyle Springer unternimmt den Versuch einer Begriffsdefinition und fasst im ersten Kapitel *Approach to the Novella Through Its Forms* ihrer Studie *Forms of the Modern Novella* die Diskussion über die Länge der novella zusammen. Vgl. Mary Doyle Springer: *Forms of the Modern Novella.* – Chicago: 1975, S. 2-17. Springers eigene Strukturbeschreibung zeigt, dass einzig die Nähe zum Drama mit den Strukturmerkmalen der Novelle in Einklang zu bringen ist (vgl. das Kapitel *Degenerative "Tragedy" in the Novella*, ebenda, S. 100-127.) Zu den Schwierigkeiten der Begriffsdefinition kommt hinzu, dass mit der „tale" eine weitere Bezeichnung auf der Liste novellenähnlicher Formen der Kurzprosa notiert werden muss. Eine dezidierte Novellenforschung, deren Fehlen Springer bereits 1975 beklagt (Vgl. ebenda S. 2f.), hat sich im Englischen auch in der Zwischenzeit nicht etabliert.

522 Wassmann: Novelle, S. 54.

als Rahmen, in dem ein Ich-Erzähler seine Geschichte als wirklich geschehene, selbst erlebte deklariert und sich dem Leser gegenüber ausweist, nicht einem fiktiven Zuhörerkreis wie in Boccaccios *Decamerone*.[523] Die Rahmenhandlung, in der das Beschriebene als autobiographisches Erzählen deklariert wird,[524] evoziert den „Anschein des Authentischen".[525] Innerhalb des Kapitels *The Mountain* lassen sich dann sowohl die für die traditionelle Novelle typische strenge Form als auch Dingsymbol und Wendepunkt mit unerhörter Begebenheit ausmachen.

Sacks begibt sich allein auf eine Bergwanderung in Norwegen. Schon in einer frühen Etappe der Wanderung bemerkt er an einem Zaun am Wegesrand ein absonderliches Schild:

> To my surprise there was a fence and a gate at this point, and the gate bore a still more surprising notice:
>
> BEWARE OF THE BULL!
>
> in Norwegian, and for those, who might not be able to read the words, a rather droll picture of a man being tossed.[526]

Mit Hilfe des Schildes wird sogleich der Stier als Dingsymbol vorgestellt, das als Motor der Geschichte fungieren wird.[527] Zugleich deutet die ominöse Tafel bereits auf die unerhörte Begebenheit und die Wendung der Ereignisse voraus. Sacks als erlebendes Ich spekuliert kurz über die Herkunft des Schildes, lässt den Gedanken dann aber vollständig fallen und wendet seine Aufmerksamkeit wieder dem Anstieg zu. Der Effekt ist eine Steigerung der Spannung, da die potentielle Gefahr durch Sacks' Rationalisierungstaktik nicht so weit marginalisiert wird, dass der Leser vom drohendem Unheil abgelenkt wird. Wie beiläufig erwähnt der Erzähler, wie einsam die Bergregion sei, in der er sich

523 Vgl. Fritz Lockemann: *Die Bedeutung des Rahmens in der deutschen Novellendichtung*. – In: Josef Kunz (Hrsg.): *Die deutsche Novelle im 19. Jahrhundert*. Berlin: 1970, S. 329–345, hier S. 330f.

524 Vgl. z. B. Sacks' Vorworte. Sacks: Leg, S. ix-xii.

525 Freund: Novelle, S. 31. Vgl. auch Aust: Novelle, S. 11f.

526 Sacks: Leg, S. 2.

527 Als Dingsymbol befindet sich Sacks' Stier in guter tierischer Gesellschaft: „Ähnlich wie Goethes ‚unerhört sich ereignete Begebenheit' wurde auch Heyses Falke, respektive Dingsymbol und Leitmotiv, als novellistisches Muster stereotypisiert und findet bis in die Gegenwart hinein zahlreiche ‚Wiedergänger' in Form fliehender Pferde, furchterregender Tauben, schreiender Zikaden, aufgespießter Schmetterlinge oder eben anderer Falken – auch wenn bereits Storm ihn ruhig fliegen lassen wollte und Schunicht ihn längst am Wendepunkt sah." Wassmann: Novelle, S. 61.

befinde, und löst hierdurch eine weitere Spannungssteigerung aus.[528] Es folgt eine kurze Retardierung, in der sich der Erzähler gedanklich der Zeitplanung und seiner körperlichen Kondition widmet.[529] Eine Passage, in der Sacks die Unverlässlichkeit seiner Wahrnehmung angesichts des frühnebligen Wetters beschreibt, bereitet dann die eigentliche ‚unerhörte Begegnung' mit dem Stier vor, die – typographisch durch einen Absatz unterstrichen – eine Zäsur im Handlungsverlauf darstellt und zugleich eine Wahrnehmungsverschiebung beim Erzähler auslöst:

> There were ambiguous moments when I would stop in uncertainty, while I descried the shrouded shapes before me. ... But when it happened, it was not at all ambiguous!
>
> The real Reality [sic] was not such a moment, not touched in the least by ambiguity or illusion. I had, indeed, just emerged from the mist, and was walking round a boulder as big as a house, the path curving round it so that I could not see ahead, and it was this inability to see ahead which permitted *the Meeting*. I practically trod on what lay before me – an enormous animal sitting in the path, and indeed totally occupying the path, whose presence had been hidden by the rounded bulk of the rock. It had a huge horned head, a stupendous white body and an enormous mild milkwhite face. It sat unmoved by my appearance, exceedingly calm, except that it turned its vast white face up towards me.[530]

War die Wahrnehmung des Erzählers vorher auf innere Abläufe und die (Falsch-) Interpretation von Sinneseindrücken, also die Diskrepanz zwischen Innenwahrnehmung und äußeren Gegebenheiten konzentriert, fallen beide, Wahrnehmung und Realität, nun schlagartig zusammen. Auch die „inability to see ahead" lässt sich sowohl auf die physische Wahrnehmung beziehen als auch auf Sacks' Ignoranz gegenüber der Warnung auf dem Schild und den generellen Risiken einer Wanderung allein in den Bergen. Die Bedeutung des Ereignisses wird durch die Großschreibung und Kursivierung von „*the Meeting*" betont. Dass mindestens zwei Arten von Realität – die im Geschichtenkosmos objektive Realität und die durch Wahrnehmung konstituierte Realität – zu unterscheiden sind, drückt sich in der Formulierung „real Reality" aus. Im nächsten Moment, also kurz nachdem sich nach Aussage des Erzählers die Ambiguität zwischen beiden Realitäten aufgehoben hat, wird die äußere Realität plötzlich vollständig

528 Sacks: Leg, S. 2.

529 Vgl. Sacks: Leg, S. 3. Diese Technik zum Spannungsaufbau lässt sich mit denen in Grusel- und Schauergeschichten vergleichen. Der Protagonist ist allein und begibt sich allen Warnungen zum Trotz in die Gefahrenzone. Da Verfahren aus der Gruselgeschichte hier nur marginal Anwendung finden bzw. von anderen Techniken überlagert und dominiert werden, sei ihr Vorhandensein nur am Rande erwähnt.

530 Sacks: Leg, S. 3. Hervorhebung Sacks.

von der subjektiven Wahrnehmung verdrängt; im Bewusstsein des erlebenden Ichs erfolgt eine unkontrollierbare Umdeutung von Sinneseindrücken:

> And in that moment, in my terror, it [the bull, BS] *changed*, before my eyes, becoming transformed from magnificent to utterly monstrous. The huge white face seemed to swell and swell, and the great bulbous eyes became radiant with malignance. The face grew huger and huger all the time, until I thought it would blot out the universe. The bull became hideous – hideous beyond belief, hideous in strength, malevolence and cunning. It seemed now to be stamped with the infernal in every feature. It became, first a monster, and now the Devil.[531]

Während in der klassischen[532] Novelle das Unerhörte[533] etwas dem Menschen Äußerliches ist, ist es bei Sacks ein Moment, der im Subjekt selbst liegt, nämlich das Schrecknis, in das seine Vorstellungskraft die Sinneswahrnehmung vom Stier verwandelt. Das Bild eines großen weißen Stieres, der mitten auf dem Weg *sitzt*, müsste den Betrachter eher zur Belustigung reizen denn zur Furcht. Sacks flieht nicht vor dem Tier, das objektiv betrachtet keine Anstalten macht ihn anzugreifen, er flieht vor seiner Vorstellung:

> I retained my composure, or a semblance of composure, for a minute, in which, perfectly "naturally," as if turning about at the end of a stroll, I swung in mid-stride through 180 degrees, and deftly, daintily, began my descent. But then my nerve suddenly broke, dread overwhelmed me, and I ran for dear life – ran madly, blindly, down the steep, muddy, slippery path, lost here and there in patches of mist. Blind, mad panic! – there is nothing worse in the world – nothing worse, and nothing more *dangerous*. I cannot say exactly what happened. [...] It is as if there is a moment missing from my memory – there is "before" and "after," but no "in-between". One moment I was running like a madman, conscious of heavy panting and heavy thudding footsteps, unsure whether they came from the bull or from me, and the next I was lying at the bottom of a short sharp cliff of rock, with my left leg twisted grotesquely beneath me, and in my knee such a pain as I had never, ever known.[534]

In der traditionellen Novelle liegt zwar nicht unbedingt die Entscheidung zwischen verschiedenen Handlungsoptionen im unerhörten Moment im Kon-

531 Sacks: Leg, S. 3. Hervorhebung Sacks.

532 Hier im Sinne von „der novellistischen Tradition verpflichtet" bzw. „typisch" zu verstehen. Darin sind natürlich auch die Novellen eingeschlossen, die Autoren der Klassik als literarischer Epoche zuzuordnen sind.

533 Die „unerhörte Begebenheit" wird in der Literatur unterschiedlich aufgefasst. Mal bezieht sich der Terminus auf den gesamten Novellenplot, mal ist damit das konkrete Ereignis gemeint, das die Wendung im Geschehen auslöst. In der vorliegenden Arbeit wird der Begriff im zweiten Sinne verwendet.

534 Sacks: Leg, S. 4. Hervorhebung Sacks.

trollbereich der Figur,[535] aber doch zumeist die innere Haltung, mit der sie dem Geschehen begegnet:

> ›Begebenheit‹ stellt die nominalisierte Form dessen dar, was einem widerfährt und sich so erzählen läßt. Als Erlebnis in diesem ›passiven‹ Sinn steht es im Gegensatz zur Aktivität des Handelns und begründet das Bild der Novelle als einer sogar weltanschaulich bestimmbaren Form. Denn gerade Geschehnisse, die nicht als selbstverantwortet erscheinen, sondern ›begegnen‹, stellen das Substrat eines Lebenssinns dar, in dem Zufall und Schicksal, Einbruch und Wende, Bestimmung und Notwendigkeit ihren charakteristischen Ort einnehmen [...].[536]

„Im Ensemble der Lebensäußerungen findet der einzelne seinen Spielraum und seine Begrenzung."[537] Das Wahren der Haltung bzw. die Haltungsänderung angesichts des Unerhörten stellen den Freiraum dar, innerhalb dessen sich das Entwicklungspotential der Figur entfalten kann. Anders in *The Mountain*. Das eigene Bewusstsein und die Reaktionen des Körpers werden zu den Unverfügbarkeiten des Daseins gezählt,[538] zur schicksalhaften, fundamentalen „Erfahrung, Kräften und Entwicklungen ausgeliefert zu sein, denen der einzelne nicht beizukommen vermag."[539] Das erlebende Ich wird von seinen eigenen Körperreaktionen übermannt und ist vorübergehend als handelnde Instanz nicht mehr vorhanden. Da es als Subjekt getilgt ist, kann das erlebende Ich

535 Dass das Verhalten der Figuren von äußeren Gegebenheiten begrenzt wird, lässt sich gerade als Merkmal novellistischen Erzählens begreifen. Freund beschreibt den Menschen als Subjekt der Novelle als den Bestimmten, nicht den Bestimmenden, und arbeitet „in Anschluss an Friedrich Theodor Vischers ‚Ästhetik' (1857) den Mensch in der Krise als eines der zentralen Themen novellistischen Erzählens, die Handlung als eigentlichen Erzählkern anstelle des handlungsauslösenden Subjekts oder der Handlungsresultate" (Wassmann: Novelle, S. 57) heraus; „Glück und Unglück fügen sich, ohne daß der einzelne unmittelbaren Einfluß zu nehmen vermag. Die Novelle ist mit den positiven wie mit den negativen Zufälligkeiten des Daseins befaßt, mit den glücklichen Wendungen im Leben des Menschen wie mit seiner Hinfälligkeit." Freund: Novelle, S. 58f.

536 Aust: Novelle, S. 9.

537 Freund: Novelle, S. 60.

538 Bemerkenswert ist hier auch die Formulierung „my nerve suddenly broke". Im Englischen wird wie im Deutschen eher die Formulierung „to lose one's nerves" verwendet, um das Ausbrechen von Panik zu beschreiben. „To break one's nerve" beschreibt in der Regel die physische Verletzung der Nervenfasern, bei der die Außenhülle (im Gegensatz zum Nervenabriss oder -durchschnitt) intakt bleibt. Die von Sacks verwendete Formulierung, bei der die physische Verletzung des Nervs metaphorisch für das Auslösen von Panik steht, kann demnach bereits als Vorgriff auf die Folgekapitel gedeutet werden, in denen der versehrte Nerv und die Auswirkung der Nervverletzung auf die Verfassung des Erzählers eine große Rolle spielen. Vgl. zur Begriffsunterscheidung „Nervenkappung"/„Nervenbruch" den Artikel *Nerve Injuries* im Online-Informationsangebot der *American Academy of Orthopaedic Surgeons*.

539 Freund: Novelle, S. 22.

seinen Freiraum nicht nutzen, keine Einstellung zum Geschehen finden. Auf Plotebene zeigt sich der Haltungsverlust im unkontrollierten Abstieg, dem Fall, der Figur. Auch syntaktisch wird das Stolpern bergab nachgeahmt; die Interpunktion mit den zahlreichen Gedankenstrichen und dem Ausrufezeichen mitten im Satz imitiert abgehackte, strauchelnde Bewegungen, während die Aneinanderreihung von Adjektiven (z. B. „ran madly, blindly, down the steep, muddy, slippery path") die Assoziation von kaum zu bremsendem Lauf provoziert. Erst im Rückblick ist Sacks in der Lage, sich das Geschehen anzueignen, wobei sich der eigentliche „Fall" – wie bei Kleists Marquise von O. – dem Zugriff unwiderruflich entzieht. Er ist im „in-between" verortet, er fällt sowohl für das Ich als auch für den Leser in einen blinden Fleck. Eine Haltung zum Unerhörten einnehmen kann der Erzähler nur im Rückblick. Die Trennung zwischen erlebendem und erzählendem Ich wird hier besonders deutlich.[540] Durch das Erzählen bildet sich ein Binnenrahmen für das Erleben, das ohne Narrativierung gar nicht fassbar wäre. Gerade das Verschieben des Unerhörten ins Bewusstsein der Figur und damit die im Vergleich zu anderen Novellen noch drastischere Einschränkung ihres Verfügungsbereichs führen dem Leser das genuin Novellistische an *The Mountain* vor Augen. Stefan Goldmann fasst zusammen:

> Friedrich Theodor Vischer zufolge schildert eine Novelle »ein Stück aus einem Menschenleben, das eine Spannung, eine Krise hat und uns durch eine Gemüths- und Schicksalswendung mit scharfem Accente zeigt, was Menschenleben überhaupt ist.« Paul Heyse hingegen verlangt, dass eine Novelle einen *einzelnen* »seelischen, geistigen oder sittlichen Conflict«, wie in der Isolierung eines naturwissenschaftlichen Experiments, vorführe und uns auf diese Weise »eine neue Seite der Menschennatur offenbare«.[541]

---

540 Wie stark sich Vorstellungskraft und Verhalten dem erlebenden Ich entziehen, wird an einer weiteren Stelle offenbar: „It occurred to me at one point [...] to cry for help [...]. The sudden sound in the silence startled and scared me; and then I had a sudden fear that it might startle the bull, which I had completely forgotten. I had a frightened vision of the animal, now furiously re-aroused, charging down the path to toss me or crush me. Trembling with terror, and with immense efford and pain, I managed to heave myself off the path until I was hidden behind a boulder." Sacks: Leg, S. 11. Selbst wenn er nur als erinnertes Bild ins Bewusstsein gelangt, fungiert der Bulle wie das Objekt einer Phobie und hebelt die Handlungsfähigkeit des erlebenden Ichs aus.

541 Stefan Goldmann: *Kasus und Konflikt. Zur Wechselbeziehung zwischen Krankengeschichte und Novelle mit einem Blick auf Johann Ludwig Caspers* Klinische Novellen *(1863). Ein Werkstattbericht.* – In: Yvonne Wübben und Carsten Zelle (Hrsg.): *Krankheit schreiben. Aufzeichnungsverfahren in Medizin und Literatur.* Göttingen 2013, S. 407-431, hier S. 411. Hervorhebung Goldmann. Goldmann fragt in seinem Artikel nach der Verbindung von novel-

Goldmann sieht in Novelle und Fallgeschichte das „tradierte Novellenschema von Ereignis, Wende, Krise und Konflikt“ verwirklicht und stellt das Konzept des Konflikts als „Weltauslegungsmodell“ heraus.[542] Das existentialistische Moment wird in *The Mountain* nicht nur durch die novellistischen Strukturen herausgestellt, es wird auch anhand von Leitmotiven wie dem später noch näher zu untersuchenden Rhythmus und der fallgeschichtentypischen Arzt-Patienten-Beziehung sowie Besonderheiten bei der Erzählerkonstruktion durchdekliniert. Nach dem Sturz (vollständiger Entzug der Verfügungsgewalt) erfolgt ein Moment des Innehaltens, Bewegung und Handlung kommen zum Stillstand, das erlebende Ich distanziert sich vollständig vom Geschehen:

> My first thought was that there had been an accident, and that *someone I knew* hat been seriously injured. Later, it dawned on me that the someone was myself; but with this came the feeling that it was not really serious.[543]

Die „neue Seite der Menschennatur“ offenbart sich an der Reaktion des Erzählers, nämlich in psychologisch-ontologischer Lesart die Aufspaltung seiner Psyche in Teilpersönlichkeiten bzw. in narratologischer Lesart die Aufsplitterung der Erzählinstanz in verschiedene Stimmen. Das erlebende Ich zieht sich auf seine professionelle Haltung als Mediziner zurück und untersucht das Bein, als handele es sich um die Extremität eines Patienten. Hierdurch erlangt es die Kontrolle über die Handlung zurück, es muss allerdings im Gegenzug bestimmte Erlebnisbereiche (z. B. Körperwahrnehmungen wie Angst, Schmerz) weitgehend ausblenden. Die Untersuchung des Beines begleitet Sacks mit direkter Rede. Das erlebende Ich imitiert Routinehandlungen, die üblicherweise im geschützten Krankenhausbereich durchgeführt werden. Das Aufrufen des Krankenhauskontextes, der für Sicherheit, Beherrschung und Ordnung steht, bewirkt einen vorübergehenden Spannungsabbau für Figur und Leser:

> And then, the horror, so overwhelming for a moment, disappeared in face of a “professional attitude.”
> “OK, Doctor,” I said to myself, “would you kindly examine the leg?” [...] I

---

listischem Schreiben und Fallgeschichten des 18. und 19. Jahrhunderts, ein Zusammenhang, den auch Hannelore Schlaffer in ihrer Monographie *Poetik der Novelle* bereits hergestellt hat. Vgl. Hannelore Schlaffer: *Poetik der Novelle*. – Stuttgart, Weimar: 1993, S. 225-228.

542 Goldmann: Kasus, S. 430. Leider ist der Goldmann’sche Werkstattbericht von einiger Sprung- und Exkurshaftigkeit; die konzeptuelle Arbeit wird durch wissenschaftshistorische Einschübe und die Suche nach der Verwendung des konkreten Wortes „Konflikt“ in Psychiatrie und Novellistik verwässert, so dass sich kein griffiges Werkzeug für die konkrete Textarbeit ergeben will.

543 Sacks: Leg, S. 4. Hervorhebung Sacks.

> murmured my findings aloud as I did so, as if for a class of students:
> "No movement at the knee, gentlemen, no movement at the hip.... You will observe that the entire quadriceps has been torn from the patella. But though it has torn loose, it has not retracted – it is wholly toneless, which might suggest nerve injury as well. [...] Yes, gentlemen," I concluded, summarizing my findings, "a fascinating case! A complete rupture of the quadriceps tendon. Muscle paralyzed and atonic – probably nerve-injury. [...] Considerable swelling, probably tissue und joint fluid, but tearing of blod vessels can't be excluded."[544]

Gleichzeitig wird durch den Unterschied zwischen dem Duktus des erlebenden Ichs als Patient und dem Duktus des erlebenden Ichs als Mediziner ein Spannungsverhältnis auf intra- und interfiguraler Ebene vorbereitet. In den Folgekapiteln verlagert sich der in *The Mountain* angelegte Wechsel zwischen erlebendem Ich und Arzt-Ich hin zu einer Auseinandersetzung zwischen getrennten Charakteren. Zumeist treten dann der jeweils behandelnde Arzt bzw. das Pflegepersonal als Dialogpartner oder Gegenspieler auf. Der Antagonismus zwischen Arzt und Patient wird zum bestimmenden Motiv der Gesamterzählung.

Das Evozieren verschiedener Stimmen ist ein wichtiges poetisches Verfahren in *The Mountain*. Mit „Stimme" ist nicht eine zentrale Erzählinstanz gemeint, wie sie z.B. Genette definiert.[545] Als „Stimmen" werden hier unterschiedliche Sprechinstanzen verstanden, die zwar nominell alle dem Ich-Erzähler zuordenbar sind, sich aber durch ihre Charaktermerkmale wie Duktus, Betrachtungsblickwinkel oder Haltung voneinander unterscheiden lassen. Die Stimmenkonstruktion erinnert an Modelle, die aus der Psychologie bekannt sind. So imitiert Sacks vor allem im ersten Teil der Erzählung affirmative Selbstgespräche und bildet später die dissoziative Reaktion auf eine akute Belastungssituation nach.[546] Bis auf kurze Einwürfe, in denen Sacks beschreibt, mit

544 Sacks: Leg, S. 5 f.

545 Vgl. Genette: Erzählung.

546 Das Konzept der Dissoziation hat eine lange Geschichte, die bis weit ins 19. Jahrhundert zurückreicht. Gute Zusammenfassungen der Begriffsgeschichte bieten Lydia Hantke in ihrer Diplomarbeit *Trauma und Dissoziation: Modelle der Verarbeitung traumatischer Erfahrungen* (Berlin: 1999), sowie Bettina Overkamp in ihrer Dissertation *Differentialdiagnostik der dissoziativen Identitätsstörung (DIS) in Deutschland. Validierung der Dissociative Disorders Interview Schedule (DDIS)* (München: 2005). Nachdem der Begriff lange nicht mehr verwendet worden war, erlebte er Ende der 1970er und Anfang der 1980er Jahre eine Renaissance. Einerseits hatte sich zu diesem Zeitpunkt vor allem aus der Behandlung von Kriegsteilnehmern die Traumaforschung entwickelt, in der die Dissoziation als Symptom der posttraumatischen Belastungsstörung (kurz PTSD für ‚post traumatic stress disorder') eine große Rolle spielt. Andererseits gewann das Modell der Dissoziativen Identitätsstörung (kurz DID für

welchen Handgriffen er die Untersuchung begleitet, ersetzt in der oben zitierten Passage der Diagnoseduktus den bisherigen Erzählduktus. Sacks etabliert auf diese Weise eine Stimme des erlebenden Ichs, die an einen dissoziierten Persönlichkeitsanteil bzw. wie er selbst sagt eine *„persona"*[547] erinnert und dann in Erscheinung tritt, wenn das erlebende Ich von Panik, Schmerz oder Verzweiflung übermannt wird.[548] Sacks greift mit der „Persona" einen Begriff auf, den Jung aus der Geschichte des antiken Theaters entlehnt und in seine Theorie zur Psychoanalyse integriert hat. Sacks lädt den Leser damit ein, psychoanalytische Deutungsansätze auf seine Geschichte zu übertragen. Die Persona ist bei Jung die Maske, die das Individuum der Außenwelt gegenüber aufsetzt. Sie ist Distanzmittel und Kommunikationsschnittstelle zugleich und wird durch mehr oder weniger gelungene Anpassung an Konventionen konstituiert. Ob und wie leicht das Individuum in der Lage ist, seine Persona der Situation entsprechend zu verändern, ist von der persönlichen Disposition abhängig.[549] Im psychologischen Modell erfüllt die Persona also die Funktion, die Psyche vor Verletzung und schlimmstenfalls Kollaps zu schützen, in der Erzählung restauriert die Stimme die Handlungsfähigkeit der Figur und ermöglicht so den Fortgang der Erzählung.

An einigen Stellen treten in *The Mountain* zusätzlich zu den bereits benannten weitere Personae auf. Als Sacks seine Einsamkeit im Berg bewusst wird und er beginnt, mit seinem Schicksal zu hadern, folgt er einer Assoziationskette, die in einen Dialog mündet:

‚dissociative identity disorder', den meisten unter dem Begriff ‚multiple Persönlichkeit' bekannt) an Popularität und wurde verstärkt medial ver- und bearbeitet. 1980 wurden sowohl die PTSD als auch die DID in das amerikanische Klassifikationssystem DSM III aufgenommen. Vgl. für die vorhergehenden Informationen die zuvor genannten Publikationen oder die Einträge „Postraumatische Belastungsstörung" und „Trauma" in: Uwe Henrik Peters: *Lexikon Psychiatrie, Psychotherapie, medizinische Psychologie*. – 5. Aufl. München: 2000.

547 Sacks: Leg, S. 6.

548 Es ist wichtig, an dieser Stelle noch einmal darauf hinzuweisen, dass in dieser Arbeit das Bewusstsein über die mediale Konstitution der Geschichten vorausgesetzt wird (vgl. das Kapitel *Arzt, Autor, Erzähler, Ich und Co. Unbekannte Wesen in bekannten Rollen* ab S. 34.) Es gilt also festzuhalten, dass Sacks sich als Autor zwar psychologischer Modelle bedient, aus Darstellungsart und -inhalt aber keine Rückschlüsse über seine tatsächliche Verfassung während des Unfallereignisses geschlossen werden können. Selbst wenn sich psychische Abläufe direkt in Textstrukturen übersetzen ließen, wäre nicht mehr rekonstruierbar, ob Sacks während des Bergabstiegs wirklich dialogisch gedacht hat, oder ob die verschiedenen Personae erst während des Erinnerungsprozesses aufgetreten sind.

549 Vgl. zur Persona Carl Gustav Jung: *Definitionen*. – In: Ders.: *Typologie*. – München: 2001 [zuerst erschienen als Bestandteil von *Psychologische Typen*. Zürich: 1921], S. 119–194, hier

And though by strenuous exercise I might, just conceivably, last through the night, the chances were distinctly, indeed heavily, against it. I thought, for a moment, of Tolstoy's "Master and Man" – but there were not two of us to keep each other warm. If only I had had a companion with me! The thought suddenly came to me once again, in the words from the Bible not read since childhood, and not consciously recollected, or brought to mind, at all: "Two are better than one ... for if they fall, the one will lift up his fellow; but woe to him that is alone when he falleth, for he hath not another to help him up."[550] And, following immediately upon this, came a sudden memory, eidetically clear, of a small animal I had seen in the road, with a broken back, hoisting its paralysed hindlegs along. No I felt exactly like that creature [...], and again the words of Ecclesiastes came to my mind: "For that which befalleth the sons of men befalleth beasts; as the one dieth, so dieth the other ... so that a man hath no pre-eminence above a beast."[551]

While splinting my leg, and keeping myself busy, I had again "forgotten" that death lay in wait. Now, once again, it took the Preacher to remind me. "But," I cried inside myself, "the instinct of life is strong within me. I want to live – and with luck, I may still do so. I don't think it is yet my time to die." Again the Preacher answered, neutral, non-committal: "To everything there is a season, and a time to every purpose under the heaven. A time to be born, and a time to die; a time[552]..."[553]

Die spontane Erinnerung an die seit der Kindheit vertrauten Bibelverse ruft die Predigerfigur als Dialogpartner hervor. Der formal intertextuelle Bezug zur Bibel ermöglicht auf Figurenebene eine interpersonelle Beziehung der Teilfiguren; der Prediger wird selbst nicht als imaginär gekennzeichnet, sondern antwortet wie eine externe Figur auf den inneren Hader des erlebenden Ichs. *The Mountain* und die zitierte Bibelstelle sind auch thematisch eng verwoben; im Buch des Predigers (bzw. des Predigers Salomon, Kohelet oder Ecclesiastes) wird der Vanitasgedanke in verschiedenen Variationen immer wieder aufgegriffen.[554] Die Aura des Unhinterfragbaren, welche die Bibelverse als Worte Gottes vermitteln, und die distanzierte Haltung, die der Prediger angesichts der Nichtigkeit menschlichen Lebens zur Lage des verunglückten Wanderers einnimmt, verstärken den novellistischen Charakter der Figurenkonstruktion. Der Protagonist wird „vom handelnden Subjekt in die Passivität des erleidenden

S. 173ff.

550 Prediger 4.9 und Prediger 4.11.

551 Prediger 3.19.

552 Prediger 3.1.

553 Sacks: Leg, S. 8f.

554 Vgl. auch Prediger 1 und 2. Dass gerade die genannten Verse aus Prediger 3 und 4 Sacks in den Sinn kommen, hängt wahrscheinlich mit ihrer häufigen Verwendung bei Hochzeiten (4.9ff.) und Beerdigungen (3.19) zusammen – Ereignisse, die Kindern vermutlich gut im

Objekts“[555] gezwungen. Später, in einer Phase größter Erschöpfung, weist das erlebende Ich zuerst sich selbst zurecht und verfällt dann in ein Zwiegespräch, das als Widerstreit zwischen Gut und Böse, Leben und Tod konstruiert ist. Anders als bei seiner Predigerfigur markiert Sacks hier deutlich, dass sowohl die Stimme des Todes als auch die Stimme des Lebens dem erlebenden Ich zuzuordnen sind:

> I ordered myself to hold on, with strong language and threats.
> "Hold on, you fool! Hold on for dear life! I'll *kill* you if you let go – and don't you forget it!" [...]
> Then, somehow my exhaustion became a sort of tiredness, an extraordinarily comfortable, delicious languor.
> "How nice it is here," I thought to myself. "Why not a little rest – a nap maybe?"
> The apparent sound of this soft, insinuating, inner voice suddenly woke me, sobered me and filled me with alarm. It was not "a nice place" to rest and nap. [...] "No," I said fiercely to myself. "This is Death speaking – and in its sweetest, deadliest Siren-voice. Don't listen to it. [...]
> This good voice, this "life" voice, braced and resolved me.[556]

Sacks erzeugt in *The Mountain* ein dichtes Gewebe von Stimmen, die zwar alle dem erlebenden Ich bzw. dem Erzähler zuzuordnen sind, sich aber in Bezug auf ihren Status, ihre Dominanz und die Art, wie sie deklariert werden, voneinander unterscheiden. Zwar ist die Gestaltung der Stimmen an psychologische Modelle angelehnt, die Stimmen dienen aber nicht der bloßen Modell*illustration*, sondern bleiben stets den poetischen Zielen der Erzählung unterworfen und der Gesamtstruktur untergeordnet. Das Stimmenmuster wird von anderen Strukturen überlagert, durchkreuzt und durchdrungen.

Weitere bestimmende Muster, durch die sich *The Mountain* auszeichnet, sind Rhythmus und Musik und, eng mit beiden verbunden, Zeiterfahrung. Zeitangaben durchziehen die Geschichte wie ein Rückgrad, an dem weitere Texturen befestigt sind. Der Erzähler hält sich fast durchgehend an die Chronologie, die er durch die Nennung von Uhrzeit oder Restzeit bis zum Sonnenuntergang markiert. Doch auch wenn Anachronien, also Vor- oder Rückgriffe, selten und kurz sind und eine geringe Reichweite haben, erfüllen sie eine wichtige Funktion. Sie stehen oft im Konjunktiv und/oder betreffen die Pläne des Erzählers. So bemerkt der Erzähler noch kurz vor dem fatalen „Meeting“:

> Onwards, upwards – though I could not see the top, but I had already ascended, I judged, 3,000 feet, and if the path ahead was simply steep, but not tricky, I could

Gedächtnis bleiben.

555 Wassmann: Novelle, S. 56.

556 Sacks: Leg, S. 12.

> make it by noon, as I had planned. [...] Around eleven o'clock, when the shifting mists allowed, I had my first glimpses of the mountain top – not so far above me – I *would* make it by noon.[557]

Später gleicht der Ich-Erzähler Realität und Vorstellung ab:

> Now, abruptly, I saw that it was evening, and that in an hour, more or less, the sun would set. [...] Thus what had taken me little more than an hour to climb, had taken me, crippled, nearly seven hours to descend. I saw how grossly, how optimistically, I had miscalculated everything – comparing my "rowing" to striding, when it was, I could now see, six times as slow.[558]

Der Erzähler selbst rückt durch den Vergleich die große Diskrepanz zwischen Plan und tatsächlichem Ablauf in den Fokus. Wie in *The Autist Artist* zieht Sacks eine für die Geschichte konstitutive Hypothesenebene ein. Allerdings ist *The Autist Artist* durchgängig von der Wahrnehmung des Erzählers dominiert, während in *The Mountain* eine „harte" äußere Realität existiert, der sich die Wahrnehmung des erlebenden Ichs letztlich unterordnen muss. Die Handlungsfreiheit des Individuums ist durch physikalische Gegebenheiten wie die geologische Beschaffenheit des Weges, das Auf- und Untergehen der Sonne und die eigene körperliche Unzulänglichkeit bedingt und eingeschränkt.[559] Programmatisch hierfür ist ein Abgleich des subjektiv empfundenen Verstreichens von Zeit mit dem Lauf der Uhr:

> By now about twenty minutes had elapsed since my injury, possibly less. Could all this have occurred in so short a time? I looked at my watch to see if it had stopped, but the second hand was going round with perfect regularity. *Its* time, abstract, impersonal, chronological, had no relation to my time – *my* time which consisted solely of personal moments, life-moments, crucial moments.[560]

Letztlich ist das einzige, was das Ich den erbarmungslosen physikalischen Prozessen entgegenzusetzen hat, ein innerer Rhythmus, eine innere Musik, die es vorwärts bringt:

> There came to my aid now melody, rhythm and music. Before crossing the stream, I had *muscled* myself along – moving by main force, with my very strong arms. Now, so to speak, I was *musicked* along. I did not contrive this. It happened to me. I fell into a rhythm, guided by a sort of marching or rowing song, sometimes

557 Sacks: Leg, S. 3.
558 Sacks: Leg, S. 17.
559 Die physikalischen Weltbedingungen in *The Mountain* decken sich mit denen unserer physischen Welt.
560 Sacks: Leg, S. 7, Hervorhebungen Sacks.

> a monotonous chant of my own, accompanied by these words "*Ohne Haste* [sic], *ohne Rast! Ohne Haste, ohne Rast!*" [...] with a strong heave on every *Haste* and *Rast*. Never had Goethe's words been put to better use! Now, I no longer had to think about going too fast or too slow. I got into the music, got into the swing, and this ensured that my tempo was right. I found myself perfectly co-ordinated by the rhythm – or perhaps subordinated would be a better term: the musical beat was generated within me, and all my muscles responded obediently – all save those in my left leg which seemed silent – or mute?[561]

Es fällt auf, dass der innere Rhythmus genauso wenig der Kontrolle der Figur unterliegt wie die Außenwelt, was durch zahlreiche Passivkonstruktionen untermauert wird. Der Rhythmus, der in ihm erzeugt *wird* kommt dem erlebenden Ich zur Hilfe. Es *wird* vorwärts ‚musikt' und fühlt sich *geführt*. Hinzu kommt die demonstrative Ersetzung von „coordinated" durch „subordinated". Der Erzähler lässt rhetorisch keinen Raum für die Vorstellung, das erlebende Ich habe aus irgendeinem eigenen, zumindest teilweise bewussten Antrieb oder einer charakterlichen Disposition heraus in den Rhythmus gefunden oder diesen gar selbst hervorgebracht. *Es* geschieht ihm. Selbst die innere Umgehensweise mit der durch physikalische Konditionen bestimmten Situation gehört also zu den Unverfügbarkeiten des Daseins. Das Weltbild, das sich hierdurch vermittelt, ist ein deterministisches. Während das Ich in *The Autist Artist* die Kontrolle über die eigenen Handlungen und die Situation behält, wird es in *The Mountain* damit konfrontiert, jeder Handlungsfreiheit entblößt zu sein. Selbst das Vorwärtskommen beim Abstieg wird nicht vom erlebenden Ich kontrolliert, sondern von seinem Körper, der ergeben dem Rhythmus folgt. Die Musik und der Rhythmus verdrängen das Ich und alle zuvor vorhandenen Gefühle:

> I had no room now for this fear [of the bull, BS], or for any other fear, because I was filled to the brim with music. And even when it was not literally (audibly) music, there was the music of my muscle-orchestra playing "the silent music of the body," in Harvey's lovely phrase. With this playing, the musicality of my motion, I myself became the music – "You are the music, while the music lasts."[562]

Das „ich" bleibt als grammatische Notwendigkeit bestehen, aber aus der Sicht des erlebenden Ichs bzw. in der rückblickenden Rekonstruktion des erzählenden Ichs wird es von der Musik verdrängt. Die ‚Entselbstung' des erlebenden Ichs kulminiert schließlich in absoluter Stille, die auch die akustische Wahrnehmung des Körpers einschließlich der inneren Musik umfängt:

---

561 Sacks: Leg, S. 13, Hervorhebungen Sacks.

562 Sacks: Leg, S. 13f.

> The silence had become intense. *I could no longer hear myself.* Everything seemed embedded in silence. There were odd periods when I thought I was dead, when the immense calm became the calm of death. Things had ceased to happen. There was no happening any more. This must be the beginning of the end.[563]

Nicht nur die akustische Wahrnehmung hört auf, sondern (Selbst-)Wahrnehmung überhaupt. Sacks beschreibt eine Situation der extremen körperlichen und psychischen Belastung bis an die Grenze zum völligen Kollaps. Dies lässt sich einerseits als poetische Ausgestaltung einer dissoziativen Reaktion deuten,[564] andererseits aber auch als äußerstes Ausreizen der Novellenform. Der existentielle Konflikt zwischen den Bedürfnissen des Individuums und den überwältigenden Fakten könnte kaum größer sein. Das erlebende Ich, das reflektierende Subjekt, wird zunächst durch den Körperrhythmus verdrängt und verschwindet schließlich ganz. Dennoch wird es vom Erzähler wie selbstverständlich als sprachlicher Anlagerungsort für Beschreibungen der durchlebten Erfahrungen verwendet. Das erlebende Ich hat nur dadurch eine Chance, die eigene Existenz und damit das Bestehenbleiben der eigenen Erlebnisinhalte gegen die überwältigenden äußeren Fakten zu verteidigen – oder, wie Walter Silz es formuliert, den „struggle to keep the inner citadel of the personality inviolate from the world"[565] zu überstehen – dass es sich selbst vorübergehend der Verdrängung preisgibt und nur noch als sprachliche Rekonstruktion des erzählenden Ichs in Erscheinung tritt.

Der Augenblick der absoluten Stille und der Todesnähe stellt inhaltlich wie strukturell eine Zäsur dar, die wie die Begegnung mit dem Stier typographisch durch einen Absatz markiert ist. Das Zum-Stillstand-Kommen wirkt als Retardierung und steigert die Erwartung, so dass die Rettung als Moment des Spannungsabbaus umso wirkungsvoller wird. Mit dem Ende der Belastung kehrt die Wahrnehmung – wieder akustisch markiert durch einen Schrei, „a long yodelling call"[566] – schlagartig zurück, die Zersplitterung des erlebenden Ichs in verschiedene Stimmen endet und die Erzählung fällt komplett dem erzählenden Ich als der reflektierenden Instanz zu. Der letzte Satz von *The Mountain*, „I was back in the good world of men"[567] lässt sich nicht nur auf die Rückkehr der Sacks-Figur in die menschliche Gemeinschaft beziehen, sondern auch als Restaurierung des handelnden Subjekts verstehen.

---

563 Sacks: Leg, S. 18, Hervorhebung Sacks.

564 Hierzu nähere Ausführungen im Kapitel *Wissen auf Umwegen* ab S. 236.

565 Walter Silz: *Realism and Reality. Studies in the German Novelle of Poetic Realism*. – 4. Aufl. Chapel Hill: 1965, S. 16.

566 Sacks: Leg, S. 18.

567 Sacks: Leg, S. 20.

C. *A Leg to Stand On*: „The patient might not speak, the doctor might not hear"

The Mountain[568] lässt sich allerdings nicht nur als isolierte Novelle interpretieren, sondern kann und sollte auch im Kontext der vor- und nachgestellten Texte betrachtet werden. Wie oben angedeutet lassen sich die Paratexte und Folgekapitel als Rahmen verstehen.

> Der besondere Reiz der Rahmenerzählung liegt in ihrer Verknüpfung mit der Geschichte oder den Geschichten im Binnenteil. Durch wechselnde Erzähler bzw. durch bewußt subjektiv gewählte Erzählerrollen entsteht ein Spannungsverhältnis zwischen dem Erzähler und dem Erzählten, zwischen den Geschichten und der Zuhörerschaft bzw. dem Leser [...]. Durch ihre vielfältigen Gestaltungsvarianten ermöglicht die Rahmenfiktion eine kritische Distanzierung von dem in den einzelnen Erzählungen dargebotenen Stofflichen, das zwar nicht verändert oder ungeschehen gemacht werden kann, zu dem man aber ein eigenes Verhältnis zu gewinnen vermag.[569]

Die Paratexte, in denen Sacks das Geschilderte als selbst erlebt kennzeichnet,[570] bürgen für die Authentizität des Erzählten, während in den Kapiteln 2-7 die Auswirkungen des Unfalls aufbereitet werden. Die Novelle und die Folgekapitel zeigen dabei deutlich voneinander unterscheidbare formale und stilistische Qualitäten, was auch vom Erzähler zu Beginn des zweiten Kapitels *Becoming a Patient* kommentiert wird:

> "And so I was saved – and that's the end of the story." I had been through what I thought would be my last day on earth [...]. From this point there ceased, in a sense, to be any "story," or any particular "mood" to give tension and connection to the days that followed. And thus it is difficult to write about them – difficult even to remember them vividly. I had observed this on the mountain, as soon as I had the certainty, the comfort, the assurance, of being safe – a sudden relinquishment, and perhaps exhaustion, of feeling – for profound and passionate feelings were no longer needed, no longer suited to my changed and, so to speak, prosaic position – so different from the tragedy, comedy and poetry of the mountain. I had returned to the prose, the everydayness, and, yes, the pettiness of the world.[571]

Die novellistisch-poetische Dichte und die Nähe zum Drama werden zugunsten einer weniger strengen Form und einer breiteren prosaischen Erzählweise aufgegeben. Auch die Erzählinstanz ist grundlegend verändert. Aufspaltungen in unterschiedliche Stimmen finden kaum noch statt, Dialogpartner sind nun hauptsächlich andere Figuren, also vom Erzähler verschiedene Instanzen. Selbst

568 Das Zitat in der Kapitelüberschrift stammt aus *The Mountain*; Sacks: Leg, S. 167.
569 Freund: Novelle, S. 32.
570 Vgl. Sacks: Leg, S. ix ff.
571 Sacks: Leg, S. 21 f.

die Unterscheidung zwischen erlebendem und erzählendem Ich spielt kaum mehr eine Rolle.[572] „I thought of these, for a time, as two separate stories, and it was only gradually that I came to see that they were essentially connected", bemerkt der Erzähler in Bezug auf die Erlebnisse auf dem Berg und die darauf folgende Krankengeschichte. Tatsächlich sind die Querverbindungen zwischen *The Mountain* und den Folgekapiteln vor allem motivischer Natur. Viele der zentralen Fragen und Konflikte aus der Novelle werden weitergeführt, ausgearbeitet oder gewendet. Einige der Verbindungslinien sollen nun herausgegriffen werden, um die Verflechtung von *The Mountain* mit den anderen Kapiteln zu zeigen. Aus der Struktur- und Detailanalyse ergibt sich zudem, dass Sacks ähnlich wie bei *The Autist Artist* auch bei *A Leg to Stand On* auf Mechanismen aus der Schemafiktion zurückgreift. Allerdings ist bei *A Leg to Stand On* die Verwandtschaft zum Grusel- bzw. Horrorgenre bedeutend enger als zur Kriminalfiktion.

Das wichtigste Motiv in *A Leg to Stand On* sind sicherlich das titelgebende Bein und das Unvermögen des Erzählers, es zu kontrollieren bzw. es überhaupt als Bestandteil des eigenen Körpers wahrzunehmen. In *The Mountain* wird bereits auf die spätere Entfremdung von dem verletzten Bein, also die eigentliche neurologische Fallgeschichte, vorausgedeutet. Allerdings erschließen sich die Hinweise hierauf erst bei der Relektüre, sie besitzen nicht den Charakter einer Vorahnung oder gar Vision. Schon in *The Mountain* verwendet Sacks Metaphern, mit denen das verletzte Bein als klangunfähig deklariert oder als dumm und kommunikationsunwillig personifiziert wird:

> If it was not even, the left leg would tend to catch on irregularities of all sorts – it seemed curiously inept at avoiding these – and I cursed it out several times for being "stupid" or "senseless". I found, indeed, that whenever the terrain became difficult, I had to keep an eye on this not only powerless but stupid leg.[573]
>
> [T]he musical beat was generated within me, and all my muscles responded obediently – all save those in my left leg which seemed silent – or mute?[574]
>
> A creature of muscle, motion and music, all inseparable and in unison with each other – except for that unstrung part of me, that poor broken instrument which could not join in and lay motionless and mute without tone or tune.[575]

572 Eine Metaebene wird erst in den letzten Kapiteln wieder sichtbar, in denen es vor allem um die Reflexion des Erlebten und dessen medizinische Einordnung geht. In den Mittelkapiteln lassen sich auch Einschübe, medizinische Fachinformationen und Erinnerungen als zum erlebenden Ich zugehörig lesen.

573 Sacks: Leg, S. 10.

574 Sacks: Leg, S. 13.

575 Sacks: Leg, S. 14.

Mit scheinbar beiläufigen Bemerkungen wie diesen antizipiert der Erzähler den späteren Verlust der Bein-Propriozeption, erst im Rückblick erschließt sich, dass „senseless" hier in beiden Wortsinnen (sinnlos/unbrauchbar und besinnungslos) verstanden werden kann. Der in Kapitel 2 *Becoming a Patient* geschilderte Versuch, den nach der Operation rein technisch voll wieder hergestellten Muskel anzuspannen, schlägt fehl, das erlebende Ich wird von dunklen Vorahnungen befallen:

> I had a qualm of absolute horror, and shuddered; and then the emotion was immediately repressed or suppressed. I hurriedly shifted my attention to pleasanter things. This was very easy to do. Doubtless I'd find that I'd been making some absurd mistakes – like putting the key upside-down in the lock – and discover that everything was working OK in the morning.[576]

Die supprimierte Vorahnung ist ein Mittel zur Spannungssteigerung, das nicht zuletzt aus Grusel- und Schauergeschichten bekannt ist. Üblicherweise folgt hierauf eine Retardierung; die vom Protagonisten bzw. einer anderen Figur als irrational deklarierte Befürchtung wird beiseite geschoben oder ignoriert, vermeintlich kehren Ruhe und Sicherheit ein. Da zum einen der Rezipient aber seine Vorerfahrung mit anderen Genrevertretern in die Lektüre hineinträgt und zum anderen die erzählte Zeit meist länger ist als die Erzählzeit, kann der Leser die (vorgebliche) emotionale Distanzierung von der Gefahrenquelle nicht voll mitempfinden und verharrt in erwartungsvoller Anspannung. Auch Sacks verfährt nach diesem Muster. Das erlebende Ich stellt bei der fachkundigen Betrachtung des Beines Abweichungen von der Norm fest, erschrickt, rationalisiert die eigenen Eindrücke aber sogleich und unterdrückt seine Verunsicherung. Als retardierende Sequenz folgt die Beschreibung eines heiteren Besuchs von Freunden und Verwandten, im Verlauf dessen die Vorahnung noch einmal aktualisiert wird: „(I told them the story, but I didn't tell them *that*.)"[577] Die Klammern verdeutlichen den supprimierten Status des unfassbaren „*that*" beim erlebenden Ich, der Effekt auf den Leser ist allerdings ein gegenteiliger. Durch die Klammern zwar syntaktisch in den Hintergrund gedrängt, aber optisch hervorgehoben, trägt der Satz zur Spannungssteigerung bei und schürt die Erwartung, dass am nächsten Morgen eben nicht alles „OK" sein könne und grausige Funde bevorstünden. Verstärkt wird die Anleihe an die Gruselgeschichte durch die Verwendung einschlägigen Vokabulars. So kommt der Begriff „horror" bzw. „horrible" demonstrativ zum Einsatz,[578] die Erwartung

576 Sacks: Leg, S. 34f.
577 Sacks: Leg, S. 35, Hervorhebung Sacks.
578 Die häufige Verwendung des Wortes „horror" taucht bereits bei Edgar Allan Poe auf. Allein

der Figur wird *schlag*artig gestört und somit der Beunruhigung und Befremdung preisgegeben. Zusätzlich macht Sacks sich die beim Menschen tief verankerte Abneigung gegen Fremdkörper im/am eigenen Organismus zunutze und greift mit der Beschreibung des Muskels als unnatürlich und unbelebt auf die zentrale Problematik der weiteren Erzählung voraus.

Um die Virulenz der Vorahnung zu zeigen, fügt Sacks zwei Träume in die Erzählung ein. Analog zu psychoanalytischen oder tiefenpsychologischen Modellen werden die verdrängten Inhalte ins Traumerleben ausgelagert. Wie die Stimmen in *The Mountain* dienen die Albdrücke aber nicht nur dazu, die Beschaffenheit einer ‚Erzähler-Psyche' zu konturieren, sie erfüllen auch eine wichtige strukturelle Funktion. Die Träume verbinden nicht nur Vorgefühl und Bestätigung, betreffen also Gegenwart und Zukunft, sondern verweisen auch zurück auf die Begebenheiten auf dem Berg und schlagen somit einen Bogen zwischen Novelle und Folgekapiteln. Der erste „dream of peculiar horror" wirft den Ich-Erzähler auf die erahnte, aber supprimierte Realität zurück; er träumt, noch am Berg sei das Bein operiert worden:

> I had just had my fall, and yet the leg was sewn up – I could *see* the row of tiny neat stitches. "Splendid!" I thought. "Continuity is restored. They came along with a helicopter and sewed me up on the spot! I'm all re-connected, I'm ready to go!" But the leg, for some reason, didn't budge in the least, even though it was so neatly and nicely sewn up. [...] The leg lay motionless and inert, as if dead.
>
> I woke from this dream, sweating, in terror, actually trying to tense the flaccid muscle (as, perhaps, I had been doing in my dream). But it was useless, it didn't work – as in the dream. [579]

Das Setting des Traumes liegt in der Vergangenheit, während sich der Traum*inhalt* auf die gegenwärtige Situation des erlebenden Ichs bezieht. Trauminhalt und Wachrealität decken sich, auf beiden Ebenen ist die Verbindung zwischen dem Ich und dem verletzten Bein nur augenscheinlich wieder hergestellt. Mit Hilfe eines weiteren Rationalisierungsmanövers wird die Anerkenntnis des neurogenen Ausfalls erneut in die Zukunft geschoben:

> I said to myself: "It's the champagne. You're delirious, you're excited. Or perhaps you're not awake, but in another dream. Go back to sleep – deep restful sleep – and you'll find that everything's OK in the morning."[580]

Es folgt ein zweiter Traum, in welchem dem Ich-Erzähler ein mythisches Wesen erscheint, eine Chimäre, groß wie Moby Dick, milchweiß und gehörnt wie

---

in seiner Kurzgeschichte *The Black Cat* wird der Begriff fünf mal gebraucht. Vgl. Edgar Allen Poe: *The Black Cat*. – In: *Saturday Evening Post* [19.08.1843].

579 Sacks: Leg, S. 36.

580 Sacks: Leg, S. 37.

der Bulle auf dem Berg.[581] Der Ich-Erzähler muss im Traum erkennen, dass die Chimäre, die er zuvor dem Reich der Mythen zugeordnet hatte, echt ist:

> [I]n this moment my wonder changed to terror, because I realized that the myth was literally true. From the vast space of his creation, the Chimaera arose, rose up from the depths in majestic splendor, all milky-white, furrowed, like Moby Dick – except, unbelievable! – he had horns on his head, and the face of a vast browsing animal. [...]
>
> As he turned – his vast face towards me, his vast eyes upon me – a wild and terrible panic overcame me, and frantically I tried to leap backwards up towards safety, *up* the river bank behind me. But I couldn't spring. The movement came out wrong and threw me violently forwards, beneath what I now saw were the *hooves* of the fish ...
>
> The violence of my sudden movement jerked me awake, and I found that I had contracted my hamstrings most violently in my sleep, to the limit. [...] It was a bright shining morning. This much I could see, for light could come in, to say nothing of wind, sounds, and scents [...]. I suddenly felt wonderful – this was the very morning of life: I sucked in the good air, and forgot my foul dreams.[582]

Dies ist die einzige Stelle im Handlungsverlauf, an der der Zustand des Beins sich in einem vom erlebenden Ich visuell wahrgenommenen phantastischen Bild verdichtet und nicht nur metaphorisch gefasst wird. Hierdurch erhält das Traumbild besonderes Gewicht, die Chimäre fügt sich ein in eine lange Ahnenreihe aus Schreckgestalten, Halbwesen und Monstern, denen man üblicherweise in Sagen, Schauergeschichten und Gruselfilmen begegnet. Die Gruselerfahrung mit der Chimäre ist allerdings – wie Hans Baumann sagen würde – der alten Art der Horrordarstellung verschrieben,[583] da der von Sacks gezeichneten Traumrealität die Nähe zur Alltagswirklichkeit fehlt:

> Die Wirksamkeit des Phantastischen verdankt sich der Tatsache, daß es auf der Grenzlinie zwischen dem Wirklichen und dem Unwirklichen angesiedelt ist. Die Wirklichkeit des Alltags ist gemeinhin nicht sonderlich bedrohend, die phantastische Welt ist es ebenso wenig, weil ihre die Qualität des Realen fehlt. [...] Der alte, der gothische Horror beließ jenes erschreckende Universum in beruhigender Ferne – räumlich, zeitlich und sozial. [...] Das kennzeichnende Element des modernen Horrors ist weniger der historische Zeitpunkt, zu dem er produziert wurde oder wird, sondern die auf Griffweite reduzierte Entfernung des Handlungsortes vom Rezipienten. Modernen Horror dieser Art gab es schon bei E. T. A. Hoffmann

581 Vgl. Sacks: Leg, S. 37 und Sacks: Leg, S. 3.

582 Sacks: Leg, S. 37f.

583 Vgl. das Kapitel *Der Einbruch des Horrors in den Alltag* in Hans D. Baumann: *Horror: die Lust am Grauen.* – München: 1993, S. 71-80.

und E. A. Poe, während noch in unserer Gegenwart Romane geschrieben und Filme gedreht werden, die weitgehend gothischer Horror sind.[584]

In Form der Chimäre, des Wesens aus einer anderen, streng vom Wachbewusstsein und damit von der Normalebene der Handlung getrennten Welt, wird die unangenehme Wahrheit über den Zustand des Beines handhabbar, weil die Bedrohung klar umrissen und vom Ich verschieden ist. Der von einer Phantasiegestalt verursachte Schrecken bedroht die Integrität des Subjekts nicht so stark wie der Einbruch des Absonderlichen in die Alltagswelt und – wie im Fall des Ich-Erzählers in *A Leg to Stand On* – die Entdeckung des Fremden, Toten am eigenen Körper. Der qualitative Unterschied zwischen dem Erschrecken vor dem sichtbaren und eindeutig zuordenbaren Bösen (Monster, klassischer Horror) und der diffusen, schwer greifbaren Bedrohung, die in das Normalerleben einsickert, wird beim Vergleich mit einer früheren Passage deutlich. Schon beim Transport in das Londoner Krankenhaus wird das erlebende Ich von panischer Angst befallen, deren Quelle unklar bleibt:

> As I was taken in the ambulance from London airport, to the great hospital where I was to be operated the next day, my good humor and sanity began to leave me, and in their place came a most terrible dread. I cannot call it the dread of death, though doubtless that was contained in it. It was rather a dread of something dark and nameless and secret – a nightmarish feeling, uncanny and ominous, such as I had not experienced on the mountain at all. Then, on the whole, I had faced what reality had in store, but now I felt distortion rising, taking over. I saw it, I felt it, and I felt powerless to combat it. [...] My perceptions were unstable. Things seemed to change – lose their reality and become, in Rilke's phrase, "things made of fear."[585]

Der kurze Schock angesichts des phantastischen Monsters weicht schnell den eingeübten Rationalisierungsstrategien. Das Grauen, das von einer Bedrohung

584 Baumann: Horror, S. 71. Mit „gothisch" ist bei Baumann in Anlehnung an die englische Tradition der *gothic novel* die „frühe Form der Horror-Literatur" bzw. der besondere „Charakter des spätromantischen Schauderns" (Baumann: Horror, S. 32) gemeint. „Horror" bezieht sich hier immer auf die Genrezugehörigkeit des Werks bzw. die Empfindung des Rezipienten, während die Empfindungen der Figuren mit „Grauen" umschrieben werden, vgl. Baumann: Horror, S. 30f. Baumanns (aber auch z. B. Georg Seeßlens und Fernand Jungs) „gothischer Horror" entspricht dem „klassischen Horror" bei anderen Autoren, während sein „moderner Horror" mit dem „postklassischen Horror" gleichzusetzen ist (etwa bei Catherine Shelton). Vgl. Georg Seeßlen und Fernand Jung: *Horror. Geschichte und Mythologie des Horrorfilms.* – Marburg: 2006, und Catherine Shelton: *Unheimliche Inskriptionen. Eine Studie zu Körperbildern im postklassischen Horrorfilm.* – Bielefeld: 2008, S. 120f. In dieser Arbeit werden im Folgenden die Begriffe „klassischer und postklassischer Horror" bevorzugt.

585 Sacks: Leg, S. 26f.

aus dem Bereich des Unwahrscheinlichen, aber nicht Unmöglichen, dem Fremd-Werden der eigenen Wahrnehmung und der eigenen Gliedmaßen, ausgeht, ist hingegen langlebiger. Gerade dadurch, dass beide Spielarten des Genres hier nebeneinander gezeigt werden, wirken die Mechanismen des postklassischen Horrors umso eindrücklicher. Während das chimärenhafte Monster sich nur im streng begrenzten Raum des Traumes bewegt, bleibt der Vertrauensverlust in Bezug auf die eigene (Selbst-)Wahrnehmung dauerhaft als Drohung bestehen und färbt die gesamte Handlung bis zur Genesung des erlebenden Ichs. Die Gefahr ist nicht greifbar, einen sicheren Ort kann es angesichts einer Bedrohung aus dem Inneren nicht geben. Damit orientiert sich Sacks an den Mechanismen der postklassischen Horrorfiktion, in der – wie es Catherine Shelton für den Horrorfilm formuliert – die beunruhigenden Effekte gerade daraus entstehen,

> dass die Handlung in einem zeitgenössischen Umfeld angesiedelt ist und das Monströse ohne Bezug auf das Figurenarsenal des klassischen Horrors (also Gespenster, Dämonen, Vampire usf.) formuliert wird – es erscheint entweder als ebenso unerklärliches wie bedrohliches Moment in einer bisher als „friedvoll" oder „normal" erachteten Umwelt oder wird als psychopathologisches Moment in die einzelnen Protagonisten hineinverlegt (der psychisch kranke Mensch als Monstrum). Dass das Monströse näher an eine als Alltagswirklichkeit kodifizierte Erfahrungswelt heranrückt, das Andere oder Fremde also in der Gesellschaft selbst verortet wird anstatt von Außen in sie einzubrechen, macht nach Tudor die Qualität des neuen Horrorfilms bereits in den frühen 1960er Jahren aus […].[586]

Sobald die Vorzeichen für postklassischen Horror gesetzt sind, wird Unsicherheit zum Grundton der Handlung – selbst wenn die erzählte Situation normalerweise als ungefährlich klassifizierbar wäre. Die Horrorfiktion spielt auf diese Weise mit der Erwartungshaltung des Rezipienten, „the unexpected is expected, and the thrill we experience when it arrives partly derives from the satisfaction of having our expectations confirmed".[587] Ist das Vertrauen in die Sicherheit einmal erschüttert, verharrt der Leser oder Zuschauer in latenter Anspannung, bis der Schrecken tatsächlich eintritt. Diesen Effekt setzt Sacks auch in *A Leg to Stand On* ein. Das erlebende Ich, das als Identifikationsfigur fungiert, begegnet den der Krankenhausroutine verhafteten Ärzten und Pflegern sowie dem eigenen Körper mit zunehmender Verunsicherung und scheinbar irrationalen Ängsten. Um die Entfremdung des erlebenden Ichs vom verletzten Bein und den damit verbundenen Schrecken zu transportieren, versucht Sacks,

---

586 Shelton: Inskriptionen, S. 121.

587 Joseph Grixti: *Terrors of Uncertainty. The Cultural Contexts of Horror Fiction*. – London, New York: 1989, S. 10.

Verunsicherung und Ekel zu erzeugen, zwei der zentralen wirkungsästhetischen Mechanismen in der Horrorfiktion. Der Oberschenkelmuskel und mit ihm das Bein ist nicht nur unkontrollierbar, „most horribly and unnaturally limp",[588] er ist abstoßend und kaum mehr als Teil eines menschlichen Organismus zu erkennen, wie eine gallertartige Masse:

> Indeed, it scarcely felt like muscle at all – more like some soft inanimate jelly or cheese. It had none of the springiness, the tone, of normal muscle; and it wasn't just "flabby" – it was completely *atonic*.[589]

Der Effekt wird noch dadurch potenziert, dass die Physiotherapeutin, eine professionell agierende und der Objektivität verschriebene Instanz, dem erlebenden Ich die Verunsicherung und den Ekel vor dem eigenen Bein spiegelt:

> She put down her hand again, and palpated the muscle, and again I saw a startled and disturbed look, and even a trace of unguarded disgust, as when one touches something which is unexpectedly soft and squirmy. Seeing this expression – which was, again, effaced in an instant, and replaced by a bland professional look – all my own fears, suppressed, came back redoubled.[590]

Der Topos des Sich-selbst-fremd-Werdens, der Zeugenschaft beim Verlust der eigenen (Körper-)Identität und Integrität, ist im postklassischen Horror besonders prominent.[591] Er stellt eine Sonderform der Desintegration des Körpers durch äußere Gewalt oder Zersetzung von innen (etwa durch Krankheiten) dar, die in der Horrorfiktion oft im Vordergrund steht. Der Topos bezieht seine Wirkung hauptsächlich aus der Erzeugung von Ekel und Abscheu angesichts der verwischenden Grenzen zwischen Körper und Umwelt, wie Shelton ausführt:

---

588 Sacks: Leg, S. 34.

589 Sacks: Leg, S. 34.

590 Sacks: Leg, S. 40. Ein weiterer Hinweis sowohl auf die Beunruhigung der Therapeutin als auch auf ihre professionelle Haltung findet sich auf Seite 39f.: „She pulled back the sheet, revealing the leg, and as she did so I saw a sudden startled look on her face. It was instantly replaced by a serious, sober expression of professional concern."

591 Beispiele für Werke, in denen der Topos im Vordergrund steht, wären Oliver Stones Verfilmung *The Hand* (USA 1981) nach dem Roman *The Lizard's Tail* von Marc Brandel oder die Verfilmungen von George Langelaans Kurzgeschichte *The Fly*, die unter anderem 1958 von Kurt Neumann und 1986 von David Cronenberg verfilmt wurde (ebenfalls für den Film adaptiert wurden die Fortsetzungen der Kurzgeschichte), und sich an Kafkas *Verwandlung* anlehnt. Cronenbergs Filme werden als Prototypen des „Körperhorrors" bezeichnet. Georg Seeßlen und Fernand Jung widmen dem Thema mit *Body Parts* ein eigenes Kapitel in ihrem Kompendium zum Horrorfilm (vgl. Seeßlen: Horror, S. 711 ff.); das Sich-selbstständig-Machen von Körperteilen, der Kontrollverlust über Extremitäten bzw. das Absterben und

> Der Verlust von Form und Grenze des Körpers sowie das Austreten von Körperinnerem, wie beispielsweise den Körpersekreten, zeigen in der Tat eine extreme Form der Zerstörung von Körpernormen an und markieren gleichzeitig eine existenzielle Bedrohung. Schließlich lassen sie sich auch als Symptome eines Zerfalls begreifen, die eine fortschreitende Instabilität von körperlicher Ordnung und Struktur herbeiführen. An dieser Stelle wird also bereits deutlich, dass das Ekelhafte eine Krise oder eine Auflösung von bestehenden Körperkonzeptionen anzeigt. Oder, anders gesagt, als ekelhaft gilt, was die Ordnung des Körpers und seine Grenzen destabilisiert oder ganz auflöst, was eine bestehende Körpernorm radikal revoziert.[592]

Es liegt auf der Hand, dass die Wirkung verstärkt ist, wenn die Zersetzung nicht eine Nebenfigur betrifft, von der in der dritten Person berichtet wird, sondern den Ich-Erzähler bzw., im Film, einen zur Identifikation geeigneten Protagonisten. In einer späteren Passage wird der Ekel des erlebenden Ichs vor dem eigenen Körper noch einmal ausführlich illustriert. Der Gips wird entfernt, Sacks blickt zum ersten Mal auf das operierte Bein:

> Yes, it was there! Indisputably there! The cast was neither empty nor solid, as I had feared, nor did it contain a mass of earth, or dung, or rotten chicken bones. It contained – a leg [...]. A leg – and yet, not a leg: there was something all wrong.[593]

Das Bein wirkt tot, unecht, als sei es nicht wirklich vorhanden, sondern „a mere semblance".[594] Als das erlebende Ich es anfasst, fühlt es sich an wie Wachs, „inorganic and ghostly"[595], „uncannily alien – like a lifeless replica attached to my body."[596] Die Bilder, die aufgerufen werden, sind einschlägig. Auch wenn die Befürchtungen des erlebenden Ichs sich als unbegründet herausstellen (*keine* Erde oder Hühnerknochen), wirken die von den negierten Beschreibungen angeregten Assoziationen auf den Rezipienten genauso stark wie der Vergleich des Beines mit einem toten, unheimlichen Wachsobjekt. In Kombination erzeugen die verwendeten Analogien ein Bild des Grauens vor dem eigenen Körper. Der durch Krankheit oder Gewalt transformierte Körper „wird sich selbst in Erscheinung und Verhalten ‚fremd'".[597]

Fremd-Werden derselben gehört innerhalb des Genres inzwischen zum kanonischen Inventar.

592 Shelton: Inskriptionen, S. 30. Die Wirkmechanismen der Horrorfiktion werden an dieser Stelle in einiger Ausführlichkeit behandelt, da sie im Kapitel *Erfolg auf Rezept. Die Fallgeschichten Ramachandrans* ab S. 250 noch einmal aufgegriffen werden.

593 Sacks: Leg, S. 98.

594 Sacks: Leg, S. 98.

595 Sacks: Leg, S. 98.

596 Sacks: Leg, S. 99.

597 Shelton: Inskriptionen, S. 16.

Tatsächlich findet das erlebende Ich die durch die Träume verfestigte Vorahnung nach der Operation nachhaltig bestätigt. Bei einer physiotherapeutischen Sitzung stellt das erlebende Ich fest, dass der Muskel – obgleich physisch voll wiederhergestellt – sich seiner Kontrolle entzieht:

> The strangeness of the whole thing, and the foreboding I felt – which I had managed to "forget" the previous day, though it returned in my dreams – now hit me with full force, and could no longer be denied. [...] There was something amiss, something deeply the matter, something with no precedent in my entire experience. [...] The muscle was toneless – as if the flow of impulses in and out, such as normally and automatically maintain muscle tone, had been completely suspended. The neural traffic had stopped, so to speak, and the streets of the city were deserted and silent. [...]
>
> The muscles keep going night and day, with a vital pulsation and circulation of minute impulses, which can be awakened, at any moment, into full activity. They are still ticking over at a very low rate. But my quadriceps *had* stopped, so far as I could judge. It was utterly toneless and paralyzed. It was *as if dead*, and not just asleep; [...]
>
> This was what I had felt, and suppressed, the previous evening: the sense, the foreboding, that the muscle was dead. It was, above all, its silence which conveyed this impression – a silence utter and absolute, the silence of death. When I called to the muscle, there was no answer.[598]

Das erlebende Ich versucht zwar mit Hilfe der eigenen Expertise als Mediziner sein Befremden und seine Ängste zu kontrollieren, scheitert aber unweigerlich, da im medizinischen Fachjargon kein Vokabular für seine Erlebnisse vorgesehen ist. Die Ansätze zur medizinischen Erklärung gehen nicht auf. Das legt nahe, dass es sich hier nicht um eine Collagenstruktur handelt, bei der medizinische Fachtexte von einem erzählenden Ich oder Metaerzähler in die Erzählung eingefügt würden, sondern um Rationalisierungsstrategien des erlebenden Ichs. Anders als in *The Mountain* bildet sich hier auch keine separate Stimme auf der Erlebnisebene aus, denn zum einen lässt sich aufgrund der mangelhaften Tragfähigkeit medizinischer Erklärungen für das Erlebte die Verantwortung nicht an eine ausgegliederte Arztpersona abgeben, zum anderen existieren bereits externe Arztfiguren. Das Erleben, die Tatsache, dass das Bein sich als etwas Fremdes zeigt, bleibt dem erlebenden Ich zugeordnet. Die Krankenhausrealität mit klaren Hierarchien und eindeutigen Rollenzuschreibungen verbietet das Oszillieren des Erzählers zwischen Arzt und Patient, das in *The Mountain* noch bestimmendes Merkmal war. Die Vorstellung des erlebenden Ichs vom Patientendasein (ohne Aufgabe seiner anerkannten Medizinerexpertise) kollidiert mit

598 Sacks: Leg, S. 44f.

den im Vergleich zu *The Mountain* veränderten Rahmenbedingungen und wird nach und nach den Gegebenheiten untergeordnet.

Wie sich bereits in *The Mountain* andeutet, ist es gerade ihre Unbeschreibbarkeit, durch die sich die missliche Lage des Ich-Erzählers auszeichnet. Indem er dem Motiv des nicht darstellbaren Grauens Raum gibt, nähert sich Sacks erneut der Schauergeschichte an. Unbeschreibbarkeit als zentrale Qualität der Bedrohung ist in der Horrorfiktion gängig, sie wird z. B. von Alexander Klotz in Bezug auf die Monster in den Geschichten H. P. Lovecrafts beschrieben.[599] In *A Leg to Stand On* werden ganze Metaphernnetze rund um das Motiv der Unkommunizierbarkeit und Ton(us)losigkeit gespannt, die dem unaussprechlichen Grauen Ausdruck verleihen. Das Lebendige ist stets mit dem Klingenden, Laut-Gebenden assoziiert. Die innere Musik ist eine Lebensversicherung – solange Klang vorhanden ist, Rhythmus, Herzschlag, Melodie, ist sich das erlebende Ich sicher, noch lebendig zu sein. Dazu gehört auch die Rückmeldung der Gliedmaßen an das Ich, die Propriozeption, die Sacks metaphorisch als Gespräch auffasst. Dahingegen ist die Abwesenheit von Klang und Widerhall mit Tod und damit dem absoluten (Be-)Fremden gleichgesetzt.[600] Neben den bereits angeführten Passagen sowohl aus *The Mountain* als auch den Folgekapiteln, in denen der Ich-Erzähler die Taub- bzw. Stummheit des Muskels beklagt, finden sich zahlreiche weitere Belegstellen. Wie schon in *The Mountain*, wo die drohende Aufhebung der Subjektintegrität in intensiver Stille und dem Verlust akustischer Selbstwahrnehmung kulminiert,[601] findet auch im Kapitel *Becoming a Patient* das Grauen noch eine Steigerung, als das erlebende Ich das Schweigen nicht mehr nur auf das kommunikationsunwillige Bein bezieht, sondern auf die eigene Person:

---

599 So seien es „vor allem die Adjektive, die eine Unfähigkeit der Beschreibung ausdrücken, wie ‚indescribable'", (Alexander Klotz: *Der Blick aus dem Augenwinkel: narrative Strukturen der phantastischen Literatur und ihre Umsetzung im Horrorfilm*. – Passau: 2009, S. 54f., im Original doppelte Anführungszeichen.) und die die filmische Adaption erschwerten. An anderer Stelle verweist Klotz auf die anregende Wirkung von bewusst gesetzten Leerstellen auf die Phantasie des Rezipienten. Vgl. ebenda, S. 47. Hier gebührt Alexander Klotz Dank, der als Kenner der Horrorfiktion und ihrer Spielarten stets für Fragen offen war und mir wertvolle Literaturhinweise gegeben hat.

600 Die Analogie von Sprechen/Leben und Verstummen/Sterben liegt auf der Hand. Gerade seine Offensichtlichkeit macht die große Wirkmächtigkeit des Bildes aus und lässt es zu einem wiederkehrenden Motiv nicht nur in der phantastischen Literatur werden. Vgl. hierzu z. B. Thomas Collmers Ausführungen zur (toten) Metapher des Atmens = Sprechens bei E. A. Poe: Thomas Collmer: *Poe oder der Horror der Sprache*. – Augsburg: 1999, S. 19f.

601 Vgl. Sacks: Leg, S. 18.

> My call was not heard, the muscle was deaf. But was this all? Would this suffice to give me the impression of "silence"? When one calls, one hears oneself calling – even if the call is not heeded, or falls on deaf ears. Perhaps – and this thought made me shudder, seeming to move me into another realm altogether, a realm of infinitely more serious, even uncanny, possibilities – this "silence" I spoke of, this sense of nothing happening, did this not mean that in fact I had *not* called (or that if I had called, I could not hear myself calling)?[602]

Was zunächst wirkt wie ein technisches Problem – der Muskel ist abgerissen, also muss er wieder angenäht werden – entpuppt sich für den Erzähler als existentielle, nicht sprachlich und erst recht nicht fachsprachlich vermittelbare Erfahrung. Die Destabilisierung des eigenen Körperbildes wird zur schlimmsten vorstellbaren Bedrohung des Subjekts.

Das Motiv der Kommunikationsunfähigkeit spiegelt sich in *A Leg to Stand On* zudem im Verhältnis der Figuren. Die Kommunikation des erlebenden Ichs mit den Ärzten und dem Pflegepersonal ist genauso gestört wie die Kommunikation mit dem eigenen Körper, Sprachlosigkeit und mangelnde Resonanz stellen die dominanten Merkmale der Arzt-Patienten-Beziehung dar. Der behandelnde Chirurg, Mr. Swan, entzieht sich dem Gespräch, und die festgelegten Arbeitsabläufe im Krankenhaus sowie die eindeutige Rollenverteilung verhindern die Kommunikation. Die Operation soll unter Vollnarkose erfolgen, doch das erlebende Ich will den Chirurgen vor dem für 9:30 Uhr avisierten Eingriff zu der Möglichkeit einer Rückenmarksnarkose befragen:

> I waited eagerly for Swan to come. Six o'clock, seven o'clock, eight o'clock. ... Wasn't he coming, I asked Sister [...]. "Mr. Swan will come when he pleases," she said tartly.
>
> At 8:30 a nurse came in to give me my premeds. I said I needed to speak to the surgeon about spinals. No problem, she said: one got the same premeds for general and a spinal.
>
> I wanted to say that I might be muzzy from the premeds and unable to think clearly when Mr. Swan came. She said not to worry, he'd be here any moment, before the premeds had time to act. I let the matter rest – I took it.
>
> Very soon I had a dry mouth, and phosphenes – spots and flashes in front of the eyes – and something of a dreamy-silly feeling. [...] Mr. Swan made his appearance at 8:52 and found me gazing at my watch. [...]
>
> "Well," he said loudly. "How are we doing today?"
>
> "Bearing up," I replied, and my voice sounded muzzy.
>
> "Nothing to worry about," he continued briskly. "You've torn a tendon. We reconnect it. Restore continuity. That's all there is to it ... nothing at all!"
>
> "But..." I said slowly – but he had already gone from the room.[603]

---

602 Sacks: Leg, S. 45, Hervorhebung Sacks.
603 Sacks: Leg, S. 29f.

Die Kommunikation ist nicht nur behindert, sondern wird oft gar nicht erst zugelassen. Als Patient wird das erlebende Ich von den anderen Figuren nicht als Gesprächspartner eingestuft, sondern als Problem. Damit sind die Rollen eindeutig zugewiesen und der Handlungsspielraum des erlebenden Ichs klar begrenzt. Antworten und Fragen von Seiten des Pflegepersonals dienen nicht dem Austausch von Informationen unter gleichberechtigten Gesprächsteilnehmern, sondern der Sicherung der Krankenhausabläufe. Dem entsprechend werden auch nur die Redeanteile des Patienten berücksichtigt, die als zweckdienliche Informationen kanonisiert sind, nach Regeln, die dem Patienten unbekannt sind; „they wanted to know the "salient facts," and I wanted to tell them everything – the entire story. Besides, I wasn't quite certain what might or might not be "salient" in the circumstances."[604] Ärzte und Pfleger werden als Vertreter der Institution gezeigt und als Figuren kaum konturiert, sie bleiben austauschbar. Die radikale räumliche Begrenzung (das erlebende Ich verbringt fast den gesamten Krankenhausaufenthalt in einem winzigen, fensterlosen Krankenzimmer), die Unklarheit über die geltenden Gesetze und die Abhängigkeit des Erzählers von Personen mit zweifelhaftem Vertrauensstatus sind als Motive schon in der frühen Schauerliteratur prominent vertreten und werden im Verlauf des 20. Jahrhunderts zu typischen Merkmalen der Grusel- und Horrorfiktion: Protagonisten werden von unberechenbaren, sadistischen Kidnappern, irren Wissenschaftlern oder Ärzten, alten Feinden, außerirdischen oder phantastischen Wesen, wahnsinnigen Verbrechern oder – noch schlimmer – plötzlich dem Bösen anheim gefallenen Familienmitgliedern oder Freunden bedroht; sie werden in Verließe, Keller, Häuser, Grüfte, Folterkammern oder Labyrinthe gesperrt bzw. darin verfolgt; die räumliche Situation wirkt klaustrophobisch oder verwirrend, Naturgesetze scheinen teilweise außer Kraft zu sein, Kausalketten werden unterbrochen oder verdreht, anderen Figuren und der eigenen Wahrnehmung ist prinzipiell mit Vorsicht zu begegnen, als harmlos eingestufte Situationen entpuppen sich schnell als trügerisch; die Gegner handeln fast immer nach einer eigenen Logik, die sich den Protagonisten (wenn überhaupt) erst nach und nach erschließt.[605] In den meisten Werken des Genres wird der

---

604 Sacks: Leg, S. 28.

605 In Daphne du Mauriers von Alfred Hitchcock verfilmten Kurzgeschichte *The Birds* (USA 1963) verschanzen sich die Protagonisten in einem Haus, weil sie von Schwärmen sich artuntypisch verhaltender Vögel attackiert werden. Hitchcocks *Psycho* (USA 1960) spielt in einem abgelegenen Motel, Identität und Pathologie des zunächst vertrauenswürdig und harmlos erscheinenden Norman Bates (gespielt von Anthony Perkins) kommen erst nach und nach zum Vorschein. Besonders stark ausgearbeitet sind das Setting in abgeschiedenen

Rezipient dazu angeregt, sich mit dem Opfer – das im Verlauf der Handlung durchaus zum Gegentäter werden kann – zu solidarisieren. Dies kann etwa durch die gewählte Perspektive (Ich-Erzählung oder Erzählung mit starker, sympathischer Reflektorfigur) geschehen oder durch eine längere Exposition, in welcher der Protagonist als Identifikationsfigur vorgestellt wird.

Auch wenn Sacks mit *A Leg to Stand On* nicht in erster Linie eine Gruselgeschichte schreiben will, verlässt er sich doch auf die Wirkung der dem Horrorgenre entlehnten Mechanismen. Wie stark die Parallelen sind, zeigt ein kurzer Strukturvergleich mit einer Episode des fast zeitgleich entstandenen Films *Twilight Zone* (USA 1983). Die letzte der vier Filmepisoden (Regie: George Miller) spielt in einem Flugzeug, also ebenfalls in einem geschlossenen Raum. Protagonist Valentine, ein Naturwissenschaftler gespielt von John Lithgow, hat Flugangst und kann nur mit Mühe von den Flugbegleiterinnen (Vertreter der Institution) dazu bewegt werden, auf seinem Sitz zu bleiben. Seine Ängste werden vom Personal und den anderen Passagieren nicht ernst genommen, sondern

Orten und geschlossenen Räumen, der Einbruch des Phantastischen und/oder Unerwarteten in den Alltag und die Verwandlung eigentlich gut bekannter Personen zu unberechenbaren Gegnern in den Romanen Stephen Kings, die fast alle verfilmt wurden und zu großen Publikumserfolgen avancierten. In *Shining* (Buchveröffentlichung 1977, Film von Stanley Kubrick, UK/USA 1980) wird eine Familie in einem abgelegenen Hotel eingeschneit, der kleine Sohn hat düstere Vorahnungen, der Vater wird von bösen Geistern in Besitz genommen und entwickelt sich zu einer Bedrohung für die eigene Familie. In *She*, das nur wenige Jahre nach *A Leg to Stand On* erschienen ist (Buchveröffentlichung 1987, Verfilmung unter dem Titel *Misery* von Rob Reiner, USA 1990), wird Schriftsteller Paul Sheldon nach einem Unfall von einer fanatischen Verehrerin in deren abgelegenes Haus gebracht und eingeschlossen. Die Kidnapperin, eine Krankenschwester, die zunächst als vertrauenswürdige Retterin auftritt, ist unberechenbar, handelt nach irrationalen Motiven und schreckt selbst vor der Amputation eines gesunden Beins nicht zurück, um die Bewegungsfreiheit ihres Opfers einzuschränken. Dies sind nur einige Beispiele erfolgreicher Genrevertreter, die als prototypisch gelten können. Selbst nach einer nur oberflächlichen Sichtung des in den 1970ern und 1980ern erschienenen Materials fällt die topische Verwendung der oben genannten Motivkomplexe auf, sie gehört offenbar zum Zeitgeist. Das bewährte Gefüge wird auch in neueren Werken immer noch verwendet und verfeinert; In Vincenzo Natalis Horrorfilm *Cube* (Kanada 1997) etwa findet sich eine Gruppe von Menschen in einem labyrinthischen Würfel, in dem zahlreiche Gefahren für Leib und Leben lauern und dessen Konstruktionsprinzip von den Opfern (und den Rezipienten) entschlüsselt werden muss. Die Motive der Würfelarchitekten bleiben im Dunkeln. Auf die Spitze getrieben wird das Konzept in den sehr erfolgreichen und kontrovers diskutierten *Torture-Porn*-Filmen der letzten Jahre wie *Saw* (USA/Australien 2004) oder *Hostel* (USA 2005). Es mag ein Zufall sein, dass parallel zum postklassischen Horror mit seiner scheinbaren Verachtung für den intakten Körper und die fixe Identität von Charakteren die Neurowissenschaften einen Boom erfahren und tradierte Vorstellungen von einem festen Wesenskern in Frage gestellt werden.

als Abweichung von allgemein anerkannten Verhaltensregeln verurteilt, seine Wahrnehmung einer Bedrohung als Fehlleistung deklariert:

> Valentine knows all the statistics about flying being the safest means of transport, but these figures clearly give him little reassurance. [...] Left alone and wishing to distract himself, Valentine looks out of the window. Through the darkness he thinks he sees something unusual moving about on one of the wings. [...] We next see Valentine from a grotesque angle (a handheld camera looks up at his face) as he jumps from his seat and dementedly shouts that there is a man out on the wing. The initial reaction of his fellow-travellers is one of panic and confusion. They then become patronizing and reproachful: 'You used to be a normal person!' a rather unpleasant little girl tells him reprovingly. [...] [T]he patronizing attitude of the stewardesses, and the disapproving looks of the other passengers, all suggest that here is a man who needs to get a good hold of himself and stop acting in this absurdly irrational fashion.[606]

Ähnlich wie das erlebende Ich in *A Leg to Stand On* nimmt Valentine eine Bedrohung wahr, die von den anderen Figuren nicht registriert wird, weil sie außerhalb des für die Situation üblichen Erfahrungsbereichs liegt. In beiden Fällen verfügt der Protagonist über eine Expertise, die nicht anerkannt wird: Die Sacks-Figur bringt als Neuropsychologe und Arzt wissenschaftliche Kenntnisse mit und muss als Betroffener als Experte in Bezug auf seine Körperwahrnehmungen gelten, Valentine ist „a scientist, well versed in statistics and technicalities, and in all probability more knowledgeable than either the stewardesses or his rather bizarre-looking fellow passengers."[607] Für beide Protagonisten aber ist das Fachwissen nicht ausreichend, um sich in der gegebenen Situation zurechtzufinden. Wie Sacks ist auch Valentine durch rationale Erklärungsversuche nicht zu beruhigen[608] – mit Recht, wie sich im Verlauf der Handlung zeigt, denn in beiden Fällen stellt sich die Angst der Protagonisten letztlich als begründet heraus. Sacks' Bein ist tatsächlich denerviert[609] und die Tragfläche des Flugzeugs, in dem Valentine sitzt, wird von bösartigen Wesen zerfressen. Die Protagonisten

606 Grixti: Terrors, S. 10f.

607 Grixti: Terrors, S. 11.

608 „Logic and scientific knowledge are apparently as ineffective against his fearful gut reaction as are the mild sedatives which the senior stewardess encourages him to swallow." Grixti: Terrors, S. 11.

609 Erst Jahre später erhält Sacks den Beweis dafür, dass das Bein nicht nur subjektiv „verschwunden", sondern auch physiologisch nach der „reconnection" nicht voll wiederhergestellt ist: „It was only four years later that I was put through nerve-conduction tests, electromyograms, and so forth. These showed that there was still quite severe denervation of the quadriceps, and marked impairment of conduction in the femoral nerve which

werden institutionalisierten Strukturen ausgesetzt, in denen der Diskurs über Erlebnisqualitäten nicht vorgesehen ist.

Die Nichtanerkenntnis der Expertise ist Teil des starren Machtgefüges, in das sich Sacks einzuordnen hat. Schon bei seiner ersten Erfahrung als Patient wird das erlebende Ich mit der Krankenhaushierarchie, dem Verlust von Selbstbestimmung und Würde und der Wirkungslosigkeit der eigenen Rede konfrontiert:

> Shortly after I had been settled in the little ward at Odda [...] the nurse came in, a lovely creature, though indefinably rigid and graceless in her movements.
> I asked her name.
> "Nurse Solveig," she replied, stiffly.
> "Solveig?" I exclaimed. "That makes me think of *Peer Gynt*!"
> "*Nurse* Solveig, please – my name doesn't matter. And now, be so kind, please and turn over. I have to insert the rectal thermometer."
> "Nurse Solveig," I replied, "can't you take my temperature by mouth? I am in a good deal of pain, and my damn knee will go out on me if I try to turn over."
> "I cannot help that," she answered coldly. "I have my orders, and I have to follow them. [...]"
> I thought to argue, or plead, or protest, but the expression on her face showed that this would be useless. Abjectly, I turned on my face, and the leg, unsupported, fell and prolapsed excruciatingly at the knee.
> Nurse Solveig inserted the thermometer and disappeared – disappeared (I timed it) for more than twenty minutes. Nor did she answer my bell, or come back, until I set up a shindy.
> "You should be ashamed of yourself!" she said, as she returned, her face pink with rage.[610]

Der Patient wird infantilisiert und verliert die Entscheidungshoheit über den eigenen Körper, die Schwester tritt nicht als Individuum auf, sondern als Exekutive der höheren Krankenhausmacht. Die Entindividualisierung bei der Aufnahme ins Krankenhaus wird in einer späteren Passage explizit mit dem Eintritt in den Strafvollzug verglichen; das Krankenzimmer wird zur „Condemned Cell“[611] und das erlebende Ich muss sich der „systematic depersonalization which goes with becoming-a-patient“[612] unterziehen:

> One's own clothes are replaced by an anonymous white nightgown, one's wrist is clasped by an identification bracelet with a number. One becomes subject to

supplies it. At the time of my alienation, my scotoma, these impairments must have been profound – or absolute.“ Sacks: Leg, Fußnote S. 83.

610 Sacks: Leg, S. 22f., Hervorhebung Sacks.

611 Sacks: Leg, S. 27.

612 Sacks: Leg, S. 27.

> institutional rules and regulations. One is no longer a free agend; one no longer has rights; one is no longer in the world at large. It [sic] strictly analogous to becoming a prisoner, and humiliatingly reminiscent of one's first day at school. One is no longer a person – one is now an inmate.[613]

Der Verlust der Individualität wird durch die anaphorische Verwendung des unpersönlichen „one" statt eines Personalpronomens und die repetitive Parataxe unterstützt. Der Gefängnisvergleich und die von Hierarchie geprägten Dialoge evozieren eine beklemmende, kafkaeske Stimmung, ähnlich dem Grundton einer Antiutopie, und tragen zur von den Horrorelementen aufrechterhaltenen Beunruhigung bei. Obwohl die Arzt-/Pflegefiguren fast immer nur in Interaktion mit dem Ich-Erzähler gezeigt werden und nicht im Dialog miteinander, erwecken sie den Eindruck von Gegenspielern (sowohl untereinander als auch den Patienten gegenüber), von Guten und Bösen.[614] Die Anklänge an Erlebnisberichte aus Gefangenenlagern bewirken, dass die kurzen Phasen der Entspannung und die seltenen Momente geglückter Kommunikation besonders hervorstechen. Unter den Vertretern des ‚Regimes' befinden sich einige wenige Verbündete, die den Patienten als Person erkennen und sich im Rahmen ihrer Möglichkeiten mit ihm solidarisieren. Nach der entwürdigenden Aufnahmeprozedur wird die persönliche Ansprache durch eine Stationsschwester vom erlebenden Ich als erhebend erlebt;

> suddenly, wonderfully – humanity broke in, in the first lovely moment I was addressed as myself, and not merely as an "admission" or *thing*.

---

613 Sacks: Leg, S. 27.

614 So wird auch die Anspannung, die aus der Begegnung des erlebenden Ichs mit Schwester Solveig resultiert, durch einen ‚guten' Arzt vorübergehend aufgehoben, der aus einer der Krankenhausumgebung völlig verschiedenen, phantastischen Welt zu kommen scheint und dessen Besuch den Schlaf des Patienten wie eine Märchenerscheinung unterbricht: „I immediately fell asleep again, and slept soundly and well until a most amazing apparition entered the room, so that I rubbed my eyes thinking I was still dreaming. A young man – dressed, preposterously, in a white coat, for some reason – came in *dancing*, very lightly and nimbly, and then pranced round the room and stopped before me, flexing and extending each leg to its maximum like a ballet dancer. Suddenly, startlingly, he leapt on top of my bedside table, and gave me a teasing, elfin smile. Then he jumped down again, took my hands and wordlessly pressed them against the front of his thighs. There, on either side, I felt a neat scar.

"Feel, yes?" he asked. "Me too. Both sides. Skiing ... See!" And he made another Nijinski-like leap.

Of all the doctors I had ever seen, or was later to see, the image of this young Norwegian Surgeon remains most vividly and affectionately in my mind, because in *his own person* he stood for health, valor, humor – and a most wonderful, active empathy for patients. He didn't talk like a textbook. He scarcely talked at all – he acted. He leapt and danced and showed me his wounds, showing me at the same time his perfect recovery. His visit made

> Suddenly into my condemned cell a nice jolly staff nurse, with a Lancashire accent, burst in, a person, a woman, sympathetic – and comic. She was "tickled pink," as she put it, when she unpacked my rucksack and found fifty books and a virtual absence of clothes.
> "Oh, Dr. Sacks, you're potty!" she said, and burst into jolly laughter.
> And then I laughed too. And in that healthy laughter the tension broke and the devils disappeared.[615]

Funktionierende Kommunikation wird zur Voraussetzung für das Mensch-Sein, zugleich ist das sich gegenseitige Erkennen als Mensch die Bedingung für Verständnis. Die Ansprache mit Name (und Titel!) macht das erlebende Ich vorübergehend wieder zu einer Person und enthebt es aus dem anonymisierten Insassenstatus. Gleichzeitig erlaubt die Schwester es dem Patienten, sie selbst als menschliches Wesen wahrzunehmen, als sympathische, humorvolle Frau mit Akzent, und nicht bloß als Repräsentantin des Systems. Die durch die Hierarchie hergestellte Distanz wird nicht zuletzt mit Hilfe metaphorischer Wendungen aufgehoben, die Schwester vermittelt über die umgangssprachliche Formulierung „tickled pink" (wörtlich/bildlich „bis zum Erröten gekitzelt", übertragen etwa „entzückt"/„belustigt"/„hocherfreut"), dass sie sich von den Eigenarten des erlebenden Ichs berühren lässt und keinen Sicherheitsabstand benötigt. Das gegenseitige Verstehen, das erhebende Gefühl des geglückten Transfers einer Botschaft von Mensch zu Mensch, kulminiert im gemeinsamen Lachen.[616] Die Monster, „the devils", müssen weichen.

Verständnis für sein abnormes Empfinden dem eigenen Bein gegenüber erfährt das erlebende Ich allerdings erst bei anderen Patienten.[617] Im Rehabilitationszentrum findet eine regelrechte Lagerbildung statt, die Patienten stellen einen geschlossenen Zirkel dar, in dessen Schutz sie sich gegen die Ärzteschaft solidarisieren und in den Neulinge erst aufgenommen werden müssen:

> A newcomer, low on the totem-pole, I was assigned to a table in the corner, an object of curiosity, concern and perhaps some contempt to the veterans. There

me feel immeasurably better." Sacks: Leg, S. 25, Hervorhebung Sacks.

615 Sacks: Leg, S. 28.

616 Weit vor Entdeckung der Spiegelneuronen nimmt Sacks hier die Essenz neuerer Theorien zur Empathie vorweg.

617 Die Ärzte eingeschlossen, die selbst einmal ähnliche Verletzungen hatten, also die Patientenrolle aus eigener Erfahrung kennen. Das sind im Einzelnen der elfenhafte Chirurg in Odda (Sacks: Leg, S. 25), ein junger Chirurg im Reha-Zentrum (auf die Frage, warum er so verständig sei, antwortet der Arzt: „Maybe you guessed the answer. *I've been through this myself.* I had a broken leg. ... *I know what it's like.*" Sacks: Leg, S. 152, Hervorhebungen Sacks.) und der niedergelassene Orthopäde, den Sacks nach abgeschlossener Therapie

> was an instant feeling of group – and hierarchy – like a first day in army or school – but beneath this, a warm and comradely feeling.[618]

Auch hier wird das Lachen zum Ausdruck funktionierender Kommunikation und der gelungenen Initiation in die Gruppe, die sich aus Hütern eines ‚geheimen', intuitiven Wissens zusammensetzt. Diese geheime Kenntnis ist vom medizinischen Fachwissen verschieden und bleibt der gegnerischen Ärztegruppe verborgen:

> We laughed. We all laughed. The ice was broken, and it came to me that this man [a fellow patient, BS], with no special knowledge, had gone instantly to the heart of the problem – the heart of the *problems*, both his and mine, the comic and basic opposition of positive and negative phantoms. [...] What I found with him I found with them all. They were all much wiser than the doctors who treated them. There is among doctors, in acute hospitals at least, a presumption of stupidity, in their patients. And *no one* was "stupid," no one is stupid, except the fools who take them as stupid.[619]

Das Wissen, das aus persönlicher Erfahrung entspringt, hat dem theoretischen Wissen, das aus der Beobachtung eines Objekts erwächst, die Dimension des Unsagbaren, nur intuitiv Erfassbaren voraus. So ist es auch kein Zufall, dass der Orthopäde, der letztlich die „Kommunikation" zwischen dem erlebenden Ich und seinem Bein wieder herstellt, erstens dem Patienten auf Augenhöhe begegnet,[620] und zweitens seine unorthodoxe Heilungsmethode aus dem eigenen, privaten Erfahrungsschatz entwickelt.[621]

---

besucht und der durch unkonventionelle Methoden die letzten Unsicherheiten seines Patienten kuriert (Sacks: Leg, S. 159).

618 Sacks: Leg, S. 140.

619 Sacks: Leg, S. 141.

620 „He gave me the sense that he was interested in *me* – me as a person, no less than as a problem", Sacks: Leg, S. 160.

621 Der Arzt schickt Sacks in ein Schwimmbad und weist den Bademeister an, den Patienten unvermutet ins Wasser zu stoßen, woraufhin das Gefühl für das Bein vollständig zurückkehrt: "I realized then that the whole scene, the scenario, was *his* [the orthopaedist's, BS] doing, *his* suggestion – that he had *told* the lifeguard precisely what to do. I burst out laughing too.
"Damnedest thing," he said. "It always seems to work. What one needs is spontaneity, to be *tricked* into action. And you know," he leaned forward, "it's the same with a dog! [...] It happened with mine – Yorkshire terrier, sweet bitch, broke her silly leg. I set it, it healed perfectly, but she'd only walk on three legs – kept sparing the broken one, had forgotten how to use it. [...] So I took her down to Bognor, wand waded out to sea, carrying this stupid sweet animal with me. I took her out as far as I could, and then dumped her in and let her swim back. She swam back with a strong symmetrical paddle, and then scampered off along the beach on *all four legs*." Sacks: Leg, S. 162, Hervorhebungen Sacks.

A Leg to Stand On ist letztlich eine Fallgeschichte über die physiologische Bedingtheit des Erlebens und, daraus folgend, des Ichs. Allerdings ist der Schluss, den Sacks zieht, gerade nicht die Herabwürdigung von Qualia als Abfallprodukte neuronaler Tätigkeit, im Gegenteil. Der Ich-Erzähler macht die Erfahrung, dass Körperfunktionen ebenso abhängig sind von seinem subjektiven Erleben; das Verhältnis von Physis und Qualia stellt also eines der gegenseitigen Dependenz dar. Die Persönlichkeit des Patienten, seine Verankerung im Glauben, seine Sprachmächtigkeit und sein Schatz an Bildern, Erinnerungen, Vorerlebnissen, Bewältigungsstrategien usw. sind Voraussetzung für das Gelingen der Heilung und bestimmen den Gesundungsprozess. Beispielhaft hierfür sind die Ereignisse vor der Entlassung des erlebenden Ichs aus der Reha. Obwohl rein körperlich wieder hergestellt erscheint dem erlebenden Ich das Verlassen der Rehabilitationsklinik aus eigenem Antrieb unmöglich, selbst die Einladung zu einer Gedächtniszeremonie für den von ihm verehrten W. H. Auden in der Westminster Abbey schlägt es aus. Erst durch das Gespräch mit einer resoluten Physiotherapeutin, durch einen sozialen *und* sprachlichen Akt, kann das erlebende Ich die nur in seiner Vorstellung befindliche Hürde überwinden. Die Physiotherapeutin fragt nach dem Verlauf der Messe, da sie davon ausgeht, Sacks sei anwesend gewesen:

> I was thunderstruck. My mental world seemed to shake.
> "But," I stammered, "I couldn't go."
> "Why not?" she demanded.
> "I was asked to, I wanted to, but it was unthinkable, not to be thought of."
> "Unthinkable!" she exploded. "Not to be thought of? *Of course*, you could have gone. You should have gone. What the hell stopped you? Why shouldn't you go out?"
> My God, she was right! [...] The moment she spoke and said "Why not?" a great barrier disappeared – though I had not thought of it as a barrier, just "not to be thought of." [...] Whatever it was, I was liberated by her words, and said, "Godammit, I am going out right now!"[622]

Das Undenkbare ist zugleich auch das Unmachbare. Befreit durch das Wort der Physiotherapeutin kann der Erzähler seine Denk- und Handlungseinschränkungen überwinden. In einem weiteren Schritt erfolgt sodann der Wiedereintritt in die Welt der Gesunden, der einer religiösen Transzendenzerfahrung gleichkommt. Der Ich-Erzähler besteigt eine Anhöhe und bricht in einem sich dort befindlichen Café das sechswöchige (!) Fasten:

> I ordered almost everything on the menu – from anchovy toast to rum-balls and meringues – and everything was marvelous. Not only marvelous, but holy – I felt

622 Sacks: Leg, S. 153, Hervorhebung Sacks.

> the meal as a sacrament, my first communion with the world. I had been starved of the world, now, for more than six weeks. [...] With every sacred mouthful – and I ate slowly, though hugely, with thanksgiving and reverence – I felt I was partaking of that holy feast, the world. The substance, the sensuousness, was spiritual as well. The food and drink were blessed – a sacramental feast.
>
> From this moment there was no stopping me.[623]

Erst durch das In-Einklang-Bringen von Körper, Geist und Seele, eine komplexe, irreduzible Einheitserfahrung, ist die Überwindung der Ohnmacht gewährleistet. Aus der Perspektive des Erzählers ist das Einbeziehen der spirituellen Ebene für die Heilung nicht fakultativ, sondern obligat. Die Komplexität des Erlebens spiegelt sich in Sacks' metaphernreicher, mehrdeutiger, poetischer und streckenweise pathetischer Sprache. Sacks verweist zwar auch auf den Nutzen medizinischer Forschung, markiert aber in erster Linie die Grenzen des Geltungs- und Anwendungsbereichs wissenschaftlicher Reduktion. Alle Versuche des erlebenden Ichs, sich den eigenen Zustand mit Hilfe medizinischen Fachwissens oder rationaler Erklärungen begreiflich zu machen und damit den eigenen Handlungsspielraum zu vergrößern, scheitern:

> I had always liked to see myself as a naturalist or explorer. I had explored many strange, neuropsychological lands – the furthest Arctics and Tropics of neurological disorder. But now I decided – or was I forced? – to explore a chartless land. The land which faced me was No-land, Nowhere.
>
> All the cognitive and intellectual and imaginative powers which had previously aided me in exploring different neuropsychological lands were wholly useless, meaningless, in the limbo of Nowhere. [...]
>
> I had to be still, and wait in the darkness, to feel it as holy, the darkness of God, and not simply as blindness and bereftness (though it entailed, indeed, total blindness and bereftness). I had to acquiesce, even be glad, that my reason was confounded, and that my powers and faculties had no locus of action and could not be exerted to alter my state.[624]

Letztlich ist es nicht die Wissenschaft, die die Selbstsicherheit des Ich-Erzählers wieder herstellt, sondern die Spiritualität. Da rationale Begründungen den emotional desolaten Zustand des erlebenden Ichs nicht aufzufangen vermögen, sucht es Trost in der Literatur, um schließlich im Glauben an Gott Halt zu finden:

> Donne's midwinter ode, from a midwinter of life, communicated to me the plight, and hope, of the dead soul. I often murmured it to myself, especially the last words: "I am rebegot \ of Absence, Darknesse, Death; things which are not." [...]

623 Sacks: Leg, S 154f.

624 Sacks: Leg, S. 86f.

> I repeated them in a sort of litany or soliloquy. I hugged them, and held them, closer and closer to me, for they seemed to hint at some secret, impossible hope, where I could see no reason to hope.
>
> But finally, the Metaphysicals and mystics were laid aside, and there remained only the Scriptures, the impossible faith:
>
> > Thou, which hast shewed me great and sore troubles, shalt quicken me again, and shalt bring me up from the depths of the earth. – Psalms 71:20
>
> Secretly, half sceptically, hesitantly, yearningly, I addressed myself to this unimaginable "Thou."[625]

Das unbeschreibbare Grauen wird verdrängt durch den Glauben an den ebenso unfassbaren Gott. Auch wenn das Sich-selbst-fremd-Sein für die Erzählinstanz phasenweise die Weltsicht und Selbstwahrnehmung bestimmt und andere Perspektiven unmöglich scheinen lässt, konturiert es sich letztlich immer im Gegenlicht des Göttlichen, Epiphanischen. Sacks' Erzählung ist damit eher einem vormodernen und vielleicht sogar vorromantischen ästhetischen Modell verhaftet.[626] Wo das Ich sich nicht an sich selbst wenden kann, sich selbst nicht hört, wendet es sich an ein höheres Gegenüber. Da das Erlebte den bisher übersehbaren Erfahrungshorizont sowie alle kognitiven Begriffskapazitäten übersteigt, bleibt die Hinwendung zum Göttlichen, Metaphysischen, Transzendenten der einzige Weg, um die Erschütterung des Subjekts aufzuheben. Die Hinwendung zu Gott, zum ultimativen *Du*, restauriert das nur durch die Abgrenzung vom anderen konturierte *Ich*. Sobald auf diese Weise die Voraussetzung für Kommunikation, die Existenz eines Dus und eines Ichs, wieder hergestellt sind, kann die Gesundung beginnen. Im Rückblick beschreibt der Erzähler die Zeit seiner Heilung als

---

625 Sacks: Leg, S. 90.

626 Für Autoren der Moderne wie Benn oder Bataille stellt, wie Monika Fick ausführt, das Eklige, Abstoßende, Widerliche nicht mehr einen Gegenentwurf – und damit die Bekräftigung – des Schönen dar, sondern als (vielleicht einzige?) Okkasion für die Erfahrung von Lebendigkeit überhaupt. Vgl. Monika Fick: *Der dunkle Kontinent. Ästhetik des Häßlichen.* – In: Dies. und Sybille Gößl (Hrsg.): *Der Schein der Dinge. Einführung in die Ästhetik.* Tübingen: 2002, S. 122–143, hier S. 129ff. Schon in der Schwarzromantik ist das Hässliche nicht mehr nur die Kehrseite des Schönen, sondern steht zum Göttlichen in einem oft undurchschaubaren Interdependenzverhältnis: In E. T. A. Hoffmanns Roman *Die Elixiere des Teufels* zum Beispiel wird, „der Dualismus zwischen der überirdisch-geistigen und der irdisch-teuflischen Sphäre im Bereich der Kunst ausgetragen; man könnte auch sagen: Religion wird durch Kunst, durch das Ästhetische, ersetzt. [...] Es ergibt sich ein unentwirrbares Geflecht von Querverbindungen und Querverweisen zwischen der Kunstsphäre und der teuflischen Erotik. Aus der Rivalität zwischen geistigem Antrieb und böser Lust wird heimlich-unheimliche Komplizenschaft." Fick: Kontinent, S. 126.

> journey of a soul into the underworld and back, a spiritual drama – on a neurological basis.
> In a sense my experience had been a religious one – I had certainly thought of the leg as exiled, God-forsaken, when it was "lost" and, when it was restored in a transcendental way. It had, equally, been a riveting scientific and cognitive experience – but it had transcended the limits of science and cognition.[627]

D. Exkurs: Begriffe auf Umwegen. Aus der Erzählung in den Fachdiskurs

Abseits von textuellen Verfahren und strukturellen Analysen repräsentiert die romanlange Fallgeschichte *A Leg to Stand On* das Fazit, das Oliver Sacks aus der Erfahrung der Entfremdung von sich selbst und der damit verbundenen Sprachlosigkeit zieht. Wie Lurija es in einem von Sacks im Kapitel *Understanding* zitierten Brief formuliert, mag es einen ungewöhnlichen Patienten erfordern – einen, der sowohl Behandelnder ist als auch Behandelter – um die volle Tragweite einer derart fundamentalen Wahrnehmungsveränderung zu erfassen, wie Sacks sie als Patient erlebt.[628] *A Leg to Stand On* dient nicht nur der literarischen Aufarbeitung einer Extremerfahrung, sondern auch der Vermittlung von Erkenntnissen, die sich in die medizinisch-neurologische Praxis integrieren lassen. Sacks wünscht sich eine Neuorientierung der Neurologie und Neuropsychologie hin zu dem, was Charcots Schüler Babinski das ‚dritte Gebiet' zwischen organischen und psychischen Phänomenen nannte.[629] Sacks verleiht damit auch seinem Wunsch nach einer veränderten Arzt-Patienten-Beziehung Ausdruck und lässt einen pädagogischen Impetus durchscheinen. Besonders im letzten Kapitel *Understanding* und dem 1993 hinzugefügten Nachwort weist Sacks wiederholt auf die Desiderata in Forschung und klinischer Praxis hin, die sich aus den von ihm gemachten Erfahrungen während der Rekonvaleszenz herleiten lassen:

> "Such syndromes are common," Luria wrote to me, in regard to alienation, "but very *un*commonly described."
> "Please publish your observations," he went on. "It will do something to alter the veterinary approach to peripheral disorders." [...] But neurology *is* a veterinary business – it deals almost exclusively with what can be measured and tested; hardly at all with the inner experience, the inner structure, the subjectivity, of the subject. It prides itself on managing to exclude these, on being a wholly "objective" science, on being wholly concerned (like physics) with the public,

627 Sacks: Leg, S. 159.
628 Vgl. Sacks: Leg, S. 167.
629 Vgl. Sacks: Leg, S. 190.

> the visible, the demonstrable. It excludes mental states, consciousness, because they are "subjective" and "private," and cannot be verified or validated in the conventional way.[630]

Auch wenn Sacks von der Notwendigkeit einer biologischen Theorie des Bewusstseins spricht, einer Neurologie der Identität, des Selbsts, die in der Lage ist, Kategorien wie Identität, Erinnerung und Raum zu verbinden und als untrennbare Einheit zu zeigen,[631] ist damit nicht die Reduktion des Geistes auf neuronale Strukturen und die Abschaffung des Subjekts gemeint. Vielmehr will Sacks angesichts der engen Verquickung von Körper und Geist das Subjekt gestärkt wissen:

> And yet it has always been intuitively clear – and now it is becoming formally clear – that we are in no sense machines or impersonal automata; that all experience, all perception, is self-referential from the start; that our memories are nothing like the memories of computers, but are organisations and categorizations of personal experience; that "space" and "time" are not the space and time of physics, but space and time in reference to ourselves. [...] And it is clear, first and foremost, that our bodies are personal – that they are the first definers of ego or self.[632]

Durch die Stärkung des Subjekts wird zwangsläufig der Stellenwert der Ich-Perspektive gefestigt. Das äußert sich sowohl im (Fach-)Text als auch in der Arzt-Patienten-Interaktion dadurch, dass der Fokus von der Datenerhebung hin zur Wahrnehmung des Patienten (in beiden Bezugsmöglichkeiten) und damit zur Narrative verschoben wird. Im Hinblick auf die neuen Anforderungen, die sich an die Neurowissenschaften stellen, begreift Sacks die Fachsprache, in der sich ihm zufolge bereits seit dem Ende des 19. Jahrhunderts die Trennung zwischen Körper und Geist manifestiert, als unzureichend. Die Terminologie der klassischen Neurologie sei „perfectly adequate to describe a profound loss of function", aber könne Phänomene wie das Verschwinden von Gliedmaßen nicht beschreiben, „for it is not just a loss of function. It may follow a loss of function, but in itself it is much more."[633] Die Lücke, die das von Neurologen wie Henry Head (1861–1940) verwendete Vokabular Sacks zufolge lässt, wird von der metaphorischen, narrativen Sprache der Patienten gefüllt:

> As long as Head confines himself to the testing of function, and to speaking in such terms, something vital, something extraordinary, eludes his descriptions. But let him forget his neurological language for a moment and simply give us the

630 Sacks: Leg, S. 202, Hervorhebungen Sacks.
631 Vgl. Sacks: Leg, S. 199.
632 Sacks: Leg, S. 203.
633 Sacks: Leg, S. 173.

> actual words of his patients. At such times (they are few) something infinitely more startling emerges. Thus we read [...] of the patient who complained that his "right leg felt exactly as if it were a cork leg," or of Lieutenant W. [...] who crashed in a plane and realized he had injured his spine because "he felt he had a head and shoulders only."[634]

Auch in den Veröffentlichungen Leont'evs und Zaporozhets seien die „transcriptions of actual experiences – of hands which feel "alien," "dead," "unreal," "stuck-on""[635] – die lebendigsten und überzeugendsten. „The organism is a unitary system," zitiert Sacks Lurija,

> but what is a system to a real living self? Neuropsychology speaks of "inner images," "schemata," "programs," etc.; but patients speak of "experiencing," "feeling," "willing" and "acting." [...] This is not to deny that systems are involved, but to say that systems are embedded in, and transcended by, selves.[636]

Zu einem ähnlichen Ergebnis kommen wenig später die Teilnehmer eines Symposiums mit dem Titel *The Psychopathology of Body Image*:

> Can there be unification of these very different concepts [i. e. the different ideas of body image disorders described by the neurologists and psychiatrists attending the symposium, BS]? Although the answer is probably negative, classification becomes more meaningful if epistemological unity is achieved [...]. There is therefore a need to concentrate upon the precise description of the patients' own internal experience, using this for categorisation of the symptoms. Objectivity has been held up in medicine as the ideal; however, in order to make progress in this area there is a need to structure subjectivity. Body image, as the concept of the body, is a part of self image; ultimately the only way to explore the self is to study self description using empathy as a diagnostic instrument.[637]

Wenn aber Erkenntnisse über bisher unbeschriebene Wahrnehmungsphänomene, wie Sacks sie erlebt, nicht (bzw. nicht vorrangig) von Ärzten und Wissenschaftlern gemacht und in Forschung und Behandlungspraxis implementiert werden, wie gelangen sie dann dorthin? *Ein* Weg – dies hat sich bereits an *Awakenings* gezeigt – ist die literarische bzw. populärwissenschaftliche Aufarbeitung. Und tatsächlich hat sich der Blick auf Entfremdungserfahrungen und eine gestörte Körperwahrnehmung in den Jahrzehnten seit der Veröffentlichung von *A Leg to Stand On* entscheidend verändert, sicher nicht nur, aber vermutlich

634 Sacks: Leg, S. 173f.
635 Sacks: Leg, S. 177.
636 Sacks: Leg, S. 177.
637 Andrew C. P. Sims: *Towards the Unification of Body Image Disorders*. – In: *The British Journal of Psychiatry* [153|Supplement No. 2] 1988, S. 51–55, hier S. 54.

auch dank der Literarisierung des Phänomens. Es gilt nun nachzuzeichnen, welche seinerzeit fachliterarisch nur unzureichend erfasste Erscheinungen Sacks aufgreift, mit welchen textuellen Verfahren er sich ihnen nähert und auf welche Weise dem Leser dabei ein *Begriff* dieser Phänomene vermittelt wird.

Sacks beschreibt in *A Leg to Stand On* verschiedene, mutmaßlich verwandte Wahrnehmungsbesonderheiten. In *The Mountain* schildert er Erfahrungen, die bei einer Anamnese als dissoziative Reaktion (Depersonalisierung- und Derealisation)[638] während einer Belastungssituation gewertet würden.[639] Die Entfremdungserscheinungen in Bezug auf das verletzte Bein, die in den Folgekapiteln in den Vordergrund rücken, sind hingegen einer Störung des Körperschemas bzw. Körperbildes[640] zuzuordnen. Beiden Phänomengruppen ist gemeinsam,

---

638 Unter „Dissoziation" und „dissoziative Reaktion" werden im Folgenden immer Depersonalisation und/oder Derealisation als Erlebensform oder einzelnes Symptom verstanden. Dies ist abzugrenzen von komplexen Krankheitsbildern wie dem im ICD 10 [Kapitel V, Version 2013] verzeichnete „Depersonalisierungs- bzw. Derealisationssyndrom" (Code F48.1) oder den unter „dissoziative Störungen" (Code F44) zusammengefassten Leiden, zu denen auch die viel diskutierte „multiple Persönlichkeits(-störung)" (auch „dissoziative Identitätsstörung" genannt) zählt. Ist eine pathologische Ausprägung gemeint, wird in der vorliegenden Arbeit von „Störung" gesprochen.

639 Der Begriff „akute Belastungsreaktion" liegt nahe, beschreibt aber die Reaktion, die Minuten bis Stunden *nach* einem Psychotrauma erfolgt, vgl. Ulrich Frommberger: *Reaktionen auf schwere Belastungen und Anpassungsstörungen.* – In: Spoerri: Kompendium, S. 139–145, hier S. 139. Sacks beschreibt allerdings auch die Wahrnehmung, die er *während* der Belastungssituation hat. Diese bezeichnet man als „peritraumatisch". Vgl. Berit Lukas: *Das Gefühl, ein No-Body zu sein: Depersonalisation, Dissoziation und Trauma; eine Einführung für Therapeuten und Betroffene.* – Paderborn: 2003, S. 146.

640 Die Begriffe werden oft synonym verwendet, was ihren Nutzen allerdings einschränkt und beim Vergleich und der Deutung von Untersuchungsergebnissen zu Missverständnissen führen kann. Eine Zusammenschau der Begriffsverwendungen und -verwechslungen liefert Shaun Gallagher in: *How the Body Shapes the Mind.* – Oxford: 2005, S. 19f. Wenngleich auch im Englischen die Begriffe immer noch nicht einheitlich verwendet und stets klar voneinander abgegrenzt werden, gibt es hier deutliche Bemühungen, nachvollziehbare Definitionen vorzunehmen und *body image* und *body schema* als eigenständige Werkzeuge zu etablieren. Inzwischen wird *body schema* vorrangig für das unbewusst bleibende sensomotorische System verwendet (inklusive der neuronalen Voraussetzungen für sein Funktionieren), also das Sich-Verhalten des Körpers, die größtenteils automatisierte Interaktion von Körperteilen, die Fähigkeit des Körpers, Handlungen zu vollführen, etwa eine eingenommene Haltung beizubehalten oder aufzugeben usf. Dass das Körperschema weitgehend ohne bewusste Wahrnehmung auskommt, ist für das Funktionieren alltäglicher Abläufe unerlässlich, weil wir uns sonst ohne Unterlass auf die Koordination von Bewegungen, Haltung und inneren Organabläufen konzentrieren müssten. *Body image* hingegen bezeichnet alle (bewussten oder prinzipiell ins Bewusstsein hebbaren) Wahrnehmungen in Bezug auf unseren Körper. Darunter fallen die Propriozeption und das visuelle, akustische oder taktile Registrieren der

dass sie lange nur marginal behandelt oder trotz früherer Erwähnungen wieder ‚vergessen' wurden. Es wird nun zuerst auf die Repräsentation dissoziativer Phänomene in *The Mountain* eingegangen und im Anschluss auf die Darstellung des veränderten Körperbildes und -schemas in den Folgekapiteln.

Im Rückblick deklariert Sacks die Erfahrungen, die er in der lebensbedrohenden Lage im Berg machen musste, als traumatisch.[641] Die Erinnerung daran sei für ihn nicht zugänglich gewesen

> until an incident which occurred five years later, when I was holidaying in the northern island of Manitoulin. Here, one day, I saw a monstrous sow [...] resting in a field with a new litter of piglets. [...] With an alacrity terrifying in so vast an animal, she jumped to her feet and charged towards me. Her huge sow face seemed to me, in my panic, as she got closer, to grow huger and huger, finally to occupy the entire universe. This terrifying, quasi-hallucinatory enlargement brought back to me my meeting with the bull in Norway.[642]

Damit ähnelt seine Beschreibung den Schilderungen anderer Traumatisierter, deren Erinnerungen oft bis zum Auftreten sogenannter Trigger-Reize nicht zugänglich sind.[643] Die Panikreaktionen und Nahtoderfahrungen einschließlich dem Erleben von Dissoziationsphänomenen wie Depersonalisation und

---

Körperposition im Raum, das Konzept, das wir von der Beschaffenheit und dem Funktionieren von Körpern im Allgemeinen und unserem eigenen Körper im Speziellen haben, die Vorstellung, die wir uns von der Wirkung und Angemessenheit unseres Körpers machen (dazu gehören neben persönlichen Einschätzungen kulturelle Vorgaben, etwa die Akzeptanz von Normabweichungen wie Behinderungen oder Über-/Untergewicht) und unsere emotionale Einstellung dem Körper gegenüber. Vgl. hierzu die Definition von Gallagher, Gallagher: Body, S. 24ff. Dass Körperschema und Körperbild nicht unabhängig voneinander funktionieren, sondern einander beeinflussen und bedingen, macht die Begriffsunterscheidung nicht einfacher, wie auch aus Helena de Preesters und Veroniek Knockaerts Einleitung zu ihrer einschlägigen Herausgeberschrift hervorgeht: Vgl. *Body Image and Body Schema: Interdisciplinary Perspectives on the Body*. – Amsterdam, Philadelphia: 2005, S. 2-5. Zu der nachhaltigen Begriffsverwirrung trägt bei, dass die direkte Übersetzung von ‚body schema disorder' – ‚Körperschemastörung' – in der deutschen Fachliteratur lange vor allem dazu verwendet wurde, die veränderte Sicht auf den eigenen Körper bei Magersucht zu benennen. Im Englischen wäre dieses Phänomen eher einer Störung des *body image* zuzuordnen. Von manchen Psychoanalytikern werden die Begriffe außerdem noch in völlig anderen Kontexten verwendet, vgl. Filip Geerardyn und Peter Walleghem: *Françoise Dolto's Clinical Conception of the Unconscious Body Image and the Body Schema*. – In: Preester: Body, S. 299–310, hier S. 299f. In dieser Arbeit werden die Begriffe analog zu ihren bei Gallagher definierten englischen Entsprechungen gebraucht.

641 Vgl. Sacks: Leg, S. xi.

642 Sacks: Leg, S. xi.

643 Vgl. Lukas: No-Body, S. 136

Derealisation,[644] die in *The Mountain* geschildert werden, können als Darstellung peritraumatischer Erlebnisse gewertet werden. Um die Fallgeschichte aus diesem Blickwinkel zu betrachten, muss man allerdings die Perspektive erweitern und *A Leg to Stand On* neben dem Status als literarischem Werk einen dokumentarischen Bezug zur Lebenswelt des Autors Sacks einräumen, eine Geltung als verlässliche Abbildung eines außerliterarischen Vorgangs. Unter dieser Prämisse ist *The Mountain* die Selbstanamnese eines verunglückten Bergwanderers, der realisieren muss, dass seine Wahrnehmungen (unter anderem die oft im Kontext von Nahtoderlebnissen beschriebene kalaidoskopartige Wiederholung von Erinnerungen)[645] als Vorbereitung auf den Sterbeprozess zu werten sind;[646] angesichts des drohenden Todes dissoziiert er, die akustische Wahrnehmung ist bis hin zur Halluzination verändert,[647] es kommt zu einer Erfahrung absoluter Stille und Gefasstheit, die (auditive) Selbstwahrnehmung hört auf, und die Welt scheint still zu stehen.[648] Die in *The Mountain* beschriebenen ‚Symptome' gehören zu den Merkmalen, die von Berit Lukas als Anzeichen für Depersonalisierungszustände aufgeführt werden, darunter „emotionale Taubheit", Veränderungen im Körpererleben, der visuellen, taktilen oder auditiven Wahrnehmung und Erfahrungen von Gedankenleere.[649]

In seiner Selbstbeschreibung greift Sacks damit ein lange stiefkindlich behandeltes Phänomen auf. Anders als etwa die dissoziative Identitätsstörung (multiple Persönlichkeit), die sowohl im deutschen als auch im anglo-amerikanischen Raum populärmedial und fachlich aufbereitet und diskutiert worden ist, findet die Depersonalisierung als Form dissoziativer Erscheinungen erst seit den

644 Unter Depersonalisation versteht man „ein Fremdheitsgefühl der eigenen Person gegenüber, bis zu dem Gefühl, überhaupt keine Person mehr zu sein" (Lukas: No-Body, S. 35.), während sich bei der Derealisation die Entfremdung auf die Welt, die unmittelbare Umgebung bezieht; beide Wahrnehmungsveränderungen treten allerdings oft gemeinsam auf. Vgl. Lukas: No-Body, S. 23. Dissoziation wird fast immer als Folgeerscheinung von schweren psychischen Erschütterungen/Traumatisierungen (Vergewaltigung, Krieg, Naturkatastrophen, generell Erfahrungen äußerster Ohnmacht angesichts übermächtiger Gegner oder nicht beherrschbarer Gefahrensituationen) beschrieben, als Symptom akuter und/oder posttraumatischer Belastungstörungen.

645 Vgl. Sacks: Leg, S. 15 f. Pim van Lommel, einer der wenigen Naturwissenschaftler, die sich mit Nahtoderfahrungen beschäftigen, spricht von „panoramic life-review". Pim van Lommel: *Near-Death Experience in Survivors of Cardiac Arrest: A Prospective Study in the Netherlands.* – In: *The Lancet* [358] 2001, S. 2039–2045, hier S. 2044.

646 Vgl. Sacks: Leg, S. 17.

647 Sacks hört zunächst Mozarts Messe in C Moll und dann das Requiem, vgl. Sacks: Leg, S. 17.

648 Vgl. Sacks: Leg, S. 18.

649 Lukas: No-Body, S. 42.

1990er Jahren Beachtung von Wissenschaftlern und Therapeuten, obgleich „das Erlebensspektrum der Depersonalisationserfahrungen schon im 19. Jahrhundert in der französischen und deutschen Psychiatrie bekannt war".[650] In Filmen schlägt sich die Depersonalisation kaum öffentlichkeitswirksam nieder, und auch in der Presse wird sie selten thematisiert. Artikulationsort für Depersonalisation und Derealisation, des Empfindens von Abwesenheit, dem Sich-selbst-fremd-Werden und dem Verlust des Kontakts zur Welt ist traditionell die Literatur.[651] „In vielen Psychiatrie-Lehrbüchern" hingegen gibt es, wie Lukas feststellt, „in älteren Auflagen nur Randbemerkungen zur Depersonalisation, oder es wurde darauf verwiesen, daß die Störung selten sei."[652] Auch in neueren Lehrbüchern werden Depersonalisation und Derealisation oft nur als Symptom der Schizophrenie erfasst und damit in den Bereich psychotischen Erlebens gerückt.[653] Zur Depersonalisation als isolierter Störung, ihrer Eigenschaft als normaler Kompensationsstrategie und zu den mit ihr verbundenen Erlebnisinhalten findet sich hingegen immer noch wenig.

Anders als der spätere Verlust der Beinpropriozeption wird die Bandbreite dissoziativer Erlebnisse (neben der Depersonalisation auch das Auftreten verschiedener Personae, die verschobene Raum- und Zeitwahrnehmung und das Abspalten von Schmerzreizen) von Sacks aber nicht als pathologisches Geschehen dargestellt, sondern schlicht als das Erleben eines Verunglückten während einer Gefahrensituation. Sprachlich wird die Vermittlung dissoziativer Phänomene in *The Mountain* vor allem über bildhafte Darstellungen geleistet. So etwa der Vergleich des verletzten Beins mit einer zerbrochenen Geige, durch den die Dissoziation vom Schmerz verdeutlicht wird:

> I myself became the music – "You are the music, while the music lasts." A creature of muscle, motion and music, all inseparable and in unison with each other – except for that unstrung part of me, that poor broken instrument which could not join in and lay motionless and mute without tone or tune.
>
> As a child I had once had a violin which got brutally smashed in an accident. I felt for my leg, now, as I felt long ago for that poor broken fiddle.[654]

Unterstützt durch das Sich-Einlassen auf den inneren Rhythmus und das Aufgehen des Ichs in der Musik wird das Bein zum reparaturbedürftigen Objekt,

650 Uwe Wolfradt: *Vorwort*. – In: Lukas: No-Body, S. 13–15, hier S. 15. Vgl. dazu auch Lukas: No-Body, S. 19.

651 Vgl. dazu auch Lukas: No-Body, S. 70.

652 Lukas: No-Body, S. 17.

653 Selbst in der Neufassung des explizit auf Subjektzentrierung, Praxistauglichkeit und Einfühlung ausgerichteten Lehrbuchs *Irren ist menschlich* werden Depersonalisation und Derealisation ausschließlich im Kontext der Schizophrenie behandelt. Dörner: Irren, S. 153f.

654 Sacks: Leg, S. 14.

das keine schmerzleitende Verbindung zum Körper mehr zu haben scheint. Die Musik wird zum Zufluchtsort für das Ich, an dem es – abgeschirmt von weiteren Erschütterungen – überleben kann.

An keiner Stelle in *The Mountain* wird die Wahrnehmungsveränderung als behandlungsbedürftig dargestellt, die Deklaration als traumatisches Erlebnis erfolgt ausschließlich im 1993 vorgeschalteten Postskriptum,[655] und es wird auch in keinem der Folgekapitel von einer nachhaltigen Störung durch die Belastungserfahrung berichtet. Depersonalisierung und verwandte dissoziative Phänomene werden von Sacks – im Einklang mit der neueren Traumaforschung – als „prototypische menschliche Reaktion auf extreme Streß- und Traumabelastungen“[656] dargestellt. Der kompakten, in sich (ab-)geschlossenen Form der Novelle entsprechend ist die Beschreibung der Wahrnehmungsveränderung während der Extrembelastung mit der Rettung durch die Jäger abgeschlossen. Die Nahtoderfahrung mit der dissoziativen Reaktion spielt in den Folgekapiteln kaum noch eine Rolle. Die textuelle Einbettung ist also eine andere als beim explizit als behandlungsbedürftig beschriebenen Verschwinden des Beins, das zum zentralen Motiv der bedeutend längeren und weniger konzisen Folgekapitel wird. Besonders im Kapitel *Understanding* und den Nachworten wird deutlich, dass in den Folgekapiteln gerade *kein* struktureller und inhaltlicher Abschluss angestrebt wird. Im Gegenteil, die Entfremdung vom verletzten Bein wird zum Anlass für die Formulierung weiterer Forschungsdesiderata; Sacks liefert mit der Schilderung seiner eigenen Erfahrungen die Basis, auf der weitere Forschung aufbauen soll. Damit tritt das Bein sinnbildlich aus der Fallgeschichte, der „neurological novel“,[657] heraus und wird zum wissenschaftlichen Untersuchungsgegenstand.

Zur Zeit der Veröffentlichung von *A Leg to Stand On* begegneten die neurologische Forschung und Klinik Störungen des Körperbildes bzw. -schemas mit annähernd so viel Ignoranz wie die Psychiatrie der Depersonalisation. Dabei gab es auf diesem Forschungsfeld früh Vorarbeiten; Sacks beschreibt die Forschungslage im Kapitel *Understanding*:[658]

> I did not become aware of any accounts similar to mine until more than three years after my accident. Then, in rapid succession, I found three such accounts: Weir Mitchell's, based on his experiences in the American Civil War; Babinski's – an entire book – written during the First World War; and Leont'ev and Zaporozhets',

655 Vgl. Sacks: Leg, S. xi.
656 Lukas: No-Body, S. 112.
657 Sacks: Leg, S. x.
658 Vgl. Maxim I. Stamenov: *Body Schema, Body Image, and Mirror Neurons.* – In: Preester: Body, S. 21–43, hier S. 23.

> based on their experiences with 200 soldiers in the Second World War. ... Although all these authors were of the utmost eminence and their publications of the utmost importance, I have never met anyone who has heard of these works, let alone read them – and this strange forgetting extends to the authors themselves. Weir Mitchell "forgot" his "negative phantom," Babinski "forgot" his "*syndrome physiopathique*," and Luria "forgot" the work of Leont'ev – even though it was inspired by, and actually dedicated to, him.[659]

Als Sacks *A Leg to Stand On* schrieb, waren Störungsbilder wie die *Body Integrity Identity Disorder* (BIID) – die Empfindung, ein Körperteil gehöre nicht zu einem bzw. sei fremd oder tot in ihrer extremsten Ausprägung[660] – weitgehend unbekannt und unbenannt.[661] Doch zumindest die Körperbild- und Körperschemastörung sind seit der Veröffentlichung von *A Leg to Stand On* ihrem Schattendasein entwachsen. Mit dem Aufschwung der Neurowissenschaften und der entsprechenden Grundlagenforschung hat sich eine rege Forschungstätigkeit zum Thema Körperbild und Körperschema entwickelt. Sacks' Fallbeschreibung schwimmt – ähnlich wie *Awakenings* – auf der ersten Welle eines Forschungstrends und bildet die weithin sichtbare Schaumkrone.[662] Vergleichsweise früh postuliert Sacks, das klassische Modell von der Dualität von Körper und Geist müsse aufgehoben werden. Seine eigene Erfahrung zeige

> the bankruptcy of the classical model, and the need for a personal neurology, for the realization that our nerves and brains are ours from the start, and that in their perceptions and categorizations and memories and models, and in their emergent levels of concept and consciousness, they continue to be ours, to be self-referent through and through."[663]

---

659 Sacks: Leg, S. 169.

660 Die Betroffenen gehen zuweilen so weit, das als fremd empfundene Körperglied amputieren zu lassen (vgl. Sabine Müller: *Body Integrity Identity Disorder (BIID) – Is the Amputation of Healthy Limbs Ethically Justified?* – In: *The American Journal of Bioethics* [9|1] 2009, S. 36–43, hier S. 36.) Der Körper wird als ‚überkomplett' wahrgenommen, das betroffene Glied als ‚überzählig'.

661 Eine Aufnahme in die überarbeitete Version des DSM ist offenbar inzwischen in Planung.

662 Eine Recherche im PubMed ergibt, dass zwischen 1980 und 2011 fast sechsmal so viele Artikel zum Stichwort *body image* veröffentlicht wurden wie im Zeitraum zwischen 1950 bis 1980. Die Zahl der Artikel zu *body schema* hat sich sogar verachtfacht. Für beide Zeiträume findet sich eine exponentiell höhere Zahl an Artikeln zu *body image*, was Stamenov zufolge daran liegt, dass der Begriff „in a broader set of senses, in a more fuzzy way and closer to everyday usage" (Stamenov: Body, S. 23) verwendet wird. Tatsächlich werden sehr verschiedene Phänomene unter dem Begriff gefasst, wie sich auch daraus ableiten lässt, dass *body image* sowohl in den Neurowissenschaften als auch in der Psychiatrie, Psychologie und z. T. in den Sozial- und Kulturwissenschaften zur Anwendung kommt, während *body schema* (verstanden als neuronale Basis für das Funktionieren des Körpers) lange Zeit den Neurowissenschaften vorbehalten war.

663 Sacks: Leg, S. 203.

Auch wenn einige Neurowissenschaftler einen anderen Ausgangspunkt wählen als Sacks und nicht den Körper als Besitztum und Referenzrahmen des Bewusstseins, sondern das Bewusstsein als Körperfunktion oder ‚Nebenprodukt' neuronaler Tätigkeit verstanden wissen wollen, zeichnet sich deutlich ab, dass die Forschung sich tatsächlich von der Geist-Hirn-Dualität zu entfernen sucht.[664] (Mit all den Chancen für die Behandlungspraxis, aber auch allen Schwierigkeiten, zuweilen unzulässigen Verallgemeinerungen bzw. Übertragungen und Begriffsproblemen, die damit verbunden sind und die auch Sacks im obigen Zitat durch die Personifizierung des Gehirns und der Nerven demonstriert.)[665] Vom „veterinary business" entfernt sich zumindest die neurowissenschaftliche Forschung schon alleine dadurch, dass bei der Forschung mit Hilfe bildgebender Verfahren die Rückmeldung der Probanden und damit die Berücksichtigung subjektiver Erlebnisinhalte oft unerlässlich ist.[666] Diese Rückmeldung unter Laborbedingungen ist allerdings fast immer weit entfernt von der narrativen Beschreibung der Selbst- und Weltwahrnehmung, die Sacks vorschwebt.

Während Depersonalisation, Dissoziation und einige Formen der Körperbildstörungen (z. B. veränderte Selbstwahrnehmung bei Essstörungen) noch immer vorrangig als psychische Störungen bzw. Belastungsreaktionen aufgefasst werden und damit in den Bereich von Psychiatrie und Psychotherapie fallen, werden Körperschemastörungen zumeist neurologisch verhandelt. Babinskis drittes Gebiet scheint also noch weitgehend unbeackertes Land zu sein, auch wenn sich in den letzten Jahren Ansätze zur interdisziplinären Zusammenarbeit bei der Untersuchung von Körperbild- und Körperschemastörungen abzeichnen.[667]

---

664 Vgl. hierzu z. B. die Aussagen des Neurobiologen Eric Kandel. Er äußert die „Hoffnung, daß die Molekularbiologie eine neue Perspektive auf die Erforschung des menschlichen Verhaltens bereitstellen wird und daß die daraus gewonnenen Einsichten zu einer neuen Wissenschaft des Geistes führen werden, die im strengen empirischen Rahmen der Molekularbiologie verankert ist und doch die humanistischen Ideale der Psychoanalyse verkörpert." Kandel: Psychiatrie, S. 23 f. Weiter stellt er fest: „Was wir als unseren Geist verstehen, ist ein Ausdruck der Funktionsweise unseres Gehirns." Kandel: Psychiatrie, S. 65.

665 Vgl. hierzu Peter Janich: *Kein neues Menschenbild. Zur Sprache der Hirnforschung.* – Frankfurt am Main: 2009.

666 Beispielhaft hierfür sind etwa die allseits bekannten Libet-Experimente. Vgl. Benjamin Libet: *Mind Time: The Temporal Factor in Consciousness.* – Cambridge (Massachusetts): 2004.

667 Beleg hierfür ist beispielsweise der bereits mehrfach zitierte von Helena de Preester und Veroniek Knockaert herausgegebene Sammelband *Body Image and Body Schema*, der Beiträge von Neurowissenschaftlern, Psychologen, Analytikern, Philosophen und Philologen umfasst. Neben dem Versuch, eine sinnvolle Abgrenzung der Begriffe und ihrer Verwendung in den verschiedenen Fachbereichen vorzunehmen, spiegelt sich in einigen Beiträgen des Bandes auch das Bedürfnis wieder, zu gemeinsamen Forschungsansätzen zu finden.

Dass sich gerade in Bezug auf die Symptomatik Berührungsflächen zwischen beiden Störungsbildern ergeben, legt Berit Lukas' Beschreibung von Depersonalisationszuständen nah, die sich problemlos auf die in *A Leg to Stand On* geschilderte Störung des Körperschemas/-bildes übertragen lässt:

> Die Veränderungen, die den Körper betreffen, werden besonders stark empfunden. Depersonalisierte Menschen haben das Gefühl, ihren eigenen Körper nicht mehr „zu bewohnen", er ist ihnen fremd geworden. [...] Er wird zu einem „Fremdkörper", der nur noch von außen beobachtet werden kann. [...] Die Empfindung der sensorischen Impulse und Gefühle geht weitgehend verloren, wodurch eine Orientierungslosigkeit im Körper entsteht. Entweder wird eine Veränderung gespürt, wenn einzelne Körperteile fremd erscheinen, oder das gesamte Körpergefühl geht verloren und damit ein wichtiger Sicherheitsaspekt für das Gefühl „in der Welt zu sein". [...] Das fehlende Körper-Erleben ist häufig der Auslöser für den extremen Leidensdruck der Betroffenen, den sie kaum in Worte fassen können.[668]

Während Lukas jedoch für Derealisationspatienten eine Störung des Ich-Bewusstseins als Grund für die veränderte Körperwahrnehmung ausmacht,[669] ist für Sacks und seine Neurologiepatienten die körperliche Verletzung mit

---

Dass es sich hierbei nicht um eine Selbstverständlichkeit handelt, machen de Preester und Knockaert in ihrer Einleitung zum Thema: „Interdisciplinarity is never easy, and the confronting aspect of it is all the more explicit where interdisciplinarity is still in its infancy, as is the case here." Preester: Body, S. 1. Dennoch begreifen De Preester und Knockaert die interdisziplinäre Forschung als einzig adäquate Form der Annäherung an die Körperwahrnehmung: „As a phenomenon with a sometimes perplexing plurality of registers, the body is not a research object pertaining to one particular discipline. The body requires several perspectives to intervene. Consequently, an adequate approach of the body has to be multiperspectival." Preester: Body, S. 2. Hiermit demonstrieren die Herausgeberinnen, dass sich die Haltung zur interdisziplinären Anschließbarkeit der genannten Themenbereiche gewandelt hat. Während de Preester und Knockaert Interdisziplinarität als schwierig, aber unumgänglich begreifen, war das Fazit von Andrew Sims zur Vereinbarkeit der verschiedenen Auffassungen von Körperbild- und Körperschemastörungen nach dem zweiten *Psychopathology Symposion* in Leeds 1986 noch skeptisch ausgefallen: „Can there be unification of these very different concepts? Although the answer is probably negative, classification becomes more meaningful if epistemological unity is achieved". Sims: Unification, S. 54.

668 Lukas: No-Body, S. 84. Besonders auffällig wird die Verwandtschaft zwischen den von Sacks geschilderten Erlebnissen und den Erfahrungen von Lukas' Patienten, wenn Lukas davon spricht, während der Derealisation werde die Auflage des Körpers oft nicht gespürt, sondern durch ein „Gefühl der Substanzlosigkeit" ersetzt; in diesem Kontext verwendet sie die Metapher, durch die fehlende Körpererfahrung gehe „der Bodenkontakt und damit das ‚*Standbein*' in der Welt verloren." Lukas: No-Body, S. 85, im Original doppelte Anführungszeichen, Hervorhebung BS.

669 „Das Bewußtsein über den eigenen Körper ist eine Leistung des Ich-Bewußtseins [...], so daß es bei Störungen auf der Ich-Bewußtseinsebene gleichzeitig zu einer veränderten

der damit verbundenen Körperschemastörung Auslöser für eine fundamentale Erschütterung der Ich-Integrität:

> These many observations and investigations over the years provided a decisive answer to the first of my questions: do severe disturbances of body-image and body-ego accur as a result of peripheral injury, disease or disorder? The answer was a resounding "Yes." [...] Every patient with a severe disturbance of body-image had an equally severe disturbance of body-ego. Every such patient, it became increasingly clear, goes through a profound ontological experience with dissolutions or annihilations of being, in the affected parts, associated with an elemental derealization and alienation, and equally elemental anxiety and horror. [...] Every such experience is, to use the medieval term, an *experimentum suitatis* (an experiment with the self) – an elemental alteration of identity or "self-hood," with a perfectly clear-cut, organic, neurological basis.[670]

Es scheint, als fände hier von zwei verschiedenen Seiten eine Annäherung an dasselbe Phänomen statt. Wie aber vermittelt Sacks – in Anbetracht der „limitations of physiology, and physiological theory, which could not, in the 1970s, encompass my experience, or any of the higher ranges of perception and language."[671] – in *A Leg to Stand On* dem Rezipienten einen Eindruck dessen, was sich „kaum in Worte fassen" lässt? Welche Techniken verwendet er, um nicht zuletzt seinen Kollegen in der klinischen Neurologie eine Vorstellung von der Erfahrungswelt ihrer Patienten zu ermöglichen, also einen Begriff für ein zuvor unbeschriebenes Phänomen zu entwickeln? Sacks muss sich hier mit einem prinzipiellen Problem bei der Integration neuer Konzepte in die Wissenschaft auseinandersetzen, denn das Schaffen neuer Begriffe ist hierfür immer die Voraussetzung.[672] Es klingt banal: Eine Neuentdeckung ist per se unbeschrieben und entzieht sich damit der direkten Bezeichnung. Um auch anderen das Erfassen der neuen Erkenntnis zu erlauben, *muss* eine Anbindung an bereits bekannte Phänomene erfolgen. Dies bedingt die metaphorische

---

Wahrnehmung der Körperempfindungen kommt." Lukas: No-Body, S. 84.

670 Sacks: Leg, S. 171 f., Hervorhebung Sacks. Was Sacks hier als „body-image" beschreibt, ist nach der in der vorliegenden Arbeit verwendeten Definition mit „Körperschema" gleichzusetzen, während mit „body-ego" das Körperbild gemeint ist.

671 Sacks: Leg, S. 192.

672 Unter „Begriff" ist hierbei keine definitorische Benennung zu verstehen, sondern das Erfassen eines Phänomens oder Konzepts auf möglichst vielen Ebenen. Das Sich-einen-Begriff-Machen ist somit eine Syntheseleistung; alle verfügbaren Informationen, Gefühle, Erinnerungen und Facetten werden verknüpft. Die Begriffsbildung erfolgt unabhängig davon, ob das jeweilige Phänomen einen Namen erhält oder nicht. Auch Sacks weist den in *A Leg to Stand On* geschilderten Entfremdungserlebnissen keine Bezeichnung zu, dennoch erhält

Übertragung von Inhalten, denn ein unmetaphorisches Sprechen über noch nicht begrifflich Erfasstes ist nicht möglich.[673] Je stärker die Neuentdeckung von bereits Bekanntem und Benanntem abweicht, desto größer auch der Umweg über Sinnverwandtes, Vergleiche und Bilder, den der Entdecker gehen muss, um den Geltungsbereich des Begriffs zu bestimmen.

Auch Sacks kreist unter Verwendung von Metaphern, Vergleichen mit zuvor bereits beschriebenen Zuständen, Steigerungen, Zuspitzungen und Analogien die Phänomene ein, die er im Verlauf seiner Krankheit entdeckt. Zentral ist bei der von Sacks gewählten Strategie der Begriffsbildung, dem immer engeren Umzingeln der Erfahrung „gestörte Körperwahrnehmung", zudem die inhaltliche, strukturelle und lautliche Wiederholung. Beispielhaft dafür, wie die von Sacks verwendeten Verfahren ineinandergreifen, ist der erste Versuch des Erzählers, den Zustand des Muskels inklusive des Teilverlusts der Propriozeption und der ontologischen Konsequenzen für das Ich zu beschreiben. Der Beschreibungsversuch erstreckt sich über mehrere Seiten, hier ein längerer Ausschnitt, an dem die erwähnten narrativen Strategien deutlich werden:[674]

> What was happening with me? I couldn't *try*. I couldn't will. I couldn't think. I couldn't recall. I couldn't think or recall how to make certain movements, and my efforts to do so were delusory, derisory, because I had lost the power to call to a part of myself, the power to call *on* a part of myself. It seemed to me now, as I mused, more and more darkly, by myself, that the whole business was much deeper, much stranger, than I could have conceived. I felt abysses opening beneath me.
>
> That the muscle was paralyzed, that the muscle was "deaf," that its vital impulsional pulsing flow, its "heart," had stopped – that it was, in a single word, "dead" – all of these things, disquieting in themselves, paled into insignificance compared with what was coming most appallingly into view to me now. For all these things, horrid as they might be, were entirely local and peripheral phenomena, and as such not affecting my essential being – *me* – any more than the loss of some leaves, or a branch, affect the deep life, the sap-flow, the roots, of a tree. But what was now becoming frightfully, even luridly, clear was that whatever had happened was not just local, peripheral, superficial – the terrible silence, the forgetting, the inability to call or recall – *this* was radical, central, fundamental. What seemed, at first, to be no more than a local, peripheral breakage and breakdown now showed itself in a different, and quite terrible light – as a breakdown of memory, of thinking, of will – *not just a lesion in my muscle, but a lesion in me.* The image of myself as

---

der Leser einen Begriff von der Erfahrung der Figur (und damit eine Vorstellung von den Erfahrungen anderer Patienten mit demselben Leiden).

673 Sofern man unmetaphorisches Sprechen überhaupt als möglich erachtet, vgl. hierzu das Kapitel *Wenn die Sprache Körper hat: Die Metapher* ab S. 25.

674 Vgl. Sacks: Leg, S. 44–47. Es finden sich auch zahlreiche andere Passagen, in denen vergleichbare Ansätze gemacht werden, aber bei der hier angegebenen Stelle handelt es sich um eine

> a living ship, the stout timbers, the good sailors, the directing captain [...] now re-presented itself in the lineaments of horror. It was not just that some of the stout timbers were rotten and infirm, and that the good sailors were deaf, disobedient or missing, but that I, the captain, was no longer captain. I, the captain, was apparently braindamaged – suffering from severe defects, devastations, of memory and thougth.[675]

Sacks verwendet Stilfiguren, Tropen und Textauszeichnungen in solcher Abundanz, dass für Zweifel an der Bedeutsamkeit des Gesagten kein Raum mehr bleibt. Der exzessive Einsatz von Sprachbildern und, damit verbunden, das Finden immer neuer Synonyme bewirkt eine Anlagerung von Bedeutungsschichten an den Begriff, den der Erzähler dem Leser zu vermitteln sucht. Der Erzähler findet immer neue Umschreibungen, dreht und wendet das Gesagte und lässt die Konnotationen sich überlagern. Um dies zu erreichen, kombiniert Sacks unter anderem anaphorische Satzstrukturen (z. B. „I couldn't try/will/think/recall/think or recall"; „much deeper/stranger"), Aufzählungen (z .B. „the deep life, the sap-flow, the roots"; „local, peripheral, superficial", „deaf, disobedient or missing"), Paronomasien (z. B. „delusory, derisory"; „the power to call to a part of myself, the power to call *on* a part of myself") und verschiedene Metaphern bzw. Analogien (Körper als Baum, Körper als vom Ich gesteuertes Schiff). Eine weitere Bedeutungsebene erschließt die poetische Imitation der somatischen Auswirkungen, welche die Realisation des für das Ich bedrohlichen Zustands zeitigt: Durch die Anhäufung von syntaktischen Figuren, Hervorhebungen und Einschüben entsteht eine Art Staccato-Effekt, mit Hilfe dessen Atemlosigkeit, Herzrasen, Angst und das Sich-Überschlagen von Gedanken nachgebildet werden. Während der Erzähler sich an die Verbalisierung des eigenen Zustands und der Relation von Soma und Selbstbild herantastet, soll sich der Rezipient einem Begriff der veränderten Körperwahrnehmung annähern. Im Verlauf der Geschichte lässt Sacks seinen Ich-Erzähler noch viele Anläufe nehmen, um das Erlebte zu fassen zu bekommen. Wiederholung und Variation des zentralen Themas auf inhaltlicher, bildlicher, syntaktischer und struktureller Ebene stellen sich als wirkmächtige (und bei Sacks sicherlich wirkmächtigste) Vermittlungsverfahren heraus, die der fachsprachlichen Definition und der hiermit verbundenen Reduktion vorausgehen müssen.

Dass Sacks' Beschreibungen von Körperschema- und Körperbildstörungen auch in Kreisen Behandelnder rezipiert werden und damit zur Bekanntheit des Störungsbildes beitragen bzw. die Auffassung derartiger Störungen in

Art Kernsequenz.

675 Sacks: Leg, S. 46f. Hervorhebung Sacks.

Fachkreisen mitbestimmen, belegt die Tatsache, dass Fallgeschichten wie *A Leg to Stand On* oder auch *The Disembodied Lady*[676] bis heute in einer Vielzahl von Fachveröffentlichungen zitiert werden.[677] Die in Sacks' Fallgeschichten gezeichneten Störungsbilder werden immer noch gerne als Illustrationen für theoretische Überlegungen verwendet und prägen damit die Vorstellung, die sich Behandelnde von der jeweiligen Störung machen. Sacks' Patienten dienen als Musterbeispiele und werden so zum *missing link* zwischen Theorie und Anschauung, Forschung und Praxis, Wissenschaft und Unterhaltung.

4.6 Erfolg auf Rezept: Die Fallgeschichten Ramachandrans

Die von Vilayanur S. Ramachandrans dargebotene Darreichungsform von Fallmaterial in *Phantoms in the Brain* (1999) unterscheidet sich wesentlich von Lurijas oder Sacks' Präsentation von Patientengeschichten. Auch wenn Ramachandran statuiert, das Buch basiere auf „true-life stories of many neurological patients“[678], versteht er *Phantoms in the Brain* nicht in erster Linie als Fallgeschichtensammlung, sondern als „popular book on the *brain* dealing mainly with my own experiences working with neurological patients“.[679] Wie bereits an anderer Stelle angerissen[680] sieht sich der Leser von *Phantoms in the Brain* mit ungewohnten Umständen konfrontiert, wenn er einen Urheber für das Werk auszumachen und diesen in Beziehung zur Erzählinstanz zu setzen sucht. Dem Leser wird nahegelegt, den Erzähler mit Vilayanur S. Ramachandran, dem indisch-amerikanischen Neurowissenschaftler, zu identifizieren; sofern sie genannt werden und vom Leser überprüft werden können, stimmen die Lebens- und Arbeitsumstände sowie die Forschungsinteressen des Erzählers mit denen Ramachandrans überein. Zudem wird das erleben-

676 Sacks: Wife, S. 43-54.

677 Als Beispiele seien Müller: BIID, Gallagher: Body oder *Body Integrity Identity Disorder (BIID): Störungsbild, Diagnostik, Therapieansätze* von Aglaja Stirn, Aylin Thil und Silvia Oddo (Weinheim, Basel: 2010) genannt. Dass der Weg von narrativer Beschreibung zur wissenschaftlichen Anerkennung des Beschriebenen steinig oder sogar riskant sein kann, deutet Sacks in seinen Mutmaßungen zu Weir Mitchells Erzählung *The Case of George Dedlow* an. Sacks erwägt, Mitchell habe eventuell die Form einer als fiktional deklarierten Fallgeschichte gewählt, um seiner Erzählung ein wohlwollendes, phantasiebegabtes Publikum zu erschließen und sich vor Zurückweisung von Kollegen zu schützen, vgl. Sacks: Leg, S. 170. Sacks lässt hier auch seine eigenen Erfahrungen bei der Veröffentlichung von *Awakenings* anklingen.

678 Ramachandran: Phantoms, S. xiii.

679 Ramachandran: Phantoms, S. xi, Hervorhebung BS.

680 Siehe S. 165.

de Ich von verschiedenen anderen Figuren mit „Dr. Ramachandran“[681] oder „Rama“[682] angesprochen.[683] Doch sowohl die suggerierte Identifikation von Ramachandran und dem Erzähler als auch die Antwort auf die Urheberfrage wird dadurch erschwert, dass nicht nur Ramachandran als Autor genannt wird, sondern auch die Wissenschaftsjournalistin Sandra Blakeslee. Damit wird die Legitimität der im Kapitel *Arzt, Autor, Erzähler, Ich und Co. Unbekannte Wesen in bekannten Rollen* aufgeworfenen Frage nach der Verwandtschaft von Autoren autobiographischer Texte und ihren Ich-Erzählern noch einmal deutlich. Wer ist dieses „Ich“, das uns die Geschichten von Patienten und neurologisches Wissen vermittelt? Der Tatsache nach zu urteilen, dass der Ich-Erzähler ein Neurowissenschaftler ist und keine Journalistin, handelt es sich mit Sicherheit nicht um „Ich, Sandra Blakeslee“. Vilayanur Ramachandran kann es aber auch nicht sein, denn selbst wenn ein Fallgeschichtenautor mit seinem Ich-Erzähler identifizierbar wäre: Hätten wir es dann hier mit einem Halb-, Viertel- oder vielleicht Zwei-Drittel-Autor zu tun? Welche Anteile von Ramachandran stammen und welche von Blakeslee, ist nicht feststellbar. Als Erzeugnis zweier verschiedener Autoren ist der Erzähler in *Phantoms in the Brain* noch offensichtlicher (nicht stärker!) als in anderen Falldarstellungen ein Kunstprodukt. Der Erzähler schreibt sich selbst einem Einzelverfasser zu, der im außerliterarischen Raum so nicht existiert. Damit nicht genug. Genauso unsicher wie die Identität des Erzählers ist die Identität der anderen Figuren. Der Erzähler erklärt selbst, es handele sich bei den vorgestellten Fällen um anonymisierte und zum Teil aus verschiedenen Kasuistiken zusammengesetzte Patientengeschichten.[684] Eine Erzählerfigur, die dem Leser vorgaukelt, sie sei mit dem physisch existenten Neurowissenschaftler Ramachandran identisch, interagiert mit Patientenfiguren, von denen sie selbst behauptet, es habe sie nie gegeben. Damit tritt – ähnlich wie bei Argelanders psychoanalytischer Fallgeschichte *Der Flieger* – explizit die dokumentarische Genauigkeit hinter (wirkungs-)ästhetischen Gesichtspunkten zurück.[685] Da zwischen den Anteilen Ramachandrans und Blakeslees nicht differenziert werden kann, wird im

681 z. B. Ramachandran: Phantoms, S. 36 oder S. 98.

682 Ramachandran: Phantoms, S. xii.

683 Es gibt des Weiteren keine Anzeichen, die darauf hindeuten, dass es sich beim erzählenden Ich um jemand anderes handelt als die gealterte Version des erlebenden Ichs. Dies erscheint auf den ersten Blick selbstverständlich, es sind aber Konstruktionen denkbar (und bekannt), in denen das erzählende Ich eines oder mehrere erlebende Ichs erfindet.

684 Vgl. Ramachandran: Phantoms, S. xiii.

685 Vgl. das Kapitel *Der Flieger*, in dieser Arbeit ab S. 111.

Folgenden vom „Autorenteam" bzw. „Ramachandran/Blakeslee" gesprochen, wenn der ‚Verfasser' des Textes gemeint ist, und von „Ramachandran", wenn es sich um den Ich-Erzähler handelt.

Die Fallbeschreibungen stellen in *Phantoms in the Brain* nur eines von mehreren Strukturelementen dar, die immer wieder neu kombiniert werden. Das Autorenteam setzt populärwissenschaftliches neurologisches Hintergrundwissen, wissenschaftshistorische und philosophische Exkurse, Anekdoten und die Falldarstellungen zu einer Collage zusammen. Anders als etwa bei *A Leg to Stand On*, bei dem das im Verlauf der Erzählung vermittelte Fachwissen dem erlebenden Ich zugeschrieben werden kann,[686] lassen sich die Informationspassagen in *Phantoms in the Brain* dem erzählenden Ich zuordnen. Das erzählende Ich verfolgt dabei nicht nur das Interesse, zum Verständnis der Handlung notwendiges Wissen zu liefern, sondern lässt einen generellen didaktischen Impetus durchscheinen. Die Kapitel konzentrieren sich nicht auf einzelne Fälle, sondern behandeln *Phänomene*, denen es auf die Spur zu kommen gilt. Anders als bei Sacks[687] zielt der pädagogische Vermittlungsanspruch bei Ramachandran/Blakeslee allerdings ausschließlich auf den interessierten Laien, nicht auch auf Medizinerkollegen. Ramachandran selbst reflektiert den Aufbau der Kapitel und den Effekt, den er damit zu erzielen sucht, wie folgt:

> I believe that being a medical scientist is not all that different from being a sleuth. In this book, I've attempted to share the sense of mystery that lies at the heart of all scientific pursuits and is especially characteristic of the forays we make in trying to understand our minds. Each story begins with either an account of a patient displaying seemingly inexplicable symptoms or a broad question about the human nature, such as why we laugh or why we are so prone to self-deception. We then go step by step through the same sequence of ideas that I followed in my own mind as I tried to tackle these cases. In some instances, as with phantom limbs, I can claim to have genuinely solved the mystery. In others – as in the chapter on God – the final answer remains elusive, even though we come tantalizingly close. But whether the case is solved or not, I hope to convey the spirit of intellectual adventure that accompanies this pursuit and makes neurology the most fascinating of all disciplines. As Sherlock Holmes told Watson, "The game is afoot!"[688]

686 Mit Ausnahme der im Kapitel *Understanding* und den Paratexten gelieferten Informationen, siehe Kapitel *A Leg to Stand On oder: „the patient might not speak, the doctor might not hear"* ab S. 214.

687 Vgl. das Kapitel *Exkurs: Begriffe auf Umwegen. Aus der Erzählung in den Fachdiskurs* ab S. 236.

688 Ramachandran: Phantoms, S. 3.

Während sich in den Fallgeschichten Sacks' die Nähe zum Krimi implizit vermittelt, hebt der Erzähler in *Phantoms in the Brain* die Verwandtschaft zwischen Arzt und Ermittler explizit hervor und kennzeichnet sich selbst als des Rätsels Löser, dessen Schritten zur Klärung des Falles der Leser folgen soll. Der erwünschte Effekt liegt offen: Dem Leser soll sich Begeisterung für das „Abenteuer" Neurowissenschaft vermitteln, nicht in erster Linie Empathie für einzelne Patienten. Damit kommt das sich in *Phantoms in the Brain* abzeichnende Darstellungsinteresse der intendierten (und in vielen Fällen auch erzielten) Wirkung populärer Forschungsreiseberichte aus dem 18. und 19. Jahrhundert sehr nah. Der blinde Fleck befindet sich nicht mehr auf der Landkarte, er zeigt sich bei der Kartierung von Hirnarealen.

Phantoms in the Brain setzt sich aus einem *Foreword* von Oliver Sacks, einem *Preface* des Autorenteams (nominell Vilayanur S. Ramachandrans), zwölf Kapiteln und einem Apparat aus Anmerkungen, Danksagungen und Indizes zusammen. Sacks lagert vor allem neurologisches Grundwissen in Fußnoten aus, damit es den Erzählfluss der Falldarstellung nicht stört; für Ramachandran/Blakeslee ist es jedoch ein Hauptanliegen, dem Leser ein – wenn auch grobes – Verständnis von den im jeweiligen Fall wirksamen neurologischen Mechanismen zu vermitteln. Der Anteil von Fachinformationen, die mit den Falldarstellungen direkt im Fließtext verschränkt werden, ist also ungleich höher als bei Sacks. Alle zusätzlichen Angaben, z. B. historische Informationen zu wichtigen Forschern und ihren Entdeckungen, organisatorische Mitteilungen (etwa zu Anonymisierungsstrategien), weiterführende Hinweise, aber auch Anmerkungen zu den Anwendungsgrenzen von Ramachandrans Theorien liegen in *Phantoms in the Brain* als Endnoten vor und sind damit räumlich vom Mengentext abgekoppelt.

Das erste Kapitel *The Phantoms Within* dient der Vorstellung des Protagonisten. Ramachandran verfolgt seine Begeisterung für Naturwissenschaften im Allgemeinen und die Neurowissenschaften im Besonderen zurück bis in seine Kindheit.[689] Er charakterisiert sich dabei als exzentrischen Einzelgänger, der nicht vor schwierigen Aufgaben und ungewöhnlichen Methoden zurückschreckt, auch ungünstige Ausgangssituationen für sich zu nutzen weiß und ein Gespür für Verborgenes besitzt:

> Another perverse streak of mine is that I've always been drawn to the exception rather than to the rule in every science I've studied. [...] Of course, looking at such odd cases is not the only way – or even the best way – of doing science; it's

689 Vgl. Ramachandran: Phantoms, S. 5 f.

> a lot of fun but it's not everybody's cup of tea. But it's an eccentricity that has remained with me since childhood, and fortunately I have been able to turn it into an advantage. Clinical neurology, in particular, is full of such examples that have been ignored by the "establishment" because they don't really fit received wisdom. I have discovered, to my delight, that many of them are diamonds in the rough.[690]

Die Verwandtschaft zu berühmten Ermittlerfiguren und abenteuerlustigen Helden- und Entdeckergestalten ist leicht auszumachen, und auch in Bezug auf Setting und Handlungsmuster macht sich das Autorenteam Schemata aus populären Werken zunutze. Ramachandran/Blakeslee verweisen in Seitenbemerkungen und Vergleichen mehrfach auf Filme sowie einzelne literarische und filmische Gestalten aus dem *Mainstream*-Bereich, um entsprechende Assoziationen zu wecken.[691] Wie es aus populären Genres bekannt ist, wird der Held mit besonderen Talenten und einer speziellen Ausbildung bedacht, die ihm einen Vorsprung vor Mit- und Gegenspielern verschaffen. Zudem neigt auch Ramachandran – wie fast alle Helden – zu Regelverstößen. Er weist auf den eigenen „perverse streak" zum Abseitigen hin und kokettiert mit der negativen Konnotation.[692] In Fantasygeschichten, Superheldencomics und immer öfter auch in Agenten- und Krimigeschichten gehören die hervorragende (aber oft auch unorthodoxe) Ausbildung des Protagonisten sowie die Entdeckung bzw. Perfektionierung seiner angeborenen Fähigkeiten mittlerweile zu den beliebtesten Topoi.[693] Krimi, Superheldencomic, Agententhriller, Horror- und

---

690 Ramachandran: Phantoms, S. 6.

691 Sowohl die Filme um den phantastischen Serienkiller Freddy Krueger werden erwähnt (Ramachandran: Phantoms, S. 21.) als auch die Fernsehserie *Baywatch* (Ramachandran: Phantoms, S. 11), die *Star-Wars*-Saga (Ramachandran: Phantoms, S. 83), Sherlock Holmes (Ramachandran: Phantoms, S. 3), Peter Sellers als Dr. Strangelove (Ramachandran: Phantoms, S. 12) oder Disney-Cartoons (Ramachandran: Phantoms, S. 108f.).

692 Auch in späteren Aussagen hebt der Erzähler seine Vorliebe für Forschung abseits kanonisierter Untersuchungsbereiche hervor: „This is obviously a highly speculative conjecture, and I would give it only a 10 percent chance of being correct. (My colleagues would probably give it 1 percent!) But it leads to a simple, testable prediction." Ramachandran: Phantoms, S. 148.

693 Der Topos speist sich sowohl aus den Schemata antiker Heldensagen und mittelalterlicher Aventuren als auch aus den Handlungsmustern des Bildungsromans. Und gerade den Natur- und Medizinwissenschaftlern unter den Protagonisten, Männern „des unbedingten Wissen-Wollens, Wissen-Müssens" über „die kirchlichen und staatlichen Begrenzungen" (Günter Mahal: *Faust · Warnung vor Faszination*. – In: Werner Wunderlich (Hrsg.): *Literarische Symbolfiguren. Von Prometheus bis Švejk. Beiträge zu Tradition und Wandel*. Bern, Stuttgart: 1989, S. 141–159, hier S. 153) ihrer Wissbegierde hinaus, haftet meist auch etwas Faustisches an, auch wenn angesichts des derzeit geringen Verkaufswerts der Seele das Motiv an Virulenz

Fantasyfiktion konvergieren insofern, als Handlungsmuster, Figurenstereotypen und Strukturelemente ausgetauscht werden und Mischformen entstehen. So findet sich z. B. die Verbrechensaufklärung in allen genannten Genres als Thema wieder, und auch die Konstruktion der Protagonisten ähnelt sich oft. Allerdings lassen sich im Rückblick über die letzten 50 oder 60 Jahre genreübergreifende Verschiebungen festmachen. Während etwa in den Comics und Comicverfilmungen der 50er bis 90er Jahre die Helden nur rudimentär mit einer Vita versorgt wurden, erhalten später die Unterweisung durch charismatische Lehrer, Lernfortschritte und Rückschläge beim Erwerb spezieller, womöglich fast vergessener oder geheimer Techniken (z. B. Kampf oder Zauberei) sowie die Frage nach der persönlichen Motivation immer größeres Gewicht.[694] Das bekannteste Beispiel aus dem Fantasy-Bereich ist sicherlich die Ausbildung Luke Skywalkers zum Jedi-Ritter,[695] die aufgrund der großen Beliebtheit und annähernd flächendeckenden Bekanntheit der *Star-Wars*-Saga fest im kulturellen Kanon verankert ist und regelmäßig nachgeahmt, persifliert und inzwischen auch konterkariert wird.

Auch in *Phantoms in the Brain* wird auf das beliebte Motiv der Heldenwerdung zurückgegriffen. Der Ich-Erzähler berichtet, er habe schon als Kind ein ausgeprägtes Interesse für den Aufbau naturwissenschaftlicher Experimente und einen Instinkt für relevante Fragestellungen gehabt (angeborene Fähigkeit).[696] Dank seines Studiums in Indien verfügt der Ich-Erzähler zudem über erlernte

---

verliert.

694 Hier wären z. B. die Verfilmungen um den Comichelden Batman zu nennen. Während die älteren Batman-Verfilmungen die konfliktträchtige Vergangenheit ihres Protagonisten bestenfalls zur Nebenhandlung machen, liegt in Christopher Nolans Neuverfilmung mit dem bezeichnenden Titel *Batman Begins* (USA/UK 2005) der Fokus auf Bruce Waynes (alias Batmans) Kindheit, prägenden Details aus dessen Biographie und seiner Ausbildung zum Ninja-Krieger. Die Motivation des Millionenerben, hinter der Maske des Superhelden Batman gegen das Böse zu kämpfen, wird sowohl psychologisch als auch lebensgeschichtlich begründet. In anderen Filmgenres zeichnet sich die Beliebtheit des Ausbildungs-Themas sogar schon früher ab, z. B. in den *Martial-Arts*-Filmen der 1970er und 1980er Jahre. Parallel erfährt im Roman die Figur des Lehrer eine Rehabilitation, die Renate Martinsen für die deutsche Literatur beschreibt. Die von ihr festgehaltenen Wahrnehmungen (Erstarkung von Verständigungsliteratur, Veränderung des Lehrerbildes mit der antiautoritären Bewegung) lassen sich zum Teil auch auf die anglo-amerikanische Literatur übertragen. Vgl. Renate Martinsen: *Der Wille zum Helden. Formen des Heroismus in Texten des 20. Jahrhunderts.* – Wiesbaden: 1990, S. 123ff.

695 Vgl. den zweiten Teil der ersten *Star-Wars*-Trilogie *Star Wars: Episode V – The Empire Strikes Back* (USA 1980).

696 Vgl. Ramachandran: Phantoms, S. 5.

Fertigkeiten, die ihn für den von ihm favorisierten „Sherlock Holmes style of inquiry“[697] prädestinieren und vor ausschließlich nach westlichen Standards ausgebildeten Kollegen auszeichnen:

> Diagnosing a patient's problem remains as much an art as a science, calling into play powers of observation, reason and all the human senses. I recall one professor, Dr. K. V. Thiruvengadam, instructung us how to identify disease by just smelling the patient – the unmistakable, sweetish nail polish breath of diabetic ketosis; the freshly baked bread odor of typhoid fever; the stale-beer stench of scrofula; the newly plucked chicken feathers aroma of rubella; the foul smell of a lung abscess; and the amonialike Windex odor of a patient in liver failure. [...] Another teacher of mine, a professor of neurology, would insist on our diagnosing Parkinson's disease with our eyes closed – by simply listening to the patients' footsteps (patients with this disorder have a characteristic shuffling gait). This detectivelike aspect of clinical medicine is a dying art in this age of high-tech medicine, but it planted a seed in my mind. By carefully observing, listening, touching, and, yes, even smelling a patient, one can arrive at a reasonable diagnosis and merely use laboratory tests to confirm what is already known.[698]

Durch die sorgfältige Konstruktion nach Art des populären Helden wird der Protagonist für den Leser zu einer vertrauten und vertrauenswürdigen Gestalt. Der Ich-Erzähler legt seine Motive offen und verweist zugleich auf seine Expertise als Führer in das für die Rezipienten mutmaßlich fremde Terrain der Neurowissenschaften. Wie schon aus zuvor besprochenen Fallgeschichten geläufig werden bekannte Strukturen verwendet, um neue und vielleicht schwer verdauliche Inhalte zu transportieren. Tatsächlich folgt dann auch noch im selben Kapitel eine Einführung in die Hirnphysiologie, ein pädagogischer Ansatz und damit verbunden ein Impetus zur Lesersteuerung sind unverkennbar:

> Before we meet the patients, crack mysteries and speculate about brain organizations, I'd like to take you an a short guided tour of the human brain. Theses anatomical signposts, which I promise to keep simple, will help you understand the many new explanations for why neurological patients act the way they do.[699]
>
> To help you get a feel for this way of doing science, consider these colorful cases – and the *lessons* drawn from them [...].[700]

Der Erzähler wird zum Lehrer, der Leser zum Schüler – mit der Aussicht, bei der Unterweisung von der exzeptionellen Ausbildung des Erzählers zu profitieren. Rhetorisch geschickt arbeitet Ramachandran mit einem Belohnungssystem;

697 Ramachandran: Phantoms, S. 6.
698 Ramachandran: Phantoms, S. 7.
699 Ramachandran: Phantoms, S. 7.
700 Ramachandran: Phantoms, S. 12, Hervorhebung BS.

während die zu lösenden „mysteries" wie die sprichwörtlichen harten Nüsse geknackt werden müssen, also für den Krimi- und Rätselfreund ein Genuss zu sein versprechen, wird der Erwerb der dazu nötigen Grundlagen als leicht zu bewältigen deklariert. Dem Leser wird also gleich in zweifacher Hinsicht intellektuelle Befriedigung in Aussicht gestellt: Er soll auf kurzweilige Art neues Wissen erlangen und es im Anschluss bei der Lösung geheimnisvoller Neuro-Fälle gleich anwenden können: „This is a recurring theme in this book: We begin with a set of symptoms that seem bizarre and incomprehensible and then end up – at least in some cases – with an intellectually satisfying account in terms of the neural circuitry in the patient's brain."[701] Diese Vorgehensweise leistet dem Rückzug des Lesers aus scheinbar unwegsamem Gebiet Vorschub. Vor allem in den Passagen, in denen Fachwissen vermittelt wird, erinnert der Duktus an eine lockere Unterrichtsatmosphäre, simuliert also eine den meisten Lesern vertraute (Lern-)Situation, sicheres Terrain:

> Consider next the simple act of smiling, something we all do every day in social situations. You see a good friend and you grin. But what happens when that friend aims a camera at your face and asks you to smile on command? Instead of a natural expression, you produce a hideous grimace. Paradoxically, an act that you perform effortlessly dozens of times each day becomes extraordinarily difficult to perform when someone simply asks you to do it. You might think it's because of embarrassment. But that can't be the answer because if you walk over to any mirror and try smiling, I assure you that the same grimace will appear.
>
> The reason these two kinds of smiles differ is that different brain regions handle them[.][702]

Mit Hilfe eines Frage-Antwort-Schemas, das zuweilen an das Muster platonischer Dialoge erinnert, wird der Leser zum Mitdenken angehalten und zugleich mit leicht bekömmlichen Wissenshäppchen versorgt. Er wird dabei direkt adressiert und sogar dazu aufgefordert, Versuche praktisch nachzuvollziehen. Ramachandran/Blakeslee bieten eine Art Erlebnisliteratur an: *Phantoms in the Brain* beinhaltet die Anleitung zu verschiedenen Experimenten, die als Beweis für die Gültigkeit der Erzähleraussagen fungieren. Die Bandbreite der angebotenen Mitmachübungen reicht von optischen Täuschungen[703] über Selbstversuche zum blinden Fleck[704] bis hin zu kleinen Versuchsaufbauten, für die zum Teil bestimmte Materialien und Helfer nötig sind.[705] In Ermangelung

701 Ramachandran: Phantoms, S. 4.
702 Ramachandran: Phantoms, S. 13.
703 z. B. Ramachandran: Phantoms, S. 69 oder 239.
704 Ramachandran: Phantoms, S. 90ff.
705 z. B. Ramachandran: Phantoms, S. 59.

anderer Möglichkeiten zur „Hausaufgabenüberprüfung" wird der Rezipient ab und an dazu aufgefordert, das Gelernte zu repetieren: „Remember when you tried aiming your blind spot on a corner, it was chopped off – your brain apparently couldn't fill it in."[706] Während der Erzähler bei Sacks noch andere Figuren in ein erlebendes Wir einbezog, ist es nun der Leser, der eine Allianz mit dem Erzähler eingehen soll. Der Erzähler täuscht durch die direkte Ansprache und hypothetische Leserantworten auf Erzählerfragen („[y]ou might think it's because of embarrassment") eine Interaktion mit dem Leser vor. Im Rückgriff wird die hypothetische Kommunikation zum tatsächlich erfolgten Austausch umdeklariert: „The experiments *we discussed* earlier suggest that [...]."[707]

Auch der Duktus ist an gesprochene Rede angelehnt, Ramachandran verwendet unter anderem die in der gehobenen Schriftsprache (und erst recht in der Fachsprache) unübliche Zusammenziehung von Subjekt und Prädikat: „If you look at Figure 1.1, you'll notice that neurons make contacts with other neurons, at points called synapses."[708] Beides evoziert einen Unterrichtscharakter, der durch die Änderung des Tempus unterstützt wird. Der Wechsel erfolgt immer dann, wenn von Fallgeschichten (narrativer Modus, zumeist erlebendes Ich) zu Fachpassagen (Vermittlungsmodus, vorrangig erzählendes Ich) umgeschaltet wird:

> In all my years in neurology clinics, I had never seen anything quite so remarkable – a patient systematically mislocalizing a complex sensation such as a "tickle" from his face to his phantom hand.
>
> These experiments imply that highly precise and organized new connections can be formed in the adult brain in a few days. But they don't tell us how these new pathways actually emerge [...].
>
> I can think of two possibilities. First, [...].[709]

Für Fallgeschichten wird mit dem *Simple Past* die gebräuchliche Erzählzeit für narrative Texte verwendet, Fachwissen oder Deutungen stehen im Präsens (sowohl im Indikativ als auch im Konjunktiv). Das *Simple Present* betont einerseits die Allgemeingültigkeit der getroffenen Aussagen, impliziert aber zugleich, der Erzähler habe keinen Wissensvorsprung und der Leser könne ihn bei der Lösungsfindung begleiten. Ein rhetorisches Verfahren, um das Interesse des ‚Schülers' wach zu halten. Die Falldarstellungen treten oft hinter den Fachpassagen zurück, sie dienen als Auftakt zur Jagd nach neuen neurologischen

706 Ramachandran: Phantoms, S. 102.
707 Ramachandran: Phantoms, S. 143, Hervorhebung BS.
708 Ramachandran: Phantoms, S. 8.
709 Ramachandran: Phantoms, S. 34.

Erkenntnissen und bieten dem Leser einen Anknüpfungspunkt, von dem aus er sich in Begleitung Ramachandrans in die Gefilde der Neurowissenschaft vorwagen kann: „These patients, whose stories you will hear in detail, are our guides into the inner workings of the human brain – yours and mine."[710]

Fast alle Kapitel beginnen dann auch mit einer Patientengeschichte oder, seltener, mit einer Anekdote. Wie bei Sacks wird der Leser unmittelbar ins Geschehen geworfen, allerdings verwendet das Autorenteam Ramachandran/Blakeslee fast immer eine Reflektorfigur, um zu Kapitelbeginn einen Einstieg in die Fallerzählung zu bieten. Im Folgenden vier Kapitelanfänge, an denen das Muster ersichtlich wird:

> Tom Sorensen vividly recalls the horrifying circumstances that led to the loss of his arm. He was driving home from soccer practice, tired and hungry from the exercise, when a car in the opposite lane swerved in front of him. Brakes squealed, Tom's car spun out of control and he was thrown from the driver's seat onto the ice plant bordering the freeway. As he was hurled through the air, Tom looked back and saw that his hand was still in the car, "gripping" the seat cushion – severed from his body like a prop in a Freddy Krueger horror film.[711] [Chapter 2: *"Knowing Where to Scratch"*]
>
> David Milner, a neuropsychologist at the University of St. Andrews in Fife, Scotland, was so eager to get to the hospital to test his newly arrived patient that he almost forgot to take along the case notes describing her condition. He had to rush back to his house through a cold winter rain to fetch the folder describing Diane Fletcher. The facts were simple but tragic:[712] [Chapter 4: *The Zombie in the Brain*]
>
> Mrs. Dodds was beginning to lose patience. Why was everyone around her – doctors, therapists, even her son – insisting that her left arm was paralysed when she knew perfectly well it was working fine? Why, just ten minutes ago she had used it to wash her face.[713] [Chapter 7: *The Sound of One Hand Clapping*]
>
> On the morning of his mother's funeral in 1931, Willy Anderson – a twenty-five-year-old plumber from London – donned a new black suit, clean white shirt and nice shoes borrowed from his brother. He had loved his mother very much and his grief was palpable. [...] But just as the gravediggers began lowering his mother's roped casket into the earth, Willy began to laugh.[714] [Chapter 10: *The Woman Who Died Laughing*]

Die Reflektorsituation schafft durch die Eröffnung der Innenperspektive Nähe zur Figur, deren Motive, Gefühle und Denkweise nachvollziehbar gemacht

710 Ramachandran: Phantoms, S. 2.
711 Ramachandran: Phantoms, S. 21.
712 Ramachandran: Phantoms, S. 63.
713 Ramachandran: Phantoms, S. 127.
714 Ramachandran: Phantoms, S. 199.

werden. Zugleich wird an der personalen Erzählung erkennbar, dass der Wahrnehmungsbereich der Reflektorfigur eingeschränkt ist. Damit wird das Vorhandensein alternativer Perspektiven nahegelegt (was sich später mit dem Wechsel der Erzählsituation bestätigen wird). Die Er-Erzählung sperrt sich infolgedessen stärker gegen die Identifikation als die Ich-Erzählung, so dass mit dem intellektuellen Nachvollzug der Figurenhandlung zugleich ein gewisses Maß an emotionaler Distanz verbunden ist.[715] Denn auch wenn sie fast alle mit einer Falldarstellung oder Anekdote beginnen, steht im Mittelpunkt der einzelnen Kapitel nicht eine Patientengeschichte, wie es bei Lurija und Sacks der Fall ist, sondern ein neurologisches Phänomen.

Am Beispiel des zweiten Kapitels (*"Knowing Where to Scratch"*), dessen Anfang oben zitiert ist, lässt sich sowohl die in *Phantoms in the Brain* durchgängige Collagenstruktur nachvollziehen als auch der damit verbundene häufige Wechsel der Erzählhaltung und die Mechanismen zur Lesersteuerung. Durch den unmittelbaren Einstieg in schockierende oder rätselhafte Ausgangssituationen und die Reflektorerzählung weckt der Erzähler die Neugier des Lesers, bereitet ihn aber zugleich darauf vor, sich von dem Patienten als Person ab- und dem Patienten als Untersuchungsobjekt zuwenden zu müssen.

> Tom could still feel its [his arm's, BS] ghostly presence below the elbow. He could wiggle each "finger," "reach out" and "grab" objects that were within arm's reach.

---

715 Den gleichen Mechanismus machen sich *True-Crime*-Geschichten, entsprechende filmische Dokumentationen und *Infotainment*-Formate zunutze. Ein Erzähler aus dem *Off* folgt der betreffenden Figur, kommentiert ihre Handlungen und deutet ihre Motivationen. Der Rezipient deutschsprachiger Fernsehprogramme wurde dank der Sendung *Aktenzeichen XY ... ungelöst* (seit 1967 regelmäßig im ZDF zu sehen) bereits früh mit dieser Präsentationsweise vertraut gemacht. In Einspielern werden Verbrechensopfer von Schauspielern dargestellt, ein Kommentator begleitet die Charaktere mit einer Erzählung in der dritten Person und weist auf entscheidende Momente im Tathergang hin. Das Publikum wird zur Mithilfe bei der Klärung des Falles aufgerufen. Verwandte Formate haben sich seit den 1980er Jahren auch im internationalen Fernsehen etabliert (z. B. *Crimewatch U.K.* seit 1984 oder *America's Most Wanted* seit 1988). Zusätzlich wurden etliche Unterhaltungssendungen mit *True-Crime*-Elementen entwickelt. Ray Surette bemerkt zum Stellenwert des Opfers in *Entertainment*-orientierten News-Formaten: „A typical crime victim is not a newsworthy or entertaining one. [...] Within this new infotainment-formatted coverage of crime victims, the advocacy of victim rights has also been constructed as a needed reform. [...] In the entertainment media, victims normally play one of two extreme roles. Victims are portrayed either as helpless fodder or as wronged heroic avengers. Murder victims in particular are marginalized, and homicide frequently happens to characters who mean little to the other characters or to the audience. The audience is encouraged to react to murders in entertainment not with a "My God how horrible" response but with a "How curious, I wonder how it was done" reaction." Ray Surette: *Media, Crime and Criminal Justice. Images, Realities, and Policies.* – 4. Aufl. Belmont: 2007, S. 55ff.

> Indeed, his phantom arm seemed to be able to do anything that the real arm would have done automatically, such as warding off blows, breaking falls or patting his little brother on the back. Since Tom had been left-handed, his phantom would reach for the receiver whenever the telephone rang.
>
> Tom was not crazy. His impression that his missing arm was still there is a classic example of a phantom limb – an arm or leg that lingers indefinitely in the minds of patients long after it has been lost in an accident or removed by a surgeon.[716]

Der Erzähler bleibt solange bei Tom als Reflektor, bis die rätselhafte Ausgangssituation (Tom entwickelt nach dem Verlust seines Armes einen Phantomarm) offen liegt. Der bildhafte Kapitelanfang, in dem das Autorenteam explizit Vergleiche mit Horrorfilmen zieht,[717] spricht voyeuristische Neigungen des Lesers an und zielt auf Überraschung, Konsternation und Spektakel. Obwohl es sich bei Phantomempfindungen um das genaue Gegenphänomen zu Sacks' Teilverlust der Propriozeption handelt, operieren Ramachandran/Blakeslee mit ähnlichen Darstellungsmitteln. Der Arm wird von einer zwar illusorischen, aber von Tom kontrollierbaren Erscheinung („*He* could wiggle each "finger"") zu einem „it" mit Eigenleben. Nicht Tom greift nach dem Hörer, sondern *er*, Toms geisterhafter Arm. Das Resultat dieser auffälligen Personifikation des abgetrennten Körperglieds ist, wie bei Sacks, Befremden. Während der Leser aber in *A Leg to Stand On* zur Identifikation mit dem Ich-Erzähler angeregt wurde und somit *dessen* Abscheu vor dem verlorenen Bein mitempfinden konnte, erzeugt die Reflektorerzählung ein Gefühl von Befremden beim Leser, das der Wahrnehmung des Patienten diametral entgegengesetzt ist. Das Befremdliche ist gerade, dass Tom sich *nicht* von dem sich verselbstständigenden Arm distanziert. Auch hier werden „die Ordnung des Körpers und seine Grenzen destabilisiert",[718] doch erst einmal nicht mit dem Ziel, den Leser in Ekel sich abwenden zu lassen, sondern um seine Bereitschaft zu erhöhen, sich das rätselhafte Phänomen einmal genauer anzusehen. Der sich selbst entfremdete, zerstückelte Körper des anderen ist Stimulus für das, was Helmut Hartwig in seiner Studie zum Horror noch als ‚fehlgeleiteten' Entdeckerwahn beschreibt, der sich

> auf den Körper des anderen zu richten [scheint], eine Gier, hinter die Haut zu dringen und durch immer neue Versuche das Wissen Lügen zu strafen, daß dahinter nichts ist als das immer gleiche Blut. Im Körpermodell, das in Zerstückelungsphantasien erkennbar wird, sind zwei Vorstellungen vereint. Einmal die, daß der Körper sich in einem natürlichen Raum ausdehnt und in dieser Ausdehnung sein

716 Ramachandran: Phantoms, S. 21 f.

717 Siehe den weiter oben zitierten Anfang von Kapitel 2.

718 Shelton: Inskriptionen, S. 30.

> Wesen hat und daß man deshalb, wenn man in sein Wesen eindringen will, mit dem Messer darin herumbohren oder ihn aufschneiden muß. Damit verbunden ist die andere Vorstellung, daß der Körper ein Geheimnis verbirgt, das man ihm erst entreißen muß: die Seele, die Liebe, Gefühle, Quellen der Gefahr und Angebote der Lust. Die Art und Weise, wie im Horrorfilm mit den Körpern umgegangen wird, erinnert daran, wie Kinder mit ihrem Spielzeug umgehen. Sie zerstören es, um herauszufinden, wie das da drinnen aussieht und wie das alles funktioniert.[719]

Hier, im Kontext neurologischen Hintergrundwissens und geleitet von einem Fachmann, ist der Entdeckerwahn des Rezipienten nicht mehr fehlgeleitet, sondern legitimiert. Als Neurologieschüler darf er sich neben den Lehrer stellen und sich ganz genau ansehen, was da Merkwürdiges im Körper (und Gehirn!) vor sich geht. Indem er dem Leser die Möglichkeit gibt, den medizinisch-objektiven Blick des Arztes zu übernehmen, lässt der Erzähler zwar die Spannung abfallen, die durch die kuriosen Vorgänge auf Handlungsebene entsteht, erhöht aber die Spannung, die der Leser in Erwartung plausibler Erklärungen für das Phänomen entwickelt. Erst im thematisch anschließenden Folgekapitel *Chasing the Phantom*, also im Rückgriff auf das in *Knowing Where to Scratch* vermittelte Wissen, steigert der Erzähler das Befremden angesichts sich verselbstständigender Körperteile zum postklassischen Horror, indem er das Gespenstische, potentiell Ekel und Angst Auslösende im Körper des Rezipienten lokalisiert:

> The experiments I've discussed so far have helped us understand what is going on in the brains of patients with phantoms and given us hints as to how we might help alleviate their pain. But there is a deeper message here: *Your own body* is a phantom, one that your brain has temporarily constructed purely for convenience.[720]

Konnte sich der Leser zuvor in sicherer Entfernung vom Geschehen wähnen, bricht nun das Unvorstellbare in seine vertrauteste Umgebung, seinen Körper, ein. Der Erzähler vermittelt uns nicht nur, dass unser eigener Körper bzw. das, was wir dafür halten, nur eine Art virtueller Benutzeroberfläche sei – praktisch, aber austauschbar –; er unterrichtet uns auch davon, dass nicht *wir* die Kontrolle darüber hätten, wie diese Oberfläche gestaltet sei und funktioniere, sondern unser Gehirn. Soweit die explizite „Botschaft“. Doch der Erzähler weist indirekt auch auf die Relevanz der eigenen Forschung (und damit auch auf seine Relevanz als Vermittler derselben) hin, indem er die von ihm statuierten neurologischen Zusammenhänge auf das Gehirn des Rezipienten bezieht.[721]

---

719 Helmut Hartwig: *Die Grausamkeit der Bilder. Horror und Faszination in alten und neuen Medien*. – Weinheim, Berlin: 1986, S. 54.

720 Ramachandran: Phantoms, S. 58f. Hervorhebung Ramachandran/Blakeslee.

721 Das Bewusstsein über die Übertragbarkeit der Ergebnisse auf das eigene Gehirn oder das

Ein auffälliges Merkmal von *Phantoms in the Brain* ist die Collagenstruktur. Das Aneinanderstoßen einzelner Versatzstücke der Collage (Patientengeschichten, Fachinformationen, Deutungen etc.) korreliert mit der sich häufig ändernden Spannungskurve und dem Wechsel der Erzählhaltung. Auch nach der Exposition des Falles von Tom Sorensen ändert sich die Erzählhaltung, das Spannungsniveau fällt ab. Mit dem Satz „Tom was not crazy" wendet sich der Erzähler vorübergehend völlig von der Reflektorfigur ab und schließt induktiv von Toms Einzelfall auf das Phänomen Phantomwahrnehmung an sich. Nach einer umgangssprachlichen, aber vorgeblich allgemeingültigen Darstellung des Problems, seiner Erscheinungsformen und der großen Belastung der Betroffenen kommt der Erzähler zu dem Fazit „no one has the foggiest idea of how it [phantom limb pain, BS] arises or how to deal with it."[722] Damit markiert er Relevanz und Schwere der zu lösenden Aufgabe und stärkt zugleich seine eigene Position (immerhin wird er später einige der offenen Fragen beantworten). Gleich darauf vollzieht der Erzähler den nächsten Schwenk, wechselt in die Ich-Erzählung und legt – nun deduktiv von der allgemeinen Tragweite des Themas auf eigene Forschungsfragen schließend – die Gründe für sein Interesse an Phantomgliedmaßen dar. Der Erzähler erweitert die Perspektive wieder und weist auf die mögliche ontologische Bedeutung von Forschungsergebnissen zu Phantomgliedmaßen hin:

> As a physician I was aware that phantom limb pain poses a serious clinical problem. Chronic pain in a real body part such as the joint aches of arthritis or lower backache is difficult enough to treat, but how do you treat pain in a nonexistent limb? As a scientist, I was also curious about why the phenomenon occurs in the first place: Why would an arm persist in the patient's mind long after it had been removed? [...] A study of this phenomenon, I realized, might not only help us understand the questions of how the brain copes with a sudden and massive loss, but also help address the more fundamental debate over nature versus nurture – the extent to which our body image, as well as other aspects of our minds, are laid down by genes and the extent to which they are modified by experience.[723]

Mittelbar setzt der Erzähler damit seine Begabung für abseitige Fragen dem Unvermögen seiner in „no one" eingeschlossenen Kollegen und Vorgänger entgegen, die nicht „the foggiest idea" haben, wie mit dem Problem umzugehen

eigene Bewusstsein wird immer wieder aktualisiert, und wiederholt bedient sich der Erzähler dabei gängiger Bilder aus dem Horror-Bereich: „And, as it turns out, there is not just one such zombie but a multitude of them inhabiting your brain. If so, your concept of a single "I" or "self" inhabiting your brain may be simply an illusion [...]. This idea will be a recurring theme in the rest of this book." Ramachandran: Phantoms, S. 84.

722 Ramachandran: Phantoms, S. 22.

723 Ramachandran: Phantoms, S. 22.

sei. Wie zum Beleg ändert Ramachandran erneut die Blickrichtung und fügt eine historische Anekdote an, welche die „elaborate folklore surrounding this phenomenon" illustrieren soll. Er erzählt die Geschichte Lord Nelsons, der nach dem Verlust seines rechten Arms Phantomschmerzen entwickelt. Mit mokantem Unterton referiert Ramachandran Nelsons ontologische Ableitungen aus den Phantomwahrnehmungen und gibt sie dem Urteil des Lesers preis:

> The emergence of these ghostly sensations in his missing limb led the sea lord to proclaim that his phantom was "direct evidence for the existence of the soul." For if an arm can exist after it is removed, why can't the whole person survive physical annihilation of the body? It is proof, Lord Nelson claimed, for the existence of the spirit long after it has cast off its attire.[724]

Die soeben nachgezeichnete Collage aus Fallerzählung, Hintergrundinformationen, Herleitung des Protagonisteninvolvements und historischem Exkurs nimmt nur die ersten vier Absätze des Kapitels (ca. zwei Druckseiten) in Anspruch. Die häufigen Perspektivverschiebungen sind charakteristisch für das gesamte Werk, ebenso wie Veränderungen des Duktus. Zusammengehalten werden die Versatzstücke fast ausschließlich durch ihre thematische Anbindung. Die multiperspektivische Annäherung an die von Kapitel zu Kapitel variierenden neurologischen Phänomene vermittelt den Eindruck, der Leser erhalte die Möglichkeit, aus der Vielzahl von Informationen eigene Schlüsse zu ziehen. Doch letztlich bleibt er der Edukant des Erzählers, der ihn immer wieder daran erinnert, dass er, der Rezipient, auf seine, des Protagonisten, Führung durch das Labyrinth der Gehirnwindungen angewiesen ist. Der Leser wird angehalten, „to consider a thought experiment"[725] (eine Anweisung, deren Ausführung er zwangsweise durchführen muss, sofern er weiter liest) oder sich an zuvor übermittelte Informationen zu erinnern: „Recall that the temporal lobes contain regions that specialize in face and object recognition (the what pathway described in Chapter 4)."[726]

Doch der Leser muss sich fragen, von wem genau er da eigentlich geführt wird. Die (pädagogische) Interaktion mit dem Leser ist nämlich nur einer von verschiedenen Bezugs- und damit Handlungsräumen, die der Erzähler öffnet und in denen er sich bewegt. So kann mit „wir" nicht nur die Lehrer-Schüler-Einheit aus Erzähler und Leser gemeint sein, sondern etwa auch die Gesamtheit aller Neurowissenschaftler (inkl. Erzähler), die über das bis dato gesammelte

724 Ramachandran: Phantoms, S. 22f.
725 Ramachandran: Phantoms, S. 78.
726 Ramachandran: Phantoms, S. 162.

Neuro-Wissen verfügt und damit berechtigt ist, allgemeingültige Aussagen über die Hirntätigkeit und -beschaffenheit zu treffen:

> [W]e now know that cones in the retina first send their outputs to clusters of color-sensitive cells in the primary visual cortex fancifully called blobs and thin stripes [...].[727]
>
> Both categories of explanation have many problems, but they also contain nuggets of insight that we can use to build a new theory of denial.[728]

Ebenso schließt sich der Erzähler gelegentlich als erlebendes Ich in ein „wir" mit Patienten oder anderen während der Behandlung anwesenden Mitarbeitern ein. Die Aktionsräume sind dabei nicht immer scharf voneinander abzugrenzen, so kann sich in dem Satz „In the meantime, we've learned a great deal about the structure and function of the visual pathways from patients like Diane, Drew and Ingrid"[729] das „we" sowohl auf die Leser/Erzähler-Einheit als auch auf die Neurowissenschaftlergruppe beziehen – oder, in einer dritten Lesart, als indefinitives Pronomen fungieren.[730] Der Erzähler wechselt also permanent zwischen den verschiedenen Bezugsräumen und entzieht sich hierdurch auch selbst der Bestimmung. Dies überrascht, zumal Ramachandran zunächst aufwendig als Erzähler und Protagonist etabliert wurde. Der „Held", der sich auf die Jagd nach *phantoms in the brain* macht, entpuppt sich selbst als Phantom, dessen Bild umso undeutlicher wird, je näher man ihm rückt.

Durch seine Positionswechsel lässt der Erzähler seine Schlussfolgerungen als zwingend erscheinen. Sobald das, was er aus seiner momentanen Perspektive heraus erfassen kann, nicht mehr ausreicht, um die Argumentation zu untermauern, ändert der Erzähler die Blickrichtung und bezieht unterstützende Informationen aus dem Leser nur bedingt einsehbaren Quellen mit ein.[731] Ramachandran/Blakeslee machen sich damit Verfahren zunutze, die

727 Ramachandran: Phantoms, S. 81.

728 Ramachandran: Phantoms, S. 131.

729 Ramachandran: Phantoms, S. 81.

730 Die Grenzen und Überschneidungsflächen von Bezugsräumen lassen sich nicht nur an der Verwendung von „wir" festmachen, sie können auch durch andere Marker bestimmt werden oder sich aus dem Kontext ergeben. Anhand der Personalpronomina wird das Überschreiten von Raumgrenzen aber besonders deutlich.

731 Neurologische Fachzusammenhänge sind oft durch Endnoten belegt oder lassen sich zumindest aus dem Literaturverzeichnis erschließen. Zu anderen Stellen, die als (historisch) belegt präsentiert werden, sind die Quellen nicht angegeben. Die Belege ließen sich nur über werkexterne Recherche ausfindig machen. Beispiele hierfür sind der Austausch zwischen dem Biologen J. B. S. Haldane und einem Reporter (Ramachandran: Phantoms,

den Glättungstechniken (*level II smoothing*)[732] in Heenen-Wolffs *Die Reminiszenz in der Halluzination* ähneln. Allerdings verschanzt sich der Erzähler hier nicht hinter einer neutralen, objektivierenden Erzählhaltung, sondern hinter der Maske des selbstsicheren und gewitzten Lehrers Ramachandran – einer Protagonistenerscheinung, die sich als Projektion herausstellt.[733]

Durch die sorgsam ausgestaltete Heldenaura, die der Erzähler immer wieder aufpoliert, das Arrangement der sich überlappenden Bezugsräume und die passgenaue Integration von Beweismaterial wird verhindert, dass die in den Kapiteln etablierten Argumentationsketten in Zweifel gezogen oder Autorität und Identität des Erzählers hinterfragt werden. Indem er die Schlussfolgerungen anderer Mediziner als Trugschlüsse entlarvt, hebt Ramachandran seine eigene Kompetenz hervor:

> On the basis of this tenuous reasoning [irritated neuromas cause phantom limb pain, BS], surgeons have devised various treatments for phantom limb pain in which they cut and remove neuromas. Some patients experience temporary relief, but surprisingly, both the phantom and the associated pain usually return with a vengeance. To alleviate this problem, sometimes surgeons perform a second or even a third amputation (making the stump shorter and shorter), but when you think about this, it's logically absurd. Why would a second amputation help? You'd simply expect a second phantom, and indeed that's usually what happens; it's an endless regress problem.[734]

Indem er die Denkweise anderer Fachleute als absurd und grundlegend unlogisch verwirft, zieht Ramachandran den Leser auf seine Seite (wer will schon auf der Seite derjenigen stehen, die aufgrund eines Denkfehlers mehrere unnötige Amputationen in Folge durchführen?). Er untermauert seine Glaubwürdigkeit, indem er dem Leser immer wieder eine geknackte Nuss als Beweis für die Gültigkeit seiner (Ramachandrans) Konklusionen vorlegt und ihm (dem Leser)

S. 39) oder die Fallgeschichte des 1931 an einer Hirnblutung verstorbenen Willy Anderson (Ramachandran: Phantoms, S. 199.)

732 Vgl. das Kapitel *Schönheitschirurgie: Sprachliche Glättung* ab S. 41.

733 Hier soll keinesfalls eine Aussage darüber gemacht werden, ob die von Ramachandran/Blakeslee dargestellten Zusammenhänge fachlich zutreffend sind oder nicht. Es sollen einzig und allein die Verfahren durchleuchtet werden, die das Autorenteam zur Vermittlung dieser Zusammenhänge in Anwendung bringt.

734 Ramachandran: Phantoms, S. 32f. Ein anderes Beispiel ist eine Bemerkung Ramachandrans über die (wie Ramachandran zeigen wird) falsche Annahme seiner Kollegen über die Mechanismen, die zur Vervollständigung des wahrgenommenen Bildes im Bereich blinder Flecken führt: „Although researchers have known for a long time that patients like Josh exist [...], many psychologists and physicians have remained sceptical of the filling-in phenomenon. For example, the Canadian psychologist Justine Sergent claimed that patients like Josh are

damit auch gleich die versprochene intellektuelle Befriedigung verschafft. Im oben bereits als Beispiel herangezogenen Kapitel *Knowing Where to Scratch*, in dem es um den Penfield-Homunkulus,[735] die Kartierung von Hirnarealen und die veränderte Repräsentation von Gliedmaßen bei Amputationspatienten mit Phantomen geht, wird der Leser gleich auf mehrfache Weise belohnt. Zum einen durch die spannende und vergnügliche Lektüre an sich,[736] und zum anderen durch die Passgenauigkeit, mit der sich die Puzzleteile des Rätsels aneinander fügen lassen. Nach einem längeren Einschub von Fachinformationen und medizinhistorischen Exkursen stellt der Erzähler, angeregt durch Experimente von Kollegen, die Hypothese auf, Phantomwahrnehmungen seien mit Verschiebungen auf der somatosensorischen Kortex-Karte erklärbar.[737] Hiermit wechselt er ins erlebende Ich und steigt wieder in die Darstellung des Falles Sorensen ein. Tom fungiert jetzt nicht mehr als Reflektor, sondern als Interaktionspartner für das erlebende Ich:

> With Tom seated comfortably in my basement laboratory, I place a blindfold over his eyes, because I didn't want him to see where I was touching him. Then I took an ordinary Q-tip and started stroking various parts of his body surface, asking him to tell me where he felt the sensations. (My graduate student, who was

confabulating or engaging in a kind of unconscious guesswork when they say they can see normally." Ramachandran: Phantoms, S. 98.

735 Der Penfield-Homunkulus geht auf den Versuch zurück, einzelne Sinneswahrnehmungen und die damit verknüpften Körperteile Hirnregionen zuzuordnen und auf diese Weise eine Art Sinneskarte auf das Gehirn zu projizieren. Es zeigt sich dabei, dass bestimmte Körperteile (z. B. Lippen und Hände) dabei überrepräsentiert sind. Vgl. Stamenov: Body, S. 23. Setzt man nun eine Figur zusammen, deren Proportionen den Repräsentationen auf der Sinneskarte entsprechen, entsteht ein skurriles Wesen mit winzigem, dünnem Körper, grotesk verzerrtem Gesicht und riesigen Schaufelhänden.

736 Humor ist ein wichtiges Stilmittel in *Phantoms in the Brain*. Immer wieder werden witzige Formulierungen in den Text eingestreut, oft mit sexueller Konnotation. So bemerkt der Erzähler zur Unterscheidung von Vorstellungen und Halluzinationen, „any creature that could imagine orgasms is unlikely to transmit its genes to the next generation." Ramachandran: Phantoms, S. 111. Mit *The Woman Who Died Laughing* widmet das Autorenteam dem Humor und neuro-psychologischen Begründungen für die Existenz des Lachens sogar ein eigenes, mit Witzen gespicktes Kapitel. Doch auch im aktuell besprochenen Kapitel *Knowing Where to Scratch* finden sich Beispiele. Im Anschluss an die Schilderung von Telefonaten mit zwei verlegenen Patienten, die von Veränderungen in ihrem sexuellen Empfinden nach einer Amputation berichten, bemerkt der Erzähler: „The curious implication is that it's not just the tactile sensation that transferred to his [the patients, BS] phantom but the erotic sensations of sexual pleasure as well. (A colleague suggested I title this book "The Man Who Mistook His Foot for a Penis".)" Ramachandran: Phantoms, S. 36. Der Witz des Neurologen belegt nicht nur die Vorliebe des Erzählers für Wortspiele, sondern auch den großen Bekanntheitsgrad von Sacks' Falldarstellungen unter Fachkollegen.

737 Vgl. Ramachandran: Phantoms, S. 28.

> watching, thought I was crazy.)
> I swabbed his cheek. "What do you feel?"
> "You are touching my cheek."
> "Anything else?"
> "Hey, you know it's funny," said Tom. "You're touching my missing thumb, my phantom thumb."
> I moved the Q-tip to his upper lip. "How about here?"
> "You are touching my index finger. And my upper lip."
> "Really? Are you sure?"
> "Yes. I can feel it both places."
> "How about here?" I stroked his lower jaw with the swab.
> "That's my missing pinkie."
> I soon found a complete map of Tom's phantom hand – on his face![738]

Der (zwar nur schwach konturierte) Opponent wird widerlegt, die Vorhersage des erlebenden Ichs, das sein Talent zum Detektiv nun voll ausspielen kann, bestätigt sich:

> Input from Tom's hand area was lost after the amputation, and consequently, the sensory fibers originating from Tom's face – which normally activate only the face area in his cortex – now invaded the vacated territory of the hand and began to drive the cells there. Therefore, when I touched Tom's face, he also felt sensations in his phantom hand.[739]

Dem Leser wird die Genugtuung zuteil, nicht nur Zeuge eines außergewöhnlichen Experiments geworden zu sein,[740] sondern dieses auch mit Hilfe seines neu erworbenen Wissens selbst nachvollzogen zu haben. Ein weiterer Moment der Genugtuung stellt sich durch einen doppelten Zirkelschluss am Ende des Kapitels ein, durch den der erste Teilerfolg bei der Erforschung von Phantomgliedmaßen markiert wird:

> As Tom left my office one day, I couldn't resist asking him an obvious question. During the last four weeks, had he ever noticed any of these peculiar referred sensations in his phantom hand when his face had been touched – when he shaved every morning, for example?
> "No, I haven't," he replied, "but you know, my phantom hand sometimes itches like crazy and I never know what to do about it. But now," he said, tapping his cheek and winking at me, "I know exactly where to scratch!"[741]

738 Ramachandran: Phantoms, S. 29.

739 Ramachandran: Phantoms, S. 29.

740 Der Erzähler stellt im Anschluss sicher, dass der Leser sich des Ausnahmecharakters der Entdeckung bewusst wird: „It's not often in science (especially neurology) that you can make a simple prediction like this and confirm it with a few minutes of exploration using a Q-tip." Ramachandran: Phantoms, S. 30.

741 Ramachandran: Phantoms, S. 38.

Der Erzähler liefert nicht nur eine unerwartete, aber adäquate Lösung für ein im Verlauf der Handlung erwähntes Problem,[742] sondern entschlüsselt zugleich die kryptische Kapitelüberschrift.[743] Die Fallgeschichte als solche aber bleibt verkürzt, sie wird nur soweit entfaltet, wie sie als Ausgangspunkt, Spannungsquelle und Beleg für die theoretischen Rückschlüsse des Erzählers fungiert.

Die Genugtuung, die durch die collagenartige, aber scheinbar lückenlose Beweisführung, die Rekursion auf offene Fragestellungen und den locker-amüsanten Duktus entsteht, verschleiert allerdings, dass sich die inhaltlichen Implikationen, die sich aus den Darstellungen des Erzählers ableiten lassen, nicht immer mit der sprachlichen Umsetzung decken. So benennt der Erzähler etwa das in der Wahrnehmungstheorie bekannte Problem des endlosen Regresses, findet aber selbst keine Metaphern, mit Hilfe derer sich die Falle zumindest sprachlich vermeiden ließe. Er statuiert, man müsse die „common sense notions about what seeing really is“[744] aufgeben, um die von ihm untersuchten Phänomene zu verstehen. Die landläufige Vorstellung

> — that there's a screen somewhere inside the brain where images are displayed — embodies a serious logical fallacy. For if you were to display an image of a champagne glass on an internal neural screen, you'd need another little person inside the brain to see that image. And that won't solve the problem either because you'd then need yet another, even tinier person inside his head to view that image, and so on and so forth, ad infinitum. You'd end up with an endless regress of eyes, images and little people without really solving the problem of perception.[745]

Um einen Weg zu finden, den logischen Fehlschluss zu umgehen, bietet der Erzähler eine Ersatzanalogie an:

---

742 Tom „was distressed by "itching" and painful sensations in his phantom fingers“, Ramachandran: Phantoms, S. 28.

743 Das Öffnen und Schließen zum Teil verschachtelter inhaltlicher oder struktureller Klammern stellt ein immer wieder verwendetes Mittel zur Befriedigung des Wunsches nach Rätsellösung bzw. Vervollständigung von lückenhaften Bildern dar. So findet sich beispielsweise im Kapitel *The Secret Life of James Thurber* die Lösung einer offen gebliebenen Frage aus den Kapiteln zu Phantomschmerzen: „Why do these patients actually *feel* clenching, "nails digging" and pain, whereas you or I can imagine the same finger position but feel nothing? The answer is that you and I have real input coming in from our hands telling us that there is no pain, even though we have memory traces in our brain linking the act of clenching with nails digging (especially if you don't often cut your nails).“ Ramachandran: Phantoms, S. 111, Hervorhebung Ramachandran/Blakeslee.

744 Ramachandran: Phantoms, S. 65.

745 Ramachandran: Phantoms, S. 66.

> So the first step in understanding perception is to get rid of the idea of images in the brain and to begin thinking about symbolic descriptions of objects and events in the external world. A good example of a symbolic description is a written paragraph like the ones on this page. If you had to convey to a friend in China what your apartment looks like, you wouldn't have to teletransport it to China. All you'd have to do would be to write a letter describing your apartment. Yet the actual squiggles of ink – the words and paragraphs in the letter – bear no physical resemblance to your bedroom. The letter is a symbolic description of your bedroom.
>
> What is meant by a symbolic description in the brain? Not squiggles of ink, of course, but the language of nerve impulses. [...] For example, when you look at a pencil, a book or a face, a different pattern of nerve activity is elicited in each case, "informing" higher brain centers about what you are looking at. The patterns of activity symbolize or represent visual objects in much the same way that the squiggles of ink on the paper symbolize or represent your bedroom. As scientists trying to understand visual processes, our goal is to decipher the code used by the brain to create these symbolic descriptions, much as a cryptographer tries to crack an alien script.[746]

Doch selbst bei dieser Analogie ist eine Instanz impliziert, welche die Beschreibung der Wohnung vornimmt, also die unmittelbare Wahrnehmung in Sprache übersetzt (hier repräsentiert durch „you"). Zusätzlich ist eine Instanz mitgedacht, die für die Re-Übersetzung zuständig ist (der Freund in China). Dem ‚Wie' der Übersetzung, der ‚eigentlichen' Schnittstelle, an der die Wahrnehmungsumwandlung passiert, kommt der Erzähler damit nicht näher; er fügt der Regresskette mit dem Zwischenschritt „Schrift" nur ein weiteres Element hinzu. Symptomatisch für die Schwierigkeit, eine Sprache für Wahrnehmungsvorgänge und deren neuronale Korrelate zu finden, sind auch die verschiedenen Verben („inform", „symbolize or represent"), mit denen sich der Erzähler an den Übertragungsprozess herantastet. Zwar soll mit den Anführungszeichen, in die der Erzähler „informing" setzt, die Personifikation der Nervenaktivitätsmuster relativiert werden, tatsächlich hebt er sie hierdurch aber hervor. Damit offenbart sich, dass dem Erzähler die Schwierigkeiten, die durch seinen eigenen Metapherngebrauch entstehen, nicht verborgen bleiben. Da er diese Probleme aber nicht weiter thematisiert, liegt nahe, dass der Erzähler hier sprachliche Glättung zur Anwendung bringt. Die Ersatzanalogie stellt nur eine Scheinlösung dar.

Die Kluft zwischen Inhalt und Sprache, der Kompromiss zwischen Allgemeinverständlichkeit und fachlicher Akkuratesse, ist *das* Grundproblem populärwissenschaftlicher Darstellungen schlechthin. Auch Ramachandran/Blakeslee

746 Ramachandran: Phantoms, S. 66f.

schaffen es nicht, die Redeweise durchgehend an die inhaltlichen Prämissen anzupassen. So bezweifelt der Erzähler zwar mehrfach die Existenz eines einzelnen, zentralen Ichs oder Selbsts,[747] eines festen Wesenskerns, ändert aber nicht seinen Sprachgebrauch. Der Erzähler vermittelt dem Rezipienten, „your concept of a single "I" or "self" inhabiting your brain may be simply an illusion",[748] spricht ihn aber weiterhin als „you" an und behält selbst die Ich-Perspektive bei. Ersatzweise personifiziert der Erzähler das Gehirn: „Thus every act of perception [...] involves an act of judgment by the brain. In making these judgments, the brain takes advantage of the fact that the world we live in is not chaotic and amorphous".[749] Dadurch ändert sich aber nichts an der zugrunde liegenden Vorstellung einer zentralen Kontrollinstanz. Derartige Überschreitungen der Kategoriegrenzen (Fähigkeiten, die nur Personen zukommen, werden Körperteilen zugeschrieben oder – im Gegenteil – mit Hilfe wissenschaftlicher Reduktion erhaltene Ergebnisse werden auf das Gesamtsystem übertragen)[750] lassen sich nur durch die Ausbildung einer Fachsprache und entsprechende Definitionen von Begriffen und deren Geltungsbereich vermeiden. Die Anwendung von Fachsprache verträgt sich allerdings schlecht mit dem auch mit *Phantoms in the Brain* offensichtlich angestrebten Versuch der populärwissenschaftlichen Vermittlung.

747 Vgl. Ramachandran: Phantoms, S. 84 und S. 227ff.

748 Ramachandran: Phantoms, S. 84.

749 Ramachandran: Phantoms, S. 67f.

750 Vgl. zu den in den Neurowissenschaften verwendeten Metaphern Janich: Menschenbild.

5 Im Spiegel der Seele: Die verrückte Selbstdarstellung

In den vorigen Kapiteln wurde bereits deutlich, wie stark psychiatrische und neurowissenschaftliche Falldarstellungen von poetischen Verfahren geprägt sind und wie schwer die Grenzen zwischen Fachtext und fiktionalem Text zu bestimmen sind. Auch in Falldarstellungen, die nicht aus der Sicht des Therapeuten verfasst worden sind, sondern aus der Sicht des Patienten, finden sich Strategien zu Anonymisierung, Glättung und Lesersteuerung sowie zahlreiche poetische Verfahren. Wie sich allerdings durch die Gegenüberstellung von Oliver Sacks' *The Autist Artist* und *A Leg to Stand On* bereits andeutet, sind bei einem Wechsel von der Arzt- zur Patientenperspektive auch wesentliche Unterschiede z. B. bei der Verwendung von Metaphern oder der Gestaltung der Erzählinstanz zu verzeichnen. Grund genug, die Seiten zu wechseln und im Folgenden die Patienten selbst zu Wort kommen zu lassen. Um den Anschluss an die im vorigen Teil behandelten neurowissenschaftlichen Falldarstellungen zu finden, ist die erste im vorliegenden Kapitel behandelte Falldarstellung Helmut Dubiels essayistische Schilderung seiner fortschreitenden Parkinsonerkrankung *Tief im Hirn*. Dann wird ein Schlaglicht auf die heterogene Gruppe der Verständigungstexte geworfen, die bislang von der literaturwissenschaftlichen Forschung fast vollständig ignoriert worden ist. Mit der Untersuchung mehrerer Beiträge aus Kurt Kreilers, Claudia Reinhardts und Peter Sloterdijks programmatischer Verständigungstextsammlung *In irrer Gesellschaft*, Maria Erlenbergers „Bericht" *Der Hunger nach Wahnsinn* sowie Cameron Wests „work of nonfiction"[751] *First Person Plural* als Stellvertreter für die Betroffenheitsliteratur aus dem anglo-amerikanischen Raum wird das Spektrum umrissen, das von dieser Textsorte abgedeckt wird. Den Abschluss bildet mit Axel Brauns *Buntschatten und Fledermäuse* ein stark stilisiertes, durchkomponiertes Werk, das seinen Romancharakter kaum verhehlen kann. Mit der Analyse verschiedenartiger Fallbeschreibungen aus Patientensicht wird, wie bei den von Behandelnden verfassten Werken der beiden vorigen Hauptteile, nicht nur ein breites Spektrum an Falldarstellungsformen gezeigt, sondern auch der Bereich an der Grenze zur rein fiktionalen Literatur ausgekundschaftet.

Es scheint geboten, an dieser Stelle den Hinweis auf die problematische Stellung autobiographischer Texte zu erneuern.[752] Aus der Sicht von Patienten

751 Cameron West: *First Person Plural: My Life as a Multiple.* – New York: 1999, Impressumseite [unpaginierte S. 4].

752 Vgl. hierzu das Kapitel *Arzt, Autor, Erzähler, Ich und Co. Unbekannte Instanzen in bekannten Rollen* ab S. 34

verfasste Falldarstellungen werden – über Paratexte, Klappentexte, Titelzusätze oder Verlagsankündigungen – als Erlebnis-, Tatsachen- oder Insiderberichte (die Formulierung variiert) und damit als autobiographische Texte gekennzeichnet.[753] Was aber bedeutet das für die Analyse eines Werks? Wie unterscheidet man zwischen autobiographischen und fiktionalen Texten, und hat die Unterscheidung überhaupt eine Relevanz für den literaturwissenschaftlichen Umgang mit ihnen? In den vorangegangenen Analysen hat sich gezeigt, dass zumindest die Information über die wissenschaftliche Vorbildung des Autors sowie die gewählte Veröffentlichungsform in vielen Fällen entscheidende Hinweise darauf gibt, inwieweit Struktur und Sprache des zu analysierenden Werks von Fachgepflogenheiten und zum Teil auch Marktkriterien geprägt sind.

In verschiedenen theoretischen Ansätzen wird der Versuch gemacht, die Autobiographie mit Hilfe von Kriterienkatalogen oder fixen Analyseperspektiven von genuin fiktionalen Texten zu unterscheiden. So nimmt beispielsweise Philippe Lejeune eine streng rezeptionsästhetische Sicht ein und betrachtet die Haltung des Lesers als maßgeblich für die Zuschreibung des Autobiographiestatus. Die äußere Deklaration als autobiographisch markiert aus dieser Sicht ein Werk als referentiell, also als beziehbar auf eine dem Text äußerliche Wirklichkeit. Die Annahme, der Text besitze auch außerhalb des von ihm selbst konstituierten literarischen Kosmos Gültigkeit, sei also eine Aussage über die Welt, wie sie ‚wirklich' ist, ist Grundlage für den sogenannten autobiographischen Pakt zwischen Autor und Leser: Der Autor verspricht, nach bestem Wissen und Gewissen die selbst erlebte ‚Wahrheit' zu beschreiben, der Leser gelobt im

753 Dem Schluss von Evelyne Keitel, Verständigungstexte ließen sich „keinesfalls den Autobiographien zuordnen" folgt die Verfasserin der vorliegenden Arbeit nicht. Evelyne Keitel: *Psychopathographien: die Vermittlung psychotischer Phänomene durch Literatur.* – Heidelberg: 1986 [zuerst unter dem Titel *Lesen macht Angst. Zum Genre Psychopathographie.* Konstanz: 1982], S. 36. Keitel begründet ihre Kategorisierung damit, die in Autobiographien dargestellten Lebensläufe müssten ungewöhnlich sein: „Über das Moment des Ungewöhnlichen rechtfertigt sich sowohl das Aufschreiben als auch das Veröffentlichen von Autobiographien; sie sprechen ein breit gestreutes Lesepublikum an, das sich aus Teilen der bürgerlich-repräsentativen Öffentlichkeit zusammensetzt. Verständigungstexte hingegen stellen Erfahrungen vor, die nicht herausragen, sondern die höchst durchschnittlich sind." Keitel: Psychopathographien, S. 36f. Dieser Aussage stehen Verständigungstexte gegenüber, in denen von außerordentlichen Erfahrungen, einschneidenden Lebenskrisen und Ausnahmesituationen berichtet wird, und Autobiographien, deren Protagonisten – vielleicht der Lesererwartung zuwider – über höchst konventionelle Lebensläufe und -einstellungen verfügen. Auch die Ausführungen zur Leseransprache lassen sich nicht durchgehend halten, so dass sie als Unterscheidungskriterium ungeeignet erscheinen. In der vorliegenden Arbeit werden Verständigungstexte als Sonderformen der Autobiographie aufgefasst.

Gegenzug, das Geschilderte als Faktisches zu akzeptieren. Wie auch Cornelia Hild in ihrer Dissertation zu Autobiographie und Fiktion auseinandersetzt, ist diese Haltung nur dann aufrechtzuerhalten, wenn keine Widersprüche beim Vergleich von textinterner und textexterner Wirklichkeit auftreten und der Text keine offensichtlich fiktionalen Merkmale aufweist. Sobald auch nur wenige als solche erkennbare fiktionale Elemente in der Autobiographie auftauchen, wird dem Leser die Glaubensgrundlage entzogen und der autobiographische Pakt ist gebrochen.[754] Auch Elisabeth Bruss, die sich an die Sprechakttheorie anlehnt, reduziert die Autobiographie auf ihre Eigenschaft als Kommunikationsmedium zwischen Autor und Leser. Sie deklariert die Autobiographie als illokutionären Akt und formuliert Bedingungen, die von der Autobiographie erfüllt werden müssen; darunter auch hier prominent die Forderung, im Text Behauptetes müsse anhand externer Quellen überprüfbar sein oder dürfe zumindest keine Zweifel an der Aufrichtigkeit des Autors aufkommen lassen.[755] Der scheinbare Vorteil einer solchen Betrachtungsweise ist, dass man sich nicht mit der Untersuchung vager intrinsischer Merkmale[756] für autobiographisches Schreiben beschäftigen muss. Die Zahl als autobiographisch zu wertender Werke wird so stark eingegrenzt: Außer Acht bleiben z. B. alle Texte, die nicht eindeutig als autobiographisch markiert sind, mit einer entsprechenden Markierung aber als Autobiographien gälten, sowie eindeutig als autobiographisch gekennzeichnete Werke mit erkennbar fiktionalen Elementen (wie auch immer die Unterscheidung zwischen faktisch-referentiell und fiktional dann im Einzelnen aussehen soll). Eine solch enge Definition führt zu einem relativ homogenen Textkorpus. Allerdings scheint fraglich, welche nicht schon durch die Auswahl festgelegten Ergebnisse die Untersuchung eines solchen Korpus erbringen soll, denn mit den Grenzfällen, Extremen, Ausnahmen und Innovationen entfernt man genau die Werke aus dem Autobiographienkanon, die für die literaturwissenschaftliche Untersuchung von besonderem Interesse wären. Cornelia Hild versucht, alle Erscheinungsformen (also auch Grenzfälle und Mischformen) für die Literaturwissenschaft verfügbar zu halten, indem sie Merkmalsmatrizen für unterschiedliche Autobiographienarten (z. B. dokumentarische, realistische oder revidierende Autobiographie) entwickelt. Dabei zieht sie auch in Betracht, ob Authentifizierungsstrategien (z. B. Verweise auf außertextuelle Quellen bzw. deren Integration in den Text) angewendet werden und ob die eigene

754 Vgl. Hild: Relations, S. 18.
755 Vgl. Hild: Relations, S. 18f.
756 Vgl. Hild: Relations, S. 19.

Medialität durch den Text problematisiert wird.[757] So hilfreich derartige Merkmalsmatrizen für die Typologie von Autobiographien sein mögen, bei der Suche nach einer Antwort auf die grundsätzliche Frage nach dem Wahrheitsanspruch von autobiographischen Texten und bei der Differenzierung zwischen faktisch und fiktional helfen sie nicht weiter.[758] Einen vielversprechenden alternativen Ansatz verfolgt der Berliner Literaturwissenschaftler Robert Walter-Jochum. In seinem laufenden Dissertationsprojekt definiert er die Autobiographie anhand textinterner Kriterien (z. B. Konstruktion der Erzählinstanz). Die oft als Merkmal herangezogene Referenz auf außertextliche Realitäten wird damit für die Bestimmung eines Werks als autobiographisch unbedeutend.[759] Allerdings ist Walters Verfahren in seiner Reinform für die vorliegende Arbeit nicht anwendbar, da der typologische Ansatz die Rückkopplung an außertextliche Informationen (z. B. die Fachzugehörigkeit des Autors) verlangt.

Die Frage nach der Klassifikation wird in der vorliegenden Arbeit deshalb pragmatisch beantwortet. Im Kapitel *Im Spiegel der Seele. Die verrückte Selbstdarstellung* werden nur Werke untersucht, die über Titelzusätze als autobiogra-

757 Vgl. Hild: Relations, S. 71 ff.

758 Dies zeigt sich vor allem im analytischen Teil von Hilds Arbeit, in dem die Merkmalsmatrizen auf Beispielautobiographien angewandt werden. Hild weist selbst darauf hin, dass die von ihr untersuchten Werke zum Teil deutlich sichtbare fiktionale Elemente aufweisen, dennoch unterscheidet sie nicht trennscharf zwischen Autor und Erzähler. Deshalb ist schwer auszumachen, auf welcher Grundlage sie manche Textaussagen als faktisch und andere als fiktional klassifiziert. So führt sie zum Beispiel für die von ihr untersuchte Autobiographie *Girl, interrupted* die in den Text montierten Krankenhausdokumente als Beleg an, um das Werk als „realistische Autobiographie" (Hild: Relations, S. 107) einzuordnen, es finden sich aber keine Hinweise darauf, dass Hild die Authentizität der Dokumente einer externen Prüfung unterzogen hat. Sie kann also nicht zweifelsfrei entscheiden, ob die angeführten Dokumente ihren Ursprung tatsächlich in der außertextuellen Welt haben und sich auf eine Krankheit der Autorin beziehen, oder ob es sich um fingierte Dokumente handelt (damit nähert sich Hild auf einem Umweg wieder der Position Lejeunes an. Denn ohne Quellenprüfung wird die Glaubhaftigkeit, die der Text aus der Sicht des Rezipienten ausstrahlt, wieder zum entscheidenden Kriterium für die Klassifikation des Werks.). Aussagen wie die, dass die „Kohärenz der Erzählung [...] in manchen Passagen etwas durch Kaysens [die Autorin von *Girl, interrupted*, BS] psychische Erkrankung" (Hild: Relations, S. 107) leide, erscheinen nicht nur vor diesem Hintergrund äußerst fragwürdig. Zudem wird aus den von Hild durchgeführten Textanalysen nicht klar, welche Vorteile die von ihr vorgeschlagenen Klassifikationen für die Untersuchung von Autobiographien haben bzw. welche Mehrinformationen über den Text sich aus der Anwendung ihrer Matrizen generieren lassen.

759 Walter-Jochum stellte sein Verfahren beim Forschungskolloquium *Text, Erzählen, Subjekt. Neue Perspektiven auf Text- und Erzähltheorie* im März 2011 am Institut für deutsche und niederländische Philologie der FU Berlin vor. Sein Vortrag trug den Titel *Inszenierung ohne Autor? Zur Textualität der Autobiografie am Beispiel von Thomas Bernhards „Der Keller"*.

phisch markiert sind und damit den *Anspruch* erheben, sich auf eine außertextuelle Realität zu beziehen. Hiermit soll allerdings nicht Lejeunes Idee vom autobiographischen Pakt erneuert werden. Die Einschränkung auf als authentisch *deklarierte* Werke bietet unabhängig von der Rezeption, die aus der Sicht Lejeunes für die Einordnung der Texte als Autobiographien maßgeblich ist, verschiedene Vorteile. Erstens ist es dank der Minimalanforderung an die Werke möglich, die soeben skizzierte Debatte um Definition und Status autobiographischer Texte bei der Analyse weitgehend außer Acht zu lassen.[760] Zweitens wird ein gemeinsamer Boden für die im vorliegenden Kapitel untersuchten Texte und die zuvor betrachteten Fachfalldarstellungen geebnet; auch in den bereits behandelten Falldarstellungen wird der Anspruch erhoben, sie bezögen sich auf außertextuelle Gegebenheiten (*expressis verbis* die Behandlung von Patienten), womit sie sich der oben verfassten Behelfsdefinition gemäß ebenfalls als autobiographisch begreifen lassen. Drittens eröffnet sich ein größeres Spektrum an Texten, das in das Korpus einbezogen werden kann. Dies ist dem Ziel der vorliegenden Arbeit dienlich, mit den Einzelanalysen möglichst viele verschiedene Falldarstellungsformen zu erfassen. Wie die bereits untersuchten Texte werden auch die autobiographischen Fälle sowohl (literatur-)historisch eingeordnet als auch einer Untersuchung auf narrative Besonderheiten unterzogen. Der Fokus auf die textuellen Verfahren bedingt, dass die Werke als sprachkünstlerische Konstrukte ernst genommen und unabhängig davon betrachtet werden, welcher literarische Wert ihnen qua ihres Genres im Allgemeinen zugesprochen wird. Damit ist die Perspektive insbesondere auf die Betroffenheits- und Verständigungsliteratur im Vergleich zu früheren Studien verschoben. Pauschale Urteile wie das, die Untersuchung von Form und Thema einzelner Verständigungstexte werde „notwendigerweise zu dem Ergebnis führen, daß sie trivial" seien,[761] verstellen die Sicht auf Verständigungsliteratur als ernst zu nehmenden Forschungsgegenstand. Schon die Unterscheidung in Trivialliteratur und hohe Literatur, wie sie von Evelyne Keitel vorgenommen wird,[762] ist anfechtbar, da sich schwerlich einheitliche Kriterien für die Zuordnung finden lassen werden. Zwar lässt sich – jeweils nach erfolgter Analyse – für einen Teil der Werke statuieren, sie seien simpel konstruiert oder konventionell erzählt; die Praxis, ganzen Werkgruppen nur aufgrund ihrer Genrezugehörigkeit oder der

760 Hiermit soll nicht ausgedrückt werden, die Debatte sei nicht relevant. Allerdings führt eine intensive Auseinandersetzung mit dem Status autobiographischer Werke, die zahlreiche Forscher in der Hauptsache beschäftigt, vom Thema der vorliegenden Arbeit weg.

761 Keitel: Psychopathographien, S. 28.

762 Vgl. Keitel: Psychopathographien, S. 42.

Verlagsdeklaration literarische Bedeutungslosigkeit zu attestieren, scheint jedoch äußerst fragwürdig. Keitel selbst widerspricht sich in diesem Punkt, da sie einerseits auf die „literarische Konventionalität" der Verständigungstexte hinweist, andererseits aber statuiert, das betreffende Textkorpus sei „höchst heterogen" und „generalisierende Aussagen über ein derart uneinheitliches Untersuchungsfeld" gestalteten sich schwierig.[763] Damit steht ihre Aussage, die Werke könnten sich nur durch ihre „soziokulturelle Funktion" vom Vorwurf befreien, „zur Kategorie der Trivial- bzw. der Schemaliteratur zu gehören",[764] auf dem Prüfstand.

Der pauschale Vorwurf der Trivialität, der von Seiten der Literaturwissenschaft und -kritik lange an die Betroffenheitstexte herangetragen wurde, ist vermutlich auch darauf zurückzuführen, dass die Verfasser von Betroffenheits- bzw. Verständigungsliteratur nur selten zum Kreis anerkannter Berufsschriftsteller gehören. In den 1970er und 80er Jahren entwickelt sich sowohl im deutschen als auch im anglo-amerikanischen Raum ein neuer Trend. (Psychisch) Kranke, Verbrechensopfer und -täter, gesellschaftliche Außenseiter und Migranten geben sich nicht länger damit zufrieden, Romanautoren und Biographen als Vorbilder für ihre Protagonisten zu dienen, sie greifen selbst zu Stift und Schreibmaschine. Gert Mattenklott formuliert es in seinem 1983 erschienenen Aufsatz *Der Leser als Autor. Der Anschlag auf den Berufsschriftsteller durch die aktuelle Schreibbewegung* wie folgt:

> Mit den Arbeitern fing es vor gut zehn Jahren mit der Gründung des Werkkreises Literatur der Arbeitswelt an. Die dort entstehenden Arbeiten sollten sich an „die Werktätigen" wenden und deren „Bewußtwerden über ihre Klassenlage" ebenso sehr bezeugen wie ihrerseits fördern. Das wäre weniger wichtig gewesen, wenn es wieder einmal nur darum gegangen wäre, die geschlossene Gesellschaft der professionellen bürgerlichen Autoren für eine neue Generation von Arbeiter-Dichtern zu öffnen. Viel folgenreicher war, daß hier die Demontage *des* Autors begann und zwar nicht nur in den Köpfen einiger politisch bewußter Arbeiter und Intellektueller. […] Zu den Arbeitern hatten sich die Studenten gesellt, zu diesen die Frauen, die Häftlinge, die Lehrer, die Alkoholiker, die Schwulen, die schreibenden Schüler schließlich […].[765]

763 Keitel: Psychopathographien, S. 28f.

764 Keitel: Psychopathographien, S. 28.

765 Gerd Mattenklott: *Der Leser als Autor. Der Anschlag auf den Berufsschriftsteller durch die aktuelle Schreibbewegung.* – In: Thomas Cramer: *Literatur und Sprache im historischen Prozeß. Vorträge des deutschen Germanistentages Aachen 1982.* Tübingen: 1983, S. 370f., Hervorhebung Mattenklott. Auch wenn der Tenor zuweilen vermuten lässt, Mattenklott beziehe sich auf die Literaturproduktion in der DDR, ist sein Lagebericht zur Betroffenheitsliteratur ausschließlich bundesdeutschen Entwicklungen gewidmet. Auch in den USA erobern Er-

Die verstärkte Publikation von Betroffenheitsliteratur und Erlebnisberichten geht mit der wachsenden Beliebtheit von Selbsthilfegruppen einher. Das Genre hat bis heute ungebrochen Konjunktur. Betroffenheitsliteratur kann als romanlange Monographie vorliegen, aber auch in Form kurzer Erzählungen in Sammlungen vertreten sein. Von der gängigen Autobiographie unterscheiden sich Betroffenheitstexte im Wesentlichen durch zwei Merkmale. Zum einen handelt es sich bei den Autoren derartiger Werke zumeist nicht um Personen des öffentlichen Lebens, sondern um Menschen, deren Schicksal erst *durch* die Publikation der eigenen Geschichte über den Familien- und Bekanntenkreis hinaus bekannt wird. Zum anderen umfassen Betroffenheitstexte nicht die gesamte Vita ihrer Protagonisten, sondern kreisen um ein zentrales Lebensereignis (Aufenthalt in Krankenhaus, Gefängnis oder Psychiatrie; durch Naturkatastrophen und/oder menschliche Gewalt verursachte Traumata; gravierende Änderungen der Lebensumstände etc.).[766] Es liegt auf der Hand, dass die literarische Qualität von autobiographischen Texten, die zum Zweck der Verarbeitung eines einschneidenden Erlebnisses oder zur Aufklärung der Gesellschaft über die Auswirkungen von existentiellen Veränderungen der Lebensumstände verfasst worden sind, mit dem zufälligen schriftstellerischen Geschick der Autoren korreliert. Die Analyse einer Auswahl von autobiographischen Falldarstellungen wird jedoch zeigen, dass das Spektrum der verwendeten narrativen Techniken und Strukturen groß ist und die Autoren nicht selten von konventionellen Erzählmustern abweichen.

fahrungsberichte den Markt (vgl. hierzu Keitel: Psychopathographien, Fußnote 32, S. 52ff.). Die Sichtung der veröffentlichten Titel und der zugehörigen Verlagsnotizen legt nahe, dass bei der Vermarktung der amerikanischen Betroffenheitsliteratur der Akzent stärker auf individuelle Erfahrungen und Konflikte gelegt wird, während in Deutschland oft die gesamtgesellschaftliche Relevanz der geschilderten Erlebnisse konnotiert wird.

766 Vgl. hierzu Barbara Hoppe: *Erlebnisberichte multipler Persönlichkeiten. Eine neue zeitgenössische Betroffenheitsliteratur.* – Bayreuth: 1997, S. 1. Die Magisterarbeit von Barbara Hoppe scheint die einzige literaturwissenschaftliche Untersuchung zur Verständigungsliteratur zu sein, die nicht in zeitlicher Nähe zum Aufkommen der Verständigungstexte selbst entstanden ist. Als einzige weitere maßgebliche Arbeit zur Verständigungsliteratur muss deshalb nach wie vor Evelyne Keitels Dissertation *Lesen macht Angst. Zum Genre Psychopathographie* aus dem Jahr 1982 gelten, die 1986 in einer erweiterten Version unter dem Titel *Psychopathographien. Die Vermittlung psychotischer Phänomene durch Literatur* (Keitel: Psychopathographien) veröffentlicht wurde. Allerdings wird Keitels Dissertation aufgrund des fehlenden Verweises auf Verständigungsliteratur im Titel vermutlich selten auf diesen thematischen Schwerpunkt hin rezipiert.

5 Die verrückte Selbstdarstellung

5.1 *Tief im Hirn* – Helmut Dubiels Auseinandersetzung mit dem eigenen Körper

Helmut Dubiels *Tief im Hirn* lässt sich thematisch unmittelbar an die neurologischen Falldarstellungen anschließen. Der Soziologe Dubiel beschreibt in seinem auf den Verlagsseiten als „Essay" beworbenen Werk Diagnose, Verlauf und Behandlung seiner Parkinsonerkrankung.[767] *Tief im Hirn* ist nicht nur deshalb für die vorliegende Arbeit interessant, weil es sich um die Selbstdarstellung eines Neurologiepatienten handelt, sondern vor allem, weil es stilistisch und verfahrenstechnisch am Rand der Bandbreite anzusiedeln ist, die von autobiographischen Falldarstellungen abgedeckt wird. Während etwa Axel Brauns *Buntschatten und Fledermäuse* als Beispiel für eine stark literarisierte Fallbeschreibung gelten kann, bewegt sich *Tief im Hirn* oft an der Grenze zum populärwissenschaftlichen Fachtext. Diese Einschätzung beruht nicht nur darauf, dass Dubiel Fachwissen in seine Darstellung integriert, sondern auch darauf, dass er sich oftmals an den Duktus anlehnt, der üblicherweise in (populär-)wissenschaftlichen und wissenschaftsjournalistischen Veröffentlichungen zu finden ist.

Zunächst aber wird der Leser mit einem im Vergleich zu Fachfalldarstellungen untypischen Prolog konfrontiert, der einen Einblick in das Erleben des Protagonisten zulässt, Motive aus späteren Passagen vorwegnimmt und charakteristische Konstruktionsprinzipien der Erzählung vorstellt. Der Erzähler befindet sich in seinem Fahrzeug auf der Autobahn. Mit wenigen Angaben kennzeichnet er die Fahrt als Routinesituation: „Von dem Rasthof Wetterau", so der Beginn des Prologs, „fällt der Taunus nach Süden steil ab. An trüben und wolkenreichen Abenden sieht man schon früh den Widerschein der Lichter von Frankfurt in den Wolken."[768] Der Erzähler kennt nicht nur die Topografie der Gegend, er ist auch mit den wetter- und jahreszeitenbedingten Veränderungen der Aussicht vertraut. In einer kurzen Erlebnissequenz, in der der Erzähler seine aktuellen Gesichtswahrnehmungen wiedergibt und sich selbst innerhalb der Szenerie lokalisiert, wird der Eindruck von Monotonie und Alltäglichkeit weiter vertieft:

> In dem Schmierfilm, den die Wischblätter auf der Windschutzscheibe hinterlassen, verschwimmen die Scheinwerfer des Gegenverkehrs und die noch fernen Lich-

---

767 Die bei Goldmann erschienene Taschenbuchausgabe von 2008 trägt den Titelzusatz: *mein Leben mit Parkinson*.

768 Helmut Dubiel: *Tief im Hirn* – München: 2006, S. 7.

ter der Stadt ineinander. Ich fahre langsam auf der rechten Spur, eingeklemmt zwischen zwei polnischen Lastern. Ich nehme die Hände vom Lenkrad.[769]

Die Ereignislosigkeit der Fahrt veranlasst den Erzähler, den Blick nach innen zu wenden und seinen Gedanken nachzugehen. Die Erzählhaltung driftet vom Erleben ins Erzählen. In einer längeren Abschweifung gibt das erzählende Ich eine Passage aus di Lampedusas *Leopard* wieder und setzt der Reflexion des Opernprotagonisten seine eigenen Werte und seine Haltung zum Leben entgegen. Hierbei erwähnt der Erzähler nicht nur, dass er unheilbar krank sei, er antizipiert auch einige der Motive, die im Verlauf der Handlung eine Rolle spielen werden. Darunter der Anschlag auf das *World Trade Center* am 11. September 2001, auf den die Handlung zuläuft.[770] Erst durch die unvermutete Kollision mit einem Lastwagen wird der Erzähler aus seiner Selbstbespiegelung gerissen und ins unmittelbare Erleben zurückgeworfen.[771]

Das vorübergehende Ausblenden der Erlebnisperspektive hat verschiedene Funktionen. Einerseits wird die generelle Neigung des Erzählers zur Abschweifung in soziologische, kulturwissenschaftliche und philosophische Erwägungen lanciert, die ein zentrales Gestaltungsmerkmal von *Tief im Hirn* dargestellt. Zum anderen wird die Fähigkeit des Menschen imitiert, Routinehandlungen aus dem Bewusstsein auszublenden und sich bei ihrer Ausführung auf Automatismen des Körpers zu verlassen. Der Hinweis auf die Funktionsmechanismen des Bewusstseins dient hier allerdings nicht dazu, dem Leser die Konstruktionsprinzipien menschlicher Wahrnehmung näher zu bringen, er ist vielmehr allegorisch zu verstehen. Das Herausgerissenwerden aus einer kaum erwähnenswert erscheinenden Routine muss zu den Auswirkungen in Beziehung gesetzt werden, welche die schwere Parkinsonerkrankung auf den Alltag des Ich-Erzählers zeitigt. Der Erzähler verliert nicht nur zeitweilig die Kontrolle über seinen Wagen, der auf die Mittelspur gerät und von einem hupenden LKW überholt und gerammt wird, er verliert auch die Macht über seinen Körper, der unkoordinierbare Bewegungen vollführt. Während andere Verkehrsteilnehmer sich zielstrebig und mit hoher Geschwindigkeit auf der Überholspur bewegen, muss der Erzähler, wie dem Epilog zu entnehmen ist, das Tempo drosseln, die stark befahrene Autobahn verlassen und die Schäden an seinem Fahrzeug zur Kenntnis nehmen.[772] Analog hierzu nötigt die Krankheit den erfolgreichen,

769 Dubiel: Hirn, S. 7.
770 Vgl. Dubiel: Hirn, S. 7ff.
771 Vgl. Dubiel: Hirn, S. 10.
772 Vgl. Dubiel: Hirn, S. 140.

ehrgeizigen Soziologieprofessor dazu, kürzer zu treten, sich aus Konkurrenzlagen zurückzuziehen, von seinen Lebens- und Berufsplänen abzuweichen und die eigene Situation zu reflektieren.

Nach dem Prolog tritt die Situation des Erzählers jedoch erst einmal vollständig in den Hintergrund. Die erste Hälfte des folgenden Kapitels ist fast vollständig der Vermittlung allgemeiner Informationen über die physiologischen Ursachen, die Ätiologie, die Epidemiologie, die häufigsten Symptome und die Diagnosemöglichkeiten gewidmet. Die substantivlastige Sprache unterscheidet sich dabei kaum von gängigen Einführungsdarstellungen zu Parkinson, wie sie in medizinischen Lehrbüchern und Unterrichtswerken für therapeutisch oder pflegerisch Tätige zu finden sind:

> Parkinson befällt überwiegend ältere Menschen zwischen dem 55. und 65. Lebensjahr. Die Erkrankungswahrscheinlichkeit nimmt mit steigendem Lebensalter zu. Die Epidemiologie, die Lehre von Art und Ausmaß der Verbreitung von Krankheiten, geht von folgender Faustregel aus: Parkinson tritt auf bei etwa ein Prozent der Über-60-jährigen [sic], bei zwei Prozent der Über-70-jährigen [sic] etc. [...][773]

> Bei der Parkinson-Krankheit, benannt nach ihrem Entdecker James Parkinson, stirbt das Dopamin produzierende Gewebe schneller ab, als es dem natürlichen Altersprozess entspräche. Es ist freilich nicht der Mangel an Dopamin allein, sondern das Ungleichgewicht, in das die anderen Botenstoffe wie Acetylcolin, Noradrenalin, Serotonion [sic] etc. durch den Dopamin-Mangel geraten.[774]

> Die Symptome, an denen man Parkinson erkennt und die in der traditionellen Diagnose eine große Rolle spielen, unterscheidet man in Tremor, Rigor und Akinese. »Tremor« bezeichnet das Zittern der Hände in Ruhestellung, »Rigor« die Versteifung der gesamten Körpermuskulatur und »Akinese« die Verarmung aller Bewegungen des Körpers.[775]

Der Erzähler fällt immer wieder in den Nominalstil, tendiert zu Verallgemeinerungen und verzichtet vielfach darauf, das Erzählte auf die eigene Person zu beziehen – Merkmale, die für Wissenschaftsprosa typisch sind. Außerdem macht er Gebrauch von Sprachbildern (vor allem Metaphern und Vergleiche aus den Bereichen Technik, Geographie und Architektur), die gemeinhin in wissenschaftsjournalistischen und populärwissenschaftlichen Publikationen eingesetzt werden, um neurowissenschaftliches Fachwissen in eine für Laien begreifbare Form zu bringen.[776] Die verwendeten Sprachbilder dienen hier

773 Dubiel: Hirn, S. 12.
774 Dubiel: Hirn, S. 14.
775 Dubiel: Hirn, S. 15.
776 Dabei überlagern sich auch Bilder aus verschiedenen Bereichen, was zuweilen zu Bildbrüchen führt. Der Erzähler erklärt z. B., das Striatum sei „die Heimstatt des Dopamins, eines

nicht dazu, über die zum Verständnis der Erzählung notwendigen neurobiologischen und neuroanatomischen Grundlagen hinaus auch die einzigartige Erlebnisqualität des Protagonisten zu transportieren. Vielmehr greift Dubiel immer wieder auf geronnene Metaphern aus Psychiatrie und Neurologie zurück, die er oft auch als solche kennzeichnet: „Die Zeichen der Krankheit findet man nicht mit empirischer Eindeutigkeit vor. Sie kann sich jahrelang in unspezifischen Rückenschmerzen sowie Depressionen »maskieren«."[777] Dubiel wählt damit eine deduktive Herleitung der Krankengeschichte. Den Darstellungen in Fachbüchern ähnlich beginnt der Erzähler mit der Schilderung der typischen Symptomatik, um dann, gleichsam als konkretes Fallbeispiel, die eigene Krankengeschichte hiermit abzugleichen. Ein erzählendes Ich zeigt sich nur punktuell, um sich sogleich wieder hinter die faktische, allgemeine Darstellung zurückzuziehen:

> Ich war 46 Jahre alt, als die Krankheit bei mir diagnostiziert wurde. Damit gehöre ich noch zu den »YOPs« (young onset parkinsons). Vielfach wird unterstellt, dass das Neuerkrankungsalter sinkt. [...] Zahlen sind hier schwer zu bekommen. Die wachsende Zahl von Diagnostizierten unter 45, ja unter 40, kann ebenso gut eine Folge der stark verbesserten Diagnosemöglichkeiten sein.[778]

Erst gegen Ende der sachlichen Einführung gewinnt das erzählende Ich Präsenz. Die Darstellung wird immer stärker mit Personifikationen, ironischen Bemerkungen, subjektiven Bewertungen und Angaben zur speziellen Ausprägung der Parkinsonerkrankung beim Erzähler durchsetzt. Trotzdem bricht der Erzähler die Wiedergabe von Sachwissen über Parkinson nicht ganz ab. Vielmehr laufen die subjektive und die objektive Darstellung wiederholt ineinander, um sich kurz darauf wieder zu trennen. So auch bei der folgenden Passage zur Wirkung von L-DOPA, in welcher der Erzähler kurz und mit zynischem Unterton auf die eigene Handhabung der Tabletteneinnahme zu sprechen kommt, um dann sofort zur sachlichen Fachinformation über L-DOPA-Agonisten zurückzukehren:

Botenstoffs des Hirns, dem im Bauplan des Menschen die Aufgabe der Steuerung und Koordination des menschlichen Bewegungsapparates" (Dubiel: Hirn, S. 11.) zufalle. Hier wird das Dopamin personifiziert und zugleich auf einem Bauplan lokalisiert.

777 Dubiel: Hirn, S. 13. Als „maskiert" (oder auch „larviert") werden Erkrankungen bezeichnet, bei denen sich krankheitsuntypische Symptome zeigen, was die korrekte Diagnose erschwert. Das bekannteste Beispiel ist die maskierte/larvierte Depression, bei der die Betroffenen mehr unter körperlichen Beschwerden (z. B. Rücken- oder Gliederschmerzen) leiden als unter Niedergeschlagenheit und Antriebsschwäche. Vgl. z. B. Peters: Lexikon, Einträge zur maskierten bzw. larvierten Depression, S. 128.

778 Dubiel: Hirn, S. 12.

> Nach einer gewissen Zeit, die von den Neurologen in romantischer Ironie »honeymoon« genannt wird, entwickeln sich bei fast allen Patienten Nebenwirkungen. Das sind unwillkürliche großflächige Überbewegungen, von denen man schließlich gar nicht mehr sagen kann, ob sie eine unmittelbare Folge der Krankheit oder ihrer Medikation sind. In den letzten Jahren gab es Tage, an denen ich locker bis zu 30 Pillen schluckte. Natürlich nahm ich nicht jede dieser Pillen nach Befindlichkeit, sondern gemäß eines vom behandelnden Neurologen jeweils ausgeklügelten »Tablettenregimes«. Ein solcher Grad der Abhängigkeit von Tabletten ist eine Qual, eine Art medizinisch verordneter Drogensucht. [...] Bei einer versehentlichen Überdosierung gerät der Organismus in störende, sozial auffällige Überbewegungen und Unruhezustände.
>
> Es gibt inzwischen eine beträchtliche Anzahl neuer Medikamente, die zumeist auf die Schwächen von L-Dopa komplementär bezogen sind, die so genannte Agonisten.[779]

Anders als in vielen anderen autobiographischen Darstellungen liegt der Fokus nicht auf dem Transport der spezifischen krankheitsbedingten Erlebnisqualität; das *erzählende* Ich übernimmt die Hauptvermittlungsarbeit. Sieht man von den kurzen Erlebnispassagen in Prolog und Epilog ab, kann kaum von einem erlebenden Ich in *Tief im Hirn* gesprochen werden, da dieses dazu zu schwach konturiert wird. Vielmehr steht dem erzählenden Ich eine Art personales Ich gegenüber, das zumeist auf seine Funktion als Erzählanlass reduziert wird. Es bietet sich kein erlebendes Ich als Identifikationsmöglichkeit an, und auch das erzählende Ich nimmt eine distanzierte Haltung zum Geschehen ein. Hierdurch wird die für Ich-Erzählungen typische Wirkung, das empathische Mitschwingen des Lesers mit dem Erzähler, weitgehend unterbunden. Das erzählende Ich behält die analytische Distanz zu seinem früheren Selbst und seiner aktuellen Situation sowie die faktische Erzählweise auch dann bei, wenn es seelisch belastende Ereignisse, innere und äußere Konflikte und existentiell bedrohliche Entwicklungen wiedergibt:

> Das Schlimmste indes waren Panikattacken. Die erste, die ich noch genau erinnere, widerfuhr mir auf dem Flughafen von Pisa. Im Warteraum nach der Kontrolle des Handgepäcks hatte ich schlagartig den Eindruck, dass die Decke von einem gigantischen Schraubstock nach unten auf den Boden gepresst würde und mich zu zerquetschen drohte. Mir schwante zugleich, dass das eine Täuschung gewesen sein muss, weil die Mitreisenden offensichtlich nichts dergleichen bemerkten. Ich hingegen wurde urplötzlich von einer Durchfallneigung geplagt, hatte Atemnot, zittrige Knie, Herzschmerzen und schweißnasse Hände.
>
> Erst in der nachträglichen Reflexion dieser Panikattacke neigte ich dazu, die-

779 Dubiel: Hirn, S. 16f.

> se kausal zu verknüpfen mit einem kleinen Vorfall, der sich unmittelbar zuvor ereignet hatte.[780]

Anstatt die durch das Bild des Schraubstocks vermittelte Beklemmung zu verstärken und mit Hilfe weiterer poetischer Mittel der Erlebnisqualität der Panikattacke nachzugehen, tritt der Erzähler sofort zurück, identifiziert das Ereignis als Sinnestäuschung,[781] zählt die Körperreaktionen seines jüngeren Selbst sachlich auf und klassifiziert sie als Fehlfunktionen, die sich rückblickend einem von rationalen Kriterien bestimmten Ordnungssystem unterordnen lassen. Das ‚personale Ich' wird zu einem schwächlichen, irrationalen ‚anderen', dem das erzählende Ich nicht mit Milde und Verständnis begegnet, sondern mit Schonungslosigkeit und zuweilen auch Geringschätzung. Ein weiteres Beispiel, an dem sich die Haltung des erzählenden Ichs nachvollziehen lässt, ist ein Aufnahmegespräch mit einem jungen Arzt, der sich nach dem Vorkommen von Parkinson in der Familie des Erzählers erkundigt:

> Ich brach sofort in Tränen aus, erzählte irgendeinen Unsinn von meiner jungen Freundin aus Wien, nur um dem jungen Mann das Unmaß meiner Verzweiflung deutlich zu machen. Ich sagte ihm, wenn er mit seiner Frage sagen wollte, ich habe diese Krankheit, so irre er sich. Schließlich wüsste ich über die Symptomatik von Parkinson genau Bescheid. Ich erzählte um Fassung ringend, dass ich vor Monaten auf Anraten meines Orthopäden bei einem niedergelassenen Nervenarzt war, der aber nichts gefunden habe. Das war freilich nur die halbe Wahrheit. Die ganze Wahrheit war, dass dieser drei Mal hintereinander eine extrem schlechte Nervenleitfähigkeit in der linken Körperhälfte festgestellt hatte, ein – wie ich später erfuhr – Symptom, das auf Parkinson hinweist.[782]

Schwächen des personalen Ichs (die stark emotionale Reaktion, Abwehrmechanismen wie das Leugnen der Symptome) stellt das erzählende Ich nicht nur dar, es bewertet sie auch. Der Erzähler deklariert das Verhalten seiner ‚Ich-Figur' nicht nur als unangemessen, er präsentiert auch eine von deren Aussage verschiedene ‚Wahrheit'. Damit drängt der Erzähler den Leser dazu, selbst eine kritisch wertende Haltung dem personalen Ich gegenüber einzunehmen. Unterstützt wird dieser Vorgang durch den Verzicht auf direkte Rede. Die indirekte Wiedergabe der Figurenrede hat hier, nicht zuletzt durch die hiermit einhergehende Verwendung des Konjunktivs, einen distanzierenden Effekt. Szenische Dialoge, die in anderen Fallgeschichten eingesetzt werden, um

780 Dubiel: Hirn, S. 20.

781 Halluzinatorische Zustände sind als mögliche Nebenwirkung bei einer Überdosierung mit L-DOPA bekannt.

782 Dubiel: Hirn, S. 24f.

die Lebendigkeit der Handlung zu erhöhen und den Eindruck zu vermitteln, die Darstellung bilde außerliterarische Abläufe tatsachengetreu ab, fehlen in *Tief im Hirn* vollständig.[783] Das erzählende Ich in *Tief im Hirn* überbetont die Differenz zwischen sich und dem personalen Ich. Für den Leser bieten sich hierdurch für eine Ich-Erzählung ungewöhnlich wenig Möglichkeiten zur Identifikation.[784] Der Erzähler macht das personale Ich zum Fall, während er

---

783 Als Vergleich seien die Kapitel zur Verdrängung *Through the Looking Glass* und *The Sound of One Hand Clapping* bei Ramachandran/Blakeslee genannt, in denen ebenfalls extreme Beispiele von Verdrängung beschrieben werden. Durch die häufige Verwendung szenischer Dialoge, zum Teil eingeleitet durch Erzählungen mit Reflektorfigur, wird hier der Erlebnischarakter der Handlung verstärkt. Leser und Arztfigur erleben die Verblüffung über die Reaktionen der Patienten scheinbar simultan, der Leser wird hierdurch in den Verstehensprozess einbezogen. Ramachandran/Blakeslee gehen so weit, die Authentizität suggerierende direkte Rede auch auf Situationen auszudehnen, die offensichtlich nicht in Gänze der direkten Anschauung des Erzählers entstammen: „Sam couldn't believe his eyes. His mother, Ellen, had just returned home the night before, having spent two weeks at the Kaiser Permanente hospital recuperating from a stroke. [...] She had applied rather bright red lipstick to her upper right and lower right lips, leaving the rest of her mouth bare. Likewise, there was a trace of eyeliner and mascara on her right eye but the left eye was unadorned. [...]

"Good grief!" cried Sam. "What did you do to your makeup?" [...]

What was her son talking about? She had spent half an hour getting ready this morning and felt she looked as good as she possibly could, given the circumstances. [...] Sam raced for the phone and called me, as one of the physicians who had spent time with his mother at the hospital. [...] "It's all right," I said, "don't be alarmed. Your mother is suffering from a common neurological syndrome called hemi-neglect [...].' Neglect patients are profoundly indifferent to objects and events in the left side of the word, sometimes even including the left side of their own bodies."

"You mean she's blind on the left side?"

"No, not blind. She just doesn't pay attention to what's on her left. That's why we call it neglect."“ Ramachandran: Phantoms, S. 113f.

784 Die Distanz zwischen Erzählinstanz und ‚Figur' ist in *Tief im Hirn* sogar größer als die Distanz zwischen den Arzt-Erzählern populärwissenschaftlicher Falldarstellungen und ihren Patienten, also Fremden. Zum Vergleich ein weiterer Ausschnitt aus *Phantoms in the Brain*, in dem es ebenfalls um Verdrängungsmechanismen geht: „Mrs. Dodds was beginning to lose patience. Why was everyone around her – doctors, therapists, even her son – insisting that her left arm was paralyzed when she knew perfectly well it was working fine? [...] She knew, of course, that she had had a stroke two weeks ago and that was why she was here, at the University of California Medical Center in Hillcrest. Except for a small headache, she was feeling better now and wished she could go home to clip her rose bushes and resume her daily morning walks along the beach near Point Loma, where she lived. [...] Mrs. Dodds was in fact completely paralyzed on the left side of her body after a stroke that damaged the right hemisphere of the brain.“ (Ramachandran: Phantoms, S. 127.) Indirekte Rede ist bei Ramachandran/Blakeslee die Ausnahme, allerdings wird in *Phantoms in the Brain* wiederholt ein Verfahren eingesetzt, dass man als die indirekte Wiedergabe eines inneren Monologs

selbst scheinbar unbetroffen aus der Distanz berichtet. Von der Darstellung persönlicher Befindlichkeiten weicht der Erzähler immer wieder in Verallgemeinerungen und kulturwissenschaftliche, soziologische, philosophische oder medizintheoretische Reflexionen aus:

> Tief erschrocken haben mich seinerzeit Videoaufnahmen. Zum ersten Mal sah ich meine groteske Überbeweglichkeit.
>
> Mein Körper war mir immer ein Resonanzboden erotischer Lust. Das blieb er übrigens auch in den dunklen Jahren nach der Diagnose. Erotische Berührungen und Begegnungen wurden umso wichtiger, je dicker die Glasscheibe zwischen mir und der sozialen Welt wurde.
>
> In Liebe, gar in erotischer Gier angeschaut zu werden ist eine wichtige Quelle der Selbsterfahrung. In der Malerei der Renaissance gibt es Darstellungen von adeligen Frauen, die sich beim Bade oder beim Ankleiden nackt ihrem männlichen Sklaven zeigen. Indem sie sich vor ihm nicht schämen, zeigen sie, dass sie ihn nicht als Mensch betrachten. [...] Die Scham und ihre Überschreitung ist die Bedingung der Möglichkeit erotischer Liebe. Das biblische »eine Frau erkennen« meint nichts anderes.[785]

Ein weiteres Beispiel ist eine Passage, in welcher der Erzähler von der für ihn einprägsamen Begegnung mit einer Fremden im Zug berichtet. Im Anschluss distanziert sich der Erzähler sofort von der „kleinen Episode“ und schließt eine Analyse der Gesprächsstruktur an:

> Beim Abschied, auf dem Bahnsteig in München, hätte ich sie gern umarmt. Ich habe mich nicht getraut.
>
> In dieser kleinen Episode lassen sich leicht die Bedingungen identifizieren, die unsere Kommunikation gelingen ließen.“[786]

Handlungsstränge, in denen es um persönliche Erlebnisse geht, werden oft nur im Ansatz ausgeführt, verlieren sich in theoretischen Abschweifungen oder

---

in einer personalen Erzählung bezeichnen kann. Dieses Verfahren ist technisch mit der indirekten Rede verwandt. Da bei Ramachandran/Blakeslee aber die subjektive Bewertung durch den Erzähler fehlt, ruft die indirekte Wiedergabe des Monologs keinen Distanzeffekt hervor. Im Gegenteil: Der Leser begleitet die Reflektorfigur mit wenig Abstand, als stünde er neben ihr und schaute ihr über die Schulter. So kann er sich gut in die Figur einfühlen, mit ihr mitschwingen. Das Mitschwingen des Lesers ist sogar die Voraussetzung für das Funktionieren weiterer im Text angelegter Mechanismen. Die Information, die Patientin sei halbseitig gelähmt, ruft nur dann den intendierten Überraschungseffekt hervor, wenn der Leser sich zuvor mit der Patientin solidarisiert hat. Vgl. die Hinweise zur Reflektorfigur bei Ramachandran in der vorliegenden Arbeit ab S. 260.

785 Dubiel: Hirn, S. 37f.

786 Dubiel: Hirn, S. 47f.

werden lange unterbrochen.[787] Die Erzählstränge werden bei Weitem nicht alle wieder aufgegriffen, verknüpft oder zu Ende gesponnen. Resultat ist eine lose, aber nicht willkürliche Aneinanderreihung von Momentaufnahmen und Bruchstücken. Dennoch weist auch *Tief im Hirn* einige für Novellen typische Merkmale auf. Prolog und Epilog bilden eine prägnante Rahmenhandlung, und auch Dubiels Erzähler beschreibt eine unerhörte Begebenheit, die an Sacks' Begegnung mit dem Stier auf dem Berg erinnert. Um die Konstruktionsweise von *Tief im Hirn* weiter herauszuarbeiten, lohnt es sich, der Spur novellistischen Erzählens kurz nachzugehen und zu prononcieren, welche Funktion der ‚unerhörten Begebenheit' in *Tief im Hirn* zukommt und wie sie strukturell eingebettet wird.

Dem weißen Stier bei Sacks entspricht bei Dubiel ein weißes Pferd, das sich bei einem herannahenden Gewitter von berittenen Polizisten losreißt und in Panik durch einen Park in New York läuft. Der Erzähler beschreibt die Begebenheit, die seinen Heimweg von einem Vortrag unterbricht, als „Szene", die „so bizarr und außeralltäglich war, dass ich mir später manchmal beim Aufwachen oder Einschlafen nicht sicher war, ob ich sie nicht geträumt hatte".[788] Allerdings stellt nicht die Begegnung mit dem Pferd, die am 10. September angesiedelt ist, wie der Leser später erfährt, den eigentlichen Kulminationspunkt der Erzählung dar, sondern der Anschlag auf das *World Trade Center* am folgenden Tag. Der Erzähler nähert sich dem tragischen Ereignis aus verschiedenen Richtungen, sinniert über den Einfluss von Katastrophen auf die Selbstmordrate, beschreibt die Auswirkung, welche die Erfahrung eines Unglücks in dieser Größenordnung auf seine Selbstwahrnehmung hat.[789] Er bereitet den Leser sogar explizit auf das dräuende Unglück vor, an der Stelle in der Chronologie aber, an der die Darstellung des Anschlags selbst hätte erfolgen müssen, befindet sich eine Zäsur:

> Die regennassen, menschenleeren Straßen und die unter dem niedrigen Himmel geduckten Hochhäuser sahen so aus, als hätte man sie mit einer alten Videokamera

---

787 Ein Beispiel ist die Beziehung des Erzählers zu seinem Sohn, über deren Entwicklung und allgemeine Beschaffenheit der Leser weitgehend im Unklaren bleibt. Im Prolog gibt der Erzähler eine Erinnerung an eine Situation in den achtziger Jahren wieder; er habe seinen Sohn in Florenz aus dem Kindergarten abgeholt (Dubiel: Hirn, S. 8.). Die nächste Erwähnung des Sohnes erfolgt erst nach einem Drittel der Fallbeschreibung (vgl. Dubiel: Hirn, S. 43), eine weitere zur Hälfte (vgl. Dubiel: Hirn, S. 67) und eine letzte am Ende des Textes (vgl. Dubiel: Hirn, S. 132ff.). Zwar lassen sich aus der längeren Schlusspassage spekulative Rückschlüsse auf das Verhältnis zwischen Vater und Sohn ziehen, eine tiefgehende Charakterisierung der Beziehung ermöglichen die wenigen Schlaglichter allerdings nicht.

788 Dubiel: Hirn, S. 73.

789 Vgl. Dubiel: Hirn, S. 70ff.

> aufgenommen. Diese grobkörnigen Schwarzweißbilder wurden jetzt häufig in den neuen Filmen und im Reality-TV als Stilmittel eingesetzt. Sie werden durchweg verwendet, um auf eine unmittelbar drohende Gefahr aufmerksam zu machen. Ich hatte mich verlaufen. Ich war erschöpft. [...] Ich fragte nach dem World Trade Center. Ein Rastafari, aus dessen Taxi laute Reggaemusik tönte, lachte mich aus: »It is right here«, und wies auf das Gebäude, vor dem wir standen. [...] Ich muss tatsächlich wie eine Vogelscheuche ausgesehen haben. Aber ich war glücklich. Es war der 10. September 2001.
>
> Nach dem Angriff am 11. September wird das gesamte Stadtgebiet von Südmanhattan für den Verkehr gesperrt.[790]

Die Ereignisse vom 11. September sind für den Erzähler nicht darstellbar. Sie sind so entsetzlich, dass sie sich gegen die erzählerische Verarbeitung verweigern, die Leerstelle zwischen den Absätzen wird zur einzig möglichen Repräsentation des Grauens.[791] Der Erzähler kann die Lücke nicht füllen, sondern nur ‚umschreiben'. Das Sich-der-Beschreibung-Entsetzende ist eine prototypische Erscheinungsweise des Unerhörten. Man denke an den berühmten Gedankenstrich in Kleists *Marquise von O....*, der den hinter ihm verborgenen Zeugungsakt erst zum unerhörten (unter anderem weil der Phantasie des Lesers überlassenen) Ereignis macht;[792] und auch Sacks spart den eigentlichen Fall in *The Mountain* gezielt aus. Allerdings weist *Tief im Hirn* keine auch nur annähernd so geschlossene Form auf, wie sie für novellistisches Erzählen wesentlich ist. Auch wenn die Handlung auf das nicht darstellbare Grauen des 11. Septembers hinstrebt, ist das Unbestimmte anders als bei Kleist und Sacks nicht auf ein singuläres Ereignis beschränkt. Assoziatives, approximatives Erzählen ist für *Tief im Hirn* charakteristisch, es ist Teil einer generellen Strategie des indirekten Erzählens. Wie dem Erleben seiner eigenen Krankheit nähert sich der Erzähler auch dem terroristischen Anschlag nicht direkt, sondern auf einem Umweg über zumeist dekontextualisierte Erinnerungen und theoretische Reflexionen. Die Lücken zwischen den einzelnen Elementen muss der Leser aktiv schließen. Selbst innere Triebfedern und die Spezifika des persönlichen (Krankheits-)Erlebens von Figuren und Erzähler können vom Leser oft nur anhand von Analogien rekonstruiert werden. Die Fragmentarisierung des Erzählten und das Konterkarieren persönlicher Anekdoten durch analytische Reflexionen lassen sich als Mechanismen begreifen, um empathische Reaktionen des Rezipienten zu stören. Eine

790 Dubiel: Hirn, S. 77.

791 Parallelen zu amnestischen Reaktionen auf existentiell erschütternde Lebensereignisse (psychische Traumata) sind offensichtlich.

792 Heinrich von Kleist: *Die Marquise von O....* . – Frankfurt am Main, Basel: 1989 [zuerst

kohärente Narrative, deren Struktur und Gestaltung den Leser dazu animiert, sich dem Sog des Erzählflusses zu ergeben und sich mit dem Erzähler oder einer Figur zu solidarisieren, ergibt sich anders als in Falldarstellungen wie Sacks' *A Leg to Stand On* oder Yaloms Fallerzählungen nicht. Das Entsetzliche, so suggeriert Dubiels Erzähler im Gegensatz zu seinen Berufsgenossen in anderen Falldarstellungen, lässt sich nicht vermitteln, sondern nur selbst erleben. Entweder kann der Leser also die Leerstellen mit eigenen Erfahrungen besetzen, oder er muss sich damit begnügen, sie provisorisch mit Sachinformationen zu schließen.

Tief im Hirn unterläuft damit die Erwartungen, die Erlebnisberichten im Allgemeinen und speziell autobiographischen Schilderungen von Krankheitsverläufen entgegengebracht werden. Indem er die von ihm bevorzugte rationale Reaktion von Freunden auf seine Erkrankung thematisiert, empfiehlt der Erzähler auch dem Leser eine nüchterne Betrachtungsweise:

> Offenbar ist die dem weiblichen Geschlecht zugesprochene Neigung zur Fürsorge und Empathie keine gute Basis für ein langfristiges Verhältnis zwischen Freunden. [...] Männliche Freunde hatten beim ersten Kontakt, nachdem sie von der Krankheit erfahren hatten, keine Scheu, mit einer Art unverhüllter klinischer Aufmerksamkeit nach meinen Bewegungsstörungen zu fahnden, mir taktvolle Informationsfragen zu stellen und mir eine abwartende, eine »rationale« Einstellung zur Krankheit anzuraten. Ein rationaler Umgang bestünde darin, zunächst Ruhe zu bewahren, um zwei komplementäre Aufgaben zu bewältigen. Nämlich zum einen, sich in Klarheit und Nüchternheit über die Beeinträchtigungen zu informieren, mit denen man rechnen muss, und diese dann zu sortieren in solche, die man ertragen lernen muss, und solche, die man ändern kann. Damit konnte ich gut umgehen. Sehr empfindlich war ich gegenüber Distanzlosigkeiten, der Zumutung symbiotischer Nähe und falschen Solidaritätsgesten.[793]

Die Passage umreißt nicht nur, welche Haltung seiner Erkrankung gegenüber der Erzähler von sich und anderen (den Leser eingeschlossen) erwartet, sie ist auch programmatisch für Struktur und Gestaltung der Erzählung. Dem Schema, das die Freunde dem Erzähler für den Umgang mit der Krankheit anempfehlen und das der Erzähler sich ausdrücklich zu eigen macht, folgt auch der Aufbau des ‚Fallessays' (Bewältigung komplementärer Aufgaben: 1. nüchterne, sachliche Information über mögliche Beeinträchtigungen, 2. Darstellung der tatsächlich eintretenden Symptome und des Umgangs mit ihnen). Von „Distanzlosigkeiten", der Illusion „symbiotischer Nähe" und „falschen Solidaritätsgesten" hält der Erzähler den Leser durch die bereits geschilderten Strategien

Dresden: 1808], S. 11.

793 Dubiel: Hirn, S. 42.

ab. Zu dieser kleinen Autopoetologie kommt jedoch noch ein weiterer Aspekt hinzu: Der Erzähler charakterisiert sich selbst als unglaubwürdig und entzieht sich damit vollends dem Zugriff durch den Leser:

> Zeit meines Lebens hatte ich Geheimnisse. [...] Dass andere oder die Anderen etwas nicht wissen dürfen, war ein Schlüsselthema meines Lebens. [...] Immer war ich sicher, dass die Preisgabe dieses Geheimnisses mich in den Augen der Welt und derer, die mir nahe stehen, völlig diskreditieren würde. Ein Großteil meiner Lebenszeit und Energie habe ich darauf verschwendet, mein jeweiliges Geheimnis vor seiner Aufdeckung zu schützen. Diese Aktivitäten waren für mich so zentral, dass sie sich nicht auf einzelne Aspekte der Bewahrung des jeweiligen Geheimnisses erstreckten, sondern sich zu einer Haltung, zu einem Habitus verdichteten, in dem ich, ähnlich einem Agenten im feindlichen Umfeld, vorsichtig agierte und mir nicht »in die Karten schauen ließ«. [...] Zu diesem Habitus gehört auch eine Kultur der Lüge. Nicht Teile einer Wahrheit habe ich verschwiegen. Ich log schon weit im Vorfeld. [...] Nicht die Wahrheit sagen zu müssen, war für mich die Vorbedingung von Freiheit.[794]

Es ist nicht unwahrscheinlich, dass der vom Erzähler gepflegte Habitus im Umgang mit der Wahrheit auch Inhalt und Gestaltung seiner Krankengeschichte bestimmt. Der Erzähler lässt keinen Zweifel daran, dass er dem Leser nur einzelne mit Bedacht ausgewählte und eng begrenzte Einblicke gewährt. Hieraus muss der Leser selbst ein Bild konstruieren. Überdies zieht der Erzähler nun auch noch den Wahrheitsgehalt der wenigen von ihm preisgegebenen persönlichen Informationen in Zweifel. Der Leser bleibt also darüber im Unklaren, wie weit sein Bild eines Erzählers der Erzählinstanz in *Tief im Hirn* entspricht. So werden gerade die Auslassungen, die nicht preisgegebenen Emotionen, das nicht gezeigte Gesicht hinter der Maske, die nicht erzählten oder nicht vollständig ausgeführten Begebenheiten, zu einem Hauptcharakteristikum dieser Falldarstellung. In vielen Falldarstellungen wird dem Leser das Gefühl vermittelt, er habe nicht nur Fachwissen über eine Krankheit erworben, sondern auch Einblick in die Erfahrungswelt von Arzt oder Patient erhalten. In *Tief im Hirn* jedoch wird der Leser immer wieder dazu angehalten, die Schlüsse zu revidieren, die er zum Wesen des Erzählers und zu dessen Welt- und Krankheitswahrnehmung zieht. An verlässlich erscheinenden Erkenntnissen bleiben dem Leser nur das Fachwissen über Parkinson und einige kulturtheoretische Abweichungen. Der Erzähler erreicht damit bei seinem Lesepublikum, was ihm aufgrund der auffälligen Parkinsonsymptome bei einem Vortragspublikum versagt bleibt: Er exponiert sich, ohne als Person gesehen zu werden:

> Jetzt habe ich Parkinson im 13. Jahr, und seit einiger Zeit nötigt mich die Sichtbarkeit meiner Symptome, mein Geheimnis, vielleicht *das* Geheimnis meines Lebens,

794 Dubiel: Hirn, S. 118f.

> offen zu legen. So schaffe ich es gelegentlich, größere öffentliche Veranstaltungen mit einem Hinweis auf meine Krankheit zu beginnen. Ich erzähle dann, wie ich registriere, dass sich bei meinen Vorträgen die Aufmerksamkeit des Publikums auf meine Symptome konzentriert, statt auf den Gehalt meiner Rede. Wenn ich den Mut finde, meine Krankheit anzusprechen, werde ich nach dem Vortrag mit Lob überschüttet. [...] Aber dennoch bleibt ein Unbehagen. Ich würde eigentlich nur wollen, dass der Vortrag gewürdigt wird, ohne Ansehen der Person. Gewürdigt wird aber, wie ich es wage, mich zu exponieren, während andere Kranke sich vor der Welt verstecken. Das Geheimnis ist die private Kehrseite des so genannten Stigmas.[795]

Da Dubiel seine Parkinsonerkrankung zum einzigen überprüfbaren Inhalt der Erzählung macht, ist der Leser (im Gegensatz zum Vortragspublikum) *gezwungen*, den Gehalt der Darstellung zu würdigen, und zwar *indem* er sich auf die Schilderung der Symptome konzentriert. Zugleich verhindert das schriftliche Medium die direkte voyeuristische Anschauung der Symptome. Indem er sich in den Lücken zwischen den Fragmenten verbirgt, erreicht der Erzähler, dass tatsächlich nur sein „Vortrag" gewürdigt wird und er als Person unsichtbar bleibt. Er wirft Schlaglichter auf die Krankheit, informiert über medizinische Hintergründe, Chancen und Risiken von Behandlungsmöglichkeiten, Möglichkeiten zum Umgang mit Symptomen; die private Kehrseite der Krankheit aber bleibt sein Geheimnis.

Vom Mund in die Hand: Verständigungstexte

Ende der 1970er Jahre prägte der Suhrkamp-Lektor Hans-Ulrich Müller-Schwefe für Erfahrungsberichte, „die in keinen Programmkasten paßten",[796] den Begriff

795 Dubiel: Hirn, S. 120.

796 Hans-Ulrich Müller-Schwefe gebührt an dieser Stelle großer Dank. Er stand für Rückfragen bereit und stellte mir freundlicherweise Kopien der Konzeptpapiere zur Verständigungsliteratur aus dem Jahr 1976 zur Verfügung. Im Einzelnen sind dies *Programmatische Stichworte zur Begründung und zur praktischen und literatursoziologischen Definition eines Typus „Gebrauchsliteratur" oder Verständigungstexte* von Peter Sloterdijk und Müller-Schwefes eigene Skizze *zu einem Projekt Verständigungstexte*. Bei beiden Papieren handelt es sich um mehrseitige Maschinenschriften. Da die Skizzen unveröffentlicht sind und es darüber hinausgehend kaum Untersuchungen zu Verständigungstexten in der Forschungsliteratur gibt, wird hier mit einiger Ausführlichkeit aus den Konzeptpapieren zitiert. Dabei werden fehlende oder überzählige Leerzeichen stillschweigend emendiert. Nachträgliche handschriftliche Rechtschreibkorrekturen bzw. Maschinenüberschreibungen werden stillschweigend übernommen, während die offenbar im Nachgang vorgenommenen handschriftlichen An- und Unterstreichungen nicht wiedergegeben werden. Anführungszeichen oben werden zu Beginn einer ausgezeichneten Passage jeweils durch Anführungszeichen unten ersetzt. Das

„Verständigungstexte“. Sowohl der Begriff als auch das Konzept zur Publikation verschiedener Bände mit Verständigungstexten entstammen der Auseinandersetzung von Peter Sloterdijk und Hans-Ulrich Müller-Schwefe mit damals sehr erfolgreichen Lebensberichten wie Verena Stefans *Häutungen*, Karin Strucks *Klassenliebe* oder Peter Schneiders *Lenz*.[797] In Bezug auf Stefans *Häutungen* schreibt Sloterdijk, es dränge sich ihm der Eindruck auf,

> daß wir es hier mit einem typologisch in dieser Weise (vielleicht schon dagewesenen) aber kategorial sicherlich noch gar nicht zureichend erfaßten Phänomen zu tun haben: einem Buch, das eine unerhörte Breitenwirkung erlangt hat (geschätzte Auflage momentan 50.000), in dem es de facto kaum etwas anderes tut, als in einer erfahrungssensiblen Sprache den Erlebnissen eines Individuums nachzugehen; also eine Art Gebrauchsautobiographik im Zwischenbereich zwischen Literatur und Dokument, ohne daß eine eindeutige Zurechnung zum einen wie zum anderen der Sache gerecht würde.[798]
>
> Ich behaupte [...], daß Texte wie die von Verena Stefan, Karin Struck u. a. eine neue Qualität von Kommunikation innnerhalb [sic] des Mediums, das früher einfachhin Literatur hieß, darstellen. Dieser neuen Qualität wegen wird der abweichende Terminus „Verständigungstexte“ (Müller-Schwefe) vorgeschlagen; wollte man literaturgeschichtlich ausholen, so ließe sich zeigen, daß mit diesem Ausdruck [...] Eigenschaften von Literatur akzentuiert oder wieder heraufbeschworen werden, die im literarischen Ansatz des 18. Jahrhunderts enthalten waren, ehe sie durch die Entwicklung zur „Literatur als Kunst“ hin und durch die Ausbildung einer Klassik und einer korresondierenden [sic] Kunstreligion eher verschüttet wurden. Auf der Ebene der anspruchsvollsten zeitgenössischen Literatur- und Kunsttheorie kommt die spezifische Verständigungs-Qualität der Texte nicht mehr selbständig zum Ausdruck. (19. Jhd.)[799]

Wie der Begriff „Verständigungsliteratur“ bereits andeutet, soll über die reine Lektüre hinaus die Kommunikation zwischen Betroffenen, Angehörigen und Institutionenvertretern über den Inhalt des Verständigungstextes angeregt werden:

> Verständigungstexte markieren [...] eine neue Qualität im kommunikativen Charakter von Literatur, weil sie nicht in einer „teuren“ Kunstsprache uneinholbare Vorsprünge an episch-mächtiger oder lyrisch-vertiefter Welterfahrung ausbreiten, sondern sich mit aller Bewußtheit an dasjenige wendet, was schon „beinaheselbstgesagt“ im Vorbewußten oder selbst im Bewußten der Leser bereitliegt; dies ist eine Literatur, die sich ganz bewußt auf Differenzierung von Erfahrung beruft, aber nicht, um den Leser zu distanzieren und ihm fremden Reichtum vorzuführen;

annotierte Zitat findet sich in Müller-Schwefe: Verständigungstexte, S. 1.

797 Vgl. hierzu Müller-Schwefe: Verständigungstexte, S. 1 und Sloterdijk: Stichworte, S. 1.

798 Sloterdijk: Stichworte, S. 1.

799 Sloterdijk: Stichworte, S. 1 f.

> diese Literatur will in ihrem Gehalt vom Leser eingeholt werden, sie will ihren kurzfristigen Formulierungsvorsprung gerne an den richtigen Leser verlieren, der sich, angeregt durch die gebrauchsautobiographische Selbstdarstellung des Schreibenden, über sich selbst beugt, seine Assoziationen herbeibringt und sich selbst seinen Reim auf das Gelesene macht. Verständigungsliteratur löst nicht literaturkritische Antworten aus, sondern provoziert Rede und Gegenrede aus anderer eigener Erfahrung: Der Leser stellt sich neben den Textvorwurf und sagt: Ich-auch, Ich-anders, Ich-ergänzend, Ich-fragend.[800]

Für den speziellen Fall ihres Sammelbandes *In irrer Gesellschaft. Verständigungstexte über Psychotherapie und Psychiatrie*, der aufgrund seiner thematischen Ausrichtung Teil des Korpus der vorliegenden Arbeit ist, formulieren die Herausgeber Kurt Kreiler, Claudia Reinhardt und Peter Sloterdijk ihre Hoffnungen wie folgt:

> Wir möchten niemanden in seiner Erfahrungsarmut bestärken, niemandem die Chance bieten, Aufgelesenes bloß zu rezensieren und als Ablenkung zu benützen, niemandem einen Vorwand liefern zu glauben, daß hier nur »noch ein Buch« den Psycho-Boom unterstützt, den man heute in den westlichen Gesellschaften beobachtet.
>
> Das Buch soll bei denen etwas in Gang setzen, die aus irgendwelchen Ängsten ihren eigenen Erfahrungen keinen Platz gelassen haben zum Wachsen und zur Mitteilung. Wir glauben an den therapeutischen Sinn der Kommunikation, auch wenn sie in diesem Fall nicht direkt geschehen kann. Therapeutische Kommunikation kann unter Umständen auch der Dialog des Lesers mit dem Schreibenden sein. Der Leser, wie wir ihn uns vorstellen, schaltet sich mit seiner Ratio, seinen Gefühlen, seiner Lebenserfahrung in die Texte ein, er vergleicht, fragt nach, nimmt Stellung (wir laden alle Leser ein, den Autoren über die Adresse der Herausgeber zu schreiben!).[801]

In irrer Gesellschaft. Verständigungstexte über Psychotherapie und Psychiatrie gehört zu den ersten Buchveröffentlichungen im deutschen Sprachraum, welche den Begriff „Verständigungstexte“ im (Unter-)Titel tragen. Die Herausgeber wählen „Verständigungstext“ als Alternative zu „Betroffenheitsliteratur“ und verschieben hierdurch den Akzent von der eingleisig-voyeuristischen Lektüre der Geschichten ‚armer‘ Betroffener hin zur zweigleisigen Verständigung zwischen Autor und Leser. Der sich auseinandersetzende, Stellung nehmende Leser, wie die Herausgeber von *In Irrer Gesellschaft* ihn sich wünschen, macht sich durch die Lektüre zum Mitbetroffenen. Die Autoren der Beiträge, so die Herausgeber, wollen „durch das Schreiben ein Stück Klärungsarbeit leisten [...], für

800 Sloterdijk: Stichworte, S. 3.

801 Kurt Kreiler (Hrsg.): *In irrer Gesellschaft: Verständigungstexte über Psychotherapie und*

sich und andere."[802] Die Texte sollen über die Lektüreerfahrung hinaus Effekte erzielen, dem Leser die Perspektive Betroffener eröffnen, ihn vielleicht sogar empören oder zu einer Verhaltensänderung bewegen und, beim Schreibprozess direkt, eine kathartische Wirkung auf den Schreibenden ausüben. Ein Anspruch an die Qualität der Gestaltung von Betroffenheitsliteratur wird, vielleicht aus Rücksicht auf die Befindlichkeiten der Autoren, gar nicht erst formuliert. Der einzige Hinweis auf die Selektion von Beiträgen, den die Herausgeber in ihre Nachbemerkungen einfügen, lässt offen, ob die Auswahl anhand thematischer, organisatorischer oder gestalterischer Gesichtspunkte erfolgt ist: „Wegen der Ablehnung eines Textes gab es auch mal Krach: es hieß, die Herausgeber sollten nicht einfach Beiträge zusammentrommeln und sie dann kaltschnäuzig abservieren."[803] So versammelt *In irrer Gesellschaft* sehr unterschiedliche Werke, die in Bezug auf das in ihnen zur Schau gestellte Gestaltungsvermögen (und auch den konstatierten Gestaltungswillen) stark voneinander abweichen. Auch die Textsorten variieren; Prosastücke, deren Bandbreite sich von Briefen und Tagebucheinträgen über Erzählungen erstreckt, szenische Dialoge und Kommentare wechseln sich mit Lyrik ab.[804] Viele der Beiträge werden von Begleittexten flankiert; so schließt sich z. B. an Eva-Maria Knapps *Brief an eine verstorbene Mutter* ein langes Interview mit Peter [Sloterdijk] und Kurt [Kreiler] an, Rainer Taeni schaltet seinem Therapiebericht *Fühlen als Therapie* eine Vorbemerkung vor, Wolfgang Sievers ergänzt seine *Memoiren mit Dreißig* um eine kommentierte Vita und Gerhard Daiber sein *Tagebuch einer Verfolgung* um ein mit „Begleittext" überschriebenes Postskriptum, Jonny Millers Dialog *Glück gehabt* wird von K[urt] K[reiler] mit einer Nachbemerkung versehen. Die Begleittexte haben zum einen die Funktion, die Distanz zwischen dem erlebenden und dem erzählenden Ich kenntlich zu machen, zum anderen geben sie den autobiographischen Falldarstellungen einen Anstrich von Objektivität, da sie alternative Perspektiven auf das Fallgeschehen erschließen.[805] Nicht alle der in *In irrer Gesellschaft* enthaltenen Werke sind Patientenberichte. Unter den 36 Beiträgen finden sich auch etliche Beschreibungen von zumeist konfliktbelasteten

---

Psychiatrie. – Frankfurt am Main: 1980, S. 505 f.

802 Kreiler: Gesellschaft, S. 505.

803 Kreiler: Gesellschaft, S. 503.

804 Die Gedichte werden in der vorliegenden Arbeit nicht berücksichtigt, da sie sich bestenfalls in Bezug auf Stoffe und Motive, nicht aber in Bezug auf die textuellen Verfahren mit der hier behandelten narrativen Prosa vergleichen lassen.

805 Nicht von allen Paratexten werden beide Funktionen abgedeckt. Der Akzent kann zur einen oder anderen Seite hin verschoben sein, oder, wie bei der Nachbemerkung Kurt Kreilers zu

Lehranalysen bzw. Ausbildungstherapien, die rückblickend von Therapeuten geschildert werden, sowie einige kritische Darstellungen der Vorgehensweise in psychiatrischen Einrichtungen von antipsychiatrisch eingestellten ‚Insidern' aus der Ärzte- oder Pflegerschaft. Die Divergenz der Autoren und ihrer Texte spiegelt sich auch in den Erzählhaltungen und der Textstruktur. Am einen Ende der Skala stehen analytisch-konfrontative Briefe[806] mit kompakter, dichter Form, am anderen Ende befinden sich bewusstseinsstromartige Monologe und Erzählungen, die sich zum Teil aus nur lose verbundenen Elementen zusammensetzen. Um einen Eindruck von der Vielfältigkeit der Verständigungstexte zu vermitteln, werden nun verschiedene Beiträge aus der Textsammlung *In irrer Gesellschaft* untersucht. Anhand der Texte in der Sammlung lassen sich einige der Erscheinungsformen von Verständigungsliteratur sowie die Bandbreite der in ihnen zur Anwendung gebrachten textuellen Verfahren nachzeichnen. Es wird sich zeigen müssen, ob in den zu analysierenden Verständigungstexten wirklich, wie Sloterdijk sagt, „das Schöne und Gelungene, zu dem Sprache auch in diesem Rahmen fähig ist, [...] an den Rand der Kommunikation" tritt.[807] Auch Sloterdijks Einschätzung, die „Momente, in denen die Sprache Schönes und Tiefes, Stilles und Lebendiges, Gefühlsstarkes, fast Endgültiges sagen kann, wo der Autor expressive Kraft zeigt,"[808] seien den Verfassern tatsächlich bloß manchmal „unterlaufen", hätten aber „keine prinzipielle Bedeutung" und sagten „nichts für den Status des Textes",[809] muss auf den Prüfstand gestellt werden.

A. Peter Sloterdijks *Kündigungen* und Natascha Wdowins *Niemandsmensch*

Besonders in den Briefen der ersten Sektion des Bandes, die mit *Kündigungen* betitelt ist, stellen sich die Ich-Erzähler zumeist einem angeklagten „Du" entgegen. So kündigt Peter Sloterdijks[810] Erzähler in einem hymnischen Brief „den Familienvertrag, der bisher die Schritte [s]eines Lebens mit seinen heimtückischen Bestimmungen und seinen mir selbst unverständlichen Klauseln beherrscht hat".[811] Er analysiert in einer Ansprache an die Eltern die Konflikte

Jonny Millers Dialog, ganz auf einer der Funktionen liegen.

806 Die Briefe adressieren Eltern und Ausbilder.

807 Sloterdijk: Stichworte, S. 4.

808 Sloterdijk: Stichworte, S. 4.

809 Sloterdijk: Stichworte, S. 4.

810 Scheinbar ist im Fall von Peter Sloterdijk eines der Merkmale von Verständigungsliteratur nur bedingt gegeben, da Sloterdijk als Geisteswissenschaftler und (Fach-)Buchautor im Fokus öffentlicher Beachtung steht. Allerdings gelang Sloterdijk erst mit der Veröffentlichung von *Kritik der zynischen Vernunft* 1983 der Durchbruch, also drei Jahre nach der Publikation von *In irrer Gesellschaft*.

811 Peter Sloterdijk: *Kündigung des Familienvertrags*. – In: Kreiler: Gesellschaft, S. 9–11, hier

seiner Kindheit und emanzipiert sich schließlich durch die Bereitschaft zur Vergebung aus seiner altgewohnten Rolle innerhalb des familiären Systems:

> Liebe Gluckenmutti, du traurige, du arme, du vom Leben gehetzte, benachteiligte, vom Stiefvater unterdrückte Mutti, du einsame, zerstreute Frau, dein Sohn, dein Säugling kann dein Unglück nicht tragen. [...] Ich opferte jeden eigenen Willen, um deinen herrischen Schmerz nicht über mir heraufzubeschwören. Ich wurde gehorsam, ich wurde dein Bübchen. Dein guter Wille schwebte über mir wie eine dunkle Wolke. Ich wollte dich zufrieden machen, aber da du nur zufrieden sein konntest, wenn du die große Fürsorgende bleiben durftest [...], so ließ ich dich gewähren und mich verkümmern, kleinbleiben, verwöhnt werden. [...] Seit Jahren mühe ich mich nun ab, ein Einzelwesen zu werden, zu Ende geboren, abgenabelt, genug versorgt, ausreichend bestätigt, auf eigenen Beinen. [...]
>
> Es ist, als ob sich in meiner Brust eine zusammengekrampfte Faust öffnete. In dieser Faust steckt ein Treue- und Racheschwur und eine Verzweiflung: die unendliche Treue zu dem, was mich zerstört, und die unendliche Wut, die den Pakt mit dem Schmerz, der vor mir war, sprengt. Ich möchte die Faust öffnen, die Verweigerung beenden; ich möchte mich versöhnen, mit dir, Mutti, mit dem Leben, mit mir selbst.[812]

Die Analyse des eigenen Falles wird für den Ich-Erzähler zu einem Prozess der Wandlung vom Opfer zum Mittäter, Ankläger, Richter und schließlich zum Priester, der die Sünden vergibt. Das Versöhnungsangebot als illokutionärer Akt erlöst nicht nur die Mutter aus der Täterrolle, sondern auch den Erzähler aus der familiären Umklammerung. Es wird zur Voraussetzung für den Heilungsprozess, der, so lässt das Ende des Briefes vermuten,[813] bereits eingesetzt hat.[814] Die lückenlose Analyse des Ich-Erzählers bietet dem Leser kaum Raum für eigene Schlüsse oder Bewertungen. Die Sicht ist eingeengt, eine alternative bzw. ergänzende Perspektive (z. B. die von Mutter oder Vater) oder Informationen, die das im Brief gezeichnete Selbstbild des Erzählers in Frage stellen könnten, werden dem Leser nicht geboten. Die Vermutung liegt nahe, dass hier Glättungstechniken zum Einsatz kommen. Ähnlich wie bei Susann Heenen-Wolffs *Die Reminiszenz in der Halluzination* lassen die Geschlossenheit der Interpretation sowie der Mangel an Mehrdeutigkeiten an *selective reporting* denken.[815]

S. 9.

812 Sloterdijk: Kündigung, S. 9f.

813 „Seither suche ich auf klareren Wegen, was mir lebensnotwendig erscheint, Freude, Anerkennung, Freunde, sinnvolle Aufgaben, Freundschaft mit mir selber.“ Sloterdijk: Kündigung, S. 11.

814 Allerdings ist nicht allen Erzählern der in dieser Sektion versammelten Briefe eine Heilung durch das Erzählen vergönnt.

815 Vgl. das Kapitel *Schönheitschirurgie: Sprachliche Glättung*, S. 41 ff., sowie das Kapitel *Die*

Die Ansprache an Eltern oder Therapeuten und die Emanzipation von ihnen ist auch in Beiträgen anderer Formate ein wiederkehrendes Motiv. Ein Beispiel ist Natascha Wdowins Fallerzählung *Niemandsmensch*, an deren Ende die Ich-Erzählerin ihre tote Mutter direkt adressiert. Form und Duktus der Ansprache erinnern an Sloterdijks *Kündigung*, allerdings schickt Wdowins Erzählerin der ‚Abrechnung' mit der Mutter die Beschreibung einer von Angst und Selbstzweifeln geprägten Lebensphase voraus. Sie legt damit das Augenmerk auf die Rekonstruktion ihres Erlebens während einer akuten psychischen Belastungssituation und die Schilderung des Therapieverlaufs – Bereiche, die Sloterdijks Brief-Erzähler mit den Worten „Von meiner Therapie mag ich nichts schreiben. Fünf furchtbare, fruchtbare, schlimme, gute Lebensjahre liegen hinter mir"[816] explizit aus seiner Fallbeschreibung ausspart: Die Ich-Erzählerin schildert das erste Auftreten von Ängsten und Zwängen nach der Scheidung von ihrem Mann Robert und einer Herzattacke ihres Vaters, beschreibt ihre Lebenssituation mit dem neuen Partner Helmut, gibt in Rückblicken Auskunft über ihre Kindheit, skizziert ihre Beziehung zu ihrem Therapeuten Dr. P. und verfolgt, punktuell einzelne Sitzungen herausgreifend, den Verlauf ihrer Therapie vom ersten Termin bis zum letzten drei Jahre später. Allerdings ist die Erzählung keinesfalls stringent, sondern assoziativ und von Brüchen und Sprüngen durchsetzt. Die sachliche Wiedergabe von Lebensumständen driftet ab in beharrliche Selbstbespiegelungen und die metaphorische Beschreibung von Angstzuständen. Ein längerer Ausschnitt verdeutlicht die Pendelbewegung zwischen faktischer Aufzählung und bildhaft-emotionalen Inneneinsichten:

> Ich war von Robert geschieden und lebte mit Helmut, den ich gleich nach der Scheidung kennengelernt hatte, in einer Wohngemeinschaft mit Lisa und Gregor. Roberts Prophezeiungen, daß ich ohne ihn völlig lebensuntüchtig sei, hatten sich nicht erfüllt. Ich verdiente ziemlich viel Geld, genoß die legeren Kontakte zu Leuten, durfte endlich in Jeans herumlaufen, »Scheiße« sagen und mich mit wildfremden Männern duzen. Doch irgendwas in mir begann, sich von soviel Positivem und Wünschenswertem immer mehr abzuwenden und sich durch einen winzigen Spalt auf undefinierbare Landschaften zu richten, in denen etwas Krankes, Brutales, Destruktives lauerte. Die Bedrohung wuchs täglich. Ich mußte jetzt pausenlos präsent sein, um nicht durch eine Unvorsichtigkeit in diesen Spalt hineingezogen zu werden.
>
> Nachts kämpfte ich gegen die Müdigkeit an. Ich kann mir keine Pausen im Bewußtsein leisten. Im Schlaf könnten mir die Ruder entgleiten, die ich konzentriert und exakt gegen die unheimliche Strömung einsetzen muß. [...] In der Dunkelheit lausche ich den Geräuschen meines Kreislaufs. Mein gleichmäßiger Herzschlag

Reminiszenz in der Halluzination, vor allem ab S. 77.

816 Sloterdijk: Kündigung, S. 11.

> beruhigt mich nicht, er versetzt mich in Ungläubigkeit und Spannung. [...] Lebe ich nur, weil ich mich dazu entschlossen habe? Habe ich mich entschlossen?
>
> Tagsüber fühle ich mich erschöpft, unruhig, vergesse ständig, was ich gerade tun wollte. Täglich gibt es schlechte Nachrichten. Unsere Nachbarin stirbt an Krebs, Christine bringt ihr Kind tot zur Welt und landet in der Nervenklinik, Roberts bester Freund ermordet seine Frau. Dauernd schlimme Meldungen in den Zeitungen.[817]

Will man Wdowins Darlegung aus psychologischer Sicht lesen, lassen sich die losen Assoziationsketten und Sprünge von einer Situation als Nachbildung des grüblerischen und sich im Irrationalen verlierenden Denkens von Depressiven und Angstpatienten verstehen. Die permanente Selbstbespiegelung verdeutlicht den nur bedingt erfolgreichen Versuch der Erzählerin, sich ihrer selbst zu versichern und die Kontrolle über Erleben und Erzählen zu gewinnen; oft gleitet sie haltlos von einem Gedanken zum nächsten. Nicht einmal das Tempus bleibt konstant. Einfälle und Pläne sind keine Ausgangspunkte für Umsetzungs*prozesse*, sie verwirklichen sich *ad hoc*. So setzt Ich-Erzählerin Natascha den Leser beiläufig über die Pläne zu einer Urlaubsreise und ihre Befürchtungen diesbezüglich in Kenntnis. Dass das, was der Leser zunächst für Nataschas Ängste *vor* Reiseantritt hält, tatsächlich bereits Schilderungen von Erlebnissen *während* der Reise sind, erschließt sich erst im Rückblick. Der erzählte Gedanke wandelt sich sofort in erzählte Wirklichkeit um; die Gesetze der erzählten Welt sind damit von denen der empirischen Welt grundverschieden:

> Ich ahne schon, daß die geplante Urlaubsreise nach Ceylon für mich zum Verhängnis wird. Hier kann man sich über die wahren Fakten nicht mehr hinwegtäuschen. Man stolpert auf der Straße über sie. Die Kranken, die Apathischen, die Hungernden, die Entmenschlichten. Nach dem ersten Bummel durch die City von Kandy stürzt mein Traum von der vernünftigen, positiven Welt [...] ein wie ein prächtiger Wolkenkratzer. Die Reise wird immer strapaziöser. Alles ist mir zuviel, zu schwer, zu eng, zu heiß. Die anderen schleppen mich mit, bis ich endgültig schlappmache.[818]

Solche und ähnliche Zeit- und Situationswechsel wirken als Irritationsmomente, die den Leser dazu zwingen, sich neu zu orientieren. Zwischenschritte und ganze Abläufe werden übersprungen und müssen vom Rezipienten rekonstruiert werden. Dennoch driftet die Erzählung im Ganzen nie ins Hermetische oder Sinnlose ab, da dem Leser stets genügend Informationen für eine plausible Rekonstruktion der fehlenden Passagen zur Verfügung stehen. Eine wichtige

817 Natascha Wdowin: *Niemandsmensch*. – In: Kreiler: Gesellschaft, S. 59–91, hier S. 60f.
818 Wdowin: Niemandsmensch, S. 61.

Funktion erfüllen in diesem Zusammenhang Nataschas Sitzungen bei Dr. P. Sie bilden das Rückgrat der Erzählung, eine feste Struktur, an der sich die assoziativen Selbstbeobachtungen der Ich-Erzählerin sowie die Rückblenden und Kindheitsbeschreibungen wie Gewebe anlagern können. Die Ich-Erzählerin reflektiert explizit ihre Abhängigkeit von Dr. P. und damit implizit auch die Abhängigkeit der Ich-Fallerzählung vom Patientenstatus ihrer Erzählinstanz:

> Dr. P's physische Nähe wird für mich unentbehrlich. Er ist der positive Pol, der mich für einige Zeit aus der Sphäre des negativen Magnetfeldes befreit. Gierig warte ich auf die Termine bei ihm, wie Süchtige auf den Schuß. Mein Leben besteht nur noch aus zwei Extremen: der sinnlosen Angst und der sinnlosen Euphorie. Helmut malt ein Bild mit bunten Gehirnströmen und nennt es »Protest gegen Schwarz-Weiß-Malerei«. Seit ich in der Therapie bin, ist mein Zustand für ihn eine Realität geworden, mit der er sich auseinandersetzt. Die Anonymität meiner Krankheit ist durchbrochen. Ich bin eine ordentliche Patientin eines angesehenen Therapeuten, das gibt mir offenbar eine Existenzberechtigung.[819]

Trotz der großen Bedeutung, welche die Erzählerin der Therapie zuweist, und trotz der Abhängigkeit der Erzählung von den strukturgebenden Sitzungen wird die inhaltliche Therapiearbeit kaum dargestellt. Welche Wirkmechanismen zu einer Besserung oder Verschlechterung des Zustands der Patientin führen, bleibt außen vor. Bezeichnenderweise ist es in *Niemandsmensch* der Therapeut, der anonymisiert wird, nicht die Patientin. Sofern Dr. P.s Interventionen überhaupt wiedergegeben werden, geschieht dies in knapper Form, teilweise indirekt. Äußerungen des Therapeuten dienen bestenfalls als Trigger für Erinnerungen und Reaktionen Nataschas, die dann aber nicht mehr als Bestandteil der Therapiesitzung gezeigt werden. Oft driftet die Handlung auf der Spur einer Assoziation von der Therapie ab, ohne später wieder dorthin zurückzukehren.[820] Anders als in ‚klassischen' psychoanalytischen Fallgeschichten (z. B. bei Argelander) werden Deutungen zur Nebensache, sie spielen für den Fort-

---

819 Wdowin: Niemandsmensch, S. 65.

820 Ein Beispiel hierfür ist eine längere Erinnerungspassage, die durch eine Aussage Dr. P.s eingeleitet wird: „Dr. P. behauptet unerschütterlich, es müsse in meinem Leben handfeste Tatsachen gegeben haben, die zu diesem Gefühl der Ausweglosigkeit, der Fremdbestimmtheit geführt haben müssen. In meiner Kindheit hat es eine Menge handfester Tatsachen gegeben, eine Menge Angst und rationaler und irrationaler Bedrohlichkeit, aber die inneren Fäden zu dieser Zeit sind abgerissen.

Meine Mutter war jahrelang meine einzige Kontaktperson. Mein Vater befand sich meistens auf seinen Konzertreisen." Wdowin: Niemandsmensch, S. 72. Die sich anschließende Rückschau, in der die Erzählerin z. T. traumatische Kindheitsereignisse reflektiert, erstreckt sich über fast eineinhalb Seiten und endet mit der Erinnerung an den Selbstmord der Mutter.

gang der Erzählung keine Rolle.[821] In den wenigen Dialogpassagen geht es fast ausschließlich um die Gestaltung der Beziehung zwischen Natascha und Dr. P., nicht um die Aufarbeitung der Vergangenheit oder verhaltenstherapeutische Maßnahmen zur Bekämpfung von Nataschas Ängsten:

> »Typisch Therapeut. Ich hab die Therapie satt. Jeder Schritt nach vorn bedeutet zwei zurück.«
> »Und was schlagen Sie als Alternative vor?«
> »Miteinander schlafen.«
> »Was würde nach Ihrer Meinung geschehen, wenn wir das täten.«
> »Darüber denke ich nicht nach. Das ist mir egal.«
> »Tja-ja«, murmelt er in den Bart, »Rom sehen und sterben... Unsere Beziehung – das ist doch viel mehr als miteinander schlafen.«
> »Das sagen Sie nur, weil Sie keine Gefühle für mich haben dürfen.«
> »Warum darf ich das nicht? Wer kann mir das verbieten?«
> »Die Methode.«[822]

Als Figur bleibt der Therapeut unscheinbar: „Alles an ihm ist grau. Die Haare, der Anzug, die Augen.“[823] Er wird reduziert auf seine Funktion als Spiegel, in dem die Ich-Erzählerin die Stationen ihrer Identitätsfindung betrachten kann; „Dr. P. ist irgendeine anonyme Person mit eigenen Bedürfnissen und einem eigenen Schicksal,“ von der Natascha „nichts erfahren darf.“[824] „Sie haben nie wirklich Interesse an mir gehabt. Ihr Interesse war nur vorgegaukelt, spiegelbildlich dem meinen für Sie“,[825] wirft die Ich-Erzählerin dem Therapeuten gegen Ende der Therapie vor und offenbart damit zugleich ihr eigenes Desinteresse an dessen Person. Erst mit dieser Erkenntnis – ihr eigentliches Interesse lag die ganze Zeit über nicht am Erkennen des anderen, sondern am Erkennen des

821 Die Reflexion der Gestaltung einer therapeutischen Beziehung aus Sicht der Patientin macht *Niemandsmensch* zum Pendant zu den Fallgeschichten Yaloms, in denen der gleiche Vorgang aus der Perspektive des Therapeuten wiedergegeben wird. „Years ago I conducted an experiment in which a patient and I each wrote our own view of each of our therapy hours. Later when we compared them, it was at times difficult to believe that we described the same hour. Even our views of what was helpful varied. My elegant interpretations? She never even heard them! Instead she remembered, and treasured, casual, personal, supportive comments I had made.“ Yalom: Executioner, S. 185. Ähnlich wie die Patientin Yaloms misst die Ich-Erzählerin in *Niemandsmensch* scheinbaren Beiläufigkeiten (z. B. Komplimenten oder kurzem Körperkontakt, vgl. Wdowin: Niemandsmensch, S. 69 und 90f.) eine große Bedeutung bei. Hierdurch wird auch der Stellenwert derartiger Motive für Handlung und Struktur der Erzählung erhöht. Oft sind sie Marker für wichtige Wendepunkte.

822 Wdowin: Niemandsmensch, S. 71.

823 Wdowin: Niemandsmensch, S. 63.

824 Wdowin: Niemandsmensch, S. 80.

825 Wdowin: Niemandsmensch, S. 86.

eigenen Selbst – ist Natascha in der Lage, Dr. P. als Individuum wahrzunehmen, das auch außerhalb des therapeutischen Kontextes und unabhängig von seiner Funktion als Projektionsfläche existiert. Das Du setzt ein Ich voraus:

> Am Ende der Sitzung, ich bin schon an der Tür, ruft er mich noch einmal zurück.
> »Ach, Natascha, Sie sind doch bestimmt mit dem Wagen da. Könnten Sie mich ein Stück in die Stadt mitnehmen? Mein Auto ist in der Werkstatt.« Ich bin am Ziel meiner Wünsche. [...] Wir verlassen zum erstenmal die therapeutische Situation. Dr. P. geht neben mir auf der Straße. Nach drei Jahren strenger Klausur bin ich mit ihm plötzlich draußen in der Welt, in einer Alltagssituation, in die er mich nie begleitet hat. [...] Zum erstenmal offenbart sich mir die reale Person Dr. P., der Mann Dr. P. In seinem ewig grauen Anzug, in seiner ganzen beharrlichen Grauheit. Sein Alter hat mich nie gestört. Im Gegenteil. Es vergrößerte das Potential an weiser erlösender Kraft. Wir fahren durch die Stadt, und von den Bildern bröckelt die blinde Patina ab, die in einem visionären Zeitabschnitt die Wirklichkeit überzogen hat.[826]

Das Ende der Therapie, auf das die Erzählung teleologisch ausgerichtet ist, ist zugleich das Ende eines Selbstfindungs- und Selbstkonstruktionsprozesses, für dessen Gelingen der Erwerb des eigenen Namens, der eigenen Identität, die entscheidende Voraussetzung ist. Die Aneignung des Namens findet in zwei Etappen statt. Nachdem sie ihre Angst vorübergehend überwunden und eine Dienstreise nach Moskau (zumindest halb) absolviert hat, wird Natascha von Dr. P. zum ersten Mal mit ihrem Vornamen adressiert und geduzt. Auch wenn Dr. P. kurz darauf wieder zum Protokoll zurückkehrt, bleibt an der Bedeutung der namentlichen Ansprache für die Ich-Erzählerin kein Zweifel:

> Auf seinem Tisch steht ein großer Strauß Rispen. Meine Lieblingsblumen. Er nimmt eine Blüte aus der Vase und hält sie mir hin:
> »Hier, stellen Sie sie sich auf den Schreibtisch.«
> Ich beuge mich über sein erstes Geschenk für mich und heule los. »Was ist denn, Natascha? Warum weinst du jetzt?«
> Du? Er hat Du gesagt? Zuerst die angedeutete Umarmung, dann die Blume und jetzt das DU? Was hat das alles zu bedeuten?[827]

Vollendet wird die Individuation in der letzten Sitzung:

> [»]Jeden Augenblick kann das Schlimmste passieren. Erst wenn es für mich passiert ist, wenn ich erfahre, was das ist, werde ich frei sein.«
> »Was wäre denn dieses Schlimmste für Sie?«

---

826 Wdowin: Niemandsmensch, S. 86f.

827 Wdowin: Niemandsmensch, S. 80f. Bereits in der weiter oben ausführlich zitierten Zusammenfassung ihrer Scheidungsgeschichte ist das Sich-Duzen „mit wildfremden Männern“

Ich überlege.
»Das Ende der Therapie.«
Langes Schweigen. Man hört, wie die Kreise sich schließen. Ich bin in meine eigene Falle gegangen. Auf Dr. P. verzichten – das ist der Preis für meine eigene Identität. [...] Ich höre nicht, was Dr. P. sagt, ich höre nur plötzlich ein kurzes scharfes »Frau Wdowin«. Das war die letzte Kugel im Arsenal. In dieser Form der Anrede ist alles drin. Die Person, zu der diese Beziehung bestanden hat, existiert nicht mehr. Ich warte das Ende der Stunde nicht ab. Ich erhebe mich mit der Bewußtlosigkeit einer Somnambulen. Dr. P. hält meine Hand länger fest als sonst. Ich bemerke eine graue Spannung in seinem Gesicht und einen Anflug von Müdigkeit und Trauer. Vater Courage entläßt wieder einmal eines seiner Kinder. Er sieht viel älter aus als vor drei Jahren. Aber auch ich bin älter geworden. Ich bin Frau Wdowin. Ich gehe und höre hinter mir das Einschnappen der Tür.[828]

Die Angsterkrankung und ihre Auswirkung auf Alltag, Denken und Gefühlsleben der Ich-Erzählerin steht zwar thematisch im Mittelpunkt der Erzählung – die psychologische Deutbarkeit drängt sich förmlich auf –, dennoch lässt sich die Erzählung nicht annähernd hierauf herunterbrechen. *Niemandsmensch* ist von Beginn an auch eine Geschichte über das Schreiben. Schon in den ersten Absätzen reflektiert die Erzählerin die Abhängigkeit ihrer Existenz vom geschriebenen Wort:

Vor mir auf dem Tisch ein ungeordneter Haufen fliegender Blätter und Zettel, hunderte von beschriebenen Seiten, die sich in drei Jahren angesammelt haben. Einige davon:
Ich reproduziere, materialisiere mich, ich halte mich fest, ich stehe vor mir schwarz auf weiß. Ich schreibe gegen das Chaos an. Es gibt keine Möglichkeit, das Leben zu leben, es gibt nur die Möglichkeit, sich eins zu schreiben. Ich bin beschrieben – also bin ich.
Das Schreiben war in dieser Zeit eine Sucht. Wenn ich mich selbst nicht mehr spürte, schrieb ich mich auf, erschuf mich selbst. Ich schrieb mir einen Rahmen, in dem ich mich bewegen konnte. Ich steckte mich ab, wenn ich mich auflöste.[829]

Was die Erzählerin hier vollzieht, ist nicht nur die Anerkennung des Schreibens als therapeutisches Mittel, sondern vor allem die selbstreflexive Betrachtung ihrer eigenen Genese als Erzählinstanz. Zugleich macht sie die Grenzen sichtbar, innerhalb derer sie existenzfähig ist. Ein Leben außerhalb des Textes ist ihr als Erzählinstanz prinzipiell unmöglich. Die Erzählerin benennt damit auch den paradoxen Status von Erzählinstanzen im Allgemeinen. Sie vermitteln den Anschein, als seien sie die Urheber der Geschichte, innerhalb derer sie sich bewegen, als hätten sie ihr eigenes Nährmedium und zugleich sich selbst erschaffen.

(Wdowin: Niemandsmensch, S. 60) ein Symbol für die Emanzipation aus der Abhängigkeit.
828 Wdowin: Niemandsmensch, S. 88.
829 Wdowin: Niemandsmensch, S. 59.

Dennoch sind sie *Be*schriebene, die, passiv und machtlos, von der schreibenden Hand eines Autors abhängen. Über den gesamten Verlauf der Erzählung hinweg laufen die Handlungsebene, auf der das erlebende Ich versucht, zu sich selbst zu finden und die Kontrolle über die Angst zu gewinnen, und eine selbstreflexive Metaebene nebeneinander her. Immer wieder finden sich Formulierungen, die sich sowohl als zu der einen, als auch zu der anderen Ebene zugehörig lesen lassen. So spricht die Erzählerin davon, sich zu ver*zettel*n, und deklariert ihre Situation in der Wohngemeinschaft mit Partner Helmut als ein

> künstliches Gebilde. Mich gehen diese Leute nichts an. Ich gehöre nicht zu ihnen. Wo gehöre ich denn hin? Ich kann an*tippen*, wo ich will, auf mich *spricht* nichts an. Ich bin ein Irrtum auf diesem durchorganisierten Planeten, ein Niemandsmensch. Man läßt mich beiläufig existieren, solange ich nicht auffalle.[830]

Als erzählende Instanz gehört das Ich weder zu den anderen Figuren noch in die Welt der Leser und Autoren. Da sie die Erzählerin einer Falldarstellung ist – also einer Geschichte, deren Handlungsrahmen im Wesentlichen auf den Verlauf von Krankheit und Therapie begrenzt ist – ist ihre Existenz zudem an den Status des erlebenden Ichs als Patientin gekoppelt. Nur als „ordentliche Patientin eines angesehenen Therapeuten“ erlangt die Erzählerin „eine Existenzberechtigung.“[831] Die Crux ist hierbei, dass die Erzählerin selbst für die Organisation der Erzählung zuständig ist und somit auf die Beendung ihrer eigenen Existenz hinarbeiten muss. Nur solange sie Patientin ist, bleibt der Erzählanlass bestehen, Heilung wird zur Gefahr:

> [Natascha:] »Ich weiß schon, worauf Sie hinauswollen. Das alles hier läuft nur auf eins hinaus. Daß ich lerne, ohne Sie auszukommen. Aber darauf falle ich nicht rein. Da beißt sich die Methode in den eigenen Schwanz. Ich werde nie lernen, ohne Sie auszukommen.«
>
> [Dr. P.:] »Sie werden solange nicht ohne mich auskommen müssen, bis Sie es nicht selbst wollen.«
>
> »Da können Sie lange warten.«
>
> »Ich hab Zeit.»[832]

Es ist nur folgerichtig, dass sich der Zustand des erlebenden Ichs nicht verbessert, sondern verschlechtert. In einer langen Retardierung zögert das erzählende Ich die Heilung des erlebenden Ichs hinaus. Was auf Handlungsebene einen paranoid-phobischen Schub des erlebenden Ichs bedeutet, stellt für die Erzählinstanz den Kampf um eine Verlängerung der Handlung dar, und damit die

830 Wdowin: Niemandsmensch, S. 62 f. Hervorhebungen BS.

831 Wdowin: Niemandsmensch, S. 65.

832 Wdowin: Niemandsmensch, S. 71.

Sicherung der eigenen Existenz. Je weniger Handlung übrig ist, desto kürzer die ‚Lebensspanne', die der Erzählinstanz noch bleibt:

> Jede noch so vorsichtige Konfrontation mit alltäglichen Situationen vergrößert ihre Bedrohlichkeit. Jede Handlung hat sich zu einem dramatischen Akt eigener Lebensrettung aufgebläht. Mein Lebensradius wird immer kleiner. Meistens besteht er nur noch aus den zwei Quadratmetern Bett. Irgendeine gigantische Maschinerie, die in keinem Verhältnis zu meiner Bedeutung steht, ist zu meiner Vernichtung angelaufen. In mir muß etwas Entsetzliches sein, wenn so viele Energien zu meiner Zerstörung aufgeboten werden.[833]

Die Ängste, die in *Niemandsmensch* thematisiert werden, sind nicht nur die Ängste einer Phobikerin vor dem Kontakt mit der Welt, die letztlich aus der Furcht vor einer Auseinandersetzung mit dem Freitod der Mutter resultieren, sie sind auch die Ängste einer Erzählerin vor dem Ende der Erzählung. Doch der Verlauf der Handlung lässt sich nicht unbegrenzt aufschieben. Das erlebende Ich zieht der Erkrankung zum Trotz mit Helmut in eine andere Stadt, der „Aufschub der Realitäten auf den unbestimmten Zeitpunkt, an dem ich vielleicht wieder die alte werden könnte, ist nicht länger möglich. Kulminationspunkt der Ausweglosigkeit."[834] In dem Moment, in dem das erlebende Ich die Handlung an sich reißt, ist der Wendepunkt erreicht, von dem an die Erzählinstanz ‚nicht mehr zu retten' ist. Durch eine sexuelle Erfahrung mit einer Freundin entdeckt das erlebende Ich seine Fähigkeit, die eigenen Bedürfnisse zu erkennen, selbst für ihre Befriedigung einzutreten und Verantwortung für sich selbst zu übernehmen. Dem erzählenden Ich werden damit die Fäden aus der Hand genommen:

> Ich kann nichts von der Bedrohlichkeit meines Körpers spüren. Ich nähere mich ihm mit tastender Neugier. Der schlafende Riese macht keine Anstalten, um gegen mich auszuholen. Alles geht ganz leicht. Keine Hast, keine Diskrepanzen. Melanies helle, melonenglatte Haut. Berührungen wie Wassertropfen. Der alte Hyazinthenduft. Ich verlasse zum erstenmal das Schattenspiel der Projektionen und erfahre die Wirklichkeit der entmystifizierten Sexualität. Mit Wonne am Ungehorsam, am Durchbrechen der Norm, an meiner ersten eigenen Handlung, die nicht durch das Höhere abgesegnet ist.
>
> [...] Im Spektrum zwischen Panik und Selbstbestimmung entdecke ich die ersten vorsichtigen Triebe meiner eigenen Aussaat. Ich stelle fest, daß ich ganz simple Bedürfnisse, Vorlieben und Abneigungen habe, Stricken, Kakteen pflanzen, Blues auf dem Klavier spielen.[835]

---

833 Wdowin: Niemandsmensch, S. 72.
834 Wdowin: Niemandsmensch, S. 82.
835 Wdowin: Niemandsmensch, S. 87.

Die Kreise schließen sich, die Erzählerin ist in ihre „eigene Falle gegangen."[836] Die Gesundung des erlebenden Ichs bedeutet den vom erzählenden Ich gefürchteten Verzicht auf Dr. P.; das erzählende Ich zahlt den Preis für die Identität des erlebenden Ichs.[837] „Ich bin Frau Wdowin":[838] Sobald die erlebende Natascha sich ihren Namen angeeignet hat, wird die Beziehung zwischen beiden Instanzen gekappt. „Das war die letzte Kugel im Arsenal. In dieser Form der Anrede ist alles drin. Die Person, zu der diese Beziehung bestanden hat, existiert nicht mehr."[839] Das erzählende Ich fällt in einen bewusstlosen Zustand und verlässt den (Erzähl-)Raum: „Ich erhebe mich mit der Bewußtlosigkeit einer Somnambulen. [...] Ich gehe und höre hinter mir das Einschnappen der Tür."[840] Der letzte Teil der Erzählung, die Auseinandersetzung mit dem Tod der Mutter, wird nun ausschließlich aus Perspektive des erlebenden Ichs wiedergegeben. Mit der Aneignung der eigenen Identität erhält das erlebende Ich die Möglichkeit, zu einem Du (der Mutter) in Konfrontation zu gehen, die eigene Vergangenheit aufzuarbeiten und den Heilungsprozess (sowie die Geschichte) eigenständig abzuschließen. Die Vermittlung von Wissen über Angsterkrankungen an sich oder von Kenntnissen zur Wirkweise von therapeutischen Verfahren tritt dabei völlig in den Hintergrund. *Niemandsmensch* – der Titel ist programmatisch – ist nicht nur eine Geschichte über die behandlungswürdigen Ängste einer Phobikerin, es ist auch eine Geschichte über die Angst einer Erzählinstanz vor dem Ende ihrer Erzählung.

B. Dwascha Wiechowskis *Ein Tag von allen (Steinhof, Pavillon 5)*

Als letzte Falldarstellung in diesem Kapitel soll nun Dwascha Wiechowskis deutlich antipsychiatrisch ausgerichteter Journalauszug *Ein Tag von allen (Steinhof, Pavillon 5)* untersucht werden. Der in *In irrer Gesellschaft* abgedruckte Auszug beschreibt den Tagsablauf einer Anstaltsinsassin vom frühen Morgen bis zur Bettruhe am Abend.[841] Der Titelzusatz „Steinhof, Pavillon 5" verweist auf das psychiatrische Krankenhaus in Wien. Mit seiner außergewöhnlichen Erzählperspektive und seinen Besonderheiten in Bezug auf Orthographie und Interpunktion steht *Ein Tag von allen* stellvertretend für eine kleine Gruppe publizierter Falldarstellungen, die sich durch extreme, unkonventionelle und ex-

836 Wdowin: Niemandsmensch, S. 88.
837 Vgl. Wdowin: Niemandsmensch, S. 88.
838 Wdowin: Niemandsmensch, S. 88.
839 Wdowin: Niemandsmensch, S. 88.
840 Wdowin: Niemandsmensch, S. 88.
841 Vgl. Dwascha Wiechowski: *Ein Tag von allen.* – In: Kreiler: Gesellschaft, S. 408–416.

perimentelle textuelle Verfahren auszeichnen. Während Sloterdijk und Wdowin sich für ihre Falldarstellungen herkömmlicher Ich-Erzählungen bedienen, wählt Dwascha Wiechowski eine nicht nur für Fallerzählungen außergewöhnliche Form der dritte Personen-Perspektive. Zudem verzichtet Wiechowski vollständig auf Zeichensetzung. Ein Nachsatz, der vermutlich von den Herausgebern stammt, weist darauf hin, dass es sich bei dem ca. neunseitigen Beitrag *Ein Tag von allen* um einen Teil eines umfangreicheren Werks handelt und dass herausgeberseitig in die Zeichensetzung eingegriffen wurde: „(Aus einem längeren Manuskript, im Original ohne Satzzeichen)".[842] Über die Länge des Ursprungstextes wird keine weitere Angabe gemacht. Es liegt nahe anzunehmen, dass die nachträglich gesetzten Zeichen das Schriftbild zumindest bedingt an die Sehgewohnheiten der Leser angleichen sollen, um die Orientierung im Text zu erleichtern. Im Fließtext werden im Folgenden Zitate aus *Ein Tag von allen* ohne Satzzeichen angegeben, um auszuschließen, dass syntaktische Doppelbezüglichkeiten sowie hieraus resultierende Mehrdeutigkeiten verschleiert werden.[843] Ein weiteres (in den 1970er Jahren aber keineswegs einzigartiges) Textmerkmal ist das fast vollständige Fehlen der Großschreibung. Die wenigen vorhandenen Majuskeln an Wortanfängen fallen deshalb besonders ins Auge. Sie heben vor allem die Namen hervor und grenzen das „Sie", das die ‚Protagonistin' der Dritte-Person-Erzählung bezeichnet, von Personalpronomina ab, die anderen weiblichen Figuren zuzuordnen sind:

> Sie steht langsam auf geht zum wagerl und läßt sich dort auch ein plastikheferl voll heißen kaffees geben in die andere hand hinein erhält Sie eine semmel mit beidem geht Sie zum tisch zurück setzt sich nicht ohne etwas kaffee auszupantschen und beginnt zu essen und zu trinken [...] Martha kaut schon an der zweiten semmel Schrenk Maria schaut gierig um den tisch Maria hätte auch noch gerne eine semmel Sie kaut besonders langsam denn Sie weiß nach dem letzten bissen semmel und dem letzten schluck kaffee heißt es hinausschlurfen und abwaschen das erste abwaschen von den fünf mal abwaschen an diesem tag wie an jedem[844]

Mit dem „Sie" in der dritten Person hat es in *Ein Tag von allen* eine besondere Bewandtnis: Es fungiert nicht als Reflektor für eine personale Erzählung,

---

842 Wiechowski: Tag, S. 416.

843 Ergänzend werden die zitierten Passagen inklusive Satzzeichen in Fußnoten wiedergegeben.

844 Wiechowski: Tag, S. 412. Passage mit Satzzeichen: „Sie steht langsam auf, geht zum wagerl und läßt sich dort auch ein plastikheferl voll heißen kaffees geben. in die andere hand hinein erhält Sie eine semmel, mit beidem geht Sie zum tisch zurück, setzt sich nicht ohne etwas kaffee auszupantschen und beginnt zu essen und zu trinken. [...] Martha kaut schon an der zweiten semmel, Schrenk Maria schaut gierig um den tisch, Maria hätte auch noch gerne eine semmel. Sie kaut besonders langsam, denn Sie weiß, nach dem letzten bissen semmel

es *ersetzt* die erste Person. Im Folgenden wird deshalb von „Sie-Erzählerin" gesprochen. Wie die außergewöhnliche Erzählerkonstruktion angelegt ist, wird für den Leser allerdings erst im vierten der fünf Journalkapitel ersichtlich, dem einzigen Kapitel, in dem die Erzählhaltung vorübergehend wechselt. Das Kapitel ist mit „ein gespräch" überschrieben. Die Sie-Erzählerin versucht erfolglos, sich auf ein Buch zu konzentrieren, als eine Schwester sich zu ihr setzt und ein Gespräch beginnt:

> neben Sie auf die bank auf den Rosiplatz setzt sich eine schwester sie schaut die sitzende die über einem buch sitzende an Sie sitzt über einem Buch Sie schaut in die Seiten na wie geht's dir denn heute was soll ich sagen ihr wolltet mich brechen nein nicht ihr ihr schwestern aber ihr ihr ihr wolltet mich brechen aber ich bin nicht gebrochen man kann mich nicht brechen ihr hab mich nur gebogen bis zu einem U gebogen aber ich bin ein U aus gummi [...] mein ich ist mehr als stahl es gibt keine laserstrahlen für mich ihr wolltet mich töten aber ich bin unsterblich für euch ihr wolltet mir alles nehmen mein ich aber das goldbraune pferd ist in mir aber der baum dort draußen kahl ist in mir aber die erde am feld ist in mir aber der regen ist in mir [...] ihr habt über mich gelacht weil ich anfang regen ende neger anfang gesagt habe ihr habt über mich gelacht weil ich lief weil ich redete weil ich schaute weil ich tat [...] ich lasse euch euren triumph er ist erbärmlich stärker als alles aber ist mein wille ihr wolltet mich brechen ihr glaubtet in diesen mauern mit euch könnt ihr mich endgültig brechen ihr glaubtet ihr könntet mein ich töten dabei habt ihr vergessen daß ihr die toten seid ihr wolltet mir mit eurem hammer mein ich zerschlagen dabei habt ihr nicht sehen können daß ich schon längst außerhalb eurer erbärmlichen mauern bin weil ihr blind seid ihr wollt mich brechen und ich sage euch ihr könnt es nicht was soll ich dir sagen schwester ich bin müde die schwester steht auf stützt die hand kurz auf ihren arm und geht sie merkt daß sie unerwünscht ist[845]

---

und dem letzten schluck kaffee heißt es hinausschlurfen und abwaschen, das erste abwaschen von den fünf mal abwaschen an diesem tag wie an jedem."

845 Wiechowski: Tag, S. 414f. Passage mit Satzzeichen: „neben Sie auf die bank, auf den Rosiplatz, setzt sich eine schwester. sie schaut die sitzende, die über einem buch sitzende an. Sie sitzt über einem Buch, Sie schaut in die Seiten. na wie geht's dir denn heute – was soll ich sagen, ihr wolltet mich brechen, nein nicht ihr ihr schwestern, aber ihr ihr ihr wolltet mich brechen, aber ich bin nicht gebrochen, man kann mich nicht brechen, ihr hab mich nur gebogen, bis zu einem U gebogen, aber ich bin ein U aus gummi. [...] mein ich ist mehr als stahl, es gibt keine laserstrahlen für mich. ihr wolltet mich töten, aber ich bin unsterblich für euch. ihr wolltet mir alles nehmen, mein ich, aber das goldbraune pferd ist in mir, aber der baum dort draußen, kahl, ist in mir, aber die erde am feld ist in mir, aber der regen ist in mir. [...] ihr habt über mich gelacht, weil ich anfang regen ende neger anfang gesagt habe, ihr habt über mich gelacht, weil ich lief, weil ich redete, weil ich schaute, weil ich tat. [...] ich lasse euch euren triumph, er ist erbärmlich. stärker als alles aber ist mein wille. ihr wolltet mich brechen, ihr glaubtet, in diesen mauern, mit euch, könnt ihr mich endgültig brechen. ihr glaubtet ihr könntet mein ich töten, dabei habt ihr vergessen, daß ihr die toten seid. ihr wolltet mir mit

Der Wechsel in die Ich-Perspektive verdeutlicht, dass es sich bei „Sie" die ganze Zeit über um die Erzählerin selbst gehandelt haben muss. Von der Schwester persönlich – als „Du" – auf ihr Befinden angesprochen, wendet die Erzählerin den Blick nach innen. Die wiederholte Phrase „was soll ich [dir] sagen" markiert Anfang und Ende der inneren Zwiesprache. Die gelassene Reaktion der Schwester belegt, dass die Erzählerin ihr gegenüber einzig den Satz „was soll ich dir sagen schwester ich bin müde" geäußert haben kann; die Schilderung ihrer tatsächlichen Befindlichkeit, ihrer Wut, ihrer Befürchtungen, ihrer Machtgefühle und ihrer Abwehr erfolgt nur in den Gedanken der Erzählerin.[846] Die Erzählerin etabliert damit neben dem ‚handelnden Sie', das Routineabläufe erledigt, äußerlich weitgehend emotionslos bleibt und wenn nötig mit anderen Figuren interagiert, ein „Ich", das sorgsam vor dem Zugriff durch andere Figuren (und lange auch vor der Sichtung durch den Leser) geschützt wird.

Die Erzählinstanzen anderer Falldarstellungen spalten sich üblicherweise in erlebendes und erzählendes Ich. Hierdurch öffnet sich dem Leser sowohl eine unmittelbare Erlebensperspektive als auch eine Metaebene, von der aus das Erleben reflektiert und eingeordnet werden kann. Die Trennung zwischen beiden Erzählebenen wird durch einen zeitlichen und zusätzlich oft auch durch einen räumlichen und/oder situativen Abstand hergestellt. Die erzählenden Ichs ordnen Verhalten und Wahrnehmung der erlebenden Ichs rückblickend ein. Versteht man die hierzu notwendige Metaebene im Vergleich zur Erlebnisebene als höher, lässt sich die Teilung der Erzählinstanz als Schnitt durch eine vertikale Säule vorstellen; der Abstand zwischen den beiden Säulenteilen variiert je nach dem, wie deutlich sich das erzählende Ich vom erlebenden distanziert. Im Vergleich dazu entspricht die Erzählinstanz in *Ein Tag von allen* einem Block (Sie-Erzählung), in den die Ich-Erzählung eingekapselt ist. Zugang zu Gegenwart *und* Vergangenheit hat ausschließlich die Ich-Erzählerin; die Ich-Erzählung erfolgt zum Teil im Imperfekt, während die Sie-Erzählung im Präsens bleibt. Das Tempus spiegelt die Zugriffsmöglichkeiten der Erzählinstanzen auf Erinnerungen und Emotionen wider. Die Ich-Erzählerin scheint die Verfügungsgewalt über ein reiches Innenleben („das goldbraune Pferd ist

---

eurem hammer mein ich zerschlagen, dabei habt ihr nicht sehen können, daß ich schon längst außerhalb eurer erbärmlichen mauern bin, weil ihr blind seid. ihr wollt mich brechen und ich sage euch, ihr könnt es nicht – was soll ich dir sagen, schwester. ich bin müde. die schwester steht auf, stützt die hand kurz auf ihren arm und geht. sie merkt, daß sie unerwünscht ist."

846 Vergleiche hierzu die Passagen über den Selbstschutz psychotischer Patienten im Kapitel *Therapie verkehrt: Raumlicht: Der Fall Evelyne B.* ab S. 133.

in mir"[847]), die Erinnerung an vergangene Konflikte und innere Widerstände sowie die gegenwärtige emotionale Situation zu besitzen. Es wirkt, als habe nur sie überhaupt eine Geschichte, während die Sie-Erzählerin in einer sich zirkulär wiederholenden Gegenwart gefangen sei. Sowohl der Titel der Erzählung als auch weitere Textsignale deuten an, dass das Präsens nicht in erster Linie dazu dient, dem Leser das Erlebte zu vergegenwärtigen, es also als besonders lebendig und unmittelbar erscheinen zu lassen, sondern als Ausdruck iterativen Geschehens zu verstehen ist. Jeder Tag ist wie der andere, das Präsens und die streng chronologische Abfolge der Ereignisse verdeutlichen die Allgemeingültigkeit des Erlebten. Unterstützt wird dieser Eindruck dadurch, dass sowohl die Sie-Erzählerin als auch andere Figuren den weiteren Verlauf des Tages antizipieren und zahlreiche Handlungen als Routineabläufe markiert werden:

> im wachsaal wird der betrieb ruhiger die stimmen der frauen lauter ja wo bleibt denn der kaffee den bekommen wir wohl zum nachtmahl das war frau Holdschlag pünktlich wie jeden tag um die selbe zeit[848]
>
> Sie kaut besonders langsam denn Sie weiß nach dem letzten bissen semmel und dem letzten schluck kaffee heißt es hinausschlurfen und abwaschen das erste abwaschen von den fünf mal abwaschen an diesem tag wie an jedem[849]

Am Ende kippt die Erzählung vorübergehend ins Futur, wodurch die Vorhersehbarkeit und Zirkularität der Abläufe noch einmal hervorgehoben werden:

> Sie zieht die decke über den kopf noch ist es etwas ruhig wenn die anderen die Schwenk Maria und so kommen werden wird es wieder lauter in eineineinhalb [sic] stunden kommt das medikamentenwagerl dann wird es heißen meine damen medikamente und alle werden ums medikamentenwagerl stehen und die hand ausstrecken und das glas das joghurtbecherl vielmehr mit wasser in die andere hand nehmen und sie werden dann brav ihr triptizole tefranile nevarile und anafranile und all das andere nehmen und dann kommt endlich dunkel [...] doch noch ist licht noch erwartet man erst das medikamentenwagerl[850]

---

847 Wiechowski: Tag, S. 414.

848 Wiechowski: Tag, S. 410f. Passage mit Satzzeichen: „im wachsaal wird der betrieb ruhiger, die stimmen der frauen lauter, ja wo bleibt denn der kaffee, den bekommen wir wohl zum nachtmahl, das war frau Holdschlag, pünktlich wie jeden tag um die selbe zeit[.]"

849 Wiechowski: Tag, S. 412. Passage mit Satzzeichen: „Sie kaut besonders langsam denn, Sie weiß, nach dem letzten bissen semmel und dem letzten schluck kaffee heißt es hinausschlurfen und abwaschen, das erste abwaschen von den fünf mal abwaschen an diesem tag wie an jedem."

850 Wiechowski: Tag, S. 416. Passage mit Satzzeichen: „Sie zieht die decke über den kopf, noch ist es etwas ruhig. wenn die anderen, die Schwenk Maria und so kommen werden, wird es wieder lauter. in eineineinhalb [sic] stunden kommt das medikamentenwagerl, dann wird es

Ein Tag von allen unterscheidet sich nicht nur durch die Konstruktion der Erzählinstanz und die Verwendung des Tempus von den meisten anderen (autobiographischen) Falldarstellungen, die Erzählung lässt sich auch inhaltlich abgrenzen. Bei vielen Fallerzählungen, so auch bei den meisten Verständigungstexten, steht das Erleben der jeweiligen Krankheit bzw. Störung im Vordergrund. Die Autoren versuchen, dem Nicht-Kranken mit Hilfe poetischer Mittel Einblicke in die Erfahrungswelt der Kranken zu ermöglichen und (fach-)sprachlich kaum fassbare Körper- und Seelenzustände in literarische Ausdrucksformen zu übersetzen. In *Ein Tag von allen* aber wird die Krankheit der Erzählerin vollständig ausgeklammert. Aus welchem Grund sich die Erzählerin in der Anstalt befindet, bleibt unklar. Während die Erzählerin in *Niemandsmensch* sich mit dem Patientenstatus identifiziert, dissoziiert sich die Erzählerin in *Ein Tag von allen* davon; während die Therapie bei Wdowin zu einem Spiegel innerer Abläufe und damit zum Werkzeug für Emanzipation und Selbstfindung wird, wird bei Wiechowski vor allem der Sie-Instanz jede Möglichkeit zur Reflexion und zum persönlichen Ausdruck entzogen. Auch die Beziehung der Erzählerin zum Krankenhauspersonal ist in *Ein Tag von allen* gerade dadurch gekennzeichnet, dass sie nicht stattfindet. Interaktionen mit anderen Figuren sind bis auf den kurzen Wortwechsel mit der Schwester auf Routinen beschränkt. Der Fokus rückt stattdessen auf die Position der Erzählerin innerhalb des Systems „Anstalt“.[851] Die Haltung der Erzählerin (inklusive der Abkapselung des Ichs) lässt sich als unmittelbare Reaktion auf eine von Normen geprägte Umgebung lesen, in der individuelles oder gar regelabweichendes Verhalten nicht toleriert wird. Bezeichnend für die Beschaffenheit des Systems ist die Schilderung der täglichen Visite:

> der herr primar die oberärztin und die ganze schwesternschar treten in den kleinen tagraum alles wendet sich zu ihnen na wie geht's heute wieder danke na also fein man wendet sich weiter die die dicke zunge herausstreckende kleine frau Tobias

---

heißen, meine damen, medikamente, und alle werden ums medikamentenwagerl stehen und die hand ausstrecken und das glas, das joghurtbecherl vielmehr, mit wasser in die andere hand nehmen und sie werden dann brav ihr triptizole tefranile nevarile und anafranile und all das andere nehmen, und dann kommt endlich dunkel, [...] doch noch ist licht noch erwartet man erst das medikamentenwagerl.“

851 Thematisch deutet sich hier eine Verwandtschaft zu Sacks' *A Leg to Stand On* an (vgl. im entsprechenden Kapitel in der vorliegenden Arbeit vor allem die S. 225–231). In Bezug auf andere wichtige Aspekte differieren die Texte allerdings stark. Wie bereits angedeutet fehlt bei Wiechowski der Blick auf das Krankheitserleben ganz, und auch in Bezug auf Duktus, textuelle Gestaltung oder Erzählerkonstruktion lassen sich kaum weitere Parallelen ziehen. Wiechowski greift in *Ein Tag von allen* zu wesentlich radikaleren darstellerischen Mitteln.

> steht auf kommt mit freundlich strahlendem blick der oberärztin entgegen ergreift deren hände und drückt diese fest danke mir geht es sehr gut die oberärztin schaut mitleidig auf die kleine Tobias herunter und sagt zu den schwestern gewandt also das geht nicht unsere Tobias ist schon wieder zu munter was bekommt sie denn jetzt die eine schwester blättert im medikamentenbuch sie sagt einige medikamentennamen gut also wir verdoppeln die dosis dann werden wir weitersehen der primar und die ihm ach so untertanen schwestern haben sich bereits der nächsten frau einer frau von den hundert frauen hier zugewandt [...] hundert frauen ja hier muß es schnellgehen schließlich sind hundert frauen hundert frauen und dann fängt ja gleich die sprechstunde der oberärztin an also muß alles flott durchgezogen werden[852]

Alle Figuren sind auf ihre Rolle innerhalb des Systems beschränkt, individuelle Reaktionen werden sofort unterdrückt, Persönlichkeiten bilden sich nicht heraus.

Ein Tag von allen lässt sich damit auch als Kritik an den Zuständen in psychiatrischen Einrichtungen, der Entmündigung von Patienten und der Reduzierung von Einzelschicksalen auf psychiatrische Fälle verstehen. Aus medizinhistorischer Sicht wird diese Lesart von Eberhard Gabriel gestützt, der von 1978 bis zu seiner Pensionierung 2004 ärztlicher Direktor des Psychiatrischen Krankenhauses Wien bzw. des 2000 daraus hervorgegangenen Otto-Wagner-Spitals war. Zu den Zuständen im Psychiatrischen Krankenhaus in den 1960er und 70er Jahre schreibt Gabriel:

> Zu dieser Zeit war das Krankenhaus in 7 jeweils eingeschlechtliche Abteilungen gegliedert. Pavillon 5 war Bestandteil der damaligen 1. Psychiatrischen Abteilung, eben einer Frauenabteilung, die über mehrere Pavillons verfügte und unter Leitung eines Primarius [...] stand – wie alle anderen Abteilungen eine mit mehreren Hundert Patientinnen. (Der Gesamtbettenstand des Krankenhauses war vom

852 Wiechowski: Tag, S. 412f. Passage mit Satzzeichen: „der herr primar, die oberärztin und die ganze schwesternschar treten in den kleinen tagraum. alles wendet sich zu ihnen, na wie geht's heute wieder, danke. na also fein. man wendet sich weiter. die die dicke zunge herausstreckende kleine frau Tobias steht auf, kommt mit freundlich strahlendem blick der oberärztin entgegen, ergreift deren hände und drückt diese fest. danke mir geht es sehr gut, die oberärztin schaut mitleidig auf die kleine Tobias herunter und sagt zu den schwestern gewandt, also das geht nicht, unsere Tobias ist schon wieder zu munter, was bekommt sie denn jetzt. die eine schwester blättert im medikamentenbuch, sie sagt einige medikamentennamen, gut, also wir verdoppeln die dosis, dann werden wir weitersehen. der primar und die ihm ach so untertanen schwestern haben sich bereits der nächsten frau, einer frau von den hundert frauen hier, zugewandt, [...] hundert frauen, ja hier muß es schnellgehen, schließlich sind hundert frauen hundert frauen und dann fängt ja gleich die sprechstunde der oberärztin an, also muß alles flott durchgezogen werden."

> Träger mit 2708 festgesetzt, in Häusern, die im Beginn des Jahrhunderts für viel weniger Patienten errichtet worden und durch Jahrzehnte, eben auch wieder nach der Entvölkerung im Nationalsozialismus bald wieder nach dem Krieg, bis zu 100% überbelegt waren.) Dabei war die organisatorische Einheit der Pavillons mit meist – auch Pav. 5 – zwei Geschossen, von denen das Erdgeschoss mit pflegebedürftigen, der erste Stock mit mobilen Patienten belegt war. [...] Die personelle Ausstattung war sowohl bei den Ärzten als auch beim Pflegepersonal schlecht. Andere Berufe waren auf diesen Abteilungen nicht vorhanden. Daraus ergab sich zur Bewältigung des Stationsalltags die Gepflogenheit, ja praktische Notwendigkeit der Mithilfe von Patienten. Wenn das auch für den einzelnen Patienten einen Sinn gehabt hat: Beschäftigung mit einer an sich zweckmäßigen Arbeit nicht allzu weit weg von ihren Alltagserfahrungen (bei Frauen: Haushalt, Sorge/Pflege), so kann man diese Heranziehung zu Stationsarbeiten doch nicht als (individuell konzipierte) Ergotherapie bezeichnen. (Sie wurde auch nicht so genannt.)[853]

Aus der Sicht von Gabriel gibt *Ein Tag von allen*

> ein authentisches Bild der Zustände vor der Reform der psychiatrischen Versorgungssysteme (in Wien ab den späten 70er Jahren) wieder, wie ich sie bei meiner Ernennung zum ärztlichen Direktor des Krankenhauses vorgefunden habe. Diese Zustände waren nicht nur lokale, sondern weit verbreitet: siehe die Motive und Ergebnisse der Enquete des Deutschen Bundestages über die Lage der Psychiatrie in der Bundesrepublik (1975). Sie haben sich wohl überall seither wesentlich verändert[.][854]

Abseits narratologischer Untersuchungen lässt sich *Ein Tag von allen* damit in den Kontext der ‚antipsychiatrischen Bewegung'[855] der 1970er Jahre einordnen und als Teil der kritischen Auseinandersetzung mit den patriarchalischen Hierarchien in den psychiatrischen Einrichtungen verstehen – und zwar unabhängig davon, ob die Autorin tatsächlich Insassin des Steinhofs war oder nicht. In diesem Punkt entspricht die Erzählung dem von Sloterdijk formulierten Desiderat, die Verständigungstexte möchten zu „einer kollektiven Sensibilität", einem kollektiven Problembewusstsein[856] beitragen. Allerdings kann angesichts der gewagten Erzählperspektive für *Ein Tag von allen* nicht die Rede davon sein, dass „sich die gebrauchsautobiographische Verständigungsliteratur allenfalls dadurch" von der Alltagssprache absetzen lasse,

853 Auszug aus einer E-Mail-Korrespondenz mit mir vom 10.07.2012. Herrn Prof. Gabriel sei an dieser Stelle freundlichst für seine Auskunftsbereitschaft, die übermittelten Informationen und die Erlaubnis zur Zitierung gedankt, BS.

854 Gabriel: E-Mail.

855 Zur Begriffsproblematik vgl. die Fußnote 315 auf S. 128.

856 Sloterdijk: Stichworte, S. 3.

> daß sie von der Literatur formal das Recht übernimmt, längere Zusammenhänge mit der Stimme eines Einzelnen zu bestreiten, also ausführlicher, kohärenter, konzentrierter als bloße Selbstdarstellungen in Alltagskommunikationen[857]

verfahre.

Die Untersuchung der Beiträge aus *In irrer Gesellschaft* demonstriert eine große Bandbreite an poetischen Verfahren, deutlich erkennbare Differenzen bei der Konstruktion der Erzählstruktur, Originalität bei der Gestaltung von Erzählinstanzen und zum Teil einen gewollt unorthodoxen Umgang mit Grammatik und Orthographie. Die Spanne reicht bei der Verständigungs- und Betroffenheitsliteratur von konventioneller Narration bis zum literarischen Experiment. Es zeigt sich, dass Werke mit dem Etikett „Verständigungstext" keineswegs „ohne den „Hallraum" des Literarischen" arbeiten und Distanz halten „zu dem unvermeidlichen Fetischismus der literarischen Dichte, Konzision, Bedeutungsschwangerschaft, durch die kunstliterarische Produkte sich kenntlich machen".[858] Zahlreiche der Beiträge in *In irrer Gesellschaft* beschränken sich nicht auf

> eine Erfahrungsssprache [sic], elaboriert genug, um den Wendungen und Intimitäten des Selbsterlebten und -durchdachten nachzufahren, aber nicht selbstbewußt und statusbedacht genug, um sich gegen die Ebene einer differenzierten Alltagsrede abzusetzen.[859]

Vielmehr entpuppen sich etliche von ihnen als vielschichtige, durchkomponierte Konstrukte, in denen Irritationsmomente, Perspektivverschiebungen und autopoetische Elemente nicht ausschließlich der Provokation einer Verständigung über den Text hinaus dienen, sondern auch der poetischen Gestaltung des Werks. Auch wenn einige Texte der Sammlung mit herkömmlichen Erzählweisen auskommen, lehnen sich viele der gesichteten Erfahrungsberichte weniger stark an Schreibkonventionen an als die zuvor untersuchten psychiatrischen und neurowissenschaftlichen Falldarstellungen. Dies trifft nicht nur auf die hier untersuchten Kurzformen zu, sondern auch auf einige der romanlangen Erlebnisberichte. Hierzu gehört Maria Erlenbergers *Der Hunger nach Wahnsinn*.

---

857 Sloterdijk: Stichworte, S. 2.
858 Sloterdijk: Stichworte, S. 2.
859 Sloterdijk: Stichworte, S. 2.

C. Exkurs: Die Frau zum Verschwinden bringen. Maria Erlenbergers *Der Hunger nach Wahnsinn*

Maria Erlenbergers *Der Hunger nach Wahnsinn* erschien 1977 bei Rowohlt. Die Ich-Erzählerin ist hochgradig anorektisch. Sie wird, dem Tode durch Verhungern nahe, in eine geschlossene psychiatrische Klinik eingewiesen und dort auch auf Schizophrenie behandelt. Die Handlung umfasst den Aufenthalt in der Klinik bis zur Entlassung sowie die Vorgeschichte, welche die Erzählerin in Rückblenden wiedergibt.[860] Da Erlenbergers Text keine Verfahren aufweist, die wesentlich von denen der bereits besprochenen Falldarstellungen abweichen, wird an dieser Stelle auf eine Detailanalyse verzichtet.[861] Da sich an *Der Hunger nach Wahnsinn* aber besonders eindrücklich demonstrieren lässt, wie unsicher die Bestimmung von Identität und Status von Autoren sein kann, erfolgt hier ein kleiner Exkurs.[862]

Erlenbergers „Bericht", so die Spezifikation auf dem Einband, ist nicht nur thematisch mit den Falldarstellungen aus *In irrer Gesellschaft* verwandt; die Gestaltung des 1977 erschienenen Buches lässt darauf schließen, dass die Betroffenheitstexte bei Rowohlt ähnliche Erwägungen auslösten wie bei Suhrkamp. Müller-Schwefe schlug *In irrer Gesellschaft* ausdrücklich für die Veröffentlichung in der *Edition* Suhrkamp vor, nicht zuletzt, weil er das „angemessen un-ewige, nicht-elitäre, zum Gebrauch einladende Erscheinungsbild der Bände (Schreibmaschinensatz)"[863] für wichtig hielt. *Der Hunger nach Wahnsinn* erschien in vergleichbar schlichter, ‚gebrauchstauglicher' Aufmachung in der von Jürgen Manthey herausgegebenen Reihe *das neue buch* im Rowohlt Taschenbuch Verlag. In beiden Verlagen war man offenbar davon überzeugt, eine unaufwendige Gestaltung sei nicht nur inhaltlich den (z. T. vorgeblich) ungekünstelten Texten angemessen, sondern entspreche auch den Erwartungen des Zielpublikums. Mit der Veröffentlichung in der Reihe *das neue buch* und der Deklaration als „Bericht" bzw. „Konfession von großer, allgemeiner Be-

---

860 Maria Erlenberger: *Der Hunger nach Wahnsinn: Ein Bericht.* – Reinbek bei Hamburg: 1977.

861 Hiermit soll *Der Hunger nach Wahnsinn* im Vergleich zu anderen autobiographischen Falldarstellungen der vorliegenden Sektion keinesfalls abqualifiziert werden. Der Text ist stark poetisch verdichtet und von Reflexionen zur Sprache und zum Schreiben durchsetzt. Zudem bietet er nicht nur aus literaturwissenschaftlicher Perspektive interessante Betrachtungsmöglichkeiten, sondern auch aus Sicht der Genderforschung (ein Stichwort wäre „Konstruktion von Weiblichkeit").

862 Vgl. weiterführend: Bianca Sukrow: *Sich zum Verschwinden bringen: Maria Erlenbergers Bericht* Der Hunger nach Wahnsinn. – In: Maria Heidegger [u. a.] (Hrsg.): *sichtbar unsichtbar. Geschlechterwissen in (auto-)biographischen Texten.* Bielefeld: transcript 2015, S. 177–192.

863 Müller-Schwefe: Verständigungstexte, S. 3.

deutung"[864] fällt *Der Hunger nach Wahnsinn* genau unter die Definition von Verständigungsliteratur, die Gerd Overbeck in seinem Aufsatz *Die Fallnovelle als literarische Verständigungs- und Untersuchungsmethode* formuliert:

> Man könnte auch sagen, es sind Gebrauchstexte, deren Wert darin liegt, daß sie in den jeweiligen Subkulturen zu einem intersubjektiven Kommunikationsaustausch führen, der die jeweilige Gruppe konsolidiert. Solche Texte finden sich daher meistens als Reihen (z. B. Emanzipation, Homosexualität, Krankheit, Behinderung), greifen menschlich-gesellschaftliche Brennpunkte auf und zieren sich gerne mit dem Suffix „neu" (Die neue Frau, Die neue Innerlichkeit etc.).[865]

Die Formulierung, es handele sich um Gebrauchstexte, ist insofern unscharf, als sie zwar auf die Buchgestaltung und die Deklaration der Texte zutrifft, aber nicht zwangsläufig auch auf die Texte selbst. Die Vermarktungsstrategie ist aber auch im Fall von *Der Hunger nach Wahnsinn* eindeutig; so entspricht die erwünschte Wirkung auf den Leser dem von Overbeck beschriebenen Charakter der Texte als Gebrauchsmedien für den Austausch zwischen den Angehörigen einer subkulturellen Gruppierung. Die Anklage, die das Buch vorbringe, erreiche „uns nicht als Außenstehende, sondern als Betroffene", heißt es im Klappentext von *Der Hunger nach Wahnsinn*, „Zu nahe kommen sich Autorin und Leser in dem, was sie wünschen und was sie fürchten müssen."[866] Auch wenn der Begriff „Verständigungstext" im Hause Suhrkamp erst ein paar Jahre nach dem Erscheinen von Erlenbergers Bericht geprägt wurde, macht der Klappentext von *Der Hunger nach Wahnsinn* deutlich, dass das vermehrte Aufkommen von Erlebnisberichten verlagsübergreifend die gleiche Resonanz auslöste. Der Begriff „Verständigungsliteratur" kann also durchaus – wie von Overbeck exerziert – als allgemeine Bezeichnung für die Betroffenheitstexte gelten, die ab den 1970er Jahren zur Trendliteratur wurden. Ebenfalls verlagsübergreifend zeichnet sich der Impetus ab, die Erfahrungsberichte als subjektive, aber wahrheitsgemäße Darstellung nicht-fiktiver Vorkommnisse zu vermarkten. Keitel statuiert, die Verständigungstexte[867] gäben „scheinbar naiv der Sprache im literarischen

864 Erlenberger: Hunger, Klappentext.

865 Overbeck: Fallnovelle, S. 46f. Vgl. hierzu auch Keitel: Psychopathologien, S. 29.

866 Erlenberger: Hunger, Klappentext.

867 Keitels Auffassung hiervon ist sehr weit. Sie verwendet den Begriff „Verständigungstext" weitenteils synonym mit den von ihr maßgeblich untersuchten „Psychopathographien". Unter „Psychopathographien" wiederum, die Keitel anders als „Verständigungstexte" nicht eigens definiert, lassen sich, ähnlich wie unter den Begriff „Fallgeschichte", äußerst heterogene Texte versammeln. Gemeinsam ist den Texten in Keitels Korpus lediglich das Motiv psychopathologischer Phänomene. Sie statuiert, der Untersuchungsgegenstand ih-

Diskurs genau jene Repräsentationsfunktion zurück[...], die sich seit dem Beginn des 20. Jahrhunderts zunehmend problematisiert."[868] Der naive Umgang mit der Sprache ist aber in vielen Verständigungstexten tatsächlich bloß ein vorgeblicher. Wie sich bei der Analyse der Beiträge aus *In irrer Gesellschaft* gezeigt hat, sind einige Verständigungstexte durchaus selbstreferentiell und verlassen sich keineswegs durchgehend auf konventionelle Erzählstrategien. Gemeinsam ist den meisten Verständigungstexten jedoch, dass sie mit Hilfe von Paratexten als authentisch deklariert werden:

> Um die gewünschte Wirkung auf den Leser zu erzielen, muß Authentizität vermittelt oder zumindest vorgetäuscht werden. Die Form eines Tagebuchs, eines Briefromans, eines Tatsachenberichts, die Wahl eines Pseudonyms, ein Ich-Erzähler sind solche literarischen Kniffe, durch die Authentizität angeboten werden kann. Wenn es sich nicht um wirkliche autobiographische Erfahrungen handelt, sind sie gezielte Textstrategien, um dem Leser als Mitglied einer Subkultur, zu der sich der Autor selber als zugehörig zu erkennen gibt, emotional möglichst nahe zu kommen.[869]

Auch der nicht namentlich erwähnte Verfasser des Klappentextes von *Der Hunger nach Wahnsinn* versucht, den Leser davon zu überzeugen, Maria Erlenberger und die Ich-Erzählerin ihrer „Konfession" seien identisch. Die in *Der Hunger nach Wahnsinn* beschriebene psychiatrische Anstalt sei nicht nur Schauplatz der Handlung, sondern auch Entstehungsort des Textes; Maria Erlenberger sei keiner der „mitleidvolle[n] Rechercheure" der „noch so kenntnisreichen und engagierten" Reporte „aus den immer größer werdenden Bereichen fürsorgeabhängiger De-Personalisation", sondern habe sich selbst an den Ort begeben, „den sie schildert, mit einer Art von Freiwilligkeit, die diesem Begriff eine ganz neue Geltung verschafft."[870] Doch die Recherche wirft Zweifel daran auf, wer die ominöse Verfasserin tatsächlich ist (oder war?). Obwohl Maria Erlenberger 1978 sogar der Literaturförderpreis der Stadt Bremen zuerkannt wurde, wurde das Pseudonym – so es denn überhaupt eines ist – nie gelüftet. Kontakt konnten Rezensenten und Journalisten zu der Autorin nur über einen Anwalt aufnehmen. Seit 1982 wurden keine Werke mehr unter dem Namen Maria Erlenberger veröffentlicht. Es ergibt sich ein Paradox: Ausgerechnet die

rer Arbeit sei „die Invasion psychopathologischer Phänomene in die Gegenwartsliteratur" (Keitel: Psychopathographien, S. 12), weist aber selbst darauf hin, das es problematisch ist, Texte allein wegen eines Motivs einem eigenen, neuen Genre zuzuordnen (vgl. Keitel: Psychopathographien, S. 9f.).

868 Keitel: Psychopathographien, S. 28.

869 Overbeck: Fallnovelle, S. 47.

870 Vgl. Erlenberger: Hunger, Klappentext.

Urheberin eines „Berichts“, für den der Verlag größte Lebensnähe und autobiographische Akkuratesse reklamiert, entzieht sich vollständig der Identifizierung. Letztlich finden sich außer der anonymen Angabe im Klappentext keine Belege dafür, dass die Handlung von *Der Hunger nach Wahnsinn* tatsächlich mit außerliterarischen Ereignissen korreliert. Obwohl die Aufmachung des Titels nahelegt, es handele sich um einen autobiographischen Bericht, ist also noch nicht einmal sicher feststellbar, ob die als Verfasserin genannte Person unter dem angegebenen Namen und mit dem angegebenen Geschlecht existiert – geschweige denn, ob sie eine Krankengeschichte durchlebt hat, die mit der Handlung von *Der Hunger nach Wahnsinn* in Beziehung steht. Das Werk ist damit am äußeren Rand des autobiographischen Formenkreises angesiedelt. Da die Ich-Erzählerin ihren Namen nicht nennt, wird die namentliche Identität von Verfasser und Ich-Erzähler, die weiter oben als Minimalanforderung für autobiographische Texte definiert wurde, nur durch die nicht nachprüfbare Zuschreibung des wiederum ungenannten Klappentextschreibers erfüllt. Während für die Texte in *In irrer Gesellschaft*, die unter Pseudonym verfasst sind, die identifizierbaren Herausgeber bürgen, bleibt der Status von *Der Hunger nach Wahnsinn* ungeklärt.

Zweifel an der Kongruenz von Autorin und Erzählerin – und somit generell an dem Konstrukt ‚autobiographische Konfession‘, das dem Werk von seinem Klappentext übergestülpt wird – werden nicht zuletzt von der Schlusspassage genährt. Der Klappentext suggeriert, Maria Erlenberger habe in der psychiatrischen Anstalt ihre Erlebnisse unmittelbar aufgezeichnet.[871] Zumindest mit arglosem Blick ist der Text bis zur Schlusspassage so lesbar, als bilde er die Schreibsituation und die Erlebnisse der Autorin ‚tatsachengetreu‘ ab. Der größte Teil des Textes könnte theoretisch in direkter zeitlicher Nähe zu den beschriebenen Ereignissen entstanden sein. Das Abdriften ins Phantastische, mit dem die Erzählerin die Handlung beschließt, ist hiermit aber kaum vereinbar. Mit den Heften, in welchen sie ihre Behandlungsgeschichte notiert hat, und dem Arztbrief mit ihrer Diagnose verlässt die Erzählerin die Heilanstalt.[872] Doch sie geht nicht zurück in die Normalität, sondern bewegt sich mitten hinein in ein phantastisches (aus psychiatrischer Sicht: psychotisches) Erlebnis. Mit der Klinik lässt sie zugleich den Ort des Schreibens zurück. Sie (und die Autorin?) bewegt sich von dem „Ort, den sie schildert“ und an dem sie schreibt, an einen phantastisch-alptraumhaften Nicht-Ort, einen *ou-topos*.

871 „Ihr Buch, das sie in einer psychiatrischen Anstalt geschrieben hat, ist keine jener [...] Enqueten zur Feststellung eines menschlichen Notstands. [...] Maria Erlenberger begibt sich an den Ort, den sie schildert“, Erlenberger: Hunger, Klappentext.

872 Vgl. Erlenberger: Hunger, S. 236.

> Ja, hier gehe ich, dieser Weg liegt vor mir. [...]
> Fern wie eine Heimat, wie ein immerwährendes Ziel, ich folge mir, ich komme. Ich kann auch jederzeit umkehren oder stehenbleiben. Der Weg ist schmal geworden, und ich bemerke jetzt, daß ich auf einer Brücke gehe. Sie hat kein Geländer, sie ist frei schwebend, sie scheint zu schwanken. [...]
> Ich nehme einen Brocken in die Hand. Er ist sehr schwer. Ich habe noch niemals rohes Gold in der Hand gehabt, aber ich weiß sicher, hier, dieser Brocken ist Gold. Reines Gold. Ich blicke vor mich. Ich habe die Scheitelhöhe der Brücke erreicht. Der goldene frei schwebende Balken liegt vor mir. Ich bin außer Atem, er steigt in kleinen Tröpfchen aus meinem Mund. Ich halte das Gold in der Hand. Ich könnte zurück – mit diesem Gold wäre ich reich in der Welt, es liegt viel da, ich wäre so mächtig und reich! [...]
> Ich gehe auf Gold, ich sehe auf meine Füße und darunter, ja, jetzt zeigt es sich mir, dehnt sich ein Meer in der Tiefe, ein weites Gewässer. Es ist totenstill über der ölig glatten Fläche und das Gold des Balkens strahlt jetzt wie geschliffen und fächert das Licht in einen sich drehenden Farbbogen vor mir auf. Ich gehe noch, ich gehe noch. Noch einen und noch einen Schritt, der Balken ist plötzlich noch dünner, er ist messerscharf geworden unter mir. [...]
> Die Schuhsohle ist offen, eine scharfe Schnittfläche kommt durch, messerscharf, sie trifft meine Haut, das Messer schneidet in meine Füße. Wie soll das weitergehen?[873]

Das Nicht-Örtliche wird einerseits durch den Traumcharakter bestimmt, der die Szene sowohl von der Kliniksituation als auch von unserer Alltagswahrnehmung unterscheidet. Andererseits stellt der phantastische Weg, den die Erzählerin buchstäblich auf Messers Schneide zurücklegt, einen Bewegungsprozess dar und widersetzt sich als solcher der Bestimmung als fester Ort. Der Weg als das ‚Zwischen-den-Orten' steht der unverbrüchlichen Statik der Klinik entgegen. Das Schreiben ist immer an die Stelle gebunden, an der es stattfindet, doch die Erzählerin be*weg*t sich buchstäblich von der Stelle (weg). Art und Inhalt des Erlebens, das die Erzählerin schildert, sind mit der simultanen schriftlichen Aufzeichnung unvereinbar.[874] Der Text legt offen, dass er das Produkt eines dem Erleben nachgeschalteten Schaffensprozesses ist, und stellt sich damit der Vorstellung entgegen, er könne einen unmittelbaren Blick in psychotisches Erleben bieten.

Natascha Wdowins Ich-Erzählerin in *Niemandsmensch* ähnlich schreibt sich auch Erlenbergers Erzählerin aus der Geschichte heraus. Doch im Gegensatz zu ihrer Autorin bleibt die Erzählerin dem Text eindeutig zuordenbar.

873 Erlenberger: Hunger, S. 236–239.
874 Dies gilt auch dann noch, wenn man das Erlebnis der Autorin zuschreibt und als Psychoseerfahrung begreift. Es ist kaum denkbar, dass die Autorin noch während eines psychotischen Schubs auf der Straße zu Stift und Papier gegriffen hätte.

5.3 Selbstsektion: Cameron Wests *First Person Plural*

Untersucht man, wie stark Fälle von psychischer Erkrankung in den Medien reflektiert werden, lassen sich Trends erkennen. Einzelne Krankheitsbilder rücken nicht nur in der Fachwelt in den Fokus der Aufmerksamkeit, sie werden auch – oft in Korrelation mit einer gesteigerten Berücksichtigung von Seiten des Fachpublikums – auf unterschiedlichste Weise öffentlichkeitswirksam verarbeitet und vermarktet. Manche Krankheiten und Behandlungsansätze überschreiten für eine begrenzte Zeit die Wahrnehmungsschwelle des Laienpublikums und geraten dann wieder in Vergessenheit,[875] andere bleiben über einen längeren Zeitraum hinweg im öffentlichen Fokus. Im Folgenden soll nun eine aktuellere autobiographische Falldarstellung untersucht werden, die erstens inhaltlich auf ein kontinuierlich diskutiertes (und gut vermarktbares!) Störungsbild fokussiert, und die zweitens den Anspruch vermittelt, (populär-)wissenschaftliche Erkenntnisse zu transportieren.[876]

Prädestiniert für anhaltendes öffentliches Interesse und wiederholte mediale Aufbereitung sind – wie bei den neurowissenschaftlichen Falldarstellungen – Krankheitsbilder oder Therapiemethoden, die von den Rezipienten als besonders bizarr, befremdlich, umstritten oder kurios empfunden werden. Ebenso nachhaltiges Interesse finden Störungen, die durch verfeinerte wissenschaftliche Methoden immer wieder aus einer neuen Perspektive betrachtet werden können. Ein Phänomen, das sowohl in der Fachwelt als auch in den populären Medien immer wieder Beachtung erfährt, ist die dissoziative Identitätsstörung (DIS oder nach der englischen Bezeichnung abgekürzt DID), auch bekannt als multiple Persönlichkeitsstörung. Unter verschiedenen Namen – auch fälschlicherweise unter dem Begriff Schizophrenie[877] – wird die DID immer wieder als Stoff für

875 Dazu zählt z. B. die vor allem um 1900 prominent in der (Fach-)Literatur und in der Presse vertretene Hysterie, die als psychologisch-psychiatrisches Konzept inzwischen vollständig durch differenziertere Modelle ersetzt worden ist. Vgl. Spoerri: Kompendium, S. 146. Weder das historische Hysterie-Konzept noch dessen Folgemodelle finden heute in der öffentlichen Diskussion Berücksichtigung. Die Auseinandersetzung mit der Hysterie bleibt derzeit weitgehend der Medizingeschichte überlassen.

876 Hiermit ist keine Aussage über die Intention des Autors gemeint, es wird lediglich eine Einschätzung der Textwirkung vorgenommen.

877 Die Verwechslung liegt vermutlich an der Wortherkunft des 1911 von Eugen Bleuler geprägten Begriffs „Schizophrenie", den er anstelle der zuvor gebräuchlichen Bezeichnung „Dementia praecox" vorschlug. „Schizophrenie" stammt aus dem Griechischen und lässt sich als „Spaltungsirresein" übersetzen. Während Bleuler darunter vor allem die für das Krankheitsbild typische „Spaltung der verschiedensten psychischen Grundsymptome (Denken, Affektivität, Aktivität)" verstand, ein „in eine Reihe gleichwertiger Handlungsmöglichkeiten" gespaltenes Wollen, die Dissoziation des Individuums von seiner Umgebung, zerfah-

literarische oder filmische Fiktion verwendet,[878] und auch historische Fälle erlangen oft einen hohen Bekanntheitsgrad. Mit dem verstärkten Aufkommen von Betroffenheitsliteratur vermehrt sich auch die Zahl der Selbstdarstellungen von DID-Patienten. Den Fallbeschreibungen von Ärzten und Therapeuten sowie den zum Teil stark verzerrten fiktionalen Darstellungen des Phänomens stellen sie die autobiographische Rekapitulation ihres „Falls" gegenüber. Einzelne Fälle werden auf diese Weise sogar vielfach verarbeitet, wie die Geschichte der amerikanischen DID-Patientin Chris Costner Sizemore beweist. 1957 wurde ihre Krankengeschichte von ihren Therapeuten Corbett H. Thigpen und Hervey M. Cleckley als Fallgeschichte aufbereitet und unter dem Titel *The Three Faces of Eve* einer breiten Öffentlichkeit zugänglich gemacht.[879] Die gleichnamige Verfilmung der Geschichte mit Joanne Woodward in der Hauptrolle im selben Jahr war ein durchschlagender Erfolg. Der Aussage von Thigpen und Cleckley zum Trotz, die ihre Patientin als geheilt deklariert hatten, erlebte Costner Sizemore bis zu ihrer endgültigen Rekonvaleszenz zahlreiche Rückfälle. In Koautorschaft mit ihrer Cousine Elen Pittillo veröffentlichte Costner Sizemore 1977 mit *I'm Eve* eine autobiographische Version ihrer Krankengeschichte,[880] in der sie nicht nur ihre Erfahrungen mit DID rekapituliert, sondern auch ihre

---

renes, zersplittertes Denken und eine Diskrepanz zwischen „Denken und begleitende[m] Gefühlston" (Peters: Lexikon, Eintrag zur Schizophrenie, S. 490f.) verstanden wissen wollte, beziehen Laien das Wort „Spaltung" oft intuitiv auf voneinander getrennte Persönlichkeitsanteile eines Patienten. Tatsächlich handelt es sich bei der Schizophrenie und der DID aber um verschiedene Störungen, die zwar kommorbide auftreten können, diagnostisch aber klar voneinander unterschieden werden können.

878 Eines der bekanntesten Werke, in denen die Spaltung des Protagonisten in zwei unabhängig voneinander agierende Alter Egos das zentrale Motiv darstellt, ist sicherlich Robert Louis Stevensons *The Strange Case of Dr Jekyll and Mr Hyde* (zuerst London: 1886). Mit der Vorstellung einer Trennung von Bewusstsein und Unter- bzw. Unbewusstsein erhält das Motiv einer in Teilpersönlichkeiten gespaltenen Psyche und des Kontrollverlusts von Betroffenen über ihre Alter Egos große Virulenz. Es prägte vor allem die Literatur der (Schwarz-)Romantik und die *Gothic Novel* maßgeblich und wird bis heute immer wieder aktualisiert. Filme wie *Fight Club* (USA/Deutschland 1999) nach dem gleichnamigen Erfolgsroman von Chuck Palahniuk (New York: 1996), der Bestseller *Set this House in Order* (London: 2004) von Matt Ruff oder die Comicgeschichten und -verfilmungen um den unglaublichen Hulk zeugen hiervon ebenso wie die zahlreichen (auto-)biographische Verarbeitungen der Thematik. War die Persönlichkeitsspaltung der Öffentlichkeit zuvor hauptsächlich als literarisches Motiv vertraut, wurde sie mit der Veröffentlichung der Fallgeschichte *Sybil* (Chicago: 1973) von Flora Rheta Schreiber sowie der TV-Verfilmung des Buches kurze Zeit später auch als psychiatrische Diagnose bekannt.

879 Corbett H. Thigpen und Hervey M. Cleckley: *The Three Faces of Eve*. – London: 1957.

880 Chris Costner Sizemore und Elen Sain Pittillo: *I'm Eve*. – Garden City: 1977. In Großbritannien erschien die Autobiographie 1978 unter dem Titel *Eve*.

zum Teil kritische Sicht auf die Therapie bei Thigpen und Cleckley und die weitere mediale Aufbereitung ihres Falles darstellt.

Eine neuere autobiographische Verarbeitung der DID ist Cameron Wests romanlanger Betroffenheitstext *First Person Plural*. Mit dem Untertitel *my life as a multiple* ist er eindeutig als Erfahrungsbericht gekennzeichnet. Zusätzlich findet sich auf der Impressumseite der Zusatz: „This is a work of nonfiction based on the author's experience with Dissociative Identity Disorder."[881] Von Seiten des Verlags wird offensichtlich großer Wert darauf gelegt, den Leser der Authentizität der in *First Person Plural* geschilderten Geschehnisse zu versichern. Zu diesem Zweck wird nicht nur betont, dass das Erzählte auf eigenen Erfahrungen des Autors beruhe, es wird auch in den Paratexten mehrfach auf die fachliche Expertise Cameron Wests als Psychologen hingewiesen. Mit Marlene Steinberg, Ellen Bass, Colin A. Ross und Marlene E. Hunter werden auf dem Umschlag gleich vier Fachleute für die dissoziative Identitätsstörung (DIS bzw. DID) zitiert, die dem Autor unter anderem attestieren, er habe „[a]t last, Dissociative Identity Disorder [...] demystified!"[882] Ross betont, das Buch sei „unique in this field since the author is both a patient and a doctor of psychology" und empfiehlt die Lektüre „anyone suffering from or interested in DID."[883] Zudem wird selbst auf dem Einband Wests Doktortitel genannt, was für eine Monographie dieser Art zumindest ungewöhnlich ist.[884] Einmontiert in den Text finden sich zahlreiche Abbildungen von Zeichnungen und handschriftlichen Notizen – augenscheinlich Reproduktionen von Aufzeichnungen, die West im Verlauf akuter Krankheitsschübe angefertigt hat. Die Abbildungen haben einerseits die Funktion, inhaltliche Aspekte zu illustrieren und zu verstärken, andererseits dienen sie aber auch dazu, die Glaubwürdigkeit des Geschilderten zu erhöhen.

Das Werk soll ganz offensichtlich als Mittleres zwischen Fachbuch und Erzählung wahrgenommen werden. Grund hierfür kann die Skepsis sein, mit der zahlreiche Fachleute und Teile der Öffentlichkeit dem Phänomen der DID begegnen. Vor allem in den 1990er Jahren kamen Zweifel daran auf, ob die von Patienten und Therapeuten geschilderten Symptome tatsächlich durch eine psychiatrische Störung ausgelöst werden, die DID also ein diagnosefähiges Krankheitsbild darstellt, oder ob die Symptome (inklusive der Erinnerung

---

881 West: Person, Impressumseite (ungezählte S. 4).

882 West: Person, Umschlagtext.

883 West: Person, Umschlagtext.

884 Bei den meisten anderen Fallgeschichtenbänden von Fachleuten wird auf die Titelnennung auf dem Umschlag verzichtet (so z. B. bei Sacks, Lurija, Argelander, Yalom oder Overbeck). Ramachandran bildet hier eine Ausnahme.

an Missbrauchs- oder Misshandlungsereignisse in der Kindheit) womöglich durch (Auto-)Suggestion verursacht worden sein könnten. [885] Die zum Teil

885 Vgl. hierzu Spoerri: Kompendium, S. 148 und Imke Deistler, Angelika Vogler und Michaela Huber: *Einführung in die dissoziative Identitätsstörung - multiple Persönlichkeit: therapeutische Begleitung von schwer traumatisierten Menschen.* – 2. Aufl. Paderborn: 2005, S. 12f. Auch August Piper und Harold Merskey, die in einem Aufsatz mit dem deutlich kritischen *The Persistence of Folly* einen Überblick über die Literatur geben, positionieren sich selbst auf der Seite der DID-Skeptiker. Piper und Merskey bemängeln unter anderem, dass es kaum verlässliche Diagnosekriterien für die DID gebe. Vgl. August Piper und Harold Merskey: *The Persistence of Folly: A Critical Examination of Dissociative Identity Disorder.* – In: *Canadian Journal of Psychiatry* [49|9] 2004, S. 592–600. Allerdings scheint sich die DID diesbezüglich kaum von anderen psychiatrischen Diagnosen zu unterscheiden. Aufgrund von „Moden" werden bestimmte Diagnosen häufiger gestellt als andere. Derzeit lässt sich z. B. eine Häufung von Kindern mit ADS- oder ADHS-Diagnose finden, und auch die Borderline-Störung wird auffallend oft diagnostiziert, während andere Diagnosen in den Hintergrund zu rücken scheinen. Die Gründe hierfür sind vielfältig. Naheliegend ist unter anderem, dass die Wahrnehmung von Patienten, Ärzten/Therapeuten und Angehörigen für gewisse Krankheitsbilder sich schärft, sobald spektakuläre Fälle medial aufbereitet werden und/oder neue Behandlungsmethoden/Medikamente für eine bestimmte Störung entwickelt werden. Durch die gesteigerte Aufmerksamkeit werden einerseits bislang nicht diagnostizierte Erkrankungen erkannt und Patienten einer angemessenen Behandlung zugeführt. Andererseits scheint die Bereitschaft zur Diagnosestellung auch in Grenzfällen zu steigen. So fand man nach der Entdeckung von Ritalin für die Behandlung von Patienten mit ADHS plötzlich immer mehr Kinder mit Verhaltensauffälligkeiten, welche die Diagnose ADHS und damit den Einsatz des Medikaments rechtfertigen. Es scheint, als reize nicht zuletzt die Konkurrenz um (Forschungs-)Ressourcen Therapeuten und Ärzte dazu, sich in Bezug auf die Schwere oder Außergewöhnlichkeit diagnostizierter Störungsbilder gegenseitig zu überbieten. Auch für Laien erkennbar bewegen sie sich dabei zuweilen an der Grenze zur Scharlatanerie. So berichtet Richard Kluft von einem DID-Fall mit 4.000 Persönlichkeitsanteilen (vgl. Richard P. Kluft: *Treatment of Multiple Personality Disorder. A Study of 33 Cases.* – In: *Psychiatric Clinics of North America* [7] 1984, S. 9–29, und Piper: Folly, S. 597). Selbst wenn der Patient tatsächlich eine derart große Anzahl an Persönlichkeitsanteilen besitzen sollte, scheinen die sichere Identifikation derselben und die Differenzierung zwischen ihnen in einem normalen therapeutischen Kontext praktisch undurchführbar. In *Dissociative Identity Disorder in Myth and Psychoanalysis*, seinem Nachwort zu Matt Ruffs Bestseller *Set this House in Order*, schreibt Sam Leith: „Very public scandals in which 'recovered memories' of abuse have been revealed to be, at best, unwitting collusions between well-intentioned psychiatrists and vulnerable patients have made the atmosphere surrounding DID ever more febrile.

At the most extreme, there was the 1997 case in which $10 million compensation was awarded to a patient of the prominent DID specialist Dr Bennett Braun. The woman in question, Patricia Burgus, was being treated for depression when she was diagnosed with DID. She went on to 'recover' memories of being raped and tortured, subjecting her own children to satanic abuse, and gleefully eating human flesh. 'I began to add a few things up,' 41-year-old Ms Burgus told the *Chicago Tribune*, 'and realized there was no way I could come from a little town in Iowa, be eating 2,000 people a year, and nobody said anything about it.'" Sam berechtigte Kritik am Vorgehen mancher Therapeuten setzt seriös arbeitende Behandelnde und Patienten mit DID-Symptomen unter Rechtfertigungsdruck – und damit auch die Verleger, die Berichte über das Phänomen bewerben wollen. Die Authentizität der geschilderten Erlebnisse herauszustellen, scheint für die Vermarktung von Betroffenheitsliteratur zu (psychischen) Krankheiten eine größere Rolle zu spielen als bei anderen autobiographischen Texten. Ursache hierfür könnten Vorbehalte sein, die das Publikum der Selbstdarstellung von psychisch Kranken (mutmaßlich) entgegen bringt. Vor allem bei Erkrankungen, die das Denken oder den Gefühlshaushalt beeinflussen, wird der Betroffene nicht als alleiniger Experte für seine Wahrnehmung betrachtet. Die Deutungshoheit wird vielfach dem behandelnden Arzt zugeschrieben, der die Diagnose stellt und damit erst eine Normabweichung von Verhalten, Denken oder Fühlen feststellt. Während z. B. bei Prominentenautobiographien der Hinweis auf die Namensgleichheit von Autor und Protagonist ausreicht, um das Geschriebene als glaubwürdig erscheinen zu lassen,[886] muss ein Autor, der seine eigene psychische Erkrankung zum Hauptmotiv seines Werks macht, offenbar gesondert als Autorität ausgewiesen werden.[887] So lässt sich anhand der Paratexte auch bei

Leith: *Dissociative Identity Disorder in Myth and Psychoanalysis.* – Sam Leith: *Dissociative Identity Disorder in Myth and Psychoanalysis.* – In: Matt Ruff: *Set this House in Order.* London: 2004, Anhang S. 9–12, hier S. 11f. Auch an der fachgerechten Behandlung der als Sybil bekannt gewordenen Shirley Ardell Mason kamen rückblickend starke Zweifel auf, da die Patientin vor der Therapie durch Cornelia Wilbur keine DID-Symptome aufzuweisen schien. Die Vermutung, Masons DID könne iatrogen verursacht worden sein, liegt nahe. Vgl. Leith: Identity, S. 10f. Der Umstand, dass von Seiten mancher Ärzte und Therapeuten bestimmte Diagnosen zur Profilierung genutzt (und z. T. auch missbraucht) werden, bedeutet aber im Umkehrschluss nicht, dass die der Diagnose zugrunde liegenden Symptome nicht existieren. Allerdings lässt er Gesundheitssysteme, in denen sich Behandelnde Vorteile durch die Art und Schwere von Diagnosen verschaffen können, in einem trüben Licht erscheinen.

886 Die Glaubhaftigkeit solcher Autobiographien wird sogar als so hoch eingestuft, dass die Werke Anlass für Gerichtsprozesse liefern und im Verfahren als Beweismittel zugelassen werden. So verklagte die Ex-Frau des Sängers Thomas Anders ihren geschiedenen Mann kürzlich wegen diffamierender Aussagen in seiner Autobiographie erfolgreich auf Schadensersatz (vgl. Deutsche Presseagentur [dpa]: *Nora verklagt Thomas Anders auf Zahlung von einer Million Euro.* – In: *Focus online* [16.03.2013]). Immer wieder wird Autobiographen von Zeitzeugen unterstellt, sie hätten sich (oder andere Personen) falsch dargestellt, absichtlich Informationen unterschlagen oder versucht, andere zu diffamieren. Auch wenn derartige Motive beim Verfassen von Autobiographien natürlich eine Rolle spielen können, schwingt mit den Vorwürfen an die Autoren die Ansicht mit, sie hätten prinzipiell die Möglichkeit besessen, das eigene Leben objektiv, wahrheitsgetreu und vollständig darzustellen. In öffentlichkeitswirksam über Gerichte und die Tages- und Boulevardpresse ausgetragenen Auseinandersetzungen wird nicht der Schluss gezogen, die Diskrepanz zwischen den Erinnerungen von Zeitzeugen könne auf ein generelles Vermittlungsproblem hinweisen.

887 Z. B. durch die Erwähnung eines Titels, des Ausbildungstands, der Berufserfahrung, des

First Person Plural ein gesteigertes Bemühen um Glaubwürdigkeit feststellen. Der Wunsch, sowohl Laien- als auch Fachpublikum über die ‚wahre' Natur der DID aufzuklären, wird ausdrücklich in den bereits zitierten Klappentextpassagen geäußert. Wie bei anderen populärwissenschaftlichen Falldarstellungen (aber auch bei den beliebten *True-Crime*-Geschichten) wird durch den Wahrheitsanspruch gezielt die voyeuristische Ader des Lesers angesprochen.[888]

In Bezug auf die textuellen Verfahren zeigt sich *First Person Plural* als weitgehend konventionelle Erzählung, die ihr Momentum vor allem aus inhaltlichen Aspekten bezieht.[889] Experimente wie bei den kurzen Verständigungstexten finden nicht statt, eine Desorientierung des Lesers wird vermieden. Dem Prolog vorgeschaltet findet sich eine Auflistung der verschiedenen Alter Egos von Protagonist Cam, jeweils mit einer kurzen Charakterisierung und Angaben darüber, wie oft und mit welcher Funktion die Persönlichkeiten in Erscheinung treten.[890] Der Leser ist also nicht nur von Anfang an darüber im Bilde, *dass* er mit dem Auftauchen weiterer Persönlichkeitsanteile zu rechnen hat, er weiß auch genau, welche Handlungsspielräume den jeweiligen Alter Egos offen stehen. Die Überschrift der Liste „My Guys" deutet bereits an, dass die Erzählperspektive trotz der Persönlichkeitsspaltung des Protagonisten vermutlich weitgehend konstant bleiben wird und der Erzähler über alle Teilpersönlichkeiten verfügen kann. Tatsächlich betrifft die DID-Symptomatik über den gesamten Handlungsverlauf hinweg nur das erlebende Ich, nicht aber das erzählende. Die Grenze zwischen Handlungs- und Metaebene überschreiten die Alter Egos nicht, als Erzählinstanzen treten sie nicht in Erscheinung. Erzähltechnisch werden sie genauso behandelt wie weitere (Neben-)Figuren; andere Charaktere (z. B. Rikki, Cams Ehefrau) interagieren mit ihnen, als seien sie von Cam unabhängige Personen:

Rufs in der Fachwelt. Eine weitere Spielart der betonten Autorisierung ist der Hinweis, der Autor sei inzwischen geheilt.

888 Hierbei handelt es sich keineswegs um eine neue Strategie. Die Berufung auf externe Quellen und/oder die Expertise des Autors/Erzählers ist ein etabliertes Mittel, um den Effekt des Beschriebenen auf den Leser zu verstärken – sowohl im Bereich der Fiktion als auch in nonfiktionalen Werken.

889 Die sich spaltende Seele oder Psyche, das Fremde im eigenen Bewusstsein, besitzt einen ähnlichen Reiz wie die sich verselbstständigenden Körperteile, die zum Motivkanon neurowissenschaftlicher Falldarstellungen und populärer Horrorgeschichten gehören. Vgl. hierzu das Kapitel *Erfolg auf Rezept: Die Fallgeschichten Ramachandrans* ab S. 250

890 Vgl. West: Person, S. vii ff.

> At 11.30 Rikki asked if anyone was hungry. "I'm r-real hungry," Clay [a young alter, BS] said, although *I* didn't feel hungry at all.
> Rikki put the book down and said, "Would you like a peanut butter and jelly sandwich and some juice?"
> "Mm hmm. I have to g-go to the b-bathroom."
> "Sure," she said. "It's right around the corner there."
> Clay nodded. Rikki got up and went into the kitchen, and Clay stood up to go to the bathroom with me in tow.[891]

Die Narration folgt also in *First Person Plural* in weiten Teilen einem gängigen Schema: Ein Ich-Erzähler schildert rückblickend seine Erlebnisse (bzw. die Erlebnisse eines erlebenden Ichs) und ordnet diese für den Leser ein, während jenes erlebende Ich sich gemeinsam mit anderen Figuren (Alter Egos, Therapeuten, Familienmitglieder) auf der Handlungsebene bewegt. Die DID-Symptomatik als zentrales Motiv und Erzählanlass wird nicht konsequent in narrative Strukturen übersetzt (etwa mit Hilfe konkurrierender Erzählinstanzen). Nur in einzelnen Passagen wird der Versuch sichtbar, die Auswirkungen erschütternder Erlebnisse auf den Protagonisten und die Konkurrenz verschiedener Alter Egos um „Körperzeit" auch erzähltechnisch abzubilden. So werden z. B. innere Monologe des erlebenden Ichs, Flashbacks oder Träume im *Simple Present* wiedergegeben,[892] wodurch der Leser den Eindruck erhält, die Erlebnisse des Protagonisten bzw. seiner Alter Egos würden ungefiltert und ohne den Einsatz von Glättungstechniken abgebildet. Zugleich werden hierdurch als typisch beschriebene Symptome von posttraumatischen Belastungsstörungen (unwillkürlich auftretende Flashbacks, das Wiedererleben von Schreckenssituationen im Traum- oder Wachzustand)[893] und DID (hier das Verharren von kindlichen Alter Egos auf dem Entwicklungsstand zum Traumatisierungszeitpunkt)[894] imitiert:

> *A camera flashes. Pop! Squinting, blinded, I trace the slow motion arc of the spent flashbulb through the air and hear the hollow crackle as it bounces and bounces again off the hard floor and rolls away.*
> *I look up ... see an image ... white pubic hair, head-high, tiny right hand raised, held by a woman's bony hand, pushing reluctant young fingers into warm, wet vagina.* [...] *Frozen terror. Sweaty grandma. Bad grandma. Bad bad bad. Then it's*

891 West: Person, S. 97, Hervorhebung West.

892 Die Erzählzeit ist ansonsten das *Simple Past*.

893 Vgl. Spoerri: Kompendium, S. 140, Abschnitt zur posttraumatischen Belastungsstörung: „Unwillkürlich und plötzlich treten die Bilder des Traumas auf. Es sind immer wieder die gleichen unveränderlichen Bilder, die vor dem inneren Auge stehen oder als Film ablaufen." Vgl. auch: Eintrag zu posttraumatische Belastungsstörung in Peters: Lexikon, S. 71.

894 Vgl. Deistler: Einführung, S. 60.

> *over, tension released; she's through. [...] She kisses his tiny hard penis through his pants, then takes him by the hand to the kitchen and gives the good little boy two cookies. Mmm, cookies. Her evil finger touches her painted lips. "Sshhh."*
> I awoke, startled, drenched in sweat, and shook my head hard.[895]

Doch die Abweichungen von der konventionellen Erzählhaltung erfolgen nur an wenigen Stellen. Die betreffenden Passagen umfassen nie mehr als eine halbe Druckseite, in den meisten Fällen sogar nur einzelne Sätze. Alleinige Ausnahme hiervon stellt die erste Hälfte des proleptischen Prologs dar, die als einzige längere Passage des Werks im Präsens erzählt ist. Der Effekt, der hierdurch erzeugt wird, ist eine Aufhebung des Abstands zwischen Erlebnisebene und Meta-Erzählung:

> Looking out my upstairs bedroom window through a curtain of fog I see a vague image under a street lamp. [...]
> It's a slim, dark-haired man in a T-shirt and blue jeans. He's doing something, but I can't quite make it out. I rub my eyes and again press my face to the glass, straining to see. The dark-haired man is leaning over a white, free-standing sink with a mirror attached to the back of it. There appears to be something in his left hand – something sharp. *What's he doing?*
> Then I see that his right arm is covered with blood. Blood is dripping off the tips of his fingers and into the sink. He looks up into the mirror and back down at his arm. I follow his gaze and see blood dripping from a five-inch incision on his forearm. [...] He makes another pass with the knife, and fresh blood fills the wound, trailing down his arm, splattering in the sink.
> Suddenly a familiar force seizes me; a silent vacuum pulls my viscious self through the window and across the street. I'm now behind the man with the bloody arm, watching him lean over the sink. He spots me in the mirror, and like a balloon filling with molasses, I slowly expand and fill his body. Now I am inside. [...] The eyes peer into the mirror, and from an island in my mind, I realize that it's my face looking back at me, it's my hand holding the knife, my arm bleeding into the sink. *Oh my God!*[896]

Erlebendes und erzählendes Ich sind deckungsgleich, der Wissensvorsprung des Erzählers ist vorübergehend eingeholt, und der Leser erlebt gemeinsam mit dem Protagonisten eine Phase der Irritation: Der Erzähler beobachtet als scheinbar Unbeteiligter eine Figur, die sich selbst verletzt. Erst nach und nach wird deutlich, dass es sich bei der Figur um eines seiner Alter Egos handelt und die Verletzungen seinen eigenen Körper betreffen. Für kurze Zeit wirkt es, als habe der Erzähler die Erzählung nicht unter Kontrolle. Anders als in allen weiteren Passagen ist er nicht der Arrangeur der geschilderten Ereignisse, sondern

895 West: Person, S. 48.
896 West: Person, S. 1, Hervorhebungen West.

passiver Beobachter, der zunächst die Situation nicht vollständig überblickt – geschweige denn in sie eingreifen kann. Seine Sicht ist durch Nebel getrübt, was er wahrnimmt ist vage, und Details erschließen sich erst nach und nach. Wichtig ist hierbei, dass der sichteinschränkende Nebel nicht als Metapher eingesetzt wird; auch wenn er sich metaphorischer Umschreibungen („*curtain* of fog") bedient, behandelt der Erzähler sowohl den Nebel als auch die auf den Leser surreal wirkende Situation, die er durch den Nebel wahrnimmt, als etwas faktisch Gegebenes. Die mentalen Räume, die das dissoziierende Bewusstsein als Aufenthaltsort von sich gerade nicht im Körper befindlichen Alter Egos erschafft, werden der äußeren Welt gleichgestellt.[897] Das Waschbecken, das sich unter einer Straßenlaterne befindet, wird vom Erzähler als gegeben hingenommen und nicht als Anomalie thematisiert. Beim Leser hingegen erzeugt das Bild des Waschbeckens auf der Straße ein Gefühl der Unsicherheit. Er wird mit einer Realität konfrontiert, deren Gesetze von denen der empirischen Welt abweichen, zudem erschwert die eingeschränkte Perspektive des Erzählers die Orientierung. Das temporäre Ineinanderfallen von erzählendem und erlebendem Ich und die hiermit verbundene Aufhebung der Erzählordnung übersetzten den Kontrollverlust des Protagonisten über seinen Körper und Teile seines Bewusstseins von der Motivebene auf die narrative Ebene. Durch die Störung von Lesegewohnheiten wird sichergestellt, dass der Leser – wenn schon keinen eigenen Verlust der Ich-Identität – zumindest einen kurzen Moment der Verunsicherung erlebt. Die Irritation wird jedoch schnell wieder aufgehoben: Sobald das Ich den Körper als den seinen erkennt und wieder ‚in Besitz' nimmt, erhält es die Kontrolle über Erzählung und Handlung zurück. Erleben und Erzählen fallen an unterschiedliche Instanzen. Um beide Erzählebenen erkennbar zu machen, werden die ‚Redeanteile' des erlebenden Ichs von West kursiv gesetzt:

> Reality's insect creeps up the back of my neck into my right ear and whispers one long, drawnout word.

---

897 Ähnliche Konstruktionen finden sich auch in ausdrücklich fiktionalen Werken zu DID wieder. So ist die Konstruktion und Aufrechterhaltung innerer Gebäude und Landschaften für die Protagonisten in Matt Ruffs DID-Roman das entscheidende Instrument, um auch äußerlich handlungsfähig zu bleiben. Das Motiv ist für den Roman so wichtig, dass es den Titel des Werks, *Set This House in Order*, bestimmt. Sowohl bei Ruff als auch bei West ergibt sich aus der Aufhebung der Grenzen zwischen innerer und äußerer Landschaft/Architektur oft das Konfliktpotential, das die Handlung voran treibt und das Verhältnis der Figuren prägt. Die Analyse der Raumkonstruktionen in DID-Romanen und -Berichten müsste allerdings zum Mittelpunkt einer eigenen Untersuchung gemacht werden. Ggf. böte sich auch ein Abgleich mit weiteren Patienten- und Therapeutenberichten zum therapeutischen

> "Welllcommme."
> *Oh no, not again. Who cut me? Who? Who's doing this?*
> A voice says, "It's Switch."
> I look in the mirror at eyes that don't belong to me. *Switch cut my body. He's the one.*
> I watch my left hand put the knife down on the edge of the sink, and a moist bubble of sadness passes from the back of my mind [...]. *Switch is so young and so hurt.*
> With a jolt, I realize I've got to clean up the mess. I turn on the cold water and begin to wash away the blood. [...] I keep blotting the wound until it's only seeping a little and pinch the skin together to determine if I should go to the emergency room for stitches or if Steri-Strips will close it. I let go and the wound yawns open. *Damn! It's gotta be stitched.*[898]

Sobald die Metaebene wieder etabliert ist, übernimmt der Erzähler demonstrativ die Kontrolle, ordnet die Situation ein und vollzieht alle Handlungsschritte, die zur Wiederherstellung von Sicherheit und Ordnung nötig sind. Die Wahrnehmung ist nicht mehr eingeschränkt, und das erlebende Ich erhält seine Handlungsfähigkeit zurück. Damit ist auch der Leser wieder orientiert, alle Faktoren, die Irritation oder Unsicherheit auslösen könnten, sind beseitigt. In der zweiten Prologhälfte wechselt das erzählende Ich ins Futur und antizipiert alle weiteren Schritte, die zur Versorgung der Wunde nötig sind, sowie die Reaktionen seines Umfelds auf die Verletzung. Zudem kommentiert und bewertet es die Überlegungen des erlebenden Ichs. Der Erzähler stellt damit nicht nur seine Erfahrung mit vergleichbaren Situationen und seine Überlegenheit gegenüber dem erlebenden Ich zur Schau, er gibt auch vor, über auktoriales Wissen über andere Figuren zu verfügen. Hierdurch wird das Vertrauen des Lesers in die Verlässlichkeit (und Einheit!) des Erzählers weiter verfestigt:

> I don't want to go to the emergency room. They know me there. I shake my head, annoyed. *This is going to be embarrassing.* I'll have to make up some transparent lie about cutting myself on something sharp. *Hmm ... my linoleum knife slipped while I was replacing the kitchen floor?* It's all bullshit. I'll be convincing, but they'll know I'm lying. And they'll know that I know that they know I'm lying.[899]

Übersicht und Ordnung werden im weiteren Verlauf der Erzählung zudem durch gewissenhafte und zum Teil exponierte Zeit- und Ortsangaben sicherge-

---

bzw. lebenspraktischen Nutzen derartiger Raumkonstruktionen an.

898 West: Person, S. 2. Auch in späteren Passagen werden Gedankengänge des erlebenden Ichs durch Kursivierung markiert und somit von der Metaerzählung unterschieden: „Watching my hand write someone else's words quickly became familiar. *Who are you? What's going on here?*" West: Person, S. 102.

899 West: Person, S. 2.

stellt. Nach dem Prolog folgen zwei Hauptteile (*Part I: The Sad Hotel*[900] und *Part II: Circling the Drain*[901]) sowie ein kurzer Epilog. Mit Hilfe eindeutiger Zeitangaben auf eigens hierfür zwischen den Teilen eingefügten Seiten wird betont, dass die Erzählung (mit Ausnahme des Prologs) chronologisch organisiert ist.[902] Die Unterteilung der Haupthandlung in Part I und Part II wiederum markiert einen Ortswechsel und unterstreicht damit eine Zäsur im Handlungsverlauf. Punktuell antizipiert der Erzähler spätere Entwicklungen. Hierdurch erzeugt er nicht nur Spannung, sondern er demonstriert auch, dass er dem Leser als verlässlicher Kenner und Organisator der Handlung zur Verfügung steht.

Allerdings bleibt der oben in weiten Teilen zitierte Prologanfang, in welchem dem erzählenden Ich die Kontrolle fast gänzlich entgleitet, die einzige Passage, in der Handlungs-, Motiv- und Erzählebene so ineinandergreifen, dass die Auswirkungen der psychischen Störung auf die Orientierung des Protagonisten empathisch nachvollzogen werden können. Im Folgenden betreffen die seltenen Momente des Kontrollverlusts ausschließlich das erlebende Ich (z. B. bei Flashbackerinnerungen, Träumen oder dem Versuch von Alter Egos, den Körper zu übernehmen), so dass die Orientierung des Lesers erhalten bleibt.[903] Ein Beispiel hierfür ist eine Szene, die zwar motivisch analog zur Prologpassage verläuft, erzählerisch aber anders konstruiert ist:

> My body was tingling, everything looked sharper and brighter than usual, and inside my head was like a cuckoo clock store – tick tock, tick tock, tick tock – strange things on every shelf, tick tocking. And it was two minutes to midnight. [...]
>
> *Oh God, what's happening?* My body moved toward the sledgehammer. *Oh no. Oh no.*
>
> Switch slid his left hand down the wooden handle toward the iron and hefted it high. The right hand lay flat on the smooth concrete, fingers splayed, waiting. Tick ... tock ... tick ... *Oh God, I'm not watching this. I don't mind, I don't mind, I* ... tock. Cuckoo.
>
> Wham! The sledgehammer came down and smashed my hand like a clove of garlic. *Aaaahhh!! That hurts! What the hell? Aw goddamn, I knew he was up to something. Look, the fingers are blowing up like those balloons* ... [...]
>
> "Holy shit, my hand's been smashed!" *Oh, no! Back to the hospital. This is not good. This is definitely not good.*

---

900 West: Person, S. 7. Dieser Teil umfasst die ersten 21 der durchnummerierten Kapitel.

901 West: Person, S. 149. Dieser Teil umfasst die Kapitel 22–47.

902 „Three Years Earlier", West: Person, S. 5; „One Year Later", West: Person, S. 315.

903 Selbst die „switches", die für den Betroffenen oft unverhofften „Wechsel zwischen den Persönlichkeit(santeil)en" (Spoerri: Kompendium, S. 148.) eindeutig als solche markiert und vorher angekündigt: „My face started to numb up. *Uh oh, I'm losing it.* Shudder, switch,

> I was right. It wasn't good. The ER nurse – one I hadn't seen before – said, "Wow, what happened to your hand?"
> "A safe droped on it," I said and got sent off to radiology for pictures.[904]

Nicht nur die Kursivierung, sondern auch die verschiedenen Tempora markieren deutlich die Differenz zwischen Erleben und Erzählen. Während das erlebende Ich angesichts des Kontrollverlusts über den Körper und der drohenden Verletzung massiven Ängsten ausgesetzt ist, behält das erzählende Ich seine überlegene Haltung bei; es beschreibt den Vorgang äußerst bildhaft, aber auch betont sachlich. Das Bild der tickenden Kuckucksuhren, die auf zwei Minuten vor Zwölf stehen und deshalb in Kürze schlagen müssen, dient einerseits dazu, den eigentlich unfassbaren Bewusstseinszustand des Protagonisten begreifbar zu machen, andererseits ist es auch ein Mittel zur Spannungserzeugung. Die Analogie zwischen dem drohenden Selbstverletzungsvorgang und dem Vorrücken von Uhrzeigern impliziert, dass der sich bereits in Gang befindliche Prozess in der vom Mechanismus vorbestimmen Weise ablaufen wird. Das lautmalerische Ticken und die ausführliche Beschreibung der Handposition fungieren als Retardierung. Wie der Protagonist sieht der Leser die Gewalttat kommen, jede Verzögerung („Tick ... tock ... tick...") erhöht deshalb das Spannungsniveau. Den Ängsten des erlebenden Ichs und der Anspannung des Lesers steht die distanzierte Haltung des Erzählers entgegen. Es scheint, als berichte der Erzähler, ohne selbst von Emotionen beeinflusst zu sein, als habe er von seiner zeitlich entrückten Position heraus (*Simple Past*) die Möglichkeit, die Ereignisse objektiv zu betrachten. Die Konstruktionsweise der Erzählung entspricht damit vordergründig dem durch die Paratexte vermittelten Anspruch, zugleich einen „honest, courageous account" zu liefern „that demystifies the lives of those who struggle with Dissociative Identity Disorder"[905] und eine spannende Lektüre, die „in jarring detail and heartbreaking clarity, the impact of Dissociative Identity Disorder on a family"[906] vermittelt. *First Person Plural* soll „an informative *and* extremely moving *account*"[907] sein, also unterhaltsam, aber nicht fiktiv. Allerdings wird in *First Person Plural* nur sehr begrenzt fachliches Hintergrundwissen zu DID vermittelt. Wie der Protagonist und seine Familie, die sich Wissen über DID schrittweise über Gespräche mit Therapeuten aneignen, erfährt auch der Leser stets nur so viel, wie zum Verständnis der Handlung

---

and Clay was out." West: Person, S. 191, Hervorhebung West.

904 West: Person, S. 234ff.

905 Ellen Bass, West: Person, Klappentext.

906 Colin A. Ross, West: Person, Klappentext.

907 Marlene Steinberg, West: Person, Klappentext, Hervorhebung BS.

bzw. der Verhaltensweisen der Figuren nötig ist. So erklärt Therapeutin Arley Cams Ehefrau sein regressives Verhalten wie folgt:

> "Arley," [Rikki] whispered again. "Cam never told me anything about this before. Nothing. Could this be a memory of something that happened to him that he's forgotten about for all these years?"
>
> "I don't know if this is something that actually happened, Rikki. It's possible. Memory isn't exact. It's really a series of impressions." They were quiet for a few seconds. Then Arley continued, 'I'm guessing that, whether or not this specific incident happened, something happened that impressed him very deeply ... so deeply that he wasn't able to deal with it at the time ... that he had to dis-associate himself from it – hence the word 'dissociation.' "
>
> "You mean –"
>
> "That he dissociated in order to protect himself from being overwhelmed at the time. [...] Some children have an innate ability to dissociate – high hypnotizability."[908]

Anders als in den psychologischen und neurowissenschaftlichen Fallgeschichten, die fast immer in Paratexten oder Einschüben den Forschungsstand und theoretische Hintergründe referieren, werden in *First Person Plural* keine weiteren Fachinformationen vermittelt oder Hypothesen über die der DID zugrunde liegenden Wirkmechanismen aufgestellt. Auch Informationen zum praktischen Therapieverlauf fehlen weitgehend.[909] Cameron West verzichtet darauf, seine in den Klappentexten hervorgehobene Fachexpertise auszuspielen und tiefergehendes theoretisches Wissen in den Text zu integrieren – vermutlich zugunsten der Eingängigkeit des Erlebnisberichts. Darüber hinaus legt der Text an einigen Stellen offen, dass er nicht in Gänze dem eigenen Erfahrungsschatz des Autors entsprungen sein kann. Phasenweise wechselt der Erzähler in eine auktoriale Haltung und berichtet von Situationen, in denen Protagonist Cameron nicht anwesend ist. Oft dient in diesen Passagen Camerons Frau Rikki als Reflektor:

> Rikki climbed into the Volvo, turned the key, and sat for a moment with the motor idling. She reached for the shift to put the car in drive, stopped herself, and placed her gloved hand back on the wheel. Startled by her hesitation, she sat back and stared pensively across the lake at the darkened houses, imagining all the

908 West: Person, S. 55.

909 Zwar werden Ausschnitte einzelner Therapiesitzungen wiedergegeben, allerdings lässt sich den jeweiligen Passagen nicht entnehmen, welche therapeutischen Techniken angewandt werden. Ausnahme ist die Passage über eine Klinik-Videoaufzeichnung. In der Passage wird der Effekt beschrieben, den die Sichtung der Alter Egos auf Video auf den Protagonisten hat. Vgl. West: Person, S. 288ff. Wie alle anderen Darstellungen von therapeutischen Interventionen in *First Person Plural* lässt sich jedoch auch die Wiedergabe der Video-Therapie als erzählerisch notwendiges Element lesen, das hauptsächlich dem Vorantreiben der Handlung dient.

> husbands and wives asleep in bed, feet touching, their struggles suspended for the night. She sighed deeply, slipped the car in to gear, and eased out onto the road toward home.
>
> "For better or for worse ..." she thought.[910]

Liest man sie in Rückkopplung an die Forderungen an *First Person Plural* in den Paratexten, lassen sich die auktorialen Passagen als Simulation einer multiperspektivischen (und damit potentiell unparteiischen) Darstellung des „impact of Dissociative Identity Disorder on a family" deuten.[911] Betrachtet man sie allerdings isoliert von para- und intertextuellen Bezügen, stellen sie ein unverhohlen fiktionales Element dar. Die Identität zwischen Erzähler und Protagonist ist nicht mehr gegeben, die von den meisten Rezipienten als obligatorisch angenommene Prämisse für autobiographisches Erzählen ist damit nicht mehr erfüllt. Der Effekt ist nicht zuletzt eine Erhöhung des Spannungsfaktors, da die auktorialen Passagen dem Leser einen Wissensvorsprung vor dem Protagonisten verschaffen und drohendes Konfliktpotential erahnen lassen. Zugunsten des ‚terrific books' entfernt sich West vom „informative account". Allerdings kristallisiert sich über den gesamten Verlauf der Erzählung hinweg keine konsistente, für den Erzähler (und/oder das in *First Person Plural* maßgebliche Störungsbild) charakteristische Wirklichkeitskonstruktion heraus. Die DID wird nur rudimentär in der sprachlichen Gestaltung des Werks reflektiert, eine dezidierte poetische Verschaltung stilistischer, konstruktiver und inhaltlicher Elemente, mit Hilfe derer sich die für das Ich spezifische Wahrnehmungsweise übermitteln ließe, findet nicht statt.

5.4 Autistische Wahrnehmung und Wahrnehmung des Autismus: Axel Brauns *Buntschatten und Fledermäuse*

Im Gegensatz zu anderen Störungsbildern wie der DID, der Schizophrenie oder depressiven Erkrankungen (auch als ‚Melancholie'), die schon seit langem gleichermaßen in Fachliteratur und Belletristik, Film oder Theater eine große Rolle spielen, ist die intensive Auseinandersetzung mit Autismus ein relativ neues Phänomen.[912] Auch Axel Brauns' *Buntschatten und Fledermäuse* fällt nach den oben

910 West: Person, S. 117.

911 Colin A. Ross, West: Person, Klappentext.

912 Zwar wurde der Begriff bereits 1911 von Eugen Bleuler verwendet, allerdings beschrieb Bleuler den Autismus ausschließlich als ein Symptom der Schizophrenie („Rückzug aus dem Leben der Gemeinschaft in selbstgewählte Einsamkeit", Peters: Lexikon, S. 59.). Erst ab den 1940er Jahren wurden spezielle Entwicklungsstörungen bei Kindern als Autismus bezeich-

festgelegten Entscheidungskriterien in die Kategorie „Autobiographien und Betroffenheitsliteratur". Verlagsinformationen und Klappentext kennzeichnen das Werk als Erlebnisbericht.[913] Brauns ist Autist, *Buntschatten und Fledermäuse* umfasst die Darstellung seiner Kindheit und Jugend bis zum Beginn seines Studiums. Damit ist es in Bezug auf die inhaltliche Ausrichtung eng mit den Autobiographien anderer Autisten wie *Born on a Blue Day* des britischen Gedächtniskünstlers und Synästheten Daniel Tammet verwandt.[914] Beide Werke beginnen mit Geburt, frühester Kindheit und ersten Störungsanzeichen und enden mit dem Schritt der Protagonisten in die Selbstständigkeit;[915] beide Berichte konzentrieren sich inhaltlich auf die Schwierigkeiten der Protagonisten, sich in einem von Nichtautisten[916] gestalteten Umfeld zurecht zu finden. Allerdings hebt sich *Buntschatten und Fledermäuse* gestalterisch von vielen anderen romanlangen Betroffenheitstexten ab. Während sich z. B. West und Tammet

---

net. Auf Leo Kanner geht die Bezeichnung „frühkindlicher Autismus" zurück, mit der er 1943 eine angeborene tiefgreifende Entwicklungsstörung umschrieb, die mit der zumeist dauerhaften Unfähigkeit zur sozialen Kontaktaufnahme, zwanghaft-repetitivem Verhalten, geistiger Retardierung und – bei sprechfähigen Patienten – Spracheigentümlichkeiten einhergeht (vgl. Peters: Lexikon, S. 60 und Andrea Koppe und Sylvia Rau: *Autismus: Skizzen einer Entwicklungsstörung und professionelle Konsequenzen*. – München: 2010, S. 10f.). Hans Asperger hingegen verwendete den Begriff Autismus ab 1944 für eine schwächer ausgeprägte Form der Verhaltensauffälligkeit, die zumeist erst im Alter von ca. drei Jahren sichtbar wird. Das sogenannte „Asperger-Syndrom" kann neben der Kontaktschwäche der betroffenen Kinder eingeschränkte motorische Fähigkeiten, Sprachauffälligkeiten, Empathiemangel, stereotype Verhaltensweisen und die Fixierung auf Spezialinteressen umfassen (vgl. zu Symptomatik und Sprachauffälligkeiten Koppe: Autismus, S. 14ff.). Betroffene sind oft normal intelligent, zuweilen hochbegabt, und im Gegensatz zu Patienten mit Kanner-Autismus im Erwachsenenalter zumeist in der Lage, ein eigenständiges Leben zu führen. Das Asperger-Syndrom wurde erst 1988 in den ICD-10 und 1994 in den DSM IV aufgenommen. Vgl. Peters: Lexikon, S. 51. Viele Asperger-Autisten lehnen die Auffassung, Autismus sei eine Krankheit, jedoch ab. Vgl. Emine Saner: *'It is not a disease, it is a way of life'*. – In: *The Guardian* [07.08.2007].

913 Im Klappentext ist explizit von Brauns' Erinnerungen die Rede. Vgl. Axel Brauns: *Buntschatten und Fledermäuse*. – 8. Aufl. München: 2004. Das Werk erschien zuerst mit dem Untertitel *Leben in einer anderen Welt* bei Hoffmann und Campe (Hamburg: 2002) und später als Taschenbuch mit dem Untertitel *Mein Leben in einer anderen Welt* bei Goldmann. Die Entscheidung, das Possessivpronomen in den Untertitel zu integrieren, lässt darauf schließen, dass auch Goldmann auf die gute Resonanz setzt, die von persönlichen Erlebnisberichten erzeugt wird.

914 Vgl. Daniel Tammet: *Born on a Blue Day. A Memoir of Asperger's and an Extraordinary Mind*. – London: 2007.

915 Damit stehen sie in Bezug auf die erzählte Lebensphase dem Entwicklungsroman nahe.

916 Viele Autisten verwenden den Begriff „Neurotypische", wenn sie von Nichtautisten sprechen. Der Begriff ist allerdings unscharf, da Nichtautisten von anderen neurologischen Be-

weitgehend konventioneller Erzählstrategien bedienen, zeigt Brauns' *Buntschatten und Fledermäuse* sowohl in Bezug auf die Konstruktion der Erzählinstanz als auch hinsichtlich der poetischen Ausarbeitung Auffälligkeiten, die im Folgenden herausgearbeitet werden.

Wie bei West geht der Kernerzählung in *Buntschatten und Fledermäuse* ein Prologteil voran. Vier kurzen, mit römischen Ziffern gekennzeichneten Prologkapiteln folgen die 37 mit arabischen Ziffern nummerierten Kapitel der Kernerzählung. Zwischen den Prologkapiteln und der Kernerzählung befindet sich ein unnummeriertes Kapitel, das nicht nur aufgrund seiner Mittelstellung zwischen den nummerierten Teilen, sondern auch durch die durchgehende Kursivierung der Schrift exponiert ist. Aufgrund ihrer besonderen Stellung wird die Passage im Folgenden als Brücke bzw. Brückenkapitel bezeichnet. An Kapitel 37 schließt sich ein Epilogsatz an, der durch die römische Ziffer V als den Prologkapiteln zugehörig kenntlich gemacht wird. Die Kapitelabfolge ist damit wie folgt:

I – II – III – IV – Brücke – 1 – 2 – [...] – 37 – V

Die Prologkapitel und das Epilogkapitel bilden eine Klammer um die Haupterzählung. Die Kapitel I bis IV folgen scheinbar lose aufeinander und weisen nur wenige inhaltliche Überschneidungen auf. Bei näherer Betrachtung stellen sich die Prologkapitel aber als aufeinander abgestimmte Werkzeuge zur Weichenstellung heraus, mit Hilfe derer die Wahrnehmung des Lesers in eine bestimmte Richtung gelenkt wird. Darüber hinaus werden in den Prologkapiteln die Rahmenbedingungen der Ereignisse in der Binnenerzählung herausgearbeitet. Damit erfüllen Prolog und Epilog beide Funktionen, die Rahmen Katharine Young zufolge innehaben können:

> Frames themselves are of two sorts [...]. That is to say, on the one hand, that frames codify stories among other kind [sic] of events or that they codify kinds of stories and, on the other hand, that they invite or reveal an attitude toward the story, which illuminates the relationship between its tellers and hearers.[917]

---

sonderheiten betroffen sein könnten.

917 Katharine Young: *Frame and Boundary in the Phenomenology of Narrative.* – In: Marie-Laure Ryan (Hrsg.): *Narrative Across Media. The Languages of Storytelling.* Lincoln, London: 2004, S. 76–207, hier S. 76. Young geht von zwei unterschiedlichen Arten von Rahmen aus. Allerdings zeigt sich bei der praktischen Anwendung der von ihr herausgearbeiteten Kriterien, dass es sich eher um zwei verschiedene *Funktionen* von Rahmen handelt, die durchaus beide von ein und demselben Rahmen erfüllt werden können. Im Fall von *Buntschatten*

In Kapitel I, das im Folgenden vollständig zitiert wird, stellt der Ich-Erzähler die besondere Stellung seines Geburtstages im Jahr heraus:

> Der Dienstag meiner Geburt war ein besonderer Tag, nicht nur für mich, nicht nur für meine Eltern und meinen Bruder, nicht nur für Eimsbüttel oder Hamburg – es war ein besonderer Tag für alle Menschen. Der Grund dafür ist einleuchtend und unbekannt: Es war der 183. Tag des Jahres 1963. In seiner Bedeutung ist der 183. Tag eines Jahres allenfalls mit Neujahr oder Silvester zu vergleichen. Dass diese Tatsache so wenigen Menschen bekannt ist, verwundert mich. Der 183. Tag ist die Mitte des Jahres.
>
> Warum haben Anfang und Ende des Jahres eigene Namen? Warum hat die Mitte des Jahres keinen Namen? Es gibt leichte Fragen und es gibt schwere Fragen. Manche lassen sich schnell beantworten, manche verlangen ein wenig mehr Zeit.
>
> Für meine Familie hat der 2. Juli noch eine weitere Bedeutung: 39 Tage zuvor hat mein Bruder Geburtstag, 39 Tage danach meine Mutter. Ich bin über diesen seltenen Zufall zutiefst erfreut.[918]

Mit Hilfe des auf den ersten Blick banalen Zahlenspiels wird der Leser gleich zu Beginn des Prologs dazu gezwungen, dem Erzähler gegenüber Stellung zu beziehen: Indem es auf die globale Bedeutung seines Geburtstages insistiert, zeigt sich das erzählende Ich als egozentrisch und pedantisch. Zugleich ist seine Argumentation so schlüssig, dass man ihr kaum widersprechen kann; der Leser wird dazu gebracht, der Blickrichtung des Erzählers zu folgen; seine Aufmerksamkeit wird auf Details gelenkt, die er ansonsten bestenfalls beiläufig wahrgenommen hätte (Bedeutung des 183. Tages, Abstand zwischen den verschiedenen Geburtstagen). Das erzählende Ich legt dem Leser damit unterschwellig nahe, auch im Weiteren scheinbar nebensächlichen Details mit erhöhter Wachsamkeit zu begegnen. Damit steht der Leser bereits mit einem Fuß an der Schwelle jener „anderen

---

und Fledermäuse verschiebt sich der Akzent sogar von einem Prologkapitel zum nächsten.

918 Brauns: Buntschatten, S. 7. Thematisch ergibt sich hier eine auffällige Überschneidung mit der Autobiographie von Tammet. Auch er beginnt seinen Bericht mit Überlegungen zu seinem Geburtsdatum: „I was born on 31 January 1979 – a Wednesday. I know it was a Wednesday, because the date is blue in my mind and Wednesdays are always blue, like the number nine or the sound of loud voices arguing. I like my birth date, because of the way I'm able to visualise most of the numbers in it as smooth and round shapes, similar to pebbles on a beach. That's because they are prime numbers: 31, 19, 197, 97, 79 and 1979 are all divisible only by themselves and one. I can recognise every prime up to 9973 by their 'pebbel-like' quality. It's just the way my brain works.“ Tammet: Day, S. 1. Allerdings bleibt der Blick von Tammets Erzähler konstant auf sich selbst gerichtet, während Brauns' Erzähler das Panorama weitet und die Relevanz des Erzählten für den Leser kenntlich macht. Auch fehlen bei *Born on a Blue Day* der Rahmen sowie der Wechsel der Erzählperpektive von Rahmen zu Binnenhandlung, die bei *Buntschatten und Fledermäuse* entscheidende strukturelle und stilistische Mittel darstellen.

Welt", in welcher der Erzähler laut dem Untertitel des Buches lebt. Während die zweifache Mittelstellung seines Geburtstages dem Erzähler zufolge einem glücklichen Zufall geschuldet ist, ist es sicher *kein* Zufall, dass sich zwischen den Prologkapiteln und dem Epilog genau 37 Kapitel befinden – eines für jedes Lebensjahr des Autors bis zur Fertigstellung des Buches. Zugleich knüpft das erste Prologkapitel an die Motive der Binnenerzählung an, indem es die Achtsamkeit in Bezug auf Zahlen, Daten, Wörter, Rituale und Gegenstände antizipiert, die Protagonist Axel über den gesamten Handlungsverlauf auszeichnen wird. Eine weitere wichtige Eigenschaft von Rahmen ist damit erfüllt: „Frames do not just enclose one realm; they specify a relationship between two."[919] Auf diese Weise erzeugen Rahmen eine Metaebene, die einerseits dem erzählenden Ich als Standfläche und Ausguck dient, andererseits aber auch dem Leser einen – wohldosierten – Blick in die Erzählwerkstatt eröffnet. Der Rahmen kann dabei auf Teile der Binnenkapitel verweisen, aber auch Querbezüge zu anderen Rahmenteilen etablieren. Dies lässt sich anhand einer Stelle aus Kapitel III nachvollziehen, in welcher der Erzähler den Leser auf die sprachlichen Besonderheiten des Textes stößt. Der Erzähler schlägt den Bogen zurück zu Kapitel II und deutet auf das dort verwendete Wort „Näpfchen" hin:

> Die Höflichkeit hat viele Näpfchen aufgestellt, in die man treten kann. Autisten sind Meister darin, keines auszulassen. [Kapitel II][920]
>
> Geblieben ist meine Art Humor, die mich oft schmunzeln lässt, wo Nichtautisten kein Korn Komik erblicken. Kaum ein Leser dürfte, falls er über das Wort Näpfchen gestolpert ist, ermessen haben, wie glücklich ich mich schätze, ein so niedliches Wort gleich zu Beginn in meinem Buch begrüßen zu können. [Kapitel III][921]

Mit Hilfe des autopoietischen Verweises auf die Sprachebene wird der Abstand sichtbar gemacht, den der Erzähler rückblickend zur Handlung der Geschichte einzunehmen in der Lage ist. Die Metaebene, von der aus der Erzähler berichtet, erlaubt ihm, vorgeblich sowohl die Kontrolle über Haupt- und Rahmenhandlung als auch über die Textgenese auszuüben; der Leser soll Autor und Erzähler miteinander identifizieren, zugleich aber den Text als Ergebnis eines bewussten Gestaltungsprozesses wahrnehmen. Indem er den ungebräuchlichen Begriff gesondert erwähnt, erneuert der Erzähler seine Aufforderung an den Leser, (Sprach-)Details gegenüber aufmerksam zu bleiben.

---

919 Young: Frame, S. 79.
920 Brauns: Buntschatten, S. 9.
921 Brauns: Buntschatten, S. 11.

Mit der Mutmaßung, dass ein Gros der Leser seine Freude über das Wort nicht nachempfinden könne, lässt der Erzähler keinen Zweifel daran, dass er sich gezielt an ein nichtautistisches Publikum richtet. Indem er den Leser im übertragenen Sinne über das Wort „Näpfchen“ stolpern lässt, bewirkt der Erzähler eine Umkehr der Perspektiven. Waren es zuvor noch die Autisten, die Bekanntschaft mit den Stolperfallen nichtautistischer Gepflogenheiten machten, wird nun der nichtautistische Leser auf die Eigenheiten autistischen Humors gestoßen. Während im Alltag zumeist die Autisten die Außenseiter sind, die sich in einer ihnen fremden Welt mit undurchschaubaren Gesetzen orientieren müssen, wird hier der nichtautistische Leser zum ahnungslosen Sonderling deklariert. Zugleich wird der Leser mit Hilfe der expliziten Sprachreflexion mit den gestalterischen Besonderheiten des Textes vertraut gemacht, in den Neologismen, Metaphern, Personifikationen von Sachworten und Abstrakta sowie ungebräuchliche Begriffe als „Stolpersteine“ eingestreut sind. Es wird klar, dass der Rezipient mit einem durchkomponierten Werk zu rechnen hat, in das Mechanismen zur Lesersteuerung eingearbeitet sind.[922] Im Kapitel II, das im Folgenden vollständig zitiert wird, wendet sich der Erzähler von der eigenen Person ab und gibt dem Leser eine kurze, allgemeine Einführung in die möglichen Erscheinungsformen von Autismus:

> Manche Autisten verleben still, in sich gekehrt, ihre Tage, andere toben herum, weil ihnen die Welt durch den Kopf rennt. Manche Autisten lernen es nie, sich richtig zu bedanken, anderen kommen diese Floskeln so trefflich über die Lippen, dass der Eindruck entsteht, sie verstünden, was ihnen da herausrutscht. Manche Autisten lachen gerne und plappern viel, andere sind eher sachlich und einsilbig. Manche Autisten verzweifeln an trübsinnigen Gedanken, andere haben ihre Zelte auf der heiteren Seite des Lebens aufgeschlagen.

---

922 Axel Brauns weist selbst darauf hin, dass er beim Schreiben zu starker Verdichtung neigt. Im Krinkland-Forum, einer Diskussionsplattform auf seiner Website, schreibt Brauns zum Entstehungsprozess von *Buntschatten und Fledermäuse*: „Die Arbeit am Buntmaus-Buch hat 17 Jahre gedauert. Die Anfänge reichen in meine Schulzeit zurück, als auf [sic] sich einmal der Wunsch in mir erhob mein Lebensgefühl als Achtzehnjähriger einzufangen. [...] Und dann hakte es immer wieder bei meinen Versuchen, dieses seltsame Gefühl dingfest zu machen. [...] Nichts, was ich schrieb, verortete ich in der Richtung, wohin ich wollte. Alles lag vielmehr dort, woher ich kam und von wo ich fortzog.

In einem Bestreben, doch eine Antwort zu finden, verdichtete ich mehr und mehr meine Texte. Der Umfang schmolz dahin, bis ich am Ende bei einem Vierwortsatz angelangt war, der für mich zum Inbegriff meines Werkes wurde.

Doch was hat die Welt von einem Vierwortroman?

Erst 1992 zog ich die Bremse und machte kehrt. Ich kippte meine ganze Ästhetik über den Haufen und richtete mich neu aus [...].“ Brauns: Eintrag im Krinkland-Forum vom

> Das Leben im Autismus ist eine miserable Vorbereitung für das Leben in einer Welt ohne Autismus. Die Höflichkeit hat viele Näpfchen aufgestellt, in die man treten kann. Autisten sind Meister darin, keines auszulassen.[923]

Mit seinen Ausführungen zum Autismus bewirkt der Erzähler mehrererlei. Indem er sich auf eine Metaperspektive begibt, von der aus er angeblich beide Welten überblicken kann, bietet er sich implizit als Übersetzer zwischen der autistischen Wahrnehmung und der ‚neurotypischen' Sicht an. Zwar weist er selbst auf die vielfältigen Erscheinungsweisen von Autismus hin und legt dem Leser damit eine differenzierte Sicht auf die Lebensform Autismus nahe, er selbst gesteht sich aber durchaus verallgemeinernde und wertende Urteile zu. Wenn er im Konjunktiv konstatiert, manchen Autisten kämen Danksagungen so trefflich über die Lippen, als verstünden sie deren Bedeutung, spricht er den Autisten *pauschal* das Verständnis für Höflichkeitsrituale ab.[924] Indem er die Danksagung als Floskel deklariert, deutet er an, es handele sich hierbei generell, für Autisten wie Nichtautisten, um eine leere Hülse. Darüber hinaus setzt er die autistische Weltwahrnehmung als Gegenentwurf zu einer nichtautistischen Weltsicht und weist damit auf die Voraussetzungen für den Grundkonflikt der Haupthandlung hin – das Aufeinanderprallen beider Realitätsauffassungen und, hieraus resultierend, die Auseinandersetzung des Protagonisten mit einem ihm wesensfremden sozialen Umfeld.

Da die Prologkapitel innerhalb der Gesamtkapitelfolge eine exponierte Stellung innehaben, wirken sie als starke Filter für die weitere Lektüre. So trägt der Leser nicht nur die vom Erzähler offerierten Informationen über den Autismus im Allgemeinen in die Lektüre der Kernkapitel hinein, sondern auch die Grundannahme, es handele sich bei der autistischen und der nichtautistische Weltsicht um konfligierende Realitätsauffassungen. Der Leser erhält einen entscheidenden Wissensvorsprung vor dem erlebenden Ich, das bis zum Ende der Binnenhandlung über seinen Autismus in Unkenntnis bleibt. Fortgesetzt wird die Vorbereitung des Lesers in Prologkapitel III, in dem das erzählende Ich sich wieder der eigenen Verfassung zuwendet. Der Erzähler kennzeichnet, an welcher Stelle auf der Autismusskala er sich selbst verortet, und berichtet, inwieweit sein Leben – Jahre nach dem in der Haupthandlung erzählten Lebens-

---

10.07.2008, als Webarchiv gespeichert am 16.07.2008.

923 Brauns: Buntschatten, S. 9.

924 Der Logik des zitierten Satzes zufolge gibt es nur zwei Arten von Autisten: Diejenigen, die Danksagungen äußern, obwohl sie deren Sinn nicht verstehen, und diejenigen, die sich der Äußerung der nicht verstandenen Danksagung enthalten.

abschnitt – noch vom Autismus bestimmt wird.[925] Schließlich (in Prologkapitel IV) gibt der Erzähler aus einer deutlich auktorialen Position heraus einen kurzen Überblick über die Biografie seiner Eltern und skizziert die familiäre Situation zum Zeitpunkt des Handlungsbeginns.[926]

Das Brückenkapitel schließlich, das als nicht nummerierter Abschnitt weder dem Prolog noch der Binnenerzählung zuzuordnen ist, ist dem Moment gewidmet, in dem die Auswirkungen des Autismus auf den Protagonisten offenbar werden. Dem Problem, den Verlust der Gesichtererkennung abbilden und den Verlust der Sprachfähigkeit versprachlichen zu müssen, begegnet Brauns mit starker poetischer Verdichtung:

> *Als ich zwei Jahre alt war und schon im Hofhaus wohnte, verloren die Menschen um mich herum ihr Aussehen. Ihre Augen lösten sich in Luft auf. Nebel verschleierte ihre Gesichter. Die Stimmen verdunsteten. Mit der Zeit verwandelten sich die Menschen um mich herum in flatterhafte Schatten, die auf mich wirkten, als wären sie aus dem All in meine Welt herabgeschneit.*
>
> *Mir fiel es nicht leicht, sie wahrzunehmen, sie waren nahezu unsichtbar in einer Welt, die sichtbar blieb. Später verschmolzen diese flatterhaften Wesen zu bunten Schatten. Ich lernte, sie zu unterscheiden. Da gab es die gutartigen Wesen, das waren die Buntschatten, und da gab es die bedrohlichen Wesen, das waren die Fledermäuse.* [...]
>
> *Die pfützenhaften Gesichter dieser Wesen verdampften wie nach einem Regen und ihren Mündern entwich Lärm, aus dem ich weder Klang noch Bedeutung heraushören konnte. In mir kehrte Stille ein.*[927]

Die sprachlich nicht fassbaren Sinneseindrücke beim Verlust der Sprach- und Gesichtererkennung werden in lautmalerische Figuren, Neologismen und Metaphern übersetzt. Begriffe lösen sich in unkonkrete Bilder auf und entziehen sich hierdurch der Verfügungsgewalt des erlebenden Ichs. Die Menschen im Umfeld durchlaufen eine Metamorphose und verwandeln sich in Wesen einer fremden Spezies, die für das erlebende Ich weder berechenbar noch deutlich erkennbar sind. Die Wesen ändern ihre Aggregatzustände wie Wasser, sie sind ebenso schlecht zu greifen wie Dunst oder Nebel. Der lautmalerische Einsatz von Zischlauten verstärkt das Bild von sich verflüchtigenden Gasen und Flüssigkeiten („ver**sch**leierte ihre Ge**s**i**ch**ter", **S**timmen verdun**st**eten"), mit

925 Vgl. Brauns: Buntschatten, S. 11.

926 Vgl. Brauns: Buntschatten, S. 13. Auch hier wird noch einmal deutlich, dass der Erzähler in den Prologkapiteln einen Wissensvorsprung vor dem erlebenden Ich der Binnenkapitel mitbringt. Während Axels Mutter in der Binnenhandlung als „Haha" bezeichnet wird, weil sich dem Protagonisten das Wesen familiärer Beziehungen nicht erschließt, spricht der Erzähler in Kapitel IV von seiner „Mutter".

927 Brauns: Buntschatten, S. 15. Kursivierung Brauns.

Hilfe der Konsonantenzusammenstellung in „flatterhafte Schatten" wird der Klang schnell schlagender Flügel imitiert und das Irritationsgefühl beim plötzlichen Aufflattern von Tieren evoziert. Der Erzähler triggert mit Hilfe der lyrisch verdichteten Sprache Assoziationen an und provoziert synästhetische Empfindungen, um das Abdriften des Protagonisten in eine Welt ohne Wortbedeutungen nachzubilden. Der Versuch des erlebenden Ichs, sich einen neuen Begriff von der sich wandelnden Umwelt zu machen, manifestiert sich darin, dass der Erzähler Worte zu neuen Begriffen zusammenfügt („Buntschatten") und bestehenden Worten neue Bedeutungen zuweist („Fledermäuse"). Im weiteren Verlauf zeigt sich, dass die Metaphern und Neologismen hier gerade keine Erweiterung der Ausdrucksfähigkeit markieren, sondern im Gegenteil Symptome eines Rückzugs aus der Kommunikation darstellen:

> *Ich verlor den Drang, meine Welt mit anderen zu teilen. Meine Lippen ermüdeten. Wenn ich etwas sagte, schleppten sich kranke Wörter über meine Zunge. Meine Sätze kamen immer spärlicher und verkürzten sich. Die Silben verdorrten, wurden zu Staub. Bald stammelte ich nur noch.*
>
> *Meine Sprache ver:armte. Dieser Verlust wurde sichtbar: Ich deutete nurmehr mit Händen und Armen an, was ich Wochen zuvor noch lippenmüde in Worte gepresst hatte. Die Ver:armung meiner Sprache griff weiter um sich.*
>
> *Ich war mir selbst genug.*[928]

Auf das Sichverflüssigen/-verflüchtigen wesensverwandter Kommunikationspartner folgt das Versiegen der (verbalen) Kommunikation. Die Verkürzung der Sätze wird nicht nur beschrieben, sondern auch auf Syntaxebene vollzogen. Zudem wird die Schrift als Bedeutungsträger erschlossen und in die ebenenübergreifende Ausgestaltung des Moments des Sprachverlusts einbegriffen. Schrift(-bild), Klang, Denotation, Selbstreferenz und Metaphernebene verschränken und ergänzen sich, werden aber zugleich auch als differenzierbare Vehikel zum Bedeutungstransport erkennbar. Die autopoietischen Hinweise auf die bewusste Gestaltung der verschiedenen Ebenen regen den Leser dazu an, jedes der bedeutungstragenden Vehikel separat in Augenschein zu nehmen und den Verlauf des Bedeutungstransports zu verfolgen. So lässt erst die Binneninterpunktion das Bild des Armes in „Verarmung" hervortreten, das im Weiteren durch eine Häufung von bildverwandten Begriffen („deuten", „Hände", „Arme", „um sich greifen") immer deutlicher nachgezeichnet wird.[929] Parallel bleibt der übertragene Sinn – das erlebende Ich verlernt zu sprechen

928 Brauns: Buntschatten, S. 15. Kursivierung Brauns.

929 Zugleich wird in diesem Begriffsumfeld auch die eigentlich tote Metapher des Umsichgreifens reanimiert.

– ebenso lesbar wie das kleine poetologische Programm, das in der Passage enthalten ist. Der Hinweis, der Verlust bzw. die „Ver:armung" der Sprache sei „sichtbar" geworden, begründet den verstärkten Einsatz von Metaphern und thematisiert die Veränderung des Schriftbildes durch die Binneninterpunktion. Die Bildhaftigkeit, die Selbstbezüglichkeit und der hohe Gehalt an Wortspielen regen den Leser dazu an, sich analytisch mit der sprachlichen Gestaltung des Textes auseinanderzusetzen und zugleich Distanz zum beschriebenen Geschehen zu gewinnen.[930] Das Brückenkapitel bereitet außerdem einen anstehenden Perspektivwechsel vor. Während im Prolog aus der Metaposition des erzählenden Ichs heraus erzählt wird, kippt die Erzählung – optisch angedeutet durch die Kursivierung des kompletten Brückenkapitels – vor der Binnenhandlung in die „Froschperspektive" des erlebenden Ichs.

Aufgrund der Vorinformationen aus den Prologkapiteln behält der Leser auch bei der Lektüre der Binnenkapitel seine Metaperspektive auf die Handlung bei. Im Gegensatz zu Protagonist Axel selbst *weiß* der Leser, dass Axel Autist ist, und gleicht die Handlung mit seinen Kenntnissen über Autismus ab. Der Leser kann also nicht in der Identifikation mit dem Protagonisten aufgehen, sondern behält immer auch die Rolle des Analysten bei. Der Rahmen erfüllt damit eine ähnliche Funktion wie bei Fachfallgeschichten, in denen einleitende Passagen grundlegendes Wissen über eine Störung vermitteln, bevor dem Leser, der sich zumeist mit dem behandelnden Arzt identifiziert, das konkrete Fallbeispiel vorgelegt wird. Der – in manchen Fällen nur scheinbare – Wissensvorsprung führt zuverlässig dazu, dass Leser die Haltung des Diagnostikers einnehmen und nach Hinweisen auf das Vorhandensein eines bestimmten Krankheitsbildes suchen. Letztlich macht der Erzähler in *Buntschatten und Fledermäuse* die Geschichte des erlebenden Ichs erst dadurch zu einem Fall, dass er dem Leser in den Prologkapiteln nahelegt, sie als Fall zu *lesen*. Genauso wenig, wie der Betrachter des bekannten Dalmatiner-Vexierbildes sich dafür entscheiden kann, den einmal entdeckten Dalmatiner inmitten weißer und schwarzer Flecken *nicht* mehr zu sehen,[931] kann der Leser von *Buntschatten und Fledermäuse* hinter die Information zurück, der Protagonist sei Autist. Während sich die

930 Brauns verwendet damit Verfahren, die sonst hauptsächlich in der Lyrik zum Einsatz kommen.

931 Es handelt sich hierbei um eine stark farbreduzierte Fotographie von R. C. James, die in der Ausgabe des *Life Magazine* vom 19. Februar 1965 zum ersten Mal abgedruckt wurde und seither immer wieder als Illustration für die Funktionsweise der menschlichen Bildwahrnehmung herangezogen wird.

Erfahrungen des Protagonisten fiktiv tilgen lassen (die Metaebene wird im Brückenkapitel scheinbar aufgehoben, außerdem verliert das erlebende Ich Sprachverständnis und Gesichtererkennung), bleibt die Lektüreerfahrung des Lesers aus den Prologkapiteln erhalten. Aus der Sicht des Lesers besteht also die Metaperspektive weiter, während sie – scheinbar – dem Erzähler nicht mehr zur Verfügung steht. Während die Handlung in den Prologkapiteln noch vom Erzähler organisiert und bewertet wurde, muss nun der Leser diese Aufgabe übernehmen, denn das erzählende Ich tritt in der Binnenerzählung in den Hintergrund. Die Perspektive wird weitgehend auf die Wahrnehmung des (zunächst kindlichen) Protagonisten eingeengt. Begriffe und Konzepte, die dem erlebenden Ich zum erzählten Zeitpunkt nicht geläufig sind, werden vermieden oder durch klangverwandte Wörter, Lautmalereien, assoziierte Begriffe oder Neologismen ersetzt. Am auffälligsten ist sicherlich, dass die Bezeichnungen von Familienangehörigen substituiert werden. Die Mutter des Protagonisten wird als „Haha" adressiert, der Vater als „Dachs" und der Bruder als „Heimer". Hierdurch wird nicht in erster Linie ausgedrückt, dass dem Protagonisten die Anreden „Mama" und „Papa" bzw. „Mutter" und „Vater" sowie der Name seines Bruders unbekannt sind, sondern dass ihm das Konzept „Verwandtschaft" unbegreiflich ist. Um die Lesbarkeit zu erhalten und den Text am Abdriften ins Hermetische zu hindern, werden allerdings jeweils nur einzelne Wörter ersetzt:

> Die Haha pflanzte einen Baum auf dem Balkon des Hofhauses. Auf dem alten Balkon hatte ich mich nie verlaufen. Der neue Balkon war jedoch riesig. [...] Es verwirrte mich, dass die Haha den neuen Balkon nicht Balkon nannte. Sie nannte ihn Garten und das Geländer nannte sie Mauer.[932]

> Ich tastete mit meiner Hand unter dem Teppich herum. Ich spürte Sand auf meiner wischeltauben Haut. Eine Sandkiste nur für mich im Keller? Ich rollte den Kokosteppich ein Stück beiseite. Auf dem Estrich himmelte mich eine graue Sandschicht an. So fein wie Puderzucker war der Sand und gewitterwolkengrau.
> Eine Sandkiste nur für mich. Ich wischelte los. Die Augenblicke verschmolzen.
> Die Zeit ertaubte.
> Wischelfreuden später ...
> Lippenlärm?
> Die Haha schrie, machte Geräusch, schrie. Nichts verstand ich.[933]

Indem es sich zurückzieht, vermittelt das erzählende Ich dem Leser den Eindruck, er sei selbst für das Aufrechterhalten einer Metaperspektive verantwortlich. Ganz kann sich der Erzähler allerdings nicht von der in den Prologkapiteln etablierten Metaebene zurückziehen, denn die Sprache der Erzählinstanz in

932 Brauns: Buntschatten, S. 17.
933 Brauns: Buntschatten, S. 20f.

der Binnenerzählung unterliegt nicht den gleichen Einschränkungen wie die Sprache des erlebenden Ichs:

> »Besee – Besee – Besee.«
> »Mein Spatz, du möchtest ein Baiser?«
> »Ja.«
> »Dann bring die Dose her.«
> Der Deckel seufzte unter dem Griff der Omihände. Die Dose war bis zum Rand voller Besees.[934]

Die Tatsache, dass in der direkten Rede der Großmutter „Baiser" korrekt geschrieben ist, während sich die Schreibweise ansonsten am Höreindruck des Protagonisten orientiert, verrät die Anwesenheit einer übergeordneten Erzählinstanz. Dieser Erzähler ist dem erlebenden Ich nicht nur sprachlich voraus, er weiß auch, dass die anderen Figuren dessen ‚Fehlwahrnehmungen' nicht teilen. Hätte Brauns seine Erzählung konsequent auf die Erlebnisperspektive eingeschränkt, wäre die Schreibweise des Wortes an allen Stellen identisch. Auch die Binneninterpunktion, die in der Haupterzählung immer wieder erfolgt, zeigt die Existenz einer gestaltenden Instanz an. Das Vorhandensein einer Metaebene wird außerdem an Stellen sichtbar, an denen allgemeine Aussagen über den Charakter oder den Wissensstand von Figuren gemacht oder andauernde Zustände bzw. wiederkehrende Ereignisse beschrieben werden:

> Dinge hatten ihren Platz. Dinge durften ihren Platz nicht verändern. Das war meine Regel. Der Dachs und die Haha mochten diese Regel nicht. [...] Buntschatten, die man als Eltern bezeichnet, stellen gerne Möbel um, und die Haha und der Dachs machten bei dieser Vorliebe keine Ausnahme.[935]

Trotz allem ist die Einengung auf die Perspektive des jungen Axel stark. Besonders in Passagen, die sich auf das Erleben des Ichs konzentrieren, ist der Satzbau betont parataktisch. Zudem lenkt der Erzähler mit Hilfe onomatopoietischer Marker die Aufmerksamkeit auf die Geräusche, von denen die Handlungen des erlebenden Ichs begleitet werden:

> Klackklack. Ich pendelte mit dem roten Eimer und die weißblaue Schaufel klapperte gegen den Rand. Klackklack. Die Haha öffnete die Haustür. Der Heimer schlüpfte neben ihr ins Freie. [...] Weit war es nicht mehr bis zur Sandkiste.
> O weh! Ich blieb im Eingang zum Spielplatz stehen. Wieder hatte ich kein Glück. Der Heimer rannte voran. Kein Klackklack. Die ganze Sandkiste war voller Fledermauskinder. Die Haha zog mich mit. Enttäuscht setzte ich mich auf den

934 Brauns: Buntschatten, S. 61.
935 Brauns: Buntschatten, S. 19.

Holzrand der Sandkiste.
Kein Klackklack.
Nach einer Weile kniete ich mich doch in den Sand und rutschte in eine Ecke der Sandkiste. Da war es nicht so huschig. Ich wandte den Fledermauskindern den Rücken zu und schaufelte Sand in meinen Eimer. Mit der Hand wischelte ich über den Sandhügel im Eimer, bis der Sand glatt war.
Rupsrups.
Meine Hand stieß an den Rand und schwang zurück über den Sand und stieß an den Rand und schwang zurück. Die Haha machte Lippenlärm und zeigte einzeln auf die Fledermauskinder, die in der Sandkiste mit dem Heimer herumhuschten, und machte Geräusch:
»Peter ... Wolfgang ... Barbara ... Gerd ... Christoph ...«[936]

Die Aneinanderreihung kurzer Sätze und die Wiederholung von Silben und Satzteilen lassen sich als Versuch lesen, Wahrnehmungsweise und Spracherwerbsbemühungen von Kleinkindern nachzubilden; kleine Kinder können sich oft nur langsam einen Überblick über neue Situationen verschaffen und nähern sich Fremdem schrittweise und mit Vorsicht. Außerdem haben akustische Signale gerade für Kinder in der Spracherwerbsphase einen großen Stellenwert. Die Wiederholung von Silben und die Verwendung von Protowörtern[937] ist für das frühe Sprechen wesentlich. Da die Binnenerzählung aber stets in Bezug zum Rahmen zu lesen ist, müssen die verknappte Syntax sowie die akustischen Marker vor allem als Hinweise auf die Autismussymptomatik gewertet werden, die das erlebende Ich zeigt; sein Sprechvermögen sowie sein Sprachverständnis sind gestört, es ist kontaktscheu, beschäftigt sich lieber mit Gegenständen als mit Personen und ergeht sich in repetitiven Handlungen. Die Informationen aus den Prologkapiteln legen die Lesart der Binnenerzählung fest. Die Eigenheiten des Protagonisten auf andere Gründe zurückzuführen als auf den Autismus, wird dem Leser erschwert.

Durch seinen Rückzug stellt das erzählende Ich es dem Leser zwar prinzipiell anheim, das Verhalten des Protagonisten selbst zu beurteilen, die Zahl der möglichen Schlussfolgerungen ist aber von vorneherein eingeschränkt. Die Sicht des Lesers als nichtautistische wird zur Vergleichsfolie für das autistische Verhalten, Erleben und (Miss-)Verstehen des Protagonisten. Der Effekt hieraus

936 Brauns: Buntschatten, S. 17f.

937 Darunter versteht man referentielle Begriffe, die nicht zum Standardlexikon der Sprache gehören. Oft ist das Protowort an die Laute angelehnt, die vom bezeichneten Gegenstand ausgehen (z. B. „Brumm“ = Auto). Protowörter bzw. Zusammensetzungen aus lexikalischen Wörtern und Protowörtern werden oft eine zeitlang parallel zur ‚korrekten‘ Sprache verwendet. Vgl. Jürgen Dittmann: *Der Spracherwerb des Kindes: Verlauf und Störungen*. – 2. Aufl. München: 2006, S. 38.

ist in vielen Fällen ein komischer; der Leser trägt seine Vorstellung von einer adäquaten Reaktion an den Protagonisten heran, wird aber in seiner Erwartung enttäuscht. Zwei Ordnungen kollidieren überraschend; nach Ervedosa ist es der unerwartete, gar schockierende „Übergang von einer Ordnung in die andere, der geradezu von zentraler Bedeutung für die Entstehung von Komik ist".[938] Die Wahrnehmungen und Reaktionen des Protagonisten sind sowohl mit den Erwartungen der anderen Figuren als auch mit denen des Lesers unvereinbar. Dies wird besonders deutlich, wenn der Protagonist mit Situationen konfrontiert wird, in denen die Kenntnis gesellschaftlicher Rituale und Gepflogenheiten (z. B. Verhalten im Trauerfall) oder die intuitive Einfühlung in das Gegenüber erwartet wird:

> Die Buntschatten verhielten sich derart schleierhaft, dass ich nie durchblickte. Warum waren die Haha und der Heimer traurig? Nur weil sich der Dachs kurz nach Mitternacht entschlossen hatten, auf den Friedhof umzuziehen? Ohne ihre Hilfe wäre ich nie auf den Gedanken gekommen, an einem solchen Tag zu weinen.[939]

Die komischen Effekte setzen sich bis auf die Wortebene fort. Die Formulierung, der Dachs habe sich entschlossen, auf den Friedhof umzuziehen, geht über die üblichen Euphemismen für Tod und Sterben weit genug hinaus, um den Leser stutzen (bzw. in Axel Brauns Diktion „stolpern") und schmunzeln zu lassen. Die Weltsicht des erlebenden Ichs, das für bestimmte Wahrnehmungen blind ist, wird in Sprachbilder übersetzt. Das Bild des Umzugs ist vom Pathos anderer Metaphern für den Tod frei und löst keine Assoziationen an Trauer, Schmerz und Endgültigkeit aus. Damit werden genau die Eindrücke aus dem Bild ausgeschlossen, die dem erlebenden Ich versagt sind. Der komische Effekt entsteht allerdings nur daraus, dass *der Leser* die Metapher als unangemessene Bagatellisierung eines bedeutungsschweren Ereignisses empfindet. In der Welt des erlebenden Ichs ist die Metapher adäquater Ausdruck für den von ihm beobachteten Vorgang. Verwandte Erzählstrategien kommen in *Buntschatten und Fledermäuse* systematisch zum Einsatz. Ihnen ist gemeinsam, dass sie die Diskrepanz zwischen der Weltsicht des Protagonisten und der des Lesers sichtbar machen – wobei die Distanz, die sie schaffen, nicht ausschließlich durch Komik erzeugt wird. Die Auseinandersetzung besteht oft darin, dass der Leser intuitiv als übertragen versteht, was der Ich-Erzähler wörtlich meint.[940] Besonders gut

938 Ervedosa: Kopf, S. 69. Zur Komiktheorie vergleiche das Kapitel *Der Koryphäenkiller – (k)eine Fallgeschichte* in dieser Arbeit.

939 Brauns: Buntschatten, S. 226.

940 Spiegelbildlich versteht das erlebende Ich stets wörtlich, was andere Figuren ironisch oder metaphorisch meinen: „»Axel hat Schlag bei Frauen.« Fassungslos starrte ich meinen einzi-

ersichtlich ist dies an der Personifikation von Gegenständen. Als poetische Mittel erhöhen die Personifikationen die Dichte an Bildern und bestimmen so die ästhetische Wirkung des Textes. Zugleich stellen sie aber auch ein Transfermedium dar, mit Hilfe dessen Besonderheiten in der Weltauffassung des erlebenden Ichs in Sprache übersetzt werden können. Gegenstände lassen sich nicht nur rhetorisch als Personen behandeln, in der Welt des erlebenden Ichs haben sie auch den gleichen *Status* wie Personen und dienen als Interaktionspartner:

> Zwei Tage später begrüßte mich die Kindergartentür ohne viel Aufhebens. Die blonde Kindergärtnerin nahm mich bei der Hand, wie das Fledermäuse gerne tun, und kümmerte sich um mich. Sie wies mir einen Malplatz am Fenster zu. Oh, da war sie! Ich zeigte zum Fenster hinaus.
> »Sandkiste.«
> »Du kannst jetzt nicht in die Sandkiste. Heute bleiben alle Kinder drinnen.«
> Da war eine Sandkiste und die Fledermaus erlaubte mir nicht, dass ich dem Sand Guten Tag sagte. Traurig nahm ich Platz.[941]

Die Personifikation von Gegenständen ist mit der Entpersonifikation von Menschen verzahnt. Während die „Welt um sie herum sichtbar" bleibt, „verwandeln sich die Menschen" um den Ich-Erzähler herum „in flatterhafte Schatten", in „Wesen" mit „pfützenhaften Gesichtern".[942] Mit der Verwandlung in Buntschatten und Fledermäuse verlieren die anderen Figuren aus der Sicht des erlebenden Ichs ihren Personenstatus. Wieder wird eine Kollision zwischen der Weltwahrnehmung des erlebenden Ichs und der Realitätsauffassung des Lesers provoziert, der die anderen Figuren weiterhin als denkende, fühlende Menschen begreift. Erst gegen Ende der Binnenhandlung deutet sich die Möglichkeit einer Konsolidierung beider Welten an, deren Durchführung allerdings nicht mehr Bestandteil des Plots ist:

> Buntschatten hatten keine Gefühle. Deshalb war es unnütz, den Buntschatten von meinen Gefühlen zu erzählen. Warum sollte ich einer Eibenhecke erzählen, was ich empfand? Machte ich mich lächerlich, wenn ich einer blonden Eibenhecke

gen Onkel an. [...] Ich verprügelte niemals Mädchen. Beleidigt schwieg ich für den Rest des Tages." Brauns: Buntschatten, S. 211. Das fehlende Metaphern- und Ironieverständnis sowie das mangelnde Empathievermögen des Protagonisten korrelieren mit der Unfähigkeit vieler Autisten zu einer *Theory of Mind*. Es ist bekannt, dass Brauns sich ausführlich mit Theorien zur Bewusstseinsbildung und Fachliteratur zum Autismus beschäftigt hat. Seiner eigenen Aussage im Krinkland-Forum nach hat er sowohl Damasio als auch Sacks, Roth, Lurija und Searle rezipiert (Eintrag vom 16.07.2008). Allerdings lässt sich anhand der Textbefunde nicht ermitteln, inwieweit das theoretische Fachwissen in *Buntschatten und Fledermäuse* verarbeitet wurde, da entsprechende Kenntnisse auch aus der eigenen Erfahrungswelt Brauns stammen bzw. im Kontakt mit anderen Autisten erworben worden sein können.

941 Brauns: Buntschatten, S. 41.

942 Brauns: Buntschatten, S. 15.

> von meinen Unsicherheiten erzählte? War ich am Ende selbst eine Eibenhecke? Ein bunter Schatten? Und hin und wieder eine Fledermaus?[943]

Insgesamt ist *Buntschatten und Fledermäuse* viel stärker von lyrischen Verfahren geprägt als andere autobiographische Falldarstellungen bzw. Betroffenheitstexte. Müsste man auf einer Skala anzeigen, ob es sich bei dem Werk um ein literarisches oder ein fachsprachliches handele, würde man sicherlich die Markierung weit auf der Seite der Literatur setzen. Brauns pflegt einen schöpferischen Umgang mit der Sprache und bricht immer wieder Darstellungskonventionen, ohne seinen Text ins Hermetische abgleiten zu lassen. Nur durch die hohe poetische Dichte wird es dem Leser ermöglicht, sich überhaupt einen Begriff von der phasenweise sprachlosen Welt des erlebenden Ichs zu machen. Die poetischen Mittel dienen also nicht nur der ästhetischen Anreicherung des Textes, sie haben bedeutungstragende Funktion, wenngleich sie die Aufmerksamkeit des Lesers so stark auf sich selbst ziehen, dass das vorbehaltlose empathische Mitschwingen mit dem erlebenden Ich gestört wird. Doch dem betonten Einsatz poetischer Darstellungsmittel zum Trotz lässt sich *Buntschatten und Fledermäuse* auch ein dezidierter Fallcharakter zuschreiben, der vor allem aus der Distanz zwischen Leser und Protagonist resultiert. Die Prologkapitel fungieren – in Kombination mit anderen ‚Empathiestörfrequenzen' wie den Auffälligkeiten im Schriftbild – als Identifikationshemmnisse und erhalten so den analytischen Blick des Lesers auf das Verhalten und Erleben des Protagonisten: „Einen Vergleich zwischen der poetischen und der wirklichen Welt stellen wir nur an, wenn wir uns aus dem Fiktionalbewusstsein gelöst und Abstand zum Text gefunden haben", konstatiert Jürgen H. Petersen in seiner Untersuchung der Erzählformen. So wird der Leser *nolens volens* zum Diagnostiker. Die Welt des Protagonisten bleibt ihm fremd. Gleichzeitig, und hier liegt der besonderen Reiz der Konstruktion von *Buntschatten und Fledermäuse*, muss der Leser sich zu der Gruppe Wesen zählen, die vom Protagonisten mit großem Befremden betrachtet und analysiert wird. Protagonist und Leser sind beide zugleich Beobachter und Beobachtete. So kann der Leser das Verhalten des erlebenden Ichs zwar nachvollziehen, die Verwunderung über dessen Wahrnehmungsweise aber besteht weiter. Echte Einfühlung, so das Fazit nach der Lektüre, bleibt für beide Seiten schwierig. Eine Berührungsfläche gibt es immerhin: Denn der Leser wird dazu gebracht, das Befremden angesichts der „anderen Welt" zu spiegeln, das auch Protagonist Axel über die gesamte Romanhandlung hinweg nicht vollständig ablegen kann.

943 Brauns: Buntschatten, S. 348.

6 Rückblick

Das Genre der narrativen Fallgeschichte stellt sich als vielgestaltiges, abwechslungsreiches, aber auch schwer überschaubares Forschungsfeld dar. Einzelne Landmarken wie die Fallerzählungen von Freud und Sacks prägen den Charakter ganzer Gebiete und sind auch über die Genregrenzen hinweg noch weithin sichtbar. Andere Sehenswürdigkeiten, wie etwa Overbecks *Koryphäenkiller* oder Wiechowskis *Ein Tag von allen*, befinden sich in schwerer zugänglichen Regionen und werden nur selten von Besuchern entdeckt. Das Genre reicht an der einen Seite in das Hoheitsgebiet der Literatur hinein und endet an der anderen Seite dort, wo das Territorium der Formalisierung und naturwissenschaftlichen Reduktion beginnt; während die Demarkation in manchen Bereichen immer wieder neu verhandelt und zum Teil auch hart umkämpft wird, sind in anderen Arealen die Schranken längst abgebaut und die Zäune überwuchert. Ziel des Dissertationsprojekts *Der Fall des Falles* war es einerseits, das Forschungsfeld zumindest grob zu kartieren und dem Leser einen ersten Überblick über die Topologie zu verschaffen. Zum anderen sollten aber auch Schneisen in das zum Teil undurchdringlich wirkende Materialdickicht geschlagen werden. Typische Erscheinungsformen von Fallgeschichten sollten als repräsentativ markiert und kategorisiert, Raritäten hingegen lokalisiert, zugänglich gemacht und in ihrer Eigenheit beschrieben werden.

Es erweist sich als fruchtbarer Ansatz, auch nicht genuin literarische Fallgeschichten mit literaturwissenschaftlichen Methoden zu untersuchen. Viele Falldarstellungen tragen Merkmale, die sich mit wissenschaftshistorischen oder den jeweiligen fachtheoretischen Mitteln nur schwer beschreiben lassen. Dazu gehören strukturelle Besonderheiten der Texte, wie zirkuläre Erzähltechniken, Collagen oder szenische Elemente, aber auch der spezifische Umgang mit rhetorischen Figuren, die Gestaltung von Erzählinstanzen oder stilistische Eigenheiten. Viele Fallgeschichtenautoren machen sich Verfahren zu eigen, die aus der Belletristik bekannt sind; sie legen Spannungsbögen an, die auch einer Gruselgeschichte angemessen wären, konstruieren Protagonisten, welche die Charakteristika von Detektiven oder polizeilichen Ermittlern tragen, machen sich textuelle Bauformen zunutze, die denen von Novellen ähneln, setzen Techniken ein, die der humoristischen Prosa entstammen und verwenden Motive, die sonst in Horrorfiktion zu finden sind. In manchen Fällen, wie zum Beispiel in Argelanders *Der Flieger*, bringen literarische Erzähltechniken erst die entscheidende Fachinformation hervor, die sich dem Leser vermitteln soll. Die poetische Gestaltung der Werke ist also nicht immer nur bloße Kür, sondern auch eine Möglichkeit zur Wissenserzeugung. In manchen Fällen, wie den Fallgeschichten Yaloms und einigen der autobiographischen Fallbeschreibungen, ist eine sorgsam konzipierte selbstreferenzielle Ebene zu erkennen, und die verwendete Sprache ist oftmals alles andere als konventionell. Viele der Fallgeschichten sind ebenso komplex konstruiert und ebenso schöpferisch ausgestaltet wie Werke, die als genuin literarisch betrachtet werden. Die induktive Einzelanalyse, der die Fallgeschichten in der vorliegenden Arbeit unterzogen wurden, ist die angemessene Methode, um die Machart der einzelnen Texte zu erfassen und ihrer individuellen Gestaltung gerecht zu werden. Die Werkzeuge, die hierzu verwendet wurden, stammen größtenteils aus dem narratologischen Inventar. Allerdings hat sich auch das Konzept der sprachlichen Glättung, das aus der psychologischen und psychoanalytischen Fallgeschichtenforschung entlehnt ist, als hilfreich erwiesen, um bestimmte Erzähltaktiken zu erfassen.

Arbeitsmittel aus der Erzählforschung, und auch das hat sich bei der Analyse der Texte gezeigt, sind jedoch nicht für alle Arten von Fallgeschichten geeignet. Narratologische Ansätze kommen naturgemäß da an ihre Grenzen, wo das Erzählen aufhört; die aufs Äußerste standardisierten, anonymisierten und reduzierten Kurzkasuistiken bieten keine Angriffspunkte für narratologische Untersuchungen. Sie müssen aus medizinhistorischer, kulturhistorischer oder medizintheoretischerWarte aus betrachtet werden. Und auch in anderer Hinsicht greift eine rein textimmanente Analyse von Fallgeschichten zu kurz: Sie ergibt keinen Aufschluss darüber, welche Charakteristika einer Falldarstellung auf Fachkonventionen, Schreibtraditionen oder auch Konformitätsdruck zurückzuführen sind – bzw. auf den Versuch, ebendiese Vorgaben zu unterlaufen. Um ersichtlich zu machen, inwieweit die Autoren ihre schöpferischen Freiräume ausnutzen oder sich vielleicht auch erst erkämpfen, wurden den Textanalysen deshalb medizinhistorische, medienhistorische und medientheoretische Betrachtungen an die Seite gestellt. Ohne die derartige Erweiterung der Perspektive wäre zum Beispiel die Publikationshistorie von Oliver Sacks' *Awakenings* ebenso wenig nachvollziehbar wie das Erstarken der Betroffenheitsliteratur. Generell ist eine typologische Arbeit nur sinnvoll leistbar, wenn der Einzelfall in seinem Umfeld betrachtet und so als prototypisch oder exzentrisch wahrnehmbar gemacht wird.

Auch um die Fallgeschichte als Genre zu charakterisieren bedarf es verschiedener, sich ergänzender Blickwinkel. Obwohl das Hauptaugenmerk in der vorliegenden Studie auf der synchronen typologischen Einordnung von Fallgeschichten aus den letzten vier Jahrzehnten liegt, lässt sich das Genre als Ganzes nur begreifen, wenn diachronische Aspekte hinzugezogen werden.

Auch hier haben sich medien- und wissenschaftshistorische Ansätze als erkenntnisfördernd herausgestellt. Zu den markanten Linien, die sich aus der so erweiterten Perspektive erkennen lassen, gehört die Akzentverschiebung von der ganzheitlichen, Romantischen Wissenschaft inklusive der Fallgeschichten, die diese hervorbringt, hin zu einer reduktionistischen, Klassischen Weise, Forschung zu betreiben und Ergebnisse darzustellen.[944] Dieser Trend zeichnet sich sowohl im psychologisch-psychiatrischen Bereich als auch im Gebiet der Neurowissenschaften ab; hier wie dort ist eine immer deutlichere Entkopplung von Forschung und Fall festzustellen. Derartige Entwicklungen im *mainstream* rufen natürlich verschiedene Gegenbewegungen hervor. Nicht nur die Stimmen der Betroffenen werden immer lauter, auch aus den Reihen der Forscher selbst regt sich immer wieder Widerstand gegen die zunehmend szientistische Ausrichtung der Humanwissenschaften. Fallgeschichtenautoren erschließen sich neue Publikationswege – teils aus idealistischen Gründen, teils aus taktischen Überlegungen heraus – und sie nehmen immer stärkeren Einfluss darauf, wie ihre Forschung in der Öffentlichkeit wahrgenommen wird; die Popularisierung von Forschung ist längst nicht mehr den Journalisten und Wissenschaftshistorikern vorbehalten, und die Verbreitung von Patientengeschichten nicht mehr den Behandelnden.

An der Entwicklung der Fallgeschichte lässt sich außerdem nachzeichnen, wie variabel die Vorstellung davon ist, was in den hier beobachteten Disziplinen als gesichertes Wissen gelten kann.[945] Die Kritik an den Fallbeschreibungen Freuds sagt hierüber genauso viel aus wie die anhaltende Wertschätzung derselben; Sacks' und Lurijas Abneigung gegen reinen Biologismus ist ebenso bezeichnend wie Kandels Überzeugung, positivistische Methoden müssten auch in der Psychoanalyse zum Standard gemacht werden; Falldarstellungen wie die von Yalom oder Augustin, in denen Wahrheit offen als von ihrer sprachlichen Verfasstheit abhängig gezeigt wird, stehen Fallskizzen wie die von Heenen-Wolff gegenüber, in denen mutmaßlich relevanten Resultate hinter einer narrativ geglätteten Oberfläche verborgen bleiben; die Ansicht, man könne sich mit Hilfe genauer Dokumentationstechniken an eindeutige Aussagen über die *conditio humana* annähern, findet ihr Gegenbild in der Auffassung, man könne nicht hinter metaphorisches, mehrdeutiges Sprechen zurücktreten. Immerhin, so hat sich bei den Analysen gezeigt, ist die in der vorliegenden Studie verwendete

944 Zur Großschreibung von „Romantische" und „Klassische" Wissenschaft vgl. Fußnote 408 auf S. 165.

945 Die Fallgeschichte ist dabei nur eine von vielen verschiedenen Erscheinungsformen, an denen sich dies konkretisieren lässt – allerdings eine besonders anschauliche.

Methodenkombination dazu geeignet, einige der Wege zurückzuverfolgen, die Erkenntnis in Fallgeschichten nehmen kann. Textimmanente Verfahren zur Begriffs- und Theoriebildung wurden aufgezeigt (etwa am Beispiel der Depersonalisierung), aber auch intertextuelle Verflechtungen (z. B. zwischen *Raumlicht* und den Schriften Laings), über die Motive und Einsichten von einem Genre ins andere übersetzen. Wissen wird in Fallgeschichten erzeugt, illustriert und transformiert, aber zuweilen auch unterlaufen, ironisch gewendet oder ganz *ad absurdum* geführt.

Fallgeschichten sind im Spannungsfeld zwischen Ketzerei und Konformismus zu finden: Ihr Erzählanlass kann der zunächst schwer begründbare Instinkt eines Forschers sein, vom orthodoxen Pfad abzuweichen, die umstürzlerische Ahnung, dass die Lehrmeinung irrig sei; die Fallgeschichte kann aber ebenso aus dem Bestreben heraus verfasst werden, eine etablierte Theorie als alternativlos darzustellen und konventionelle Methoden und Ansichten zu bestätigen. Wo die einzelne Falldarstellung zwischen diesen Polen zu verorten ist, lässt sich nur mit Hilfe von medienhistorischen bzw. -theoretischen Mitteln erfassen. Die Reflektion, die der jeweilige Ort in der Sprache der Fallgeschichte erzeugt, muss hingegen aus literaturwissenschaftlicher Perspektive begutachtet werden. Es ist wenig verwunderlich, dass sich zwischen den Ergebnissen beider Betrachtungen Korrelationen abzeichnen. Auch wenn es einzelne Ausreißer gibt, ist der Trend deutlich: Der Umgang der Autoren mit poetischen Verfahren wird umso freier, je innovativer, subversiver oder absonderlicher die Erkenntnis ist, die es zu vermitteln (bzw. zu entwickeln) gilt. Was von Fachkollegen als ‚wahr', vom Laien als relevant und von Geldgebern als zukunftsweisend akzeptiert wird, hängt nicht zuletzt von der Ausdrucksmächtigkeit des Autors ab. Welche Erkenntnis sich schließlich durchsetzt, ob ein Fallgeschichtenautor eher als Neuerer oder Nestbeschmutzer wahrgenommen wird und welche Paradigmen sich ablösen, ist jedoch, das zeigt sich an der Entwicklung des Genres Fallgeschichte besonders gut, nicht nur eine Frage der Rhetorik, sondern auch eine des Geschicks[946] im Umgang mit Medien. Aus literaturwissenschaftlicher Sicht besonders erfreulich ist, dass viele Fallgeschichten nicht nur als Fach- oder Populärmedien funktionieren, sondern auch poetische Qualitäten besitzen, die denen genuin literarischer Werke in nichts nachstehen. Literarische Verfahren sind in vielen Fallerzählungen keine fakultative Dreingabe, sondern konstitutive Notwendigkeit. Die Literarizität steht der Erkenntnisvermittlung nicht entgegen, oftmals bedingt sie sie geradezu.

946 Hier nicht nur als Synonym für Kunstfertigkeit, sondern durchaus auch als *fortune* zu verstehen.

7 Quellen

Die Fälle

ARGELANDER, Hermann: *Der Flieger. Eine charakteranalytische Fallstudie.* – 6. Tsd. Frankfurt am Main: Suhrkamp 1980 [zuerst 1972]. [Argelander: Flieger]

AUGUSTIN, Ernst: *Raumlicht: Der Fall Evelyne B.* – Frankfurt am Main: Suhrkamp 1976. [Augustin: Raumlicht]

BRAUNS, Axel: *Buntschatten und Fledermäuse. Mein Leben in einer anderen Welt.* – 8. Aufl. München: Goldmann 2004 [zuerst mit dem Untertitel *Leben in einer anderen Welt*; Hamburg: Hoffmann und Campe 2002]. [Brauns: Buntschatten]

BRUNNHUBER, Stefan [u. a.]: *Intensivkurs Psychiatrie und Psychotherapie.* – 5. Aufl. München, Jena: Urban & Fischer 2005 [frühere Ausgaben z. T. unter anderen Titeln]. [Brunnhuber: Intensivkurs]

DUBIEL, Helmut: *Tief im Hirn.* – München: Kunstmann 2006. [Dubiel: Hirn]

ERLENBERGER, Maria: *Der Hunger nach Wahnsinn: Ein Bericht.* – Reinbek bei Hamburg: Rowohlt 1977. [Erlenberger: Hunger]

FREUD, Sigmund und Joseph Breuer: *Studien über Hysterie.* – Frankfurt am Main: Fischer 1970 [zuerst Wien, Leipzig: Deuticke 1895]. [Freud: Hysterie]

HEENEN-WOLFF, Susann: *Die Reminiszenz in der Halluzination. Der Fall eines vormals versteckten jüdischen Kindes.* – In: *Psyche* [63 | 1] 2009, S. 73–85. [Heenen-Wolff: Reminiszenz]

LURIJA [= LURIA], Alexander R[omanovic]: *Der Mann, dessen Welt in Scherben ging: zwei neurologische Geschichten.* – Reinbek bei Hamburg: Rowohlt 1991. [Lurija: Scherben]

OVERBECK, Gerd: *Der Koryphäenkiller: ein psychoanalytischer Roman.* – Frankfurt am Main: Suhrkamp 2001. [Overbeck: Koryphäenkiller]

RAMACHANDRAN, Vilayanur S[ubramanian] und Sandra Blakeslee: *Phantoms in the Brain. Probing the Mysteries of the Human Mind.* – New York: Quill 1999 [zuerst New York: William Morrow 1998]. [Ramachandran: Phantoms]

SACKS, Oliver W[olf]: *Awakenings.* – New York: 1999 [zuerst London: Duckworth 1973]. [Sacks: Awakenings]

––: *A Leg to Stand On.* – New York: Touchstone 1998 [zuerst London: Duckworth 1984]. [Sacks: Leg]

––: *The Man Who Mistook His Wife for a Hat and Other Clinical Tales.* – New York: Touchstone 1998 [zuerst New York: Summit 1985]. [Sacks: Wife]

SLOTERDIJK, Peter: *Kündigung des Familienvertrags.* – In: Kreiler, Kurt (Hrsg.): *In irrer Gesellschaft: Verständigungstexte über Psychotherapie und Psychiatrie.* Frankfurt am Main: Suhrkamp 1980, S. 9–11. [Sloterdijk: Kündigung]

WDOWIN, Natascha: *Niemandsmensch.* – In: Kreiler, Kurt (Hrsg.): *In irrer Gesellschaft: Verständigungstexte über Psychotherapie und Psychiatrie.* Frankfurt am Main: Suhrkamp 1980, S. 59–91. [Wdowin: Niemandsmensch]

WEST, Cameron: *First Person Plural: My Life as a Multiple.* – New York: Hyperion 1999. [West: Person]

WIECHOWSKI, Dwascha: *Ein Tag von allen (Steinhof, Pavillon 5).* – In: Kreiler, Kurt (Hrsg.): *In irrer Gesellschaft: Verständigungstexte über Psychotherapie und Psychiatrie.* Frankfurt am Main: Suhrkamp 1980, S. 408–416. [Wiechowski: Tag]

YALOM, Irvin D[avid]: *Love's Executioner. And Other Tales of Psychotherapy.* – New York: Perennial 2000 [zuerst New York: Basic 1989]. [Yalom: Executioner]

Zitierte Literatur

AAOS [American Academy of Orthopaedic Surgeons]: *Nerve Injuries* [Website]. – Rosemont: 2007, abrufbar unter `http://orthoinfo.aaos.org/topic.cfm\kern0.7pt?topic=A00016` (letzter Zugriff am 09.12.2013).

ANZ, Thomas: *Gesund oder krank? Medizin, Moral und Ästhetik in der deutschen Gegenwartsliteratur* – Stuttgart: Metzler 1989.

ARBEITSGEMEINSCHAFT DER OBERSTEN LANDESGESUNDHEITSBEHÖRDEN: *Beschluss der AOLG zur Einbeziehung der Gesprächspsychotherapie und der Systemischen Therapie in die Reform des Psychotherapeutengesetzes vom 18./19. November 2010* – Nörten-Hardenberg: 2010, online abrufbar unter `http://www.dpgg.de/pdf/AOLG_20101118.pdf` (letzter Zugriff am 15.08.2013).

ARGELANDER, Hermann: *Der Flieger. Eine charakteranalytische Fallstudie.* – 6. Tsd. Frankfurt am Main: Suhrkamp 1980 [zuerst 1972]. [Argelander: Flieger]

—: *Die szenische Funktion des Ichs und ihre Anteile an der Symptom- und Charakterbildung.* – In: *Psyche* [24|5] 1970, S. 325–345.

AUGUSTIN, Ernst: *Raumlicht: Der Fall Evelyne B.* – Frankfurt am Main: Suhrkamp 1976. [Augustin: Raumlicht]

—: *Robinsons blaues Haus.* – München: Beck 2012.

AUST, Hugo: *Novelle.* – 4. Aufl. Stuttgart, Weimar: Metzler 2006. [Aust: Novelle]

BARTHES, Roland: *Der Tod des Autors.* – In: Fotis Jannidis [u. a.] (Hrsg.): *Texte zur Theorie der Autorschaft.* Stuttgart: Reclam 2000, S. 185–193.

BASSELER, Michael und Dorothee Birke: *Mimesis des Erinnerns.* – In: Astrid Erll und Hanne Birk (Hrsg.): *Gedächtniskonzepte der Literaturwissenschaft: theoretische Grundlegung und Anwendungsperspektiven.* Berlin: de Gruyter 2005, S. 123–147. [Basseler: Mimesis]

BAUER, Matthias: *Der unheimliche Fall der Psychoanalyse. Wie Sigmund Freud im historischen Kriminalroman erst als Detektivfigur eingesetzt und dann des ›Seelenmords‹ verdächtigt wird.* – In: Barbara Korte (Hrsg.): *Geschichte im Krimi: Beiträge aus den Kulturwissenschaften.* Köln: Böhlau 2009, S. 59–76. [Bauer: Fall]

BAUMANN, Hans D.: *Horror: die Lust am Grauen.* – München: Heyne 1993. [Baumann: Horror]

BEHRENS, Rudolf und Carsten Zelle (Hrsg.): *Der ärztliche Fallbericht. Epistemische Grundlagen und textuelle Strukturen dargestellter Beobachtung.* – Wiesbaden: Harrassowitz 2012.

BENTALL, Richard P.: *R. D. Laing: An Appraisal in the Light of Recent Research.* – In: Salman Raschid (Hrsg.): *R D Laing: Contemporary Perspectives.* London: Free Association 2005, S. 222–245. [Bentall: Laing]

BERGMANN, Jörg R., Ulrich Dausendschön-Gay und Frank Oberzaucher (Hrsg.): *»Der Fall«. Studien zur epistemischen Praxis professionellen Handelns.* – Bielefeld: transcript 2014.

BIRBAUMER, Niels: *Hirnforscher als Psychoanalytiker.* – In: Christian Geyer (Hrsg.): *Hirnforschung und Willensfreiheit: zur Deutung der neuesten Experimente.* Frankfurt am Main: Suhrkamp 2004, S. 27–29.

BLAKESLEE, Sandra: *Sandra Blakeslee: Science Writer* [Website]. – Abrufbar unter `http://sandrablakeslee.com` (letzter Zugriff am 09.12.2013).

BLOCH, Sidney und Bruce S. Singh: *Foundations of Clinical Psychiatry.* – 3. Aufl. Melbourne: Melbourne University Press 2007.

BLOCK, Stefan Merrill: *The Story of Forgetting* – New York: Random House 2008.

BOCK, Thomas, Klaus Dörner und Dieter Naber: *Anstöße. Zu einer anthropologischen Psychiatrie.* – Bonn: Psychiatrie-Verlag 2004. [Bock: Anstöße]

––, Irene Stratenwerth und Hildegard Wohlgemut (Ill.): *Die Bettelkönigin* – Freiburg im Breisgau: Kore 1998.

––: *Lichtjahre. Psychosen ohne Psychotherapie.* – Bonn: Psychiatrie-Verlag 1997. [Bock: Lichtjahre]

––: *Pias lebt gefährlich* – Bonn: Psychiatrieverlag 2000.

BOHLEBER, Werner: *Einführung in das Thema der PSYCHE-Tagung 2004: »Vergangenes im Hier-und-Jetzt oder: Wozu noch lebensgeschichtliche Erinnerung im psychoanalytischen Prozeß?«* – In: *Psyche* [59|Beiheft] 2004, S. 2–10.

BORCH-JACOBSEN, Mikkel: *Anna O. zum Gedächtnis: eine hundertjährige Irreführung.* – München: Fink 1997.

BRAUNS, Axel: *Buntschatten und Fledermäuse.* – 8. Aufl. München: Goldmann 2004 [zuerst Hamburg: Hoffmann und Campe 2002]. [Brauns: Buntschatten]

––: *Krinkland* [nicht öffentliches Web-Forum]. – `http:www.krinkland.de/forum` [Einträge vom 10.07.2008 und 16.07.2008 (letzter Zugriff am 16.07.2008)].

BREMER, Alida: *Kriminalistische Dekonstruktion: zur Poetik der postmodernen Kriminalromane.* – Würzburg: Königshausen & Neumann 1999.

BRENTZEL, Marianne: *Sigmund Freuds Anna O.: Das Leben der Bertha Pappenheim.* – Leipzig: Reclam 2004.

BROKS, Paul: *Into the Silent Land: Travels in Neuropsychology.* – New York: Grove 2003.

BRUNNHUBER, Stefan [u. a.]: *Intensivkurs Psychiatrie und Psychotherapie.* – 5. Aufl. München, Jena: Urban & Fischer 2005 [frühere Ausgaben z. T. unter anderen Titeln]. [Brunnhuber: Intensivkurs]

BUCHHOLZ, Michael B. und Ludwig Reiter: *Auf dem Weg zu einem empirischen Vergleich epistemischer Kulturen in der Psychotherapie.* – In: Georg Bruns (Hrsg.): *Psychoanalyse im Kontext. Soziologische Ansichten der Psychoanalyse.* Opladen: Westdeutscher Verlag 1996, S. 75–100.

BUCHHOLZ, Michael B.: *Innere Bewegung und Metaphern der Bewegung in der Psychotherapie* [Vortragsmanuskript]. – Lindau: 2006, online abrufbar unter `http://www.lptw.de/archiv/vortrag/2006/buchholz.pdf` (letzter Zugriff am 3.12.2013). [Buchholz: Bewegung]

-- (Hrsg.): *Metaphernanalyse.* Göttingen: Vandenhoeck & Ruprecht 1993.

--: *Vorwort.* – In: George Lakoff und Mark Johnson: *Leben in Metaphern: Konstruktion und Gebrauch von Sprachbildern.* 6. Aufl. Heidelberg: Auer 2008, S. 7–10.

BÜCHNER, Georg: *Lenz.* – Darmstadt: Wissenschaftliche Buchgesellschaft 2001 [zuerst Hamburg: Hoffmann und Campe 1839].

CANETTI, Elias: *Die Blendung.* – Wien, Leipzig, Zürich: Reichner 1935.

CARLETON, Heather A. und Matthew L. Webb: *The Case Report in Context.* – In: *Yale Journal of Biology and Medicine* [85], S. 93–96.

CARROLL, Noël: *The Philosophy of Horror or Paradoxes of the Heart.* – New York, London: Routledge 1990. [Carroll: Horror]

CASSUTO, Leonardo: *Oliver Sacks: The P. T. Barnum of the Postmodern World?* – In: *American Quarterly* [52 | 2] 2000, S. 326–333. [Cassuto: Sacks]

CHAFFIN, Roger und Topher Logan: *Practicing Perfection: How Concert Soloists Prepare for Performance.* – In: *Advances in Cognitive Psychology* [2 | 2–3] 2006, S. 113–130.

CLEMENTS, Robert J. und Joseph Gibaldi: *Anatomy of the Novella: The European Tale Collection from Boccaccio and Chaucer to Cervantes.* – New York: New York University Press 1977.

COLE, Michael, Karl Levitin und Alexander Lurija: *The Autobiography of Alexander Luria. A Dialogue with The Making of Mind.* – Mahwah, London: Erlbaum 2006. [Cole: Autobiography]

COLLMER, Thomas: *Poe oder der Horror der Sprache.* – Augsburg: Maro 1999.

COSFORD, Robyn E.: *PANDAS (Pediatric Autoimmune Neuropsychiatric Disease Associated with Streptococcus) in Autism? A Case History.* – In: *Electronic Journal of Applied Psychology: Innovations in Autism* [5 | 1], S. 39–48, online abrufbar unter `http://dx.doi.org/10.7790/ejap.v5i1.152` (letzer Zugriff am 25.11.2013).

DAMASIO, Antonio R.: *Descartes' Irrtum: Fühlen, Denken und das menschliche Gehirn.* – 4. Aufl. München: List 2006 [englische Erstausgabe London: Picador 1994]. [Damasio: Irrtum]

DANNEBERG, Lutz und Jürg Niederhauser: *„... daß die Papierersparnis gänzlich zurücktrete gegenüber der schönen Form.“ Darstellungsformen der Wissenschaften im Wandel der Zeit und im Zugriff verschiedener Disziplinen.* – In: Ders. (Hrsg.): *Darstellungsformen der Wissenschaften im Kontrast. Aspekte der Methodik, Theorie und Empirie.* Tübingen: Narr 1998, S. 23–102.

-- (Hrsg.): *Darstellungsformen der Wissenschaften im Kontrast. Aspekte der Methodik, Theorie und Empirie.* –Tübingen: Narr 1998. [Danneberg: Darstellungsformen]

DANZER, Gerhard: *Historische Elemente und Groddeske Aspekte einer poetischen Medizin.* – In: Gerd Overbeck (Hrsg.): *Auf dem Wege zu einer poetischen Medizin.* Frankfurt am Main: VAS 1996, S. 11–20.

DEISTLER, Imke, Angelika Vogler und Michaela Huber: *Einführung in die dissoziative Identitätsstörung - multiple Persönlichkeit: therapeutische Begleitung von schwer traumatisierten Menschen.* – 2. Aufl. Paderborn: Jungfermann 2005. [Deistler: Einführung]

DEUTSCHE PRESSEAGENTUR [dpa]: *Nora verklagt Thomas Anders auf Zahlung von einer Million Euro.* – In: *Focus online* [16.03.2013], abrufbar unter `http://www.focus.de/panorama/boulevard/umstrittene-autobiographie-nora-verklagt-thomas-anders-auf-eine-million-euro_aid_724826.html` (letzer Zugriff am 10.12.2013).

DITTMANN, Jürgen: *Der Spracherwerb des Kindes: Verlauf und Störungen.* – 2. Aufl. München: Beck 2006.

DÖRNER, Klaus [u. a.]: *Irren ist menschlich. Lehrbuch der Psychiatrie und Psychotherapie.* – 2. Aufl. Bonn: Psychiatrie-Verlag 2004. [Dörner: Irren]

DRAAISMA, Douwe: *Warum das Leben schneller vergeht, wenn man älter wird: von den Rätseln unserer Erinnerung.* – Frankfurt am Main: Eichborn 2004.

DUBIEL, Helmut: *Tief im Hirn.* – München: Kunstmann 2006. [Dubiel: Hirn]

DUNKER, Michael: *Beeinflussung und Steuerung des Lesers in der englischsprachigen Detektiv- und Kriminalliteratur: eine vergleichende Untersuchung zur Beziehung Autor-Text-Leser in Werken von Doyle, Christie und Highsmith.* – Frankfurt am Main: Lang 1991. [Dunker: Beeinflussung]

EBERT, Günter: *Männer, die im Keller husten: Ansichten zur Kriminalliteratur.* – Berlin: Das Neue Berlin 1987.

ERLENBERGER, Maria: *Der Hunger nach Wahnsinn: Ein Bericht.* – Reinbek bei Hamburg: Rowohlt 1977. [Erlenberger: Hunger]

ERVEDOSA, Clara: *„Vor den Kopf stoßen". Das Komische als Schock im Werk Thomas Bernhards.* – Bielefeld: Aisthesis 2008. [Ervedosa: Kopf]

FICK, Monika: *Der dunkle Kontinent. Ästhetik des Häßlichen.* – In: Dies. und Sybille Gößl (Hrsg.): *Der Schein der Dinge. Einführung in die Ästhetik.* Tübingen: Attempto 2002, S. 122–143.

FREEMAN, Lucy: *Die Geschichte der Anna O.: der Fall, der Sigmund Freud zur Psychoanalyse führte.* – München: Kindler 1973.

FREUD, Sigmund und Joseph Breuer: *Studien über Hysterie.* – Frankfurt am Main: Fischer 1970 [zuerst Wien, Leipzig: Deuticke 1895]. [Freud: Hysterie]

FREUND, Winfried: *Novelle.* – Stuttgart: Reclam 1998. [Freund: Novelle]

FRIED, Johannes: *Der Schleier der Erinnerung: Grundzüge einer historischen Memorik.* – München: Beck 2004.

FROMMBERGER, Ulrich: *Reaktionen auf schwere Belastungen und Anpassungsstörungen.* – In: Theodor Spoerri (Begr.) und Harald Freiberger (Hrsg.): *Kompendium Psychiatrie, Psychotherapie, Psychosomatische Medizin.* 11. Aufl. Basel [u. a.]: Karger 2002, S. 139–145.

FROMM-REICHMANN, Frieda: *Some Aspects of Psychoanalytic Psychotherapy with Schizophrenics.* – In: Frederick C. Redlich und Eugene B. Brody: *Psychotherapy with Schizophrenics.* New York: International Universities Press 1952, S. 89–111.

FROMMERT, Christian: *„Dann iss halt was!" Meine Magersucht – wie ich gekämpft habe – wie ich überlebe.* – München: Mosaik 2013.

GABRIEL, Eberhard: [E-Mail-Korrespondenz mit Bianca Sukrow vom 10.07.2012].

GALLAGHER, Shaun: *How the Body Shapes the Mind.* – Oxford: Clarendon 2005. [Gallagher: Body]

GEERARDYN, Filip und Peter Walleghem: *Françoise Dolto's Clinical Conception of the Unconscious Body Image and the Body Schema.* – In: Helena de Preester und Veroniek Knockaert (Hrsg.): *Body Image and Body Schema: Interdisciplinary Perspectives on the Body.* – Amsterdam, Philadelphia: J. Benjamins 2005, S. 299–310. [Geerardyn: Dolto]

GEIGER, Arno: *Der alte König in seinem Exil.* – München: Hanser 2011.

GEMEINSAMER BUNDESAUSSCHUSS: *Schreiben zur Gesprächspsychotherapie vom 3.7.2012.* – Berlin: 2012, online abrufbar unter `http://www.g-ba.de/downloads/17-98-3325/SchreibenBMG-BSG_GT_03-07-2012.pdf` (letzer Zugriff am 15.08.2013).

GENETTE, Gérard: *Die Erzählung.* – 3. Aufl. Paderborn: Fink 2010. [Genette: Erzählung]

GOLDMANN, Stefan: *Kasus und Konflikt. Zur Wechselbeziehung zwischen Krankengeschichte und Novelle mit einem Blick auf Johann Ludwig Caspers* Klinische Novellen *(1863). Ein Werkstattbericht.* – In: Yvonne Wübben und Carsten Zelle (Hrsg.): *Krankheit schreiben. Aufzeichnungsverfahren in Medizin und Literatur.* Göttingen: Wallstein 2013, S. 407-431.

GOODSTEIN, David: *Whatever Happended to Cold Fusion* [Website]. – Pasadena: California Institute of Technology 2002, abrufbar unter `http://www.its.caltech.edu/~dg/fusion_art.html` (letzer Zugriff am 09.12.2013).

GÖPFERT, W.: *Wissenschaftsjournalismus heute.* – In: C. Götz-Sobel und W. Mock (Hrsg.): *Wissenschaftsjournalismus heute.* Bonn: VDI-Verlag 2006, S. 29–36.

GOSCHLER, Juliana: *Metaphern für das Gehirn: eine kognitiv-linguistische Untersuchung.* – Berlin: Frank & Timme 2008.

GRIXTI, Joseph: *Terrors of Uncertainty. The Cultural Contexts of Horror Fiction.* – London, New York: Routledge 1989. [Grixti: Terrors]

GROSS, Alan G.: *The Rhetoric of Science.* – Cambridge: Harvard University Press 1996 [zuerst 1990].

GROSZ, Stephen: *The Examined Life: How We Lose and Find Ourselves.* – New York: Norton 2013.

HANDTKE, Lydia: *Trauma und Dissoziation: Modelle der Verarbeitung traumatischer Erfahrungen.* – Berlin: Gaudig und Veit 1999.

HANRATH, Sabine: *Zwischen ‚Euthanasie' und Psychiatriereform. Anstaltspsychiatrie in Westfalen und Brandenburg: Ein deutsch-deutscher Vergleich (1945–1965).* – Paderborn [u. a.]: Schöningh 2002.

HARTWIG, Helmut: *Die Grausamkeit der Bilder. Horror und Faszination in alten und neuen Medien.* – Weinheim, Berlin: Quadriga 1986.

HAUBL, Rolf und Wolfgang Mertens: *Der Psychoanalytiker als Detektiv.* – Stuttgart: Kohlhammer 1996. [Haubl: Psychoanalytiker]

HEENEN-WOLFF, Susann: *Die Reminiszenz in der Halluzination. Der Fall eines vormals versteckten jüdischen Kindes.* – In: *Psyche* [63 | 1] 2009, S. 73–85. [Heenen-Wolff: Reminiszenz]

HETTWER, Holger und Franco Zotta: *Eine Frage der Haltung. Oder: Warum Wissenschaftsjournalisten mehr sind als bloße Dolmetscher.* – In: *Gegenworte* [19: *Wissen schafft Publikum*] 2008, S. 66–69

HILD, Cornelia: *"Not Blood Relations, Ink Relations". Autobiographie und Fiktion.* – München: Ludwig-Maximilians-Universität, Dissertation 2007. [Hild: Relations]

HOFFMANN, E. T. A.: *Der Sandmann.* – In: Ders.: *Nachtstücke.* Frankfurt am Main: Deutscher Klassiker-Verlag 2009 [zuerst Berlin: Realschulbuchhandlung 1816].

HOPPE, Barbara: *Erlebnisberichte multipler Persönlichkeiten. Eine neue zeitgenössische Betroffenheitsliteratur.* – Bayreuth: Universität, Magisterarbeit 1997.

HORN, András: *Das Komische im Spiegel der Literatur. Versuch einer systematischen Einführung.* – Würzburg: Königshausen & Neumann 1988. [Horn: Komische]

HORNBACHER, Marya: *Wasted: A Memoir of Anorexia and Bulimia.* – New York: Harper Collins 1998.

HOYER, Timo: *Im Getümmel der Welt: Alexander Mitscherlich - ein Porträt.* – Göttingen: Vandenhoeck & Ruprecht 2008.

HÜNNIGER, Andrea Hanna: *Das Leben ist ein Gehäuse* [Interview mit Ernst Augustin]. – In: *Die Zeit* [22.11.2012].

ISRAELS, Han: *Der Fall Freud. Die Geburt der Psychoanalyse aus der Lüge.* – Hamburg: EVA 1999.

JÄKEL, Olaf: *Wie Metaphern Wissen schaffen: die kognitive Metapherntheorie und ihre Anwendung in Modell-Analysen der Diskursbereiche Geistestätigkeit, Wirtschaft, Wissenschaft und Religion.* – Hamburg: Kovac 2003.

JAMES, R. C.: [Fotographie, Motiv: Dalmatiner] – Abrufbar auf den Seiten der Universität Tübingen unter `http://www.gib.uni-tuebingen.de/netzwerk/glossar/index.php\kern0.7pt?title=Datei:Dalmatiner.jpg` (letzer Zugriff am 20.10.2013) [zuerst in: *Life Magazine*, 10.02.1965].

JÄNCKE, Lutz: *Methoden der Bildgebung in der Psychologie und den kognitiven Neurowissenschaften.* – Stuttgart: Kohlhammer 2005.

JANICH, Peter: *Kein neues Menschenbild. Zur Sprache der Hirnforschung.* – Frankfurt am Main: Suhrkamp 2009. [Janich: Menschenbild]

JOURNET, Debra: *Forms of Discourse and the Sciences of the Mind: Luria, Sacks and the Role of Narrative in Neurological Case Histories.* – In: *Written Communication* [7|2] 1990, S. 171–199. [Journet: Discourse]

JUNG, Carl Gustav: *Definitionen.* – In: Ders.: *Typologie.* – München: dtv 2001 [zuerst erschienen als Bestandteil von *Psychologische Typen.* Zürich: Rascher 1921], S. 119–194.

––: *Vorbemerkung der Redaktion.* – In: *Jahrbuch für psychoanalytische und psychopathologische Forschungen* [1] 1909, o. p.

KÄCHELE, Horst: *Der lange Weg von der Novelle zur Einzelfallanalyse.* – In: Ulrich Stuhr und Friedrich-Wilhlem Deneke: *Die Fallgeschichte: Beiträge zu ihrer Bedeutung als Forschungsinstrument.* Heidelberg: Asanger 1993, S. 32–42. [Kächele: Novelle]

KÄCHELE, Horst: *Forscher und Praktiker – wer lernt von wem?* – In: *Persönlichkeitsstörungen. Theorie und Therapie* [12] 2008, S. 54–64.

––, Joseph Schachter und Helmut Thomä: *From Psychoanalytic Narrative to Empirical Single Case Research: Implications for Psychoanalytic Practice.* – London [u. a.]: Taylor & Francis / Psychoanalytic Press 2008.

KANDEL, Eric: *Feuer der Erinnerung. Der Medizin-Nobelpreisträger Eric Kandel im Gespräch mit Gert Scobel in Berlin* [Transkript eines Interviews]. – Berlin: 3 Sat 2006, online abrufbar unter `http://www.3sat.de/delta/pdf/Interview_Kandel_englisch.pdf` (letzer Zugriff am 04.12.2013).

––:*Freud ist tot* [Transkript eines Interviews]. – Frankfurt am Main: ScienceBlogs 2008, online abrufbar unter `http://www.scienceblogs.de/neurons/2008/04/eric-kandel-freud-ist-tot.php` (letzer Zugriff am 04.12.2013).

––: *Psychiatrie, Psychoanalyse und die neue Biologie des Geistes.* – Frankfurt am Main: Suhrkamp 2008. [Kandel: Psychiatrie]

KANT, Immanuel: *Kritik der Urteilskraft.* – Berlin: Preußische Akademie 1902.

KANTROWITZ, Judy Leopold: *Writing About Patients: Responsibilities, Risks, and Ramifications.* – New York: Other Press 2006.

KAYSEN, Susanna: *Girl, interrupted.* – New York: Turtle Bay 1993.

KEHLMANN, Daniel: *Mahlers Zeit.* – Frankfurt am Main: Suhrkamp 1999.

KEITEL, Evelyne: *Psychopathographien: die Vermittlung psychotischer Phänomene durch Literatur.* – Heidelberg: Winter 1986 [zuerst unter dem Titel *Lesen macht Angst. Zum Genre Psychopathographie.* Konstanz: Universität, Dissertation 1982].

KERNER, Emily A. [u. a.]: *Mechanisms of Chance in a Group Career Exploration Intervention: The Case of "Brian" / Mécanismes du changement lor d'une intervention d'exploration de carrière en groupe: le cas de «Brian».* – In: *Canadian Journal of Counselling and Psychotherapy / Revue canadienne de counseling et de psychothérapie* [46|2], S. 141–160.

KERR, Lisa: *Always the Same Story: Familiar Narrative Structures in Oliver Sacks and Nancy Mairs.* – In: *Family Medicine* [42|2] 2010, S. 97–99.

KERSTING, Franz-Werner: *Psychiatriereform als Gesellschaftsreform. Die Hypothek des Nationalsozialismus und der Aufbruch der sechziger Jahre.* – Paderborn [u. a.]: Schöningh 2003.

KESSLER, Christof: *Wahn: Stories.* – Köln: Eichborn 2013.

KIESELBACH, Kurt: *Der „gläserne Patient" wird zum Zankapfel.* In: *Die Welt* [Ausgabe vom 22.07.1999], online abrufbar unter `http://www.welt.de/print-welt/article577968/Der-glaeserne-Patient-wird-zum-Zankapfel.html` (letzer Zugriff am 04.12.2013).

KIMMERLE, Gerd (Hrsg.): *Zur Theorie der psychoanalytischen Fallgeschichte.* Tübingen: discord 1998.

KINDT, Tom und Hans-Harald Müller: *The Implied Author: Concept and Controversy* – Berlin: de Gruyter 2006.

KING, Vera: *Fallgeschichte und Theorieentstehung. Produktivität und Grenzen der Erkenntnis in Freuds adoleszentem Fall Dora.* – In: Gerd Kimmerle (Hrsg.): *Zur Theorie der psychoanalytischen Fallgeschichte.* Tübingen: discord 1998, S. 45–83. [King: Fallgeschichte]

KLEIST, Heinrich von: *Die Marquise von O....* . – Frankfurt am Main, Basel: Stroemfeld 1989 [zuerst Dresden: 1808].

KLOTZ, Alexander: *Der Blick aus dem Augenwinkel: narrative Strukturen der phantastischen Literatur und ihre Umsetzung im Horrorfilm.* – Passau: edfc 2009.

KLUFT, Richard P.: *Treatment of Multiple Personality Disorder. A Study of 33 Cases.* – In: *Psychiatric Clinics of North America* [7] 1984, S. 9–29.

KLÜPFEL, Volker und Michael Kobr: *Milchgeld: Kluftingers erster Fall.* – 6. Aufl. München, Zürich: Piper 2008.

KNIGHT, Stephen: *Enter the Detective: Early Patterns of Crime Fiction.* – In: Ders. und H. Gustav Klaus: *The Art of Murder: New Essays on Detective Fiction.* Tübingen: Stauffenburg 1998, S. 10–25.

KÖHLER, Thomas: *Abwege der Psychoanalyse-Kritik. Zur Unwissenschaftlichkeit der Anti-Freud-Literatur.* – Frankfurt am Main: Fischer 1989.

KOPPE, Andrea und Sylvia Rau: *Autismus: Skizzen einer Entwicklungsstörung und professionelle Konsequenzen.* – München: GRIN 2010. [Koppe: Autismus]

KREILER, Kurt (Hrsg.): *In irrer Gesellschaft: Verständigungstexte über Psychotherapie und Psychiatrie.* – Frankfurt am Main: Suhrkamp 1980. [Kreiler: Gesellschaft]

LACY, Ed [alias Leonard S. Zinberg]: *Shakedown for Murder* [E-Book]. – 2007 [erste Druckausgabe New York: Avon 1958], online abrufbar unter `http://www.munseys.com/book/28796/Shakedown_for_Murder` (letzer Zugriff am 09.12.2013).

LAING, Ronald D.: *Self and Others.* – 2. Aufl. London: 1971 [zuerst als *The Self and Others: Further Studies in Sanity and Madness.* – London: 1961]. [Laing: Others]

––: *The Devided Self.* – Harmondsworth [u.a.]: Penguin 1969. [Laing: Self]

LAKOFF, George und Mark Johnson: *Leben in Metaphern: Konstruktion und Gebrauch von Sprachbildern.* – 6. Aufl. Heidelberg: Auer 2008. [Lakof: Metaphern]

LEITH, Sam: *Dissociative Identity Disorder in Myth and Psychoanalysis.* – Sam Leith: *Dissociative Identity Disorder in Myth and Psychoanalysis.* – In: Matt Ruff: *Set this House in Order.* London: Harper Perennial 2004, Anhang S. 9–12. [Leith: Identity]

LEURS, Annette: *Geschäftsberichte: Können narrative Strukturen die Memorabilität steigern?* – Düsseldorf: Heinrich-Heine-Universität, Dissertation 2006.

LEUZINGER-BOHLEBER, Marianne: *Die Einzelfallstudie als psychoanalytisches Forschungsinstrument.* – In: *Psyche* [49|5] 1995, S. 434–481.

LIBET, Benjamin: *Mind Time: The Temporal Factor in Consciousness.* – Cambridge (Massachusetts): Harvard University Press 2004.

LOCKEMANN, Fritz: *Die Bedeutung des Rahmens in der deutschen Novellendichtung.* – In: Josef Kunz (Hrsg.): *Die deutsche Novelle im 19. Jahrhundert.* Berlin: Schmidt 1970, S. 329–345.

LOMMEL, Pim van: *Near-Death Experience in Survivors of Cardiac Arrest: A Prospective Study in the Netherlands.* – In: *The Lancet* [358] 2001, S. 2039–2045.

LORENZER, Alfred: *Sprachzerstörung und Rekonstruktion: Vorarbeiten zu einer Metatheorie der Psychoanalyse.* – Frankfurt am Main: Suhrkamp 1970.

LUKAS, Berit: *Das Gefühl, ein No-Body zu sein: Depersonalisation, Dissoziation und Trauma; eine Einführung für Therapeuten und Betroffene.* – Paderborn: Jungfermann 2003. [Lukas: No-Body]

LURIJA [= LURIA], Alexander R[omanovic]: *Der Mann, dessen Welt in Scherben ging: zwei neurologische Geschichten.* – Reinbek bei Hamburg: Rowohlt 1991. [Lurija: Scherben]

––: *Romantische Wissenschaft: Forschungen im Grenzbereich von Seele und Gehirn.* Reinbek bei Hamburg: Rowohlt 1993. [Lurija: Wissenschaft]

MAHAL, Günter: *Faust - Warnung vor Faszination.* – In: Werner Wunderlich (Hrsg.): *Literarische Symbolfiguren. Von Prometheus bis Švejk. Beiträge zu Tradition und Wandel.* Bern, Stuttgart: Haupt 1989, S. 141–159.

MARTINSEN, Renate: *Der Wille zum Helden. Formen des Heroismus in Texten des 20. Jahrhunderts.* – Wiesbaden: DUV 1990.

MATHYS, Stephan: *Ein Plädoyer für die Lücken. Oder das Erblühen im Garten der Vergesslichkeit.* – In: *Südhang* [Organ der Klinik für Suchttherapie Kirchlindach] [Jahresbericht] 2006, S. 31–32. [Mathys: Plädoyer]

MATTENKLOTT, Gerd: *Der Leser als Autor. Der Anschlag auf den Berufsschriftsteller durch die aktuelle Schreibbewegung.* – In: Thomas Cramer: *Literatur und Sprache im historischen Prozeß. Vorträge des deutschen Germanistentages Aachen 1982.* Tübingen: Niemeyer 1983.

MERGENTHAL, Silvia: *Kulturwissenschaftliche Perspektiven in der Beschäftigung mit Kriminalliteratur.* – In: Barbara Korte (Hrsg.): *Geschichte im Krimi: Beiträge aus den Kulturwissenschaften.* Köln: Böhlau 2009, S. 95–104.

MONTROSS, Christine: *Falling Into the Fire: A Psychiatrist's Encounters with the Mind in Crisis* – New York: Penguin 2013.

MÜLLER, Beate: *Komische Intertextualität. Die literarische Parodie.* – Trier: Wissenschaftlicher Verlag 1994.

MÜLLER, Rolf Arnold: *Komik und Satire.* – Zürich: Juris 1973.

MÜLLER, Sabine: *Body Integrity Identity Disorder (BIID) – Is the Amputation of Healthy Limbs Ethically Justified?* – In: *The American Journal of Bioethics* [9|1] 2009. [Müller: BIID]

MÜLLER-SCHWEFE, Hans-Ulrich: *zu einem Projekt Verständigungstexte* [unveröffentlichtes Konzeptpapier für Suhrkamp]. – Frankfurt am Main: 1976. [Müller-Schwefe: Verständigungstexte]

NOLTE, Karen: *Gelebte Hysterie: Erfahrung, Eigensinn und psychiatrische Diskurse im Anstaltsalltag um 1900.* – Frankfurt am Main: Campus 2003. [Nolte: Hysterie]

NÜNNING, Ansgar: *Metzler Lexikon Literatur- und Kulturtheorie: Ansätze – Personen – Grundbegriffe.* – 3. Aufl. Stuttgart: 2004.

O'NEILL, John: *The Domestic Economy of the Soul. Freud's Five Case Studies.* – London: Sage 2011.

ONFRAY, Michel: *Anti Freud: Die Psychoanalyse wird entzaubert.* – 2. Aufl. München: Knaus 2011.

OVERBECK, Gerd: *Die Fallnovelle als literarische Verständigungs- und Untersuchungsmethode. · Ein Beitrag zur Subjektivierung..* – In: Ulrich Stuhr und Friedrich-Wilhlem Deneke: *Die Fallgeschichte: Beiträge zu ihrer Bedeutung als Forschungsinstrument.* Heidelberg: Asanger 1993, S. 43–60. [Overbeck: Fallnovelle]

--: *Der Koryphäenkiller: ein psychoanalytischer Roman.* – Frankfurt am Main: Suhrkamp 2001. [Overbeck: Koryphäenkiller]

--: *Vita* [Website]. – Frankfurt am Main: Goethe-Universität o. J., abrufbar unter `http://www.med.uni-frankfurt.de/foerderer/emeriti/overbeck/index.html` (letzer Zugriff am 04.12.2013).

--: *Vom Familienroman des Neurotikers zum Fallroman des Psychoanalytikers. Bericht, Krankengeschichte, Fallnovelle und andere Möglichkeiten.* – In: Ders. (Hrsg.): *Auf dem Wege zu einer poetischen Medizin.* Frankfurt am Main: VAS 1996, S. 140–163. [Overbeck: Familienroman]

OVERKAMP, Bettina: *Differentialdiagnostik der dissoziativen Identitätsstörung (DIS) in Deutschland. Validierung der Dissociative Disorders Interview Schedule (DDIS).* – München: Ludwig-Maximilians-Universität, Dissertation 2005.

ÖZÇAKAR, B. L. [u. a.]: *Writing a Case Report for the American Journal of Physical Medicine and Rehabilitation and the European Journal of Physical and Rehabilitation Medicine.* – In: *European Journal of Physical and Rehabilitation Medicine* [49 | 2] 2013, S. 223–226.

PALAHNIUK, Paul: *Fight Club.* – New York: W. W. Norton & Co. 1996.

PAUL, Jean: *Vorschule der Ästhetik.* – Darmstadt: Wissenschaftliche Buchgesellschaft 1967.

PEIFFER, Jürgen: *Hirnforschung in Deutschland 1849 bis 1974: Briefe zur Entwicklung von Psychiatrie und Neurowissenschaften sowie zum Einfluss des politischen Umfeldes auf Wissenschaftler.* – Berlin: Springer 2004.

PERLOFF, Michael, José-Rafael Zuzuárregui und Samuel A. Frank: *Writing from the Wards: Advice for Residents.* – In: *The Neurologist* [18 | 2] 2012, S. 96–98.

PETERS, Christoph: *Heinrich Grewents Arbeit und Liebe.* – Neu durchges. Ausg. München: btb 2004.

--: *Stadt, Land, Fluss.* – Frankfurt am Main: Frankfurter Verlagsanstalt 1999.

PETERS, Uwe Henrik: *Lexikon Psychiatrie, Psychotherapie, medizinische Psychologie.* – 5. Aufl. München: 2000. [Peters: Lexikon]

PETERSEN, Jürgen H.: *Die Erzählformen.* – Berlin: Schmidt 2010.

PIES, Ronald und Judy Leopold Kantrowitz: *Case Studies and the Therapeutic Relationship.* – In: *American Medical Association Journal of Ethics* [13|7] 2011, S. 425–434.

PIPER, August und Harold Merskey: *The Persistence of Folly: A Critical Examination of Dissociative Identity Disorder.* – In: *Canadian Journal of Psychiatry* [49|9] 2004, S. 592–600. [Piper: Folly]

PLATH, Sylvia: *The Bell Jar.* – London: Faber and Faber 1966.

POE, Edgar Allan: *The Black Cat.* – In: *Saturday Evening Post* [19.08.1843], online abrufbar unter `http://www.saturdayeveningpost.com/2011/09/02/archives/famous-contributers-edgar-allan-poe.html` (letzer Zugriff am 09.12.2013).

PREESTER, Helena de und Veroniek Knockaert (Hrsg.): *Body Image and Body Schema: Interdisciplinary Perspectives on the Body.* – Amsterdam, Philadelphia: J. Benjamins 2005. [Preester: Body]

PRINCE-HUGHES, Dawn: *Songs of the Gorilla Nation: My Journey Through Autism.* – New York: Harmony 2004.

RAMACHANDRAN, Vilayanur S[ubramanian] und Sandra Blakeslee: *Phantoms in the Brain. Probing the Mysteries of the Human Mind.* – New York: Quill 1999 [zuerst New York: William Morrow 1998]. [Ramachandran: Phantoms]

ROTH, Gerhard: *Die Zukunft des Gehirns.* – In: Gegenworte [10: *Zwischen Kassandra und Prometheus*] 2002, S. 15–20.

RUBIN, Lillian: *The Man with the Beautiful Voice. And More Stories from the Other Side of the Couch.* – London: Piatkus 2009.

RUDOLF, Gerd: *Aufbau und Funktion von Fallgeschichten im Wandel der Zeit.* – In: Ulrich Stuhr und Friedrich-Wilhlem Deneke: *Die Fallgeschichte: Beiträge zu ihrer Bedeutung als Forschungsinstrument.* Heidelberg: Asanger 1993, S. 17–31. [Rudolf: Aufbau]

RUF, Gerhard Dieter und Arnold Retzer: *Systemische Psychiatrie: ein ressourcenorientiertes Lehrbuch.* – Stuttgart: Klett-Cotta 2005.

RUFF, Matt: *Set this House in Order. A Romance of Souls.* – London: Harper Perennial 2004 [zuerst London: Flamingo 2003].

SACKS, Oliver W[olf]: *A Leg to Stand On.* – New York: Touchstone 1998 [zuerst London: Duckworth 1984]. [Sacks: Leg]

––: *Abnormal Mouth-Movements and Oral Damage Associated with L-Dopa Treatment.* In: *Annals of Dentistry* [29|4] 1970, S. 130–144.

––: *Awakenings.* – New York: 1999 [zuerst London: Duckworth 1973]. [Sacks: Awakenings]

––: *Clinical Tales.* – In: *Literature and Medicine* [5] 1986, S. 16–23. [Sacks: Tales]

––: *Effects of Levodopa in Parkinsonian Patients with Dementia.* – In: *Neurology* [22|5] 1972, S. 516–519.

––: *Einführung.* – In: Alexander R. Lurija: *Der Mann, dessen Welt in Scherben ging: zwei neurologische Geschichten.* Reinbek bei Hamburg: Rowohlt 1991, S. 7–20. [Sacks: Einführung]

––: *Foreword.* – In: Vilayanur S. Ramachandran und Sandra Blakeslee: *Phantoms in the Brain. Probing the Mysteries of the Human Mind.* New York: Quill 1999 [zuerst New York: William Morrow 1998], S. vii–ix.

––: *List of Publications* [Website]. – Abrufbar unter `http://www.oliversacks.com/about-the-author/list-of-publications` (letzer Zugriff am 09.12.2013).

––, Charles R. Messeloff und Walter F. Schwartz: *Long-Term Effects of Levodopa in the Severely Disabled Patient.* – In: *Journal of the American Medical Association* [JAMA] [213|13] 1970, S. 227.

––: *Parkinson's Disease & L-Dopa.* – In: *Beth Abrahams Speaks* [Winter 1971-72] 1972, S. 8–9.

––: *The Bull on the Mountain.* – In: *New York Review of Books* [31|11] 1984, S. 26–30, online abrufbar unter `http://www.nybooks.com/articles/archives/1984/jun/28/the-bull-on-the-mountain/` (letzer Zugriff am 09.12.2013).

––: *The Man Who Mistook His Wife for a Hat and Other Clinical Tales.* – New York: Touchstone 1998 [zuerst New York: Summit 1985]. [Sacks: Wife]

––: *The Origins of "Awakenings".* – In: *British Medical Journal* [287] 1983, S. 1968–1969. [Sacks: Origins]

––: *Lurija und die romantische Wissenschaft.* – In: Alexander R. Lurija: *Romantische Wissenschaft: Forschungen im Grenzbereich von Seele und Gehirn.* Reinbek bei Hamburg: Rowohlt 1993, S. 7–22. [Sacks: Lurija]

SAKS, Elyn: *The Center Cannot Hold: My Journey Through Madness.* – New York: Hyperion 2007.

SANER, Emine: *'It is not a disease, it is a way of life'.* – In: *The Guardian* [07.08.2007], online abrufbar unter `http://www.theguardian.com/society/2007/aug/07/health.medicineandhealth` (letzer Zugriff am 10.12.2013).

SARBIN, Theodore: *Narrative Psychology. The Storied Nature of Human Conduct.* – New York: Praeger 1986. [Sarbin: Psychology]

SCHABACHER, Gabriele: *Topik der Referenz: Theorie der Autobiographie, die Funktion ‚Gattung' und Roland Barthes' „Über mich selbst".* – Würzburg: Königshausen & Neumann 2007. [Schabacher: Topik]

SCHLAFFER, Hannelore: *Poetik der Novelle.* – Stuttgart, Weimar: Metzler 1993.

SCHNEIDER, Christian: *Ist die Welt alles, was der Fall ist? Zu einigen Problemen der Einzelfallstudie, insbesondere der psychoanalytischen.* – In: Gerd Kimmerle (Hrsg.): *Zur Theorie der psychoanalytischen Fallgeschichte.* Tübingen: discord 1998, S. 85–109. [Schneider: Welt]

SCHOLZ, Susanne: *Literaturwissenschaft: Quellen als Texte gelesen.* – In: Anette Völker-Rasor (Hrsg.): *Oldenbourg Lehrbuch Geschichte: Die frühe Neuzeit.* München: Oldenbourg 2000, S. 217–235.

SCHOPENHAUER, Arthur: *Die Welt als Wille und Vorstellung. Band II.* – 3. Aufl. Zürich: Haffmans 1999.

SCHREIBER, Flora Rheta: *Sibyl.* – Chicago: Regnery 1973.

SCHUSTER, Nicole: *Ein guter Tag ist ein Tag mit Wirsing: (m)ein Leben in Extremen: das Asperger-Syndrom aus der Sicht einer Betroffenen.* – Berlin: Weidler 2007.

SEESSLEN, Georg und Fernand Jung: *Horror. Geschichte und Mythologie des Horrorfilms.* – Marburg: Schüren 2006. [Seeßlen: Horror]

SEIDLER, Christoph: *Väter in Not: Notizen aus dem Osten Deutschlands.* – In: *Psyche* [67 | 3] 2013, S. 209–237.

SELG, Herbert: *Sigmund Freud – Genie oder Scharlatan? Eine kritische Einführung in Leben und Werk.* – Stuttgart: Kohlhammer 2002.

SHELTON, Catherine: *Unheimliche Inskriptionen. Eine Studie zu Körperbildern im postklassischen Horrorfilm.* – Bielefeld: transcript 2008. [Shelton: Inskriptionen]

SILZ, Walter: *Realism and Reality. Studies in the German Novelle of Poetic Realism.* – 4. Aufl. Chapel Hill: University of North Carolina Press 1965.

SIMS, Andrew C. P.: *Towards the Unification of Body Image Disorders.* – In: *The British Journal of Psychiatry* [153 | Supplement No. 2] 1988, S. 51–55. [Sims: Unification]

SIZEMORE, Chris Costner und Elen Sain Pittillo: *I'm Eve.* – Garden City: Doubleday 1977 [britische Alternativausgabe: *Eve.* – London: Gollancz 1978].

SKEAT, Walter William: *An Etymological Dictionary of the English Language.* – Neuausg. Oxford: Clarendon 1963.

SKUES, Richard A.: *Sigmund Freud and the History of Anna O.: Re-Opening a Closed Case.* – Basingstoke: Palgrave Macmillan 2006.

SLOTERDIJK, Peter: *Kündigung des Familienvertrags.* – In: Kreiler, Kurt (Hrsg.): *In irrer Gesellschaft: Verständigungstexte über Psychotherapie und Psychiatrie.* Frankfurt am Main: Suhrkamp 1980, S. 9–11. [Sloterdijk: Kündigung]

––: *Programmatische Stichworte zur Begründung und zur praktischen und literatursoziologischen Definition eines Typus „Gebrauchsliteratur" oder Verständigungstexte* [unveröffentlichtes Konzeptpapier für Suhrkamp]. – Frankfurt am Main: 1976. [Sloterdijk: Stichworte]

SOLTE-GRESSER, Christiane: *Fiktionen des Forschungsgegenstands. Werk, Autorschaft und Literaturgeschichte aus unterschiedlichen Perspektiven der Gender-Forschung.* – In: Dies., Karen Struve und Natascha Ueckmann (Hrsg.): *Von der Wirklichkeit zur Wissenschaft. Aktuelle Forschungsmethoden in den Sprach-, Literatur- und Kulturwissenschaften.* Münster: Lit 2005, S. 57–77. [Solte-Gresser: Fiktionen]

SPENCE, Donald P.: *Narrative Smoothing and Clinical Wisdom.* – In: Theodore R. Sarbin (Hrsg.): *Narrative Psychology: The Storied Nature of Human Conduct.* New York: Praeger 1986. [Spence: Smoothing]

––: *Die Sherlock-Holmes-Tradition: Die narrative Metapher.* – In: Michael Buchholz (Hrsg.): *Metaphernanalyse.* Göttingen: Vandenhoeck & Ruprecht 1993, S. 72–120. [Spence: Tradition]

SPOERRI, Theodor (Begr.) und Harald Freiberger (Hrsg.): *Kompendium Psychiatrie, Psychotherapie, Psychosomatische Medizin.* – 11. Aufl. Basel [u. a.]: Karger 2002. [Spoerri: Kompendium]

SPRINGER, Mary Doyle: *Forms of the Modern Novella.* – Chicago: University of Chicago Press 1975.

STAMENOV, Maxim I.: *Body Schema, Body Image, and Mirror Neurons.* – In: Helena de Preester und Veroniek Knockaert (Hrsg.): *Body Image and Body Schema: Interdisciplinary Perspectives on the Body.* – Amsterdam, Philadelphia: J. Benjamins 2005, S. 21–43. [Stamenov: Body]

STEINER, Felix: *Dargestellte Autorschaft: Autorkonzept und Autorsubjekt in wissenschaftlichen Texten.* – Tübingen: Niemeyer 2009. [Steiner: Autorschaft]

STEVENSON, Robert Louis: *The Strange Case of Dr Jekyll and Mr Hyde.* – London: Longmans, Green & Co. 1886.

STIRN, Aglaja, Aylin Thil und Silvia Oddo: *Body Integrity Identity Disorder (BIID): Störungsbild, Diagnostik, Therapieansätze.* – Weinheim, Basel: Beltz 2010.

STOLOROW, Robert D.: *Psychoanalytic Treatment. An Intersubjective Approach.* – Hillsdale: Analytic Press 1987.

STUHR, Ulrich: *Die Bedeutung der Fallgeschichte für die Entwicklung der Psychoanalyse und heutige Schlußfolgerungen.* – In: *Psyche* [61 | 9/10] 2007, S. 943–965. [Stuhr: Bedeutung]

SUKROW, Bianca: *Die sinnliche Metapher. Zur interdisziplinären Anschlussfähigkeit eines erneuerten Konzepts.* – In: Karin Herrmann (Hrsg.): *Neuroästhetik. Perspektiven auf ein interdisziplinäres Forschungsgebiet.* Kassel: University Press 2011, S. 96–102.

––: *Sich zum Verschwinden bringen: Maria Erlenbergers Bericht* Der Hunger nach Wahnsinn. – In: Maria Heidegger [u. a.] (Hrsg.): *sichtbar unsichtbar. Geschlechterwissen in (auto-)biographischen Texten.* Bielefeld: transcript 2015, S. 177–192.

SURETTE, Ray: *Media, Crime and Criminal Justice. Images, Realities, and Policies.* – 4. Aufl. Belmont: Wadsworth 2007.

SZASZ, Thomas: *Antipsychiatry: Quackery Squared.* – Syracuse: Syracuse University Press 2009.

TAMMET, Daniel: *Born on a Blue Day. A Memoir of Asperger's and an Extraordinary Mind.* – London: Hodder & Stoughton 2007. [Tammet: Day]

TAYLOR, Jill Bolte: *My Stroke of Insight.* – New York: Viking 2006.

THIGPEN, Corbett H. und Hervey M. Cleckley: *The Three Faces of Eve.* – London: Secker & Warburg 1957.

THOMÄ, Helmut und Horst Kächle (Hrsg.): *Psychoanalytische Therapie: Forschung.* – 3. Aufl. Heidelberg: 2006. [Thomä: Forschung]

THOMÉ, Horst: *Freud als Erzähler. Zu literarischen Elementen im „Bruchstück einer Hysterie-Analyse".* – In: Lutz Danneberg und Jürg Niederhauser (Hrsg.): *Darstellungsformen der Wissenschaften im Kontrast. Aspekte der Methodik, Theorie und Empirie.* Tübingen: Narr 1998, S. 471–492. [Thomé: Freud]

TICHY, Marina und Sylvia Zwettler-Otte: *Freud in der Presse. Rezeption Sigmund Freuds und der Psychoanalyse in Österreich 1895-1938.* – Wien: Sonderzahl 1999. [Tichy: Freud]

TÖMMEL, Sieglinde Eva: *Wer hat Angst vor Sigmund Freud? Wie und warum die Psychoanalyse heilt.* – Frankfurt am Main: Brandes und Apsel 2006.

UNITED STATES OF AMERICA: *U.S. Constitution: Bill of Rights, Fifth Amendment.* – Philadelphia: 1789, online abrufbar unter `http://www.law.cornell.edu/constitution/fifth_amendment` (letzer Zugriff am 09.12.2013).

VERBERNE, T.: *Borges, Luria and Hypermnesia. A Note.* – In: *The Australian and New Zealand Journal of Psychiatry* [10|3] 1976, S. 253–255.

VOSS, Rüdiger: *Wie das Gehirn sein Urteil fällt.* – In: *Bild der Wissenschaft.* [1] 2008, S. 88–91.

WALLACE, Edgar: *The Daffodil Mystery* [E-Book]. – Gutenberg Project 2007 [erste Druckausgabe London, Melbourne: Ward, Lock & Co. 1920], online abrufbar unter `http://www.gutenberg.org/files/20912/20912-h/20912-h.htm` (letzer Zugriff am 09.12.2013).

WALTER-JOCHUM, Robert: *Autor-Suggestionen – Beitrag zu einer Theorie des Autors im Text anhand von Texten der Gegenwartsliteratur (Thomas Bernhard, Josef Winkler, Thomas Glavinic, Paul Auster)* [Arbeitstitel]. – Berlin: Humbold Universität, laufendes Promotionsprojekt.

WASSMANN, Elena: *Die Novelle als Gegenwartsliteratur: Intertextualität, Intermedialität und Selbstreferentialität bei Martin Walser, Friedrich Dürrenmatt, Patrick Süskind und Günter Grass.* – St. Ingbert: Röhrig 2009. [Wassmann: Novelle]

WDOWIN, Natascha: *Niemandsmensch.* – In: Kreiler, Kurt (Hrsg.): *In irrer Gesellschaft: Verständigungstexte über Psychotherapie und Psychiatrie.* Frankfurt am Main: Suhrkamp 1980, S. 59–91. [Wdowin: Niemandsmensch]

WEGNER, Peter: *Die Fallgeschichte als Instrument psychoanalytischer Forschung.* – In: Gerd Kimmerle (Hrsg.): *Zur Theorie der psychoanalytischen Fallgeschichte.* Tübingen: 1998, S. 9–44. [Wegner: Fallgeschichte]

WEINGART, Peter: *Die Öffentlichkeiten der Wissenschaft: Vorderbühne und Hinterbühne.* – In: *Gegenworte* [19: *Wissen schafft Publikum*] 2008, S. 11–14. [Weingart: Öffentlichkeiten]

—: *Die Stunde der Wahrheit? Zum Verhältnis der Wissenschaft zu Politik, Wirtschaft und Medien in der Wissensgesellschaft.* – Weilerswist: Velbrück 2001. [Weingart: Stunde]

WERNER, Ulrich: *Quanten sind bloß große Füße.* [Leserbrief]. – *Die Zeit* [Ausgabe vom 28.02.2002].

WEST, Cameron: *First Person Plural: My Life as a Multiple.* – New York: Hyperion 1999. [West: Person]

WIECHOWSKI, Dwascha: *Ein Tag von allen (Steinhof, Pavillon 5).* – In: Kreiler, Kurt (Hrsg.): *In irrer Gesellschaft: Verständigungstexte über Psychotherapie und Psychiatrie.* Frankfurt am Main: Suhrkamp 1980, S. 408–416. [Wiechowski: Tag]

WINNETT, Susan: *Sich krank schreiben lassen. Dora und Ottilie in den Handlungen der Meister.* – In: Hiltrud Bontrup und Jan Christian Metzler (Hrsg.): *Aus dem Verborgenen zur*

Avantgarde: ausgewählte Beiträge zur feministischen Literaturwissenschaft der 90er Jahre. Hamburg: Argument 2000, S. 158–176.

WOLFRADT, Uwe: *Vorwort.* – In: Berit Lukas: *Das Gefühl, ein No-Body zu sein: Depersonalisation, Dissoziation und Trauma; eine Einführung für Therapeuten und Betroffene.* Paderborn: Jungfermann 2003, S. 13–15.

WOOLF, Emma: *An Apple a Day: A Memoir of Love and Recovery from Anorexia* – Chichester: Sommersdale 2012.

WORLD HEALTH ORGANISATION [WHO]: *History of the Development of the ICD.* – o. O. u. J., online abrufbar unter `http://www.who.int/classifications/icd/en/HistoryOfICD.pdf` (letzer Zugriff am 04.12.2013).

––: *Internationale statistische Klassifikation der Krankheiten und verwandter Gesundheitsprobleme* [ICD-10-WHO, Onlinefassung: Kapitel V]. – Version 2013. Abrufbar unter `http://www.dimdi.de/static/de/klassi/icd-10-who/kodesuche/onlinefassungen/htmlamtl2013/index.htm#V` (letzer Zugriff am 10.12.2013).

WÜBBEN, Yvonne: *Mikrotom der Klinik. Der Aufstieg des Lehrbuchs in der Psychiatrie (um 1890).* – In: Yvonne Wübben und Carsten Zelle (Hrsg.): *Krankheit schreiben. Aufzeichnungsverfahren in Medizin und Literatur.* Göttingen: Wallstein 2013, S. 149–175.

–– und Carsten Zelle (Hrsg.): *Krankheit schreiben. Aufzeichnungsverfahren in Medizin und Literatur.* Göttingen: Wallstein 2013.

––: *Verrückte Sprache. Psychiater und Dichter in der Anstalt des 19. Jahrhunderts.* – Konstanz: University Press 2012.

YALOM, Irvin D[avid]: *Existential Psychotherapy.* – New York: Basic 1980.

––: *Love's Executioner. And Other Tales of Psychotherapy.* – New York: Perennial 2000 [zuerst New York: Basic 1989]. [Yalom: Executioner]

––: *Lying on the Couch.* – New York: Basic 1996.

––: *The Schopenhauer Cure.* – London: Harper Collins 2005.

––: *The Spinoza Problem.* – New York: Basic 2012.

––: *When Nietzsche Wept.* – London: Harper Collins 1992.

YOUNG, Katharine: *Frame and Boundary in the Phenomenology of Narrative.* – In: Marie-Laure Ryan (Hrsg.): *Narrative Across Media. The Languages of Storytelling.* Lincoln, London: University of Nebraska 2004, S. 76–207. [Young: Frame]

ZARAGOZA, Gabrijela Mecky: *Meine andere Welt: Mit Autismus leben.* – Göttingen: Vandenhoeck & Ruprecht 2012.

ZEUL, Mechthild (Hrsg.): *Krankengeschichte als Lebensgeschichte.* – Stuttgart: Internationale Psychoanalyse 1996.

Filme

CRONENBERG, David: *The Fly*. – USA/UK/Kanada 1986.

DALLAS, Duncan: *Awakenings* [TV-Dokumentation]. – UK 1974.

DIVERSE REGISSEURE: *Aktenzeichen XY... ungelöst* [ZDF-Fernsehreihe]. – Deutschland/Österreich/Schweiz 1967 fortlaufend.

DIVERSE REGISSEURE: *Americs Most Wanted* [Fox-Fernsehreihe]. – USA 1988 fortlaufend.

DIVERSE REGISSEURE: *Crimewatch U.K.* [BBC-Fernsehreihe]. – UK 1984 fortlaufend.

FINCHER, David: *Fight Club*. – USA/Deutschland 1999.

HITCHCOCK, Alfred: *Psycho*. – USA 1960.

––: *The Birds*. – USA 1963.

JOHNSON, Nunnally: *The Tree Faces of Eve*. – USA 1957.

KERSHNER, Irvin: *Star Wars: Episode V – The Empire Strikes Back*. – USA 1980.

KUBRICK, Stanley: *Shining*. – UK/USA 1980.

MARSHALL, Penny: *Awakenings*. – USA 1990.

MILLER, George [u. a.]: *Twilight Zone: The Movie*. – USA 1983.

NATALI, Vincenzo: *Cube*. – Kanada 1997.

NEUMANN, Kurt: *The Fly*. – USA 1958.

NOLAN, Christopher: *Batman Begins*. – USA/UK 2005.

REINER, Rob: *Misery*. – USA 1990.

ROTH, Ely: *Hostel*. – USA 2005.

STONE, Oliver: *The Hand*. USA 1981.

WAN, James: *Saw*. – USA/Australien 2004.

Radiobeiträge und Musik

DIVERSE AUTOREN BZW. BEARBEITER: *The New Adventures of Philip Marlowe* [Radiohörspielserie]. – NBC Radio 1947, online abrufbar unter `http://archive.org/details/OTRR_Philip_Marlowe_Singles` (letzer Zugriff am 09.12.2013).

DREAM THEATRE: *Octavarium* [Audio-CD]. – Elektra 2005.

HINRICHS, Beate: *Arme Irre – Zurück zur Nachkriegspsychiatrie?* [Radiofeature]. – Köln: Westdeutscher Rundfunk 2012 [gesendet am 10. und 11.3.2013].

REEVES, John: *Awakenings* [Szenische Lesung]. – CBC Radio 1986.

Von Herzen

Mein Dank all denen, die mich bis hierhin begleitet, unterstützt und ermutigt haben.

BS

GERMANISTISCHE TEXTE UND STUDIEN

In der Reihe sind zuletzt erschienen:

Band 88: **THOMAS NEHRLICH, „Es hat mehr Sinn und Deutung, als du glaubst“ – Zu Funktion und Bedeutung typographischer Textmerkmale in Kleists Prosa.** 2012. 200 S. mit 9 Abb. ISBN 978-3-487-14794-9
„(A)ls Wegbereiter neuerer Forschung sowohl für die Editionswissenschaft als auch und besonders für die interpretierende Literaturwissenschaft wärmstens zu empfehlen.“ (Norbert D. Wernicke, Revista de Filologia Alemana 22/2014)

Band 89: **HILDE WINTER, Heinrich Heine und „das Buch“**
Funktionen der Bibelzitate und -anspielungen in seinen Werken und Briefen. 2012. 252 S. mit einer Datenbank auf CD. ISBN 978-3-487-14812-0

Band 90: **LOTHAR PIKULIK, Thomas Mann und der Faschismus**
Wahrnehmung – Erkenntnisinteresse – Widerstand.
2012. 208 S. ISBN 978-3-487-14859-5
„In ihrer Übersichtlichkeit und Geschlossenheit (…) ist Pikuliks Studie ein sehr erwünschter Beitrag zu diesem wichtigen Gegenstand.“ (Matthias Wolfes, Das Historisch-Politische Buch, 62. Jahrgang, Heft 5/2014)

Band 91: **BERNHARD BÖSCHENSTEIN, Die Sprengkraft der Miniatur – Zur Kurzprosa Robert Walsers, Kafkas, Musils, mit einer antithetischen Eröffnung zu Thomas Mann.** 2013. 234 S. Gebunden. ISBN 978-3-487-15036-9

Band 92: **VERONIKA HOFENEDER, Der produktive Kosmos der Gina Kaus**
Schriftstellerin – Pädagogin – Revolutionärin. 2013. 331 S. ISBN 978-3-487-15060-4
„Eine großartige Monografie für Literaturwissenschaftler, Germanisten, Psychologen und die Genderforschung“ (fachbuchjournal 5/2015)

Band 93: **LOTHAR PIKULIK, Ästhetik des Interessanten**
Zum Wandel der Kunst- und Lebensanschauung in der Moderne. 2014. 232 S. ISBN 978-3-487-15108-3
„(…) eine beeindruckende und glänzend geschriebene Studie, die sich bestens als Einstieg für Studierende (höherer Semester) ins Gebiet der Ästhetikgeschichte eignet (…)“ (Werner Jung, www.literaturkritik.de/public/rezension.php?rez_id=19351)

Band 94: **DORIS FOUQUET-PLÜMACHER, Kleist auf dem Buchmarkt**
Klassikerausgaben für das Bürgertum. 2014. 248 S mit zahlreichen, überwiegend fbg. Abb. ISBN 978-3-487-15139-7